U0200092

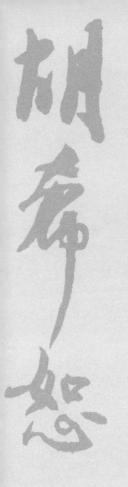

胡希恕晚年讲课录音"完全现场"

中日方录音互弥合璧"增补版本"

# 胡希恕金匮要略讲座

胡希恕　讲述

学苑出版社

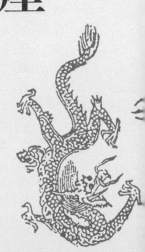

**图书在版编目（CIP）数据**

胡希恕金匮要略讲座／胡希恕讲述. —北京：学苑
出版社，2008.7（2023.7 重印）
（中医临床家代表作系列丛书）
ISBN 978-7-5077-3105-7

Ⅰ. 胡…　Ⅱ. 胡…　Ⅲ. 金匮要略-研究　Ⅳ. R222.39

中国版本图书馆 CIP 数据核字（2008）第 106679 号

责任编辑：付国英
出版发行：学苑出版社
社　　址：北京市丰台区南方庄 2 号院 1 号楼
邮政编码：100079
网　　址：www.book001.com
电子邮箱：xueyuanpress@163.com
电　　话：010-67601101（营销）　010-67603091（总编室）
印　刷　厂：廊坊市都印印刷有限公司
开本尺寸：890 mm × 1240 mm　1/32
印　　张：16.75
字　　数：390 千字
版　　次：2008 年 7 月第 1 版
　　　　　2010 年 3 月第 1 次修订
　　　　　2011 年 6 月第 2 次修订
　　　　　2012 年 9 月第 3 次修订
　　　　　2016 年 1 月第 4 次修订
印　　次：2023 年 7 月第 33 次印刷
定　　价：75.00 元

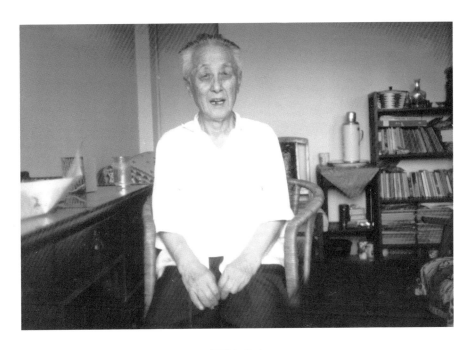

胡希恕先生

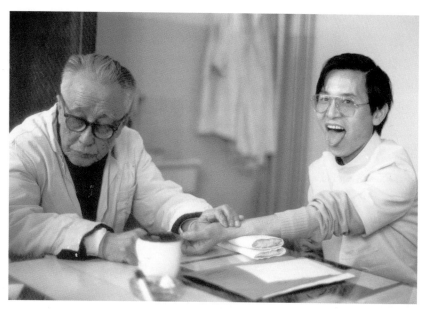

胡希恕先生带教日本学生

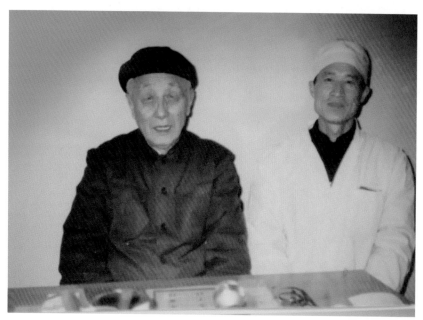

胡希恕先生与弟子冯世纶在一起

# 前　言

早在 2008 年，我们就整理编辑了《胡希恕伤寒论讲座》、《胡希恕金匮要略讲座》，由学苑出版社出版。这两本书是百分之百胡希恕晚年讲课的"完全现场"，由当时跟诊学习的冯世纶亲自用录音机录下胡希恕讲课全程。这两本书出版之后，成为广受全国经方同仁与中医界同仁欢迎的精品著作。

胡希恕作为中国现代杰出的经方家、中医临床家、师承教育家，率先提出了《伤寒论》的六经来自八纲，明确了经方治病是根据症状反应，先辨六经，继辨方证，求得方证对应治愈疾病，经方医学是不同于《内经》的医学理论体系。

胡希恕先生对《黄帝内经》、《神农本草经》、《伤寒杂病论》、《温病条辨》乃至"五运六气"皆有研究，尤其致力精研仲景学说，对《伤寒论》与《金匮要略》造诣极深。

胡希恕先生对于各类辨证体系皆有涉猎，熟悉脏腑经络辨证、八纲气血辨证、方证药证辨证、六经辨证、卫气营血辨证、三焦辨证，临床尤其精研以"八纲气血"为核心的"六经—八纲—方证"辨证论治体系。

《胡希恕伤寒论讲座》、《胡希恕金匮要略讲座》两书，即以"六经—八纲—方证"辨证论治体系来逐条解释《伤寒论》、《金匮要略》。

遗憾的是，限于当年的录音条件，在更换录音磁带的时候，会造成多处间隙无法录音而"录音缺失"的情况。经过冯世纶教授多方奔走，终于与当时同在胡希恕讲课现场进行录音的日本弟子联络上了，胡希恕日本弟子提供了当年"同一录音内容"的另一个录音版本。实际上，日本弟子的录音并不完整，因为他们听课中途即返回日本（而且因录音带损坏严重，音质较中国录音相差很多），但毕竟能够增补很多中国版本的"录音空隙"。

本次整理的《胡希恕伤寒论讲座》（中日录音增补版)、《胡希恕金匮要略讲座》（中日录音增补版)，在此前出版的《胡希恕伤寒论讲座》、《胡希恕金匮要略讲座》基础上，由胡希恕名家研究室、冯世纶名医传承工作站组织骨干成员，根据日本弟子录音逐条增补，补充进日本录音的新内容。虽然所增补内容在数量上并不是很多，但是，毕竟已经尽了最大的努力，也就不留遗憾了。

在逐字逐句审听日本录音的工作中，我们也为日本弟子的严谨作风所震撼：比如，在日本版录音《胡希恕金匮要略讲座》里，有大段损坏的录音，应该是磁带受损而基本没有声音，只能听到杂音、忙音，但日本弟子仍一丝不苟将其留存在编辑后的文件。我们只能听到滋滋啦啦的磁带运转的声音。这种严谨的态度让我们深感震动。当然，这部分在日本录音缺失的内容，中国冯世纶教授的录音能够完全还原、弥补。

中日录音终成合璧完整版本！

经方无国界，中日韩乃至更多国家的经方人，在仲景学说的旗帜下，会把经方临床和研究推向一个历史的新高度。

胡希恕名家研究室
冯世纶名医传承工作站
2015 年 8 月 20 日

# 目　　录

# 胡希恕金匮要略讲座

# 引　言

　　历来对伤寒论的看法，有的就说这个书是圣贤留下的，张仲景也算医圣了嘛，这是一种看法，就是所谓的古典经文；那么，又有一种看法，说这个书叫《伤寒论》，那么主要就是论治伤寒了，不能治杂病。像李东垣说《伤寒论》是不能治内伤的，说张仲景长于治外感，不长于治内伤；还有的说《伤寒论》所载的方剂都是古方，古方不能治今病，上次咱们那儿还有人提这个问题。这种说法统统是错的。我们解答这个问题，就得对这个书是怎么来的（进行分析），我们才能有一个正确的看待方法，那么这就不能不谈中医的发展问题了。

　　中医的发生、发展是比较久远的。这个书在张仲景那个时候，距现在快两千年了，一千六七百年过去了。这个书有这么完整的体系，可见中医的发展还早得多。由于那么早，所以中医辨证施治这套东西不是在某一个基础理论上演绎出来的，它绝不像今天西医那样。为什么呢？因为当时的时代，大概都可以想象出来，限于科学水平，而且又没有什么好的器具，想要对病变的本质有个明确的认识是不可能的。那么只能在人身的反应上，就是咱们现在说的证候，在这上面想办法治病，中医的开始是这么来的。你们想一想是很不容易的。时间的经过是相当的长久，经过多少个人体，很长一段时间，逐渐地观察，逐渐地实践，他（古人）也在疾病上看出了一些规律，这个规律就是"一般的规律"。

　　那么什么是"一般的规律"呢？咱们这个书就要讲了，六经就是啊，它是六个类型；（还有）八纲，这都是一般的规律，就是疾病基本是不同的，它都有一般的反应。那么古人经过很长的时间，他得出很多的结论，首先得出的是疾病发展的一般规律的结论，那么在这种一般的规律上他想治病的方法。当然那个时候也是试验，先从单方来逐渐地试验来试验去，做出了一种很可靠的结论。

在以前记载这些结论的书，较早的就是《汤液经》。《汤液经》这个书出得尽管晚，但是发展却是最早的。这本书叫《伊尹汤液经》，说这个书是伊尹作的。伊尹是商代宰相，这个也是不可能的。以前旧社会封建时代，作书的人也不知道中医是谁搞出来的，但那时候结论是很清楚了，只能说是圣人。就像《本草》弄到神农身上了。咱们讲《内经》，说是岐伯和黄帝，都不外乎是皇上宰相这一帮人。他们是天，生而知之嘛！这是错误的，这就是歪曲历史。实质作书人也不是反动，可是他的确也不知道。不是一个人啊。所以中医的发展，不是一个时代，更不要说某一个人（的成就）。无论是伊尹，或者张仲景，都不可能一个人完成这么个东西。它（中医）是从经验来的，所以中医学简单地说就是经验医学，就是从疾病斗争中搞出来的一套东西。

张仲景这个书是从《汤液》上来的。这在《甲乙经》中就有，他（《甲乙经》作者皇甫谧）说："仲景论广《汤液》，为数十卷，用之多验。"同时在这个书（《伤寒论》），我们现在这个本子，全把王叔和那套东西给拿掉了。他（王叔和）这本书有《伤寒例》，《伤寒例》是由王叔和作的。王叔和搜集仲景的旧论搞了这个书（《伤寒杂病论》）。那么他（王叔和）也说是"仲景旧论，脉证声色，真方，有神效者"，他（王叔和）就是基于这些东西"以防世急也"，这个书就有的。那么仲景他也不是杜撰的，他是根据《汤液经》，说他论广，当然他有所发挥，这是肯定的。那么我们想象《汤液经》这个书，它就好像《本经》这类的，比如说桂枝汤，桂枝汤底下就有了，说太阳病什么情形之下来用它，是这么一种东西。（《汤液经》）总是以方剂为主的，一听这个名呀，叫《汤液经》。那么张仲景呢，他就不是用这个办法了，他是把方剂搁到一个病上，像《金匮要略》"水气病"、"痰饮"啊，这种病里头需要哪个方剂，他就把这个方剂拿来。可是方剂的这种应用，是依本《汤液》，（《伤寒杂病论》与《汤液经》编排）方法不一样。那么《伤寒论》也是，它是治伤寒。我们中医说的"伤寒"，不局限于肠外寒，它是广义的，凡是热病之属都叫伤寒，我们一会儿讲你们就知道了。他是拿出这么一种病，而用《汤液经》各个方剂，征引很多。

那么中医它是通过实践来的，一切的方法规律，一律像王叔和所说的是"真方，有神验者"。这些东西都是通过实践得出的结论，它是客观存在的一种事实。古时候是这样的，现在还这样，它客观存在，是自然界的一种规律，是不变的。我们讲这个干什么呢？现在学这个（《伤寒杂病论》）还可以用吗？不像他们说的"古方不能治今病"。它是注重只要合乎这种事实，你用它就有效，它是客观存在的东西，所以中医辨证的主要精神也在这儿，它的根据是一般的规律，你想想根据一般规律找出治病的方法，它就是治一切疾病的方法，它不是专对某一个疾病。因此我们对《伤寒论》总要有这么一个认识，这个认识一点都不诡辩。咱们根据发展的时代，尤其是我们这些年的应用，我个人这几十年，我所用的方剂大概都是根据古方，并没有"适于古病而不适于今病，只能治伤寒不能治杂病"，这些说法我们根据实践都可以把它反驳了，不是！的确是有效果，而且用之得当，确实有神验。

　　那么我们对于《伤寒论》，应该有这么一种认识，就是"仲景论广汤液"是比较可靠的，所以（《伤寒论》）前头这个序言："撰用《素问》、《九卷》……"等等的，与皇甫谧这个说法（"仲景论广汤液"）根本是矛盾的。那么根据我们看呢，当然（《伤寒杂病论》）与《内经》毫无关系。

# 脏腑经络先后病脉证第一

在《金匮要略》里，说得都简单，第一章就是《脏腑经络先后病脉证第一》，不属于本书，据我看，这是王叔和搞的。

在《伤寒论》里，前头有一个"伤寒例"，也类似序言，"伤寒例"为王叔和所写，故可认为此篇亦为王叔和所写，这一章将来有时间我可以跟你们说一说，现在暂不要从它说起。（编者按：《金匮要略》第一章"脏腑经络先后病脉证第一"，胡老实际在讲完《腹满寒疝宿食病脉证治第十》之后才讲述本章，现为照顾《金匮要略》的原始顺序，编者将此部分讲述，移至第一章）。

我把头一章给你们讲一讲，这一章我没讲的道理，我讲了之后你们就知道了，这不像出自仲景之手的东西啊，所以我认为这跟《伤寒例》一样，都是王叔和搞的。仲景这个书，伤寒不用说了，（《金匮要略》）我们讲这么老些了（编者按：胡老实际已讲完《腹满寒疝宿食病脉证治第十》），治杂病。（说是"上工治未病"，真正临床医生）没有这么治病的，没有像他说的"上工治未病"。没有这么治的怎么写出这么一段呢？可见肯定不是他（仲景本人）写的。我为了大家明白明白，把这个我也给讲一讲。

他说脏腑经络先后病，这个题目也不像张仲景的（撰文风格），他不是这样子，脉证更不是尽是脏腑经络了，这里头是大杂烩，什么都有。我们就先看头一段讲的什么。

**问曰：上工治未病，何也？师曰：夫治未病者，见肝之病，知肝传脾，当先实脾，四季脾旺不受邪，即勿补之；中工不晓相传，见肝之病，不解实脾，惟治肝也。**

"问曰：上工治未病，何也？"上工就是咱们现在说的良医、好大夫。说良医能治未病，未病就是没病的病，这是什么意思？头一章这一段大家研究研究也好，这是我个人的主观看法，不一定对。

"师曰：夫治未病者，见肝之病，知肝传脾，当先实脾。"什么叫治未病呢？底下就答：所谓治未病，比如我们遇到肝病，这个肝病要是实，肝实就是阴阳五行的说法了，肝属木，木实一定克土，脾属土。所说"治未病"啊，见到肝实之病，知道肝一定要传脾，脾是未病呀，现在光是肝有病，脾还没病呢。良医他知道肝必传脾，因为肝实。"当先实脾"，虽然脾未病，也应该一方面治肝，一方面也要实脾，这不就是治未病了嘛？

但是，时令有盛衰，既要知道五脏相传之理，也要知道时令有旺盛之分。"四季脾旺不受邪"，四季就是春夏秋冬，春夏秋冬最末十八天都是土盛、土旺之时，根据十二地支（子丑寅卯辰巳午未申酉戌亥），丑、戌、未、辰属土，三个月里面准有一个土，这个土都是在四季之末十八天，四季十八天共七十二天，他把四季分成五个七十二，搞阴阳五行这样搞，这是根据甲子这么分的。

不根据甲子分，则古人又这么分：木旺于春，火旺于夏，土旺于长夏，这就不是四季了，金旺于秋，水，寒，旺于冬。他根据气候，365 日的四时这么分，这就是天之五运了，风暑湿燥寒。天有五运，地有五行，这都是搞阴阳五行的解释。人在气交之中受到影响，他这么来看的。

（《金匮要略》）这个书（所写）与那个又不一样了，这个

"四季脾旺不受邪",四季之末的十八天都是土旺之时,脾旺,它不受邪。虽然肝实,脾旺之时你不用补,这是他在这补充了一句。本来他的意思就很足了,良工治未病,见肝之病知肝必传脾,虽然脾没病,但也要治,当先实脾。治未病就行了嘛,但是有的时候也不用补,这要看在什么时候,正赶上四季末后的十八天脾旺之时,不必补也行的,这段就是这个意思了。

"中工不晓相传,见肝之病,不解实脾,惟治肝也。"中工就指一般的大夫、常医了,就是普通的大夫,他不晓得五行克制、五脏相传之理,"见肝之病,不解实脾"。见肝就光治肝,不知实脾,既不知道脾会有病,就更不能来治脾,"惟治肝也",光瞅着肝治肝。上工知道能治未病,而中工不解,下工就不用说了。

底下更离奇了。

夫肝之病,补用酸,助用焦苦,益用甘味之药调之。酸入肝,焦苦入心,甘入脾。脾能伤肾,肾气微弱,则水不行;水不行,则心火气盛;心火气盛,则伤肺,肺被伤,则金气不行;金气不行,则肝气盛。故实脾,则肝自愈。此治肝补脾之要妙也。肝虚则用此法,实则不在用之。

肝病,上面说肝实之病必传脾,那么肝虚之病呢?虽然不传脾,补脾也正所以治肝。他又这么搞一下子。肝虚补肝应该用酸,酸入肝嘛。"助用焦苦",你要治肝虚之病,你得助其心火气盛才行,苦入心,应该用苦药来助心火。"益用甘味之药调之"同时你还得补益脾气,用甘味之药来调之,底下解释了,"酸入肝,焦苦入心,甘入脾"。

底下单说脾了,为什么这样来治?他说"脾能伤肾,肾气微弱,则水不行",脾能伤肾,这个伤,不是伤寒的伤,这个伤就是制约、约束。脾要是实了，就能约束肾，肾气就弱了，水就不行，肾主水嘛。"水不行，则心火气盛"，心火是克金的，肺属金嘛，心火气盛则伤肺，肺受约束。肺被约束了，金气不行，肝气就盛，"则肝自愈"。

上面"助用焦苦，益用甘味之药调之"，都不是直接治肝。总而言之，补脾来治肾水，这是《难经》上有个针灸的歌诀"西方实东方虚，补南方泻北方"，补南方就是补心火，泻北方就是制约肾水。就是根据《难经》上这几句话。肾水不行了，火就盛，心火气盛，就能克制肺金，金气不行，肝就不受克，自然就好了。

这种接二连三的治疗，张仲景有吗？咱们讲这么些了，没有吧，一个也没有！他讲得这么好，例子怎么没有一个呢？所以不是（张仲景）他搞的。我向来讲《金匮要略》不讲这些东西。而且这里面，毛病百出。它光说了一面，有的这个盛了，能够治疗它所胜的那个脏，也有它所生的那个脏，它生那个。所以对于生克，有时候讲克，有时候讲生，这就不一定了，搞不清楚了。你助心火，水生木，肝虚还能好了吗？所以这个东西自己就有矛盾，但五行家就这么讲，所以说"肺被伤，则金气不行；金气不行，则肝气盛"。那肝就好了，肝虚就好了？！"此治肝补脾之要妙也"。接二连三地治疗，这里面有妙意，都是治本脏，可是这个病也就好了？哪有这个！说的是挺好听啊。

"肝虚则用此法，实则不在用之。"你看看这两个：（上头所说那个）肝实必传脾，要补脾，和这个是一样啊，那个就能治好病？这个也是以肝助脾呀，所以这个地方它有矛盾。但是，那个那么讲，这个这么讲，那个就是为治未病，这个是治肝补脾的要妙，这不对啊！所以张仲景不会这么写文章，我说不是他的（亲笔撰写文字），所以，我向来不讲它，大家研究研究，是不是这样子。

经曰："虚虚实实，补不足，损有余"，是其义也。余脏准此。

实可不能这么治，"经曰：虚虚实实"，"经"指《内经》，虚虚实实有两种讲法，一种是：虚有虚治之法，实有实治之法；也有说法是：粗工，虚当实治，虚更使其虚，实当虚治，更使其实。实者益实，虚者益虚，也可以这么讲。（后者）那个说法非其治也，就是不是其意，必须"补不足，损有余，是其义也"，这才对。"余脏准此"，其他的病都可照这个方法来。

这是头一段，咱们应该怎么研究？我是这么个看法：我认为与他（张仲景）书上的治疗不相符，他头一篇写这么个东西干什么？我说这不是张仲景写的。

夫人禀五常，因风气而生长，风气虽能生万物，亦能害万物，如水能浮舟，亦能覆舟。若五脏元真通畅，人即安和。客气邪风，中人多死。千般疢难，不越三条：一者，经络受邪，入脏腑，为内所因也；二者，四肢九窍，血脉相传，壅塞不通，为外皮肤所中也；三者，房室、金刃、虫兽所伤。以此详之，病由都尽。

第二段你们再看看，纯粹讲的五行五运。"夫人禀五常，因风气而生长，风气虽能生万物，亦能害万物，如水能浮舟，亦能覆舟。"人禀五常者，这"五常"就是我方才说的五行之五常，五气也是五常。所以，咱们常说，在天为风，在地为木，在人为肝。人禀天地之气而生，天之五气，地之五行，这都是五常。金木水火土，风暑湿燥寒，这是天之五气。"风气"两字就指概括五气而言的，天之五气运化万物了，以"风气"概言之了。

　　"风气虽能生万物，亦能害万物"，这种说法很多了，古人说这个风啊，不是说凡是风气都伤人，得不正之风、虚邪之风（才伤人），这个东西都是成问题的啊！当然不必批评古人，但是古人是有这么个看法。他说的"风气"概言五气、天之五运，万物和人都因风气而生长，风气"虽能生万物，亦能害万物，如水能浮舟，亦能覆舟"。不正之风、不正之气也能害万物。就像那水，我们借水行舟嘛，但是它也能翻船。这个风气之害人，不是单独风气就能害人，还是人身上有问题，这个讲的还是不错的。

　　"若五脏元真通畅，人即安和"，五脏各有元真之气，即所谓脏气，古人说的"元真"元者，就是原来的原，如果五脏元真通畅，就是没有毛病，那么人虽有"客气邪风"不足为害，人即安和。主要还在于人，所以人平时一方面不要冒触风寒；另一方面人身体还要搞好，内里有毛病那是不行的，那就要"客气邪风，中人多死"，内虚，风气才能乘虚而入内。他是两个意思：一个是平常善于摄生的人，五脏元真通畅，那不会有病，受点邪风，那也不会往里头跑的，人即安和，虽有客气邪风亦不足为害；假如你平时不摄生，自己就搞了一身毛病，那客气邪风，准找上你，就可能好不了，中人多死，是这个意思。

　　由以上看他做的总结，"千般疢难"，疾病多得很，可是根据上面所讲的，概括起来不外乎三条：一个"经络受邪，入脏腑，为内所因也"，这就是五脏元真不通畅，人有着伤，本虚了，所以经络外面受邪就要入脏腑，入脏腑虽是由外面风寒来的，但还是内因，"为内所因"，就是你平时不摄生，自己先自伤了，那风寒非找上你不可，所以这阁个"内因"，这很好啊，这讲的还是不错的；"二者，四肢九窍，血脉相传，壅塞不通，为外皮肤所中也"，这个说身体内并不致虚，但是触冒风寒，这个人不戒之，不戒之，可是只是外边啊，九窍皮肤，这个地方都是血脉相通、"血脉相传"，这个地方"壅塞不通"，像鼻子堵了等等，这都是外面皮肤所中。这都不要紧的，假设不冒风寒，这也不会有的；即使有了，不叫内因，这就是外因，全是指外面的风寒。内因就是内里面弱，必要入脏腑，这叫做内因。那么这也是外受风寒，冒风寒啊，古人对风寒避之有时，你不要满不在乎，满不在乎你就能得点小病啊，这是外因；"三者，房室、金刃、虫兽所伤。"房室，就是房事无节了；金刃，好打好斗，受了刀斧所伤；或虫兽所伤，蛇咬了等等这都是虫兽所伤，这些既非内因，也非外因。

所以病就这三种：一种你自己内虚，外边经络受邪，内里脏腑发病，这是最重的，叫内因；第二，你内里不虚，但不知避之有时，老是装好汉，感冒风寒你也是要得，外因就是皮肤所中、九窍壅塞不通这类的病；第三，一切你不节制，就是房室、金刃、虫兽所伤，这个都与内外因无关，所以叫不内外因。"以此详之，病由都尽"，千般疢难，也就这三条，所以拿这个来看，一切的病由都在内了嘛。

**若人能养慎，不令邪风干忤经络；适中经络，未流传脏腑，即医治之。四肢才觉重滞，即导引、吐纳、针灸、膏摩，勿令九窍闭塞；更能无犯王法、禽兽灾伤，房室勿令竭乏，服食节其冷、热、苦、酸、辛、甘，不遗形体有衰，病则无由入其腠理。腠者，是三焦通会元真之处，为血气所注；理者，是皮肤脏腑之文理也。**

根据上面所说，那么下面才讲摄生之道。"若人能养慎"，养慎很不容易，就是时时摄生、谨慎，即使很小的事、不要紧的事也不行。"不令邪风干忤经络"，你要避之有时，即使受了外感，适中经络，不必等着流传脏腑，即医治之，也可以好的。那么四肢才觉重滞，即导引、吐纳、针灸、膏摩，也不等九窍闭塞，那就能好的。更能无犯王法、禽兽灾伤，房事也要节制，服食节其冷热，（若是）饮食冷也不管、热也不管，那就容易受病了，"冷、热、苦、酸、辛、甘"，人偏食也是不好的，不能偏吃一样东西。苦、酸、辛、甘也要适可而止，不要有所偏嗜。偏嗜就要形体有衰。"病则无由入其腠理"，这样才是摄生之道，即便有了点病，也不能入其腠理。腠理是什么呢？"腠者，是三焦通会元真之处，为血气所注"，腠是外面老皮，皮里面是肤，肤就是肥肉了，皮、肤之间谓之腠。腠是三焦通会元真之处，向里可以通五脏元真，向外是气血所注之地。我们人身的气血一直达到表皮，从哪来呢？就是从这个腠，就是皮之内、肤之外这个间隙，这是说的腠。"理"指什么呢？就是纹理，皮肤脏腑组织纹理，组织也是纤维组织，都有纹理。所以我们讲腠理如果疏，邪风客气就从这里能入脏腑。如果我们根据上面（的预防措施）不等到这个地方，就不能入腠理，当然也就不能入脏腑。这个大家可以看看。

这篇主要是讲阴阳五行。那么上边呢，"上工治未病"啊，就是讲隔二连三的这种治疗，这个我们（认为）在仲景书上都成问题的！咱们讲了这么些了，你们自己可以看看，有时间我也可以把后头的都讲一讲，后头这些我认为都不重要了。重要的就是我刚才讲的这两段，这两段在这一章里头是挺要紧的。

大医精诚万世师表

# 痉湿暍病脉证治第二

这一章讲的是三种病——痉、湿、暍，这三种病的脉和证并治，应该有个"并治"两字，"并治"两字落掉了。

**太阳病，发热无汗，反恶寒者，名曰刚痉。**

这个痉病，一般说是不恶寒的，唯独刚痉则不然，"反恶寒"，其实这里是太阳伤寒，伤寒是发热无汗而恶寒，这一段的意思就是说痉，痉是什么东西呢？就是抽搐，平时说是抽风，小儿各类风症，其实和风没有关系，现代说就是破伤风。它是由感染破伤风杆菌而引起的抽搐，小儿剪脐带，以前剪脐带不卫生，感染破伤风杆菌就要抽搐，现代小儿遇到搐风就少啦，在医院就消毒干净了。所以古人说这是风，是有问题的。研究中医的原委相当广泛，需要整理。这里的"风"字，假如是风，现代的产妇不像以前，以前捂得严简直是风湿不透，该搐风还是搐风，现代在医院里头她也不搐风，所以不是"风"，是肯定的，而且还经过科学证明呢。但站在中医的立场想一想，既不是风，那治病是祛风，是治什么呢？古人认为是祛风，既然不是风，这祛风的药也就成问题，所以说研究中医需要如实地来看待它，这问题太多了。我本来打算把平时经常用的药另写一下，现在看是来不及了，我的时间感觉不够用。你们谁有时间可以写一写。这一章很容易就看得出来，搐这个病，如果以太阳病伤寒这个病型出现的话，就叫做刚痉。

刚才讲这个中风是有问题的，但是刚痉这个形象一点不错，古人掌握这个证的形象，这个也是规律，治疗一点不错，所以中医尽管说它是风也好，是寒也好，是辨证不是辨病，治疗既不是祛风，也不是治破伤风杆菌。所以中医这个妙的地方，不在我们这种理论上怎么来说它，而在治疗的方法、方式上。《伤寒论》方法、方式里说得非常清楚，这个书（《金匮要略》）就写得不清楚了，详情都见《伤寒论》了。你看这一句话就知道，"太阳病，发热无汗，反恶寒者，名曰刚痉"。如果没有一个"痉病"这个问题搁这，就是太阳伤寒了，怎么是刚痉呢？它讲的是痉，其实是痉搐，如果痉病一搐，要以太阳伤寒出现者，就叫刚痉，它是这个意思。不是说发热、无汗、恶寒在《伤寒论》里叫做伤寒，来这里就叫做刚痉，那是胡闹。伤寒只是发热、无汗而恶寒。那痉呢？形象一样，但多一个搐，痉就是痉挛，就是搐，这里文字很简单，因为太阳伤寒我们在《伤寒论》都讲了，来这里一说就可以明白了。

**太阳病，发热汗出，而不恶寒，名曰柔痉。**

太阳病有两个类型，一个是无汗，那就是太阳伤寒；一个是同时出汗，那就是太阳中风。太阳中风唯独痉病时候，它不恶风，痉病是热，热而汗出，上面讲的温病、阳明篇都有，所以它以太阳中风为有不同，但也必须有痉，不痉而发热、汗出、不恶寒是温病，也不能说它就是痉。我们讲的痉是一个前提。如果痉以中风这一类病型出现者，那这种痉就是柔痉，这个书非常简略。

在这一段里头，关于痉的总论搁到这一大块里头，乱七八糟的。

**太阳病，发热，脉沉而细者，名曰痉，为难治。**

"为难治"，这三个字是没有的，是衍文，你们看看《伤寒论》中的"痉湿暍"就没有这三字。底下这儿段全是针对柔痉说的，柔痉之症，太阳病发热汗出而不恶寒。它的脉是怎样呢？如上述的太阳病，就是太阳病发热汗出而不恶寒，而"脉沉细"者，柔痉这个脉是沉细，那么它在表啊，怎么脉沉细？柔痉是由于热盛津液虚，这个痉就是肌肉痉挛，这个脉出不来，说这个肌肉痉挛，若外面实还能有，但它这外面不实，本来太阳中风脉就缓弱，而这个脉沉，又由于津液虚，脉更细，这是柔痉的脉。它底下这几节解释柔痉的所以然，有这些关系，主要是津液虚。底下这几段呐，也全是针对柔痉说的。

**太阳病，发汗太多，因致痉。**

太阳病不一定就是痉。发汗太多，如果表再不解，热不去，而津液虚枯燥，它就要致痉，这个痉就是肌肉痉挛，肌肉痉挛就是肌不和而发生痉挛，它就要搐。肌肉痉挛在柔痉讲，由于津液虚，组织肌肉枯燥，肌肉失和而发生这种关系。它是由于组织枯燥发生的，再有热毒，它就要搐。发汗太多，因致痉，也就是说津液丧失，如果由表证发汗，它就要发生柔痉。

**夫风病，下之则痉，复发汗，必拘急。**

风病指太阳中风，太阳中风应该用桂枝汤以解肌。而反下之，如果下之，病不愈，徒亡其津液，在《伤寒论》有发汗、若吐、若下，这种的治疗不当都会亡血、亡津液，本来是风病，它误治，不但太阳中风不好，更由于丧失津液，它也要痉，这也是说柔痉。

太阳中风，下之后，表不解，还是要用桂枝汤，你还用麻黄汤发其汗，那必须痉，不但是痉，而更使之拘急。拘急也是搐的意思。

**疮家虽身疼痛，不可发汗，汗出则痉。**

那么此外，平时身有恶疮，由于脓血的丧失，津液本来就不足，组织就枯燥，虽有身疼痛的表证在，也不能发汗，发汗再亡失津液，那一定也要作痉。

这几段全是根据柔痉来解释，柔痉的原因很多，一言以蔽之，就是津液丧失到一个相当的程度，如果再有热，就要发痉，这个说的是柔痉。

**病者身热足寒，颈项强急，恶寒，时头热，面赤，目赤，独头动摇，卒口噤，背反张者，痉病也。**

到这儿是一段，患者身热恶寒，项背强急，一看就知道是葛根汤证。发热恶寒，颈项强急，这也是太阳表病。这讲的是刚痉，刚痉是以葛根汤证出现的，主要是表不解，气上冲。气上冲，人身上的津液即体液、水分也就伴着气上冲往上来，那下面就虚，所以津液不到足下，足就寒；上冲，津液往上来，上部特别充实，颈项也强急，这个葛根汤证，项背强急，就是津液冲至上体部，那么既是强急，也是痉挛、肌不和，即用葛根解肌。葛根汤证之"肌不和"跟柔痉"肌不和"是两种，那种（柔痉）肌不和是由于组织枯燥，而有热；这个（葛根汤证）热是有的，由于水气太多，湿、热这两种东西，也能使得肌肉不和，而发生痉挛，刚痉是这么一种情况。所以说津液冲于上，"头热，面赤，目赤"，这是往上冲，热也往上冲，同时津液也是这样，项背强急，脖子痉挛，运转不自如，只能脑袋动，"独头动摇"。如果项背强急到一个相当程度，它就要发生背弓反张，就变成了痉病了。骤然间口噤，口噤不能说话，牙关紧急，张不开嘴。"背反张"，后背反张，弓本来是反张往后，两头往后反张后抽，这就是痉病，是葛根汤证，是刚痉的一种

大医精诚万世师表

情况。这后面参考刚痉的葛根汤证更清楚了。

这一段说太阳病，项背强急，无汗、发热、恶寒是葛根汤证。一痉的时候，就要卒口噤、头痛、背反张，没有以前的只是项背强急。项背强急，刚刚说头项强痛太阳病，如果"强"更进展的话，到相当程度，牵连到项背，那时候脑子能动，项颈不能动，所以就独头动摇，再达到一个相当程度，就要口噤，背反张了，痉就要发生了。这是根据太阳病发痉的过程写的。这一段说的是刚痉。

**若发其汗者，寒湿相得，其表益虚，即恶寒甚。**

在《金匮玉函经》中没有这一段，在《伤寒论》上也没有，所以这是衍文，不要。

**发其汗已，其脉如蛇。暴腹胀大者，为欲解。脉如故，反伏弦者，痉。**

"发其汗已"，指的是上述的痉，这个痉是刚痉，应该用葛根汤，用葛根汤发汗之后，"其脉如蛇"，这个脉不是上下溜直（很直）刚痉这个脉紧如弦，咱们讲的《伤寒论》太阳病，伤寒脉是浮紧，这个痉不但紧，上下更直。这个紧，与柔痉（的脉是）两种（不同情况），柔痉这个脉本来就虚，所以咱们讲太阳病中风脉浮弱，阳浮而阴弱，液体少，所以一痉反沉而细。伤寒（的脉）不是，伤寒血液里头有大量的水分，所以充斥于体表，因汗不出，所以脉相当紧，浮而紧，这时候痉，脉在外头不但紧，上下更直。这两病都搐的时候，两个脉不一样。这脉指刚痉说的，如果发汗之后，这脉不上下紧弦，而如蛇行，蛇走弯曲，如蛇行状的样子，说明这个痉也好了。

咱们刚才讲葛根汤证是气冲，津液往上，达到相当程度，所以整个后背部肌肉都失和了，发痉挛。那好了呢？气不冲了，表也解了，津液也下去了，所以"暴腹胀大"。津液下来了，这是已解了，葛根汤证主要来自项背这个地方。如果脉还如故，还是紧而弦，反伏弦者，但是脉变沉了，这个伏和沉呐，伏即是沉得厉害，推脉道才能摸得到，这个病由表入里，更深了，这个痉也是不好的，"反伏弦者"，是不好的样子。这个病由表到里了，还是要痉，这底下都是对照刚痉说的。"发其汗已"，这一段是对刚痉说的。

**夫痉脉，按之紧如弦，直上下行。**

上面说，脉沉细者痉，指的是柔痉。紧脉刚才讲了，血管里充斥水分，即体液，也就是血液，在血管里头相当多，肌肉再一紧，更使得上下紧张，"紧如弦，直上下行"，这是刚痉的脉。所以这以上论的是刚痉。

**痉病有灸疮，难治。**

这一段很不好解释，这在《伤寒论》里讲得很明白，这是冲着柔痉说的，在《伤寒论》中有这么一段，大家想一想就知道了，"微数之脉，慎不可灸"，就是灸了虚热人的脉。太阳中风，脉浮而弱，虽然有热，脉数，它也必缓弱，比太阳中风的脉还缓弱，就是微，如果虚有热，你更不能用灸，这种用灸，以火助邪，这（《伤寒论》）书讲得非常好，"火气虽微，内攻有力，焦骨伤筋，血难复也"。这种痉是津液虚，津液恢复，这种痉（柔痉）才能好。所以，假设有灸疮，这种痉是虚热的病被灸了，所以，才痉，这种痉很难恢复，治更不好治了。

上面所讲可以当痉病总论来看，底下他要讲具体证治了。

大医精诚万世师表

太阳病，其证备，身体强，几几然，脉反沉迟，此为痉，瓜蒌桂枝汤主之。

**栝蒌桂枝汤方**

栝蒌根二两　桂枝三两　芍药三两　甘草二两　生姜三两　大枣十二枚

上六味，以水九升，煮取三升，分温三服，取微汗。汗不出，食顷，啜热粥发之。

这说的是柔痉，"太阳病，其证备"者，就是上面所说的发热汗出，发热汗出是太阳中风的证候。这个"太阳病，其证备"者，即太阳病桂枝证，桂枝证就是发热汗出。"身体强，几几然"，整个身体感到拘急之状，这个柔痉的搐很轻，"几几然"表示痉挛不厉害，身体有强直这种情况。但是太阳病的脉浮，那柔痉呢？前头讲是脉沉细，细也是不足，迟也是不足，痉的时候，脉弱更不能往外来，脉沉，或者迟或者细，这都说明柔痉的脉。

柔痉，太阳中风用桂枝汤，所以这里还是用桂枝汤，但是由于痉是有热而津液枯燥，所以才加瓜蒌根。这瓜蒌根是苦寒、解渴、润燥，就是组织过于枯燥，那么再有热就要搐。所现的是桂枝汤证，所以还是用桂枝汤。那么由于组织枯燥，他用一种苦寒、润燥，就当做滋阴，就是润燥生津液，缓解组织枯燥，这搐当然可以结束了。

《伤寒论》中风证，只是表证要有发热汗出，这个类型是在桂枝汤基础上来应用；要是无汗、脉紧，也发热，这种病型就是伤寒，就是在麻黄汤的基础上发汗，这也是原则。那么各种不同的证候，还有一些不相同（的地方），所以麻黄汤、桂枝汤要适宜来选择这个药物加减。整个情形是桂枝汤证，但颈部不是，而且脉弱得更厉害，所以他用瓜蒌根，这就是桂枝汤加瓜蒌根。在这个方剂里，瓜蒌根的量是二两，起码要用三四两，桂枝、芍药、甘草、生姜、大枣这就是桂枝汤，它以瓜蒌根为主，它不叫桂枝汤加瓜蒌，它叫瓜蒌桂枝汤，所以治痉的瓜蒌根还是主药，这二两还是较少。这个药是极、挺有力的，它补虚、滋液、治消渴、解渴、润燥，有这种医疗作用，但这种药量用少了，没有什么大力量。

这就是桂枝汤证假若由于津液虚竭而发生痉病的话，我们可以用桂枝汤加瓜蒌，它这个书略就略在《伤寒论》中都讲了，在这儿话说得非常简单，所以《金匮要略》不好讲，《伤寒论》又不熟，就没的讲了。

**太阳病，无汗而小便反少，气上冲胸，口噤不得语，欲作刚痉，葛根汤主之。**

**葛根汤方**

葛根四两　麻黄三两（去节）　桂枝二两（去皮）　芍药二两　甘草二两（炙）　生姜三两（切）　大枣十二枚

**上七味，㕮咀，以水七升，先煮麻黄、葛根，减二升，去沫，纳诸药，煮取三升，去滓，温服一升，覆取微似汗，不须啜粥，余如桂枝汤法将息及禁忌。**

这个与前段对照看就好了，这个讲得很清楚，上段说的是柔痉的治疗，这一段说的是刚痉的治疗。

"太阳病，无汗"，这个"无汗"，人体内的水分的排除不外乎这（三种渠道），不是由小便就是由皮肤，再不然就是由肺脏呼吸器官。那一般无汗，小便应该多。人这个水的排泄，一时也不能停，这一段讲小便少，"小便反少"，不应该小便少，所以说小便反少。为什么小便少呢？底下就有了，"气上冲胸"，我们刚才讲的，它是由于气上冲，这个水与气上冲，是往上的，

大医精诚万世师表

不往下，所以"小便反少"，这样一来水分都跑到上体部去了。"口噤不得语"，就是上面说的口噤，不能说话了，牙关紧啦，说不出话了，这马上就要背弓反张了，"欲作刚痉"。那么发生刚痉，和欲作刚痉这个期间，都要用葛根汤。

葛根汤解这种肌，它与桂枝汤的解肌是不一样的，葛根这种药，它是湿热使得肌肉不和而发生痉挛，所以它是发挥这种（治疗）作用。那么这个方剂（葛根汤）呢？也是以桂枝汤为主，桂枝主要是气上冲，所以我说药物需要研究，就是这个道理，古人就说它热的不得了，散风散寒，其实主要的就是气上冲，它是发汗药，但发汗的力量不大。这个方剂也是以桂枝汤为主，它是在桂枝汤的基础上，由于没有汗加麻黄，由于项背强加葛根。那么有汗呢？不用麻黄，用桂枝汤加葛根也行，那只是项背强。要是全身性的项背强，桂枝汤再加葛根是不够的。它主要是表不解，气上冲得厉害，这个水分都在上面，所以麻黄这个东西发汗祛水，它一发汗，水也撤了，表也解了，气不上冲了，马上肚子稍稍胀一些，那痉就好了。它这个治疗与桂枝汤加瓜蒌根是两种。那么桂枝汤主什么东西，如果有时间要好好研究。我怕是来不及了，我打算写这个东西来的，但是精神不行了，感觉时间不够用了。你们要留心，把平常用药确实要好好研究。

破伤风就说是痉病，你不能再说（病因）是"风"了，事实证明现在医院对产妇开窗户开门，要是真是风邪的问题，那（谁也）跑不了，现在小孩子都抱到外头见见风。而以前连一般的大夫都认为是"风"，就叫搐风。这个（风的观念）就是错。

刚痉、柔痉这是客观事实，在治疗上古人也通过实践作了结论，柔痉用桂枝汤加瓜蒌根，刚痉用葛根汤就行，不但现在行，未来还行，这是客观存在的。若说它是风，现在我们经过证明不是（风），不是就是不是嘛，你还讲是（风）干什么呢？这中医怎么还能进步呀！所以这是一个大问题，太教条化了，也影响咱们进步。不是古人说的都对，他不对就是不对，他限于当时的社会条件、科学水平，现在你不能这么来看。

**痉为病，胸满，口噤，卧不着席，脚挛急，必龂齿，可与大承气汤。**

**大承气汤方**

大黄四两(酒洗)　厚朴半斤(炙，去皮)　枳实五枚(炙)　芒硝三合

上四味，以水一斗，先煮二物，取五升，去滓，纳大黄，煮取二升，去滓，内芒硝，更上火微一二沸，分温再服，得下止服。

这一段就没有表证，没有表证，你不能再发汗，这就是辨证。有表证可发汗，无汗者用麻黄剂，有汗者用桂枝剂，没有表证，干脆不能发汗。

这一段是说阳明病，如果"痉为病，胸满口噤，卧不着席"，也说不出话来。它这一撅，气往上壅，这个壅是由里头壅的，不是表不解气往上壅，它是热壅于上，这是阳明病，热盛从里往上壅，所以"胸满"。那么撅，承气汤证，也纯粹是热盛，津液枯燥，热伤津液，"口噤"，牙关紧闭，不能说话。"卧不着席"，仰卧，光两头——脑袋和腿能够着席。古人屋子里头铺席，现代日本也是铺席子，不是有桌子、椅子，而席地而坐，屋子里头铺席子，所以卧不着席，脑袋、腿着席，刚痉往上撅，背弓反张，整个背部不能着席。"脚挛急"，脚也撅，所以这个全身撅得相当厉害，破伤风症可常见到（这种情况），"可与大承气汤"。

"主之"是肯定的，"可与"有商量语气，也可以大承气

汤，也可以调胃承气汤，以当时的情况斟酌，看热的程度、实的程度怎么样，以斟酌用药，但非下不可，下可以救阴，救津液，热太厉害了。

到这痉病讲完了，当然是不够全面，你看一下就知道了，但我们到这可得一个结论，这个痉病，无热者不痉，就是热，刚痉也好，柔痉也好。柔痉不是说津液虚嘛，它也是有热才痉挛，光津液虚也不痉；这个刚痉不是说湿冲于上体部，光是湿，它也不痉，再有热它才痉。所以我们讲刚痉、柔痉，也都由于有热，津液枯燥；有热，津液充斥在肌肉里头，它才能使肌肉失调而发生痉挛。那如果没有表证，只有热，津液虚，也必作痉，且更厉害，阳明病是热最厉害的。那么，是否有半表半里？可见非热者不痉，所以这个痉，三阳篇有，三阴篇不会有。少阳病也能有，我就治过，我给我自己的孙女，就用小柴胡加生石膏治。它这没全面说，举一隅而以三隅反，反正是热，以什么证候现出来的，用什么药就对了。

所以我们读的是"要略"，《金匮要略》，非常简约，而且话也说得不那么详细，但我们研究过《伤寒论》，在这里能明白。痉病根据以上所讲，虽然只举了三条，在表、在里、当然也有半表半里。那么在里只是提出一个承气汤，可与大承气汤，但这里头概括很广啊，有没有大柴胡汤呢，也可能有，所以不详细来说，就是因证而施。但绝没有阴寒证，阴寒证不会痉。到这里讲完了。

我们再讲一点，底下讲湿，这个湿，它这一篇讲的既有外面风湿的湿，也有《伤寒论》里的"系在太阴"的里湿，这种里湿也发黄，也讲啊。

**太阳病，关节疼痛而烦，脉沉而细(一作缓)者，此名湿痹**

（《玉函》云中湿）。**湿痹之候，小便不利，大便反快，但当利其小便。**

这是一段，"太阳病，关节疼痛而烦"，虽然说是太阳病，但脉不浮而沉细，当然这不是太阳伤寒、太阳中风，明明这是"湿痹"，它这个形似太阳病，但不是真正的太阳病，这是寒湿痹痛的那种痹。"脉沉而细"，主要在沉，所以"脉得诸沉，当责有水"，湿和水是一个东西，湿水的脉，浮的很少，也有，不是没有，要有热它就浮，没有热它就沉，因水性寒，大概沉的比较多。那么这个湿只是里湿，里湿着于关节不去，关节也疼。这个湿痹，它有一个确候，就由于"小便不利"，水不得下通，在组织里头停滞水分就叫做湿，"大便反快"，由于小便不通，大便起代偿作用，多少的大便溏，在中医说"水谷不别"，大便反倒快，快就是溏泻的意思。治疗（方法是）"但当利其小便"。

这一段也与《伤寒论》有关系，此为"寒湿在里"的病，附子汤、真武汤全是这种东西。"少阴病，身体痛，手足寒，骨节痛，脉沉者，附子汤主之"，"附子汤主之"就是《伤寒论》少阴篇，还有"少阴病，二三日不已，至四五日，腹痛，小便不利，四肢沉重疼痛，自下利者，此为有水气"，那也是身疼痛，也是水，是真武汤。这个就是根据那一个。脉沉细者，全是指里有水，这水哪里来的呢？就是由于小便不利，这个时候关节也疼，这个疼不是真正的表证，提出来最后一句，你就明白了——小便不利，大便稍溏薄。那这个治疗不要发汗，不要看作是太阳病，那就失误了，太阳病身疼痛，它这个身疼痛不是（太阳病了），他提出来是对照，说但利小便，不是太阳病的法则了。那什么是利小便治寒湿的法子呢？那是附子汤、真武汤，你们回去看看书就明白了，不然这一段不好明白。所以这个书啊，要是《伤寒论》不弄清楚，你看不明白。

**湿家之为病，一身尽疼**（一云疼烦），**发热，身色如熏黄也。**

这是承上面说的，真武汤、附子汤身上都疼啊，如果小便不利，热不得外出，他就要得发黄证，这段发黄，不是身黄像橘子一样的鲜艳，而是如熏黄，所谓寒湿的黄。在《伤寒论》里也有，"当于寒湿中求之"，用茵陈五苓这一类的，也是利小便。古人认为发黄，全是由于湿，再有热，只有湿也是不会有（发黄）的，内里头有热，湿热在一起，即郁热在里身必发黄。如果偏于湿，即所谓阴黄，属于太阴这一类型，这一类的大便不那么干，也应该是治寒湿的法子，以利尿为主，就是茵陈五苓这一类；如果热胜于湿就变成阳明病，那叫阳黄，黄色鲜艳，就要用茵陈蒿汤这一类，茵陈蒿汤有大黄，要泻。

他这一段讲，也是根据《伤寒论》这一套，"湿家之为病"这个发黄就是偏于湿的这一类的发黄证，虽然他"一身尽疼"，但他偏于湿，这个色不会那么鲜艳"如熏黄"，也是简单说的，这在《伤寒论》里说得很详细，在阳明篇发黄证，你们搁一块看一看就明白了。

它讲的都是里湿，都由于小便不利，而水不得排泄，停蓄于组织肌肉它就为湿，停在里头也是为湿。

**湿家，其人但头汗出，背强，欲得被覆向火。若下之早则哕，或胸满，小便不利**（一云利），**舌上如胎者，以丹田有热，胸上有寒，渴欲得饮而不能饮，则口燥烦也。**

这一段更不好理解，湿家没有下法，它为什么说下之过早呢？这也是根据《伤寒论》阳明病篇，里头虽然有湿，如果卫气强，那么这个湿被排除，在《伤寒论》有这么一条，"阳明病，脉浮而缓，手足自温者，是为系在太阴"，"系在太阴"，就是里有湿，里有停湿，如果卫气强，它自能够把湿祛除，就变成阳明病了，"七八日不大便者属阳明也"。那就该泻还要泻。这（下之）是从这儿来的。里头停湿的人，如果胃气强，内热盛，湿是要去的，有泻的机会。但是，这一段只是头汗出，已变成阳明病了，身上都出汗，"阳明病法多汗"，但是，如果是"但头汗出"，只是脑袋出汗，所以，还有里湿，这就不能泻。尤其底下还讲"项强"，咱们讲痉病的背强，背强说明什么呢？津液还充斥于体表呢。这指的是葛根汤证的"背强"了。"欲得被覆向火"，也愿意披东西，还恶寒呢，"向火"即愿意近热，而"被覆"就是把东西盖上，"向火"就是向着热的地方，这说明还恶寒，表还未解，所以这个时候只是看着有一些热，你来泻下，未免过早啦；这个"下之早"就是这么说的。这时候里头不实，虚其胃，就要"哕"，哕是胃虚的一个症状，哕逆，这哕是往上来的，是胃虚的一种反映，由于这个胃虚，里头湿还有，这个水乘着虚就往上跑，所以"胸满，小便不利"，它往上来了，不往下泻了。那么这个人"舌上如胎"，"如胎"它就是看着黄像苔又不像苔，白、滑的这个样子，那么这是有湿有热。

"以丹田有热，胸上有寒"，怎么叫"胸上有寒"，水往上冲，由于胃虚了，胃虚就不能制水，虚，水就乘虚往上来，它往上来，上边有水，水性寒，所以"胸上有寒"，言其在上面。所以读这个书啊，也不要死于句下，不是说这寒都跑到胸上来了，也不是说这热都跑到丹田来了，水在上，反倒热在下了，就部位上说，上边有水了，底下反而有热，也不一定在丹田。只是说是由于胃，你吃了泻药，虚了胃气了，那么这个湿邪之气都往上冲，小便也不利了，水都跑到胃里头去了，上边有寒了，他搁个"胸上有寒"，热还是没去呀，所以他说"丹田有热"，那么舌头就看出来了，"如苔"，它不是个真正的苔，真正

大医精诚万世师表

苔还是热，"如苔"虽似有苔而有些滑，就是白滑的这种舌头，那么就是有湿也有热的这么一种形象，所以他搁个"丹田有热，胸上有寒"。其实就是热还存在，但是由于水都跑上头来了，水性寒所以上边是寒，有热他还想喝水嘛！渴欲多饮。但是胃停水你不能喝，而不得饮，那么这个"口燥烦"解决不了。他本来口燥烦想喝水，胃停水就不能喝，再一喝还要吐呢，胃干才思饮，那么胃不干有热，他让你喝，可是胃有饮不能喝，所以只是口燥烦而不解。

这一段呢，也是源于《伤寒论》那一段，你们看看《伤寒论》就有那么两段，一个在阳明篇，阳明病本来应该脉实、脉大，但若它"脉浮缓"，说明这个病还是不在"实"的时候，但是有热象，"手足温"。（此类情况）咱们讲的这个书上是很多的。里头有寒，他手足也厥逆，津液达不到手足；那么里头有热呢，他手足也热，可是只手足热，身上没大热呀。那阳明病是身上全热呀。所以说是没大热，而脉又是浮缓，也不那么实，说明里头有湿，"是为系在太阴"，与这个"湿家"是一样的，这个时候当然不能吃泻药了。但是这个病还往前变化，人体生理妙极了，里头有湿，同时有热，这两个东西也争：如果热进湿退，慢慢就变成大便干了，真正阳明病就发作了，那个时候该吃泻药吃泻药。如果不到那么一种情况，你只见到脑袋出汗，认为阳明病法多汗，就吃泻药，就出这个毛病，"下之若早"嘛。所以湿家没有下法，但是如果"里头有热，虽然里头停湿"这么一种情况，这个热进湿退，有可下之说，但是不能下得太早，他这一段主要讲这个。下得早了，就出这些毛病了：你虚其胃，水就往上泛，往上泛就不利于下，小便就不利，水往上泛它并没有把热去了，这热还存在，可是热与水位置就不一样了，就是上寒下热的这么一种情况啦，所以"丹田有热，胸上有寒"。那么由于有热，他还是渴啊，又有下伤津液，他更是要渴，但是胃停了水了，他就喝不了，所以这个口还是燥烦。

**湿家下之，额上汗出，微喘，小便利**（一云不利）**者死；若下利不止者，亦死。**

总而言之，湿家无下法呀。上边是一个插曲，湿家也有可下的机会，就是我刚才讲的一段。但一般来说，真正湿家没有下法，这可要知道，凡是湿，脾胃大概都虚，"湿家下之"，那么虚脱的多。"额上汗出"，不是脑袋整个出汗了，而是额上。"微喘"，这个气脱于上，人喘促，呼吸困难。额上出汗，气欲脱于上；小便再利，人的精气脱于下。上下有虚脱的倾向，所以他要死。"若下利不止者"呢？那也死，不是小便不利而下利不止，也是虚脱的一个情形。那么这个就说明湿没有下法，需谨戒呀。那么这一句就是补充上面所说"有一种特殊情形可以下，但不能下得太早"，但是这不是常情，凡是湿没有下法。如果真正纯粹里湿，大概都是脾胃虚，下之，虚脱则死。什么表现呢？喘，额上汗出，如果再下利，或者是小便不利，上下虚脱，必死无疑。

**风湿相搏，一身尽疼痛，法当汗出而解，值天阴雨不止，医云此可发汗，汗之病不愈者，何也？盖发其汗，汗大出者，但风气去，湿气在，是故不愈也。若治风湿者，发其汗，但微微似欲出汗者，风湿俱去也。**

风湿相搏，咱们一般说就是风湿关节痛，所以这一段所说的都是急性发作的时候，现在发作的时候一身全疼，比普通的太阳病要疼得厉害。"法当汗出而解"，那么这种病跟治一般的表证是一样，也得发汗，依法发汗就好了。那么这种病还有一种特征，阴天下雨刮大风，或者是日暮的时候它都厉害，因为这个湿属阴气，遇到阴天助长这个湿的缘故，所以人疼得厉害。根据这个现象解释，这种病按照这种规律：一到阴雨天就疼痛不止。这种风湿性关节疼痛的人咱们见着很多，在临床上全是这样的，天时一变，疼痛就加剧，那么这一句话也就指这个说的，"值天阴雨不止"，疼得不止，医生见到这种情况，就知道这是风湿性关节痛，就是古人说的风湿。

所以适当地发其汗，这是没问题的，可以发汗。那么用过发汗之药，而病不愈，是什么道理呢？这是故作问答。凡是这个表证发汗都不让他大汗出，大汗出病必不除，底下就解释，所以，由于这个发汗，它是大汗出，所谓"汗出淋漓，病必不去"，尤其风湿，更不能让他大汗出，所以方剂就得用小发汗法。那么假设让大汗出的话，风气随汗而去，湿气这东西沉着，汗出得迅速它反倒不去了，所以湿气还在，所以病是不好的。不是发汗错了，是发汗不得法，也能使病不好。

那么治风湿怎么治呢？紧接着一句话就说了，治依法当"发其汗，但微微似欲出汗者，风湿俱去也"。发汗，得像微似有汗的样子，风湿都可以解。

那么前面咱们上次不是把痉讲完了（有原则的总括），湿也是，它是总括，这都是原则上的话。

**湿家病身疼发热，面黄而喘，头痛鼻塞而烦，其脉大，自能饮食，腹中和无病，病在头中寒湿，故鼻塞，内药鼻中则愈。**《脉经》云："病人喘，而无湿象。病以下至而喘"十三字。

这一段，是有问题的，"湿家病身疼发热，面黄而喘"，这几句话就是前面咱们讲的那个里湿，湿这一章，古人把里边有湿就是发黄这种病，也搁到湿里头。不过发黄讲得不全面，因为后边有一章全讲的是黄疸，所以在这一章只是寥寥一提。前面不也讲过吗？面色如熏黄，身黄如熏，所谓湿重的那个黄疸属于寒湿一类的。那么这一段也是，说"身疼发热，面黄而喘"，这是既有外邪，就是有表证，同时又有里湿而发黄，这是一个外邪内湿并发黄疸的重病，他把（本该）搁到后头的一段搁到这里。当然这一段是成问题了。

"头痛鼻塞而烦，其脉大，自能饮食，腹中和无病，病在头中寒湿，故鼻塞"，这一段主要是说伤风头痛，鼻子壅塞，这是一个风寒末疾，在临床更多了，这就是所谓病在表的时候九窍不通啊，正是这么时候，所以用轻药，"内药鼻中"，当然有可以治疗的（方法），我们一般这个病都会治的，随便用点解表发汗的药，就可以了。

把这两个（"湿家病身疼发热，面黄而喘"和"头痛鼻塞而烦"）搁到一起，就不行了，头一个（"湿家病身疼发热，面黄而喘"）是个重病，这个（"头痛鼻塞而烦"）是轻病，都用那个药"内药鼻中"，所以这一段是错的，这个错还很清楚能够看出来。因为前面讲的"风湿相搏"，讲到风湿关节炎的这个情况，底下应该继续来说这个才对。所以这一段不知从哪弄来的，这一段是有问题的。

假设把这一段整个来看，既有表证、喘，这是麻黄证，又有发黄，这个在《伤寒论》里有，就是麻黄连翘赤小豆汤可以治，这里不过也没有说（具体治法）。但是搁到这一段里头弄个"鼻塞"，就是用"内药鼻中"就可以治，那是错的。底下半截可以的，可是把这个搁到一起，是有问题的。所以这一段，一般都认为是有错的，不知道从哪抄来的。

**湿家身烦疼，可与麻黄加术汤发其汗为宜，慎不可以火**

攻之。

**麻黄加术汤方**

麻黄<sub>三两（去节）</sub> 桂枝<sub>二两（去皮）</sub> 甘草<sub>一两（炙）</sub> 杏仁<sub>七十个</sub>（去皮尖） 白术<sub>四两</sub>

**上五味，以水九升，先煮麻黄，减二升，去上沫，纳诸药，煮取二升半，去滓，温服八合，覆取微似汗。**

这个是风湿，就是风湿相搏，身体疼烦，发汗而解，所以"湿家身烦疼"，那么当然可以"发汗"，用"麻黄加术汤发汗为宜，慎不可以火攻之"，这句话很要紧的。那么一般风湿尤其急性的，都是指急性发作的时候，从外边用火攻（是不对的）。中医治疗是从里往外治，总之要发汗，尤其风湿类的病，它始终在表，非解表不可，要从外用火攻，那治不了这个病，所以"慎不可以火攻之"。

而且风寒在表的时候，用火攻害处大了，我们回头可以看看《伤寒论》火攻那几条就知道了。上次咱们讲的痉病不是有一条么，那么由这一条可见风湿病啊，咱们用这个理疗的治法是有问题的，尤其烤电。所以从外头治，治不好这个病，这咱们在临床上我认为看到很多了。所以西医用这种理疗的方式治好这个病啊，很不简单，（但能治好的）很少，尤其急性发作的时候，就是有表证的时候更不行，那个麻黄汤证更不行，所以它越治越重，所以慎不可以火攻之。

从外边，用一种火攻，包括很多（方法）了，热熏、火蒸通通都不行，灸法也不行，只能够发汗，用什么发汗呢，他说"可与"麻黄加术汤。一个"可与"，这个书上，"主之"是一个极肯定的话，这个证就是用这个药；"与"当然与"主之"的口气就稍差了，"可"有商量的语气了。《金匮》这个书啊它就是略。那个如果有表证，就说麻黄汤证的话，当然是以麻黄汤为基础，这个"术"是祛湿解痹的，凡是痹痛不搁"术"的很少，它是祛湿解痹的，以麻黄汤解表，苍术不是利小便的药吗，就是祛湿解痹痛，它与麻黄汤合在一起，就是在表的关节痛啊，又由于有湿的关系，所以如此治。

那么这个方剂呢，我们看一看麻黄汤本方，麻黄，桂枝，甘草，杏仁，这就是麻黄汤方，另外加入白术四两。这个白术，古人术是不分苍术、白术的，据我的临床经验，苍术比白术好，大概古人管苍术就是叫白术，不分。后世把它分苍术、白术。苍术，后世对这个表证发汗大概都用苍术，我就用苍术，觉得比白术强。那么这个方子，在治疗方面它是这样的，桂枝汤证（编者按：麻黄汤证有湿，麻黄加术汤；桂枝汤证有湿，桂枝汤加术），有湿痹之候，加术。

从这个方药的组成，我们也可看出一个问题来，就是微发汗，那么这个发汗的法则就是小发汗法。怎么讲呢，你从药物组成、药物的效能上就可看出，这个术是利尿的。人的液体的排泄，最多就是这么两个方面：一个是出汗，一个是从小便排出，如果小便排泄加强，汗出就要少了，所以这个术《本草》上说是"止汗"，汗多了，你利尿，汗就少了，这也是当然的了，它从那一方面排出水分，汗自然就是少了。发汗发大了呢，就常常没小便，津液由这边丧失太多，底下就没有了。所以发汗剂里头加一种利尿药，同时又是小发汗法，这也符合治风湿不能大汗的原则。那么加上利尿药是小汗法，而且利尿药是不随便加的，它有利于关节痛，这个术是解痹祛湿、解痹利尿的一种药，所以他加苍术。我们对这个药物的认识也得通过方剂，要不然也不行，你看这利尿药也不是随便用的。

那么"可与"这几个字，（说明）若不是麻黄汤证，这个方子不好使，虽然是风湿在表。麻黄汤证什么样，我们在《伤寒论》讲得很清楚的，它是脉紧，无汗，一般说都喘，那么这一种的表证，同时有湿，这种风湿证，你用麻黄加术就对了，所以他搁"可与"，就让你带着仲景的主要精神具体讲方证，就是一个方剂的适应证，这个方剂要是不适应它的话，光是解表祛湿，那（可能）一点用都没有，不是随便用点解表祛湿的药就行了。所以搁个"可与"，"可与"是有商量语气的，让你临证去斟酌，就是再精细辨证，原则上是要发汗，而且要小发汗，用哪种方剂呢？那还是要看所现的证候合乎哪个方剂，就用哪个方剂。那么，假若是柴胡汤证，你就用柴胡加苍术。这个地方很重要，所以咱们读他这个书啊，方剂的应用这点非掌握好不可，这个《伤寒论》里头也有，这两部书本来是一部书，他在《伤寒论》里讲得详细，在这里他随便一举例就得了，在这里不详细分析了。

病者一身尽疼，发热，日晡所剧者，名风湿。此病伤于汗出当风，或久伤取冷所致也。可与麻黄杏仁薏苡甘草汤。

**麻黄杏仁薏苡甘草汤方**

**麻黄**半两（去节，汤泡） **甘草**一两（炙） **薏苡仁**半两 **杏仁**十个（去皮尖，炒）

上锉麻豆大，每服四钱匕，水盏半，煮八分，去滓，温服。有微汗，避风。

这个和上段是一样的，并没有什么特别两样，病者"一身尽疼"和上边这个"烦疼"（一身烦疼）是一样的。"发热"，上边麻黄汤证也不是不发热，也发热。（在本条）他特提出发热也有点道理，因为这个方子偏于寒，他搁的生薏仁。"日晡所剧者"，"日晡"就是日将暮的时候，那么这个就同阴雨不止是一个道理，凡是这种风湿，都是遇寒者加剧。这个"日晡所剧者"

与"日晡所发热"的那个阳明病不一样，这个只是就风湿说的，这个风湿，阴雨天、刮风天，以至于日暮的时候都要加重，这是它的特征。那么由于这个"一身尽疼、发热"，所以它不是纯表证，它是风湿，那么这个病到这个时候，他提出来了：怎么得的呢？

大致是"汗出当风"，或者是"久伤取冷"。这个"汗出当风"啊，仲景这个书与那个"湿从外中"还是有所不同，他这个解释很好：我们人之所以汗出，一方面是一个散热，夏天人都爱出汗；另一方面，人也排泄废物，我们人有很多废物要从汗腺排出的。那么正在排出的时候当风，风一闭塞，使欲排出的东西瘀在皮肤之内，那就变成湿了。出来就是汗；要出不出，外边风一闭，它就是在里头待下了，这就是湿。偶尔一次是不要紧的，要是经常这样，久而久之，应该排出的毒素留到里头，哪个地方空隙就到哪去，最有空隙就是关节，关节、筋骨相接，都有空隙，湿是最容易蓄积到这个地方。如果蓄积到一个相当程度，这个东西有毒质，刺激组织，就能发炎，关节痛就能发作。古人对于这是有经验的。或者久伤取冷，久伤取冷跟上面是一个道理的。咱们夏天出汗，找个背凉的地方，马上汗就下去了。再就是吃点冷东西，汗也闭塞不出了。都使欲出而未出的汗，隐到里面为湿。原因就在这里。得这种病的人大致如此，我就遇到几个人，夏天跑到树荫凉底下睡觉去，睡完后起不来了，就得了这个病。有很多这样的案例啊，古人也看到这些案例，所以，这种解释还是蛮好的。

说"可与麻黄杏仁薏苡甘草汤"，也让你斟酌适合于哪个方剂。麻黄杏仁薏苡甘草汤，它是从麻黄甘草汤发展出来的，加上杏仁和薏苡仁，也解表祛湿痹。薏苡仁这个药，治四肢拘挛痛，又是一个利尿药，跟苍术是一样的。但同时它（薏苡仁）

有解凝作用，如果湿在里头凝结得厉害的时候，用它是最好的。所以像硬皮症有时候都可以用生苡仁。

不过这个药寒，你们看这个方剂就看出来了，麻黄汤中桂枝不要了，桂枝偏温；同时它不用苍术，苍术是辛温，它用生苡仁，薏仁米这个药是个寒性的利尿药。也就是说我们遇着的风湿关节炎偏于热，那么这个方剂就合适。同时它里头没有桂枝，那种往上冲的力量没有，所以没有气上冲，换言之就是脑袋不疼。这个气上冲，你想脑袋头面，得了表证脑袋的血管都蹦，这也是往上冲的一种反映。那么麻黄甘草汤这种反应（气上冲）很小，同时喘得厉害，麻黄甘草杏仁，这个喘觉着急迫。同时，热明显，所以本段前面搁了个"发热"。在这种情况下你要斟酌具体情形（决定用方用药）。

所以它（麻杏薏甘汤）与麻黄汤加术，从这个文章的（原文词句）上来说是没有什么大的分别，但在临床上却是有分别的：

头疼明显，又偏于寒的，我们用麻黄加术；这个（麻杏薏甘汤）也是麻黄剂，同是类似麻黄汤证，当然也是无汗，但是他头上边（的症状）并不那么明显，那么由于麻黄杏仁加甘草就是麻黄甘草汤，治喘相当有力量，喘得厉害，同时偏于有热，可以用麻黄杏仁薏苡甘草汤。在临床上让你斟酌，所以都搁个"可与"，不说"主之"。他这也是给你两个例子。所以（风湿）急性发作的时候，你看他不搁附子，你要用适应的发汗的法子，那么合乎哪个方剂你就搁哪个方剂。同时，根据这个病之寒热，你搁一种利尿药要分或寒或热，所以我们治关节痛就是这样，有的时候加术，有的时候加薏苡仁，在应用上多少有些出入，他这是示范了两个例子。

假如说，既不是麻黄汤证，也不是麻黄甘草汤证，那么，有这种关节痛呢，像有自汗等症状，就是桂枝汤，桂枝汤证加减也可以啊，其他诸如葛根汤加减都行啊，所以他这是举个例子给你啊。我们研究这个书呢，知道这个，也可以知道那个（举一反三），他这个人要是项背强得厉害，你当然是用葛根汤了，麻黄汤治不了。那葛根汤加术，可不可以？那当然行，那毫无问题。所以在临床上，在（所示范）方剂的这个基础上（让你灵活变通，举一反三），（这里谈的是）需要发汗（的例子），那么这一类的关节疼痛在初得的时候，就是急性发作的时候，发热怕冷很明显，那脉当然是浮了，你用这么个法子就可以了，但是不局限于这两个方子，他都说"可与"，就是临床上需要你去斟酌了。

**风湿，脉浮，身重，汗出恶风者，防己黄芪汤主之。**
**防己黄芪汤方**

**防己一两　甘草半两（炒）　白术七钱半　黄芪一两一分（去芦）**

**上剉麻豆大，每抄五钱匕，生姜四片，大枣一枚，水盏半，煎八分，去滓，温服，良久再服。喘者，加麻黄半两；胃中不和者，加芍药三分；气上冲者，加桂枝三分；下有陈寒者，加细辛三分。服后当如虫行皮中，从腰下如冰，后坐被上，又以一被绕腰以下，温令微汗，瘥。**

他给你还举个例子，"风湿，脉浮，身重，汗出恶风者，防己黄芪汤主之"。"风湿，脉浮"还在表，可这有个特殊，"身重"偏于湿，如果我们肌肉、组织里是湿多，就感觉沉，所以凡是身重大概都是湿多，偏于湿多，同时表也虚，"汗出恶风"用防己黄芪汤。用麻黄汤不行，无论是麻黄加术或者麻黄杏仁薏苡甘草全不行，那些都得是无汗的。那么这个用桂枝汤行不行？也不行，主要它是表虚。

大医精诚万世师表

黄芪的应用，我们来谈一谈。黄芪，我们一般说就是补气，这都是错的。你们看看《本经》就知道了，《本经》说"主大风，恶疮……"什么叫做"大风"？它就是人怕风得厉害，古人认为大风就是风邪，实际不是。就是表太虚了，这个气虚于表，就是表虚，那么什么叫表虚？就是正气不充于表，也就是说皮肤这个地方太虚啦，皮肤虚按照现在的生理学来说，就是皮肤营养不好，营养不良。根据古人的观点就是：你哪虚，哪地方病就在那不去，所以"邪之所凑，其气必虚"。因为皮肤虚，（所以）湿也好，顽固的"黄"也好，再就是"恶疮"，不会好的！营养不好，这个气要是不足于表，就不足以把邪驱逐出去，所以这个时候要用黄芪，用黄芪"补气"是指这个说的。所以说这十全大补，那是开玩笑，表气不虚不能用。

有一次我见过一个人，也是个老医生，他自己得肺癌，就大量用黄芪，我说你找死呢（玩笑），这肺结核是万万不能用黄芪，你们一想就知道了。我们刚刚讲出汗，麻黄为什么治喘呢？就是人排泄废物，我刚刚说有两、三个（通道），一个由汗，一个由小便，还有个就是由呼吸，就是肺。你这个皮表闭塞，应该从皮表排出的东西都加到肺上了，所以就喘，毒素的刺激使得肺脏就受不了了，那你要解表，还让它走这个道（呼吸），喘就减轻了，麻黄治喘是这么一个道理。那么肺结核呢，你如果把这个皮表堵塞了，那么废毒都加到肺上了，你越实表越坏，所以用黄芪来补气，这个毛病是大得很啊！尤其是肺结核，在末期上气不接下气，认为他气虚了，人参、黄芪往上开吧，这人死得非快不可，那是毫无问题的！所以它（黄芪）不能治那个病。

这一段就是说明这个问题，认为皮肤出现特别（情况），汗收摄不了了，汗出，而且恶风，特别敏感啊。这个我们在临床上也曾经遇到过，我是遇到过，这人怕风怕得厉害，这屋子本来没风，真正有表虚的人，他还嫌有风，你拿个扇子，他都受不了。所以这里特别搁一个"汗出恶风者"，这纯粹是表虚。而湿啊，特别去不了，湿积累得多，身上特别重。那么这个治疗与上边就不一样了，要搁大量祛湿祛水的药，同时还要把皮肤虚也就是表虚给恢复过来，要是不恢复，那湿还要来，所以才用防己黄芪汤。这个防己黄芪汤用防己、白术这两个药祛湿利尿，力量都很大，同时搁黄芪、甘草，也有生姜和大枣搁到里面做引子用。这个方子大概也经过后世改变的，咱们要开其实就是把生姜、大枣开了就完了。

这个方的煎法挺特别的，他说把上边这个药都挫了，像麻豆那么大，每抄五钱匕，一回用五钱匕，就把四味药豆大的这么一个，挫这么大，一回用五钱匕，五钱匕就是不到一两，是半两，这个匕就是古人取药的一个器皿，这个器皿有一定的量，有一钱匕，有五钱匕的，十钱是一两，这也就是半两。另外，加生姜四片，大枣一枚，水盏半，煎八分，水一杯半，煎剩一杯的八分，去滓温服，良久再服。

"喘者加麻黄"，这后面的话要不得，这个加味都是后人搞的，这个方子也经过后人手了，在仲景那没有加生姜四片，大枣一枚的，我认为这是瞎改的。咱们要用呢，防己用量也较小，用一两，白术七钱半，现在来说我们用防己白术都得搁 10 克，黄芪多搁点也行，可以搁 12 克，甘草可以少搁一点，因为要祛湿，而甘草它不利小便，所以小便要是少，它就不能多用，搁 3 克或者搁 6 克都可以，大枣起码搁 3 个，姜可以搁 4 克。这个都是经过后人这么搞的，加味呢，更要不得了，"胃中不和加芍药"，张仲景治胃不和没有加芍药的，所以我向来不加，这个加味，都信不得的。而且这个方子根本没有麻黄证，若真是像他书上所说的喘，那是麻黄汤证，以麻黄为主要配伍的方剂，那绝不是"防己黄芪汤",绝不是以这个方剂为基础。

风湿关节痛,有喘的情况,那么头一个(麻黄加术汤)就是,第二个(麻杏薏甘汤)也是,那是麻黄配剂,绝不在这个(防己黄芪汤)基础上来加味(麻黄),这是瞎扯。表又虚又实,哪有那个事啊,根本就没道理,麻黄是表实,无汗用麻黄,既出汗你怎么能用麻黄哪?!既出汗,也不会影响到肺上,若影响了也不是表证啊。所以这个加味呀,本书及《伤寒论》都收录了加味的法子,但我一概不讲这些。

那么这个方子(防己黄芪汤)做汤剂用挺好的,我用过啊,身重湿重,湿重就要祛湿,同时恶风特别敏感,汗出,表虚得厉害非搁黄芪不可。

这一段讲得挺好,他说这三个方子,虽然都是一个"风湿在表",但各个不一样,麻黄加术,以麻黄甘草汤为主剂加杏仁、薏仁米(的麻杏薏甘汤),和黄芪剂(防己黄芪汤),我们在临床上治风湿关节在起初的时候常用,所以他举这么三个例子。概括一切吗?当然不概括,像我方才所说的。也有桂枝汤加黄芪的,桂枝汤证,表特别虚,有关节疼痛,那也可以桂枝汤加黄芪,我也用过这个方子。所以临床上我们还是要具体分析,具体用药。《伤寒论》的方剂大家有时间还要好好看一看,这个方剂(防己黄芪汤)当然是《伤寒论》所没有的了,这就是表虚,身特别重,恶风特别敏感而汗出者用这个方子。

**伤寒八九日,风湿相搏,身体疼烦,不能自转侧,不呕不渴,脉浮虚而涩者,桂枝附子汤主之;若大便坚,小便自利者,去桂加白术汤主之。**

**桂枝附子汤方**

**桂枝**四两(去皮)　　**生姜**三两(切)　　**附子**三枚(炮,去皮,破八片)

甘草二两（炙）　大枣十二枚（擘）

　　上五味，以水六升，煮取二升，去滓，分温三服。

　　**白术附子汤方**

　　白术二两　附子一枚半（炮，去皮）　甘草一两（炙）　生姜一两半（切）　大枣六枚

　　上五味，以水三升，煮取一升，去滓，分温三服。一服觉身痹，半日许再服，三服都尽，其人如冒状，勿怪，即是术附并走皮中，逐水气，未得除故耳。

　　这一段《伤寒论》里面讲过，那么"伤寒八九日"，他搁个"伤寒"干什么？这（说明）开始是没有汗的，这个外形类似伤寒。要是伤寒八九日，常传里的；要是风湿始终在表，它不传。可是这个病呢，一开始尤其在急性期间，常常辨不清，所以这一段呢，就是由急性转到慢性之后的一个说法、这么一个例子，不是说得了伤寒病八九天风湿相搏了，根本就是风湿相搏已经有八九天了，开始时无汗，类似伤寒，所以他冠以"伤寒"两字。

　　那"身体疼烦"，疼得令人心里烦，他不说"身体疼，心烦"，不搁"心烦"两字。疼痛的程度，以至于"不能自转侧"，不能自转侧就是自己翻身都不能，得借助旁人，疼得自己翻不过身来。"不呕"，不呕者就是没传少阳，少阳病喜呕啊；"不渴"，病也没有入里，没有传阳明，传阳明了胃中燥，口必渴，就是咱们讲的白虎汤证。不呕不渴，本来没有这个症状，搁这儿干什么？就是根据伤寒八九日（说的）。如果真正是太阳伤寒这种病，到八九天它要传半表半里、传里的。由于它是风湿，所以也不呕，也不渴，不往里传，也不往半表半里传。"脉浮虚而涩者"，就是脉不是浮紧。脉浮虚，这个虚是按着脉无力，脉你按着无力啊；涩呢？脉里头涩，跟滑相对。血液充实，

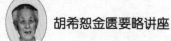

脉在指下来去滑利；反之呢，它不但不滑利，摸着似有似无的，所以古人说脉涩，涩滞不前，其实就是里头血行不清楚，所以涩脉主虚的、主血少，虚涩都是病极虚之后，脉跳无力，而血行又是似有似无的样子，按后世的话就是气血俱虚了，表证虚极了就要转阴证，这就是虚极转入少阴的一个证候，"少阴之为病脉微细"。

那么这个时候，不能够用麻黄剂，同时用桂枝汤都不行，桂枝汤证是脉缓脉弱，真要脉到虚而涩这么个程度，桂枝汤都不行，所以他这个话说得非常地有分寸，当然他没有详细地说这个证候，他就是限定它是一种桂枝汤证，但是脉又虚，说明这个病已经由阳转入阴的这么一个阶段，所以他用桂枝附子汤。桂枝附子汤就是桂枝去芍药加附子，《伤寒论》里有这么一个方剂。治风湿，则把这个桂枝加量，你们看看这个（方中）桂枝是四两，桂枝去芍药汤（桂枝）是三两。

桂枝这个药，它不但能解表，还能够止疼，所以关节疼痛，桂枝这个药是少不了的。你看表证太阳病的时候就知道了，那桂枝汤以桂枝为主，麻黄汤身疼痛也得搁桂枝，所以桂枝解痛作用还是很强的，因为关节痛比普通的表证疼得厉害，所以他加量用桂枝。

另外它加附子，附子在《本草》上说，解寒祛湿解痹，它有这些作用。如果是阴证，只加术是不行的，它不够，非附子不可。如果有术的症状呢？湿比较重的也得加，既加附子，也得加术。桂枝附子汤这个药我不常用，我用都是以桂枝汤为基础就行，就是桂枝汤加术或者再加附子，那好使的很，这个方（桂枝附子汤）当然也好使了，也没问题的。

桂枝附子汤为什么去芍药呢？芍药这个药咱们说它收敛，收敛当然是不对的，但是这个药（芍药）它是寒性养阴，所以四物汤里有嘛，在补血剂里头它是养阴的。关节痛都是有湿，风湿嘛，所以对于治湿，用白芍的很少。那我们用桂枝汤呢，就不管它了，因为整个桂枝汤也治身疼痛啊。所以他特别地把白芍去了，这是古人的看法。当然去（芍药），我认为还是对的，因为白芍不利于祛湿。所以他也不搁术，光搁附子。

我们在临床上，开始遇着这个风湿，全是太阳病的阶段，以后它就是表虚，只是用黄芪也就够了，那么再经久了，它就要陷入阴证，因为寒湿咱们现在说它是个阴邪，这个病入阴最快，所以八九天，它脉就浮虚而涩，到这么一个程度就非用附子不可了。那么他用桂枝去芍药加附子汤，增量桂枝，改名叫桂枝附子汤。古人这个方剂严得很，桂枝去芍药汤治脉促胸满，要是风湿性的关节痛，桂枝量就不够，（桂枝要）加分量，主治不同，方名也改了，不说桂枝去芍药加桂枝，而说是桂枝附子汤。

底下这一段有两个意思，说如果"大便坚"，"坚"就是大便硬，大便不通；而"小便自利"用咱们现在的话说就是小便频数；"去桂"，这个桂枝要不得。再加白术，就是去桂加白术汤，方子就是白术、附子、甘草、生姜、大枣，这个白术（我个人认为）应该是苍术，他这个书写的全是白术。这一段呢很不好理解，为什么大便硬、小便数还加术呢？这个有道理，利尿药不但治小便不利，也治小便利。对于小便频数，你看肾气丸证就是饮一斗小便也一斗，肾气丸也是个利尿药啊。尤其老人的利尿，用真武汤挺好使，老人小便数，一会儿一遍。泌尿系机能有障碍不外乎两种，一个小便频，一个小便不利，小便频或小便不利都得调整泌尿这个问题，所以茯苓、术这种药，治小便利，也治小便不利。我们讲讲用术的道理。那么这一段书呢，不是里头有热，而是由于泌尿方面的障碍，小便数，丧失体液，大便才干，病是这么来的。那么你就不能再发汗了，小便数者就是发汗的禁忌，不能发汗，发汗最伤人的津液，所以桂枝用不得，他把桂枝去了。而且桂枝那个药也不利于小便数，你看小便不利都搁桂枝，为什么，它治气上冲。气往上来，水分就伴着气往上来，……（此处中日录音版本皆略有缺失，编者自拟补文：所以，桂枝附子汤去桂；小便自利即频数，所以加白术汤。用了去桂加白术汤，小便就）不频数了，大便也就不硬了，自然就有（正常的）大便。同时，湿去了，痹痛也必好。所以，这段是这么个意思。

（去桂加白术汤）原先方中就有附子，再加上术，这两个合起来，附子和术并用，治一般的慢性关节炎，是离不开的，非常好使。这后面有解释，不是说术就能治大便硬，它是由于小便数造成的大便硬，尤其是术与附子为伍，最能治小便利。

附子这个药的作用，无论你身上哪个机能虚衰，它能够使虚衰恢复，比如说小便数，它是约束尿的肌肉麻痹，就是机能衰减啦，有尿他就滴滴答答小便不利。附子呢，能够使机能恢复，加上术的力量，那小便就不会数啦。咱们后头讲的肾气丸，这个药也有附子，更解释清楚（这个现象）。妇人转胞，转胞就是泌尿系那块的病，有曲折，所以小便不得利。那么吃肾气丸呢，就让组织更紧张，使得屈曲的泌尿系恢复正常，那小便自然就痛快啦。所以附子这个药，凡是机能虚衰，在临床上的反应是个阴性的反应，用它是没错的。这一段就说明这个问题，所以这时候加术，再配伍附子，反倒能治小便利，由小便利造成的大便硬。小便不利了，大便也自然就恢复（正常）。同时附子、术合用又能祛风湿解痹痛，所以都能好。这一段一般来看是不好理解的，你光知道这个术利尿就糟啦，你解释不明白。

我们看看这个方子，桂枝四两，这个"去皮"要不得，桂枝的作用就在它的皮上，去皮就剩一个干木头啦，什么作用也没了，所以说这是个错误。我们现在用桂枝四两就行，不要说去皮，因为有"去皮"两个字啊，后世又出来一个"桂枝木"，这是瞎说，把皮去啦，光木头啦，没有作用。生姜三两，附子三枚，附子的用量相当的重，甘草二两，大枣十二枚，桂枝、生姜、甘草、大枣，就是桂枝汤去芍药，桂枝加量啦，也就是桂枝去芍药的基础上再加附子，附子就是回阳祛寒，同时它也能够主治关节拘急挛痛，所以我们治不得翻身的关节痛，有用这个方子的机会，可不一定都用桂枝去芍药这个方子，用桂枝汤加术附也可以的。

底下（白术附子汤方）就是白术二两，附子一枚半，炮去皮，甘草一两，生姜一两半，切，大枣六枚，可以看看这个方子底下的煎服法说得挺好。"上五味，以水三升，煮取一升，去滓，分温三服，一服觉身痹"，服用附子有这个毛病，我们在临床上都知道，附子有一些反应，有时候吃了，感觉身上麻痹，最常见的就是头晕。所以我们在临床上用附子，开始用的时候，用三五钱是没问题的，最好先用三钱就是 10 克，逐渐加。你要是大量用，这个人常常头晕得厉害，如喝醉酒的样子，病人胆小就不敢再吃了，你告诉清楚就行啦。但是开始不要大量地用，逐渐增加，用个一两八钱的都是没有问题的，要不了命。附子这个药有毒，"半日许再服，三服都尽，其人如冒状"，冒状就是脑袋昏冒，头沉，眩冒，不要怕，这是"术、附并走皮中，逐水气，未得除故耳"，术、附这两个药，走皮肤逐水气，所以祛湿解痹的作用是相当大的，在这个时候，此人如冒状，水还没去呢，这个是他的解释，这一点还是对的。这也是附子有毒的问题，不过这个毒药不坏人的，也不那么大难受，只是有点头晕，我估计着，你要用 10 克没问题，逐渐往上加，所以开始从 10 克起，还是比较稳当的。

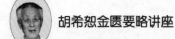

风湿相搏，骨节疼烦掣痛，不得屈伸，近之则痛剧，汗出短气，小便不利，恶风不欲去衣，或身微肿者，甘草附子汤主之。

**甘草附子汤方**

甘草二两（炙）　白术二两　附子二枚（炮，去皮）　桂枝四两（去皮）

上四味，以水六升，煮取三升，去滓。温服一升，日三服，初服得微汗则解，能食，汗出复烦者，服五合。恐一升多者，服六七合为妙。

你们看看这一段讲得挺好，"风湿相搏，骨节疼烦掣痛"，掣痛就是牵扯痛，也就是拘挛痛不得屈伸，拘急得相当厉害，这个疼比上边厉害，"近之则痛剧"，你不用说翻身，有人靠近他，他都感觉疼得不得了，他怕人家碰，这是因为他疼得厉害。"汗出短气"，汗出，表虚证。短气，小便不利，气冲的关系。气上冲胸，所以呢，水往上不往下，那么胃有停水，人就短气，这书（金匮要略）后头有"胃中有留饮，微者短气，甚者则悸"，那么由于水不下行，它就往上来，在胃的时候人就短气，这由于什么原因呢？气上冲。"恶风不欲去衣"，这时候恶风挺厉害，表虚，由于汗出嘛。不欲去衣，说明入了阴寒的状态了。《伤寒论》上有：可是外边有热，但不欲去衣，寒在骨髓，这是真寒，这就说明也是入了阴虚证。那么汗出的也多，恶风寒也甚，甚至于不欲去衣，那么这个阴寒比上边那个甚，所以疼得也比较厉害，感觉到上冲，或者也身微肿，湿也比较重。这要用甘草附子汤。甘草附子汤，它由桂枝甘草汤来的，你看后头的方剂就知道啦，在《伤寒论》有个桂枝甘草汤，就桂枝、甘草两味药，就是桂枝汤把旁的（芍药、生姜、大枣）都拿掉啦，所以这个方子主要治上冲、心悸。桂枝治上冲，治气上冲。

那么这一段就是：气上冲得厉害，水不得下行，所以身上也多湿，胃里头也有停饮、停水，所以它短气。那么他用桂枝甘草汤的基础，另外加术附，就是（用于主治）气上冲得比较突出，而湿水也比较重，但是外边身上并不重，可见（表层）组织里的湿并不太多，短气是里头湿。而且阴寒也比较重，脉不用说，比较而言更虚涩了，这就是桂枝甘草汤证，而又有关节痛、风湿相搏，可以用这个方子（甘草附子汤）。那个是桂枝去芍药基础上加附，如果湿重也得加术。所以（仲景）他这个书就是这样子：这一段偏于湿，那一段湿比较少，搁在一起看就知道了。如果这个湿或者是微肿，里头又短气，无论是内外湿多，这个术、附必要用的，因为附子一味药也能治痹痛，而如果湿轻呢，用一个药也行。这都指的是入阴寒的状态啦。在（风湿）急性发作的时候，没有附子证你不能搁（附子），那就用前面我们讲过的麻黄加术、麻黄杏仁薏米甘草。但是，一转到这个阴虚证，就是阴证的虚证，那必要配伍附子不可。所以这两段全是（说这个道理），只不过（具体应用的时候要注意）用法上要有些出入，我们遇着疾病不会恰好就是某某方证，比如桂枝甘草加附子、苍术。临床上呢，在桂枝汤的基础上，桂枝汤加术、附这种办法，我们应用得最多。一般的慢性关节疼，脉不是浮的，而且得病的日子也比较长啦，大概都是（要用）这类的方剂，等我们都讲完了，再谈谈治风湿痹这个病。

这个方剂，"以水六升，煮取三升，去滓。温服一升，日三服，初服得微汗则解，能食，汗出复烦者，服五合"，"能食"，可见他前头不能吃，寒盛了，就不能吃。吃了药之后，能食了，可是还"烦"，这个病还没有完全好，再吃不要给他吃一升，可以吃五合，开始恐一升多，附子吃多了，可以少吃点，吃六七合为妙。这就是任何一个方子，古人都用大锅熬出来，匀几回吃，一回吃多吃少有关系。现在我们则是用量有关系，同是一个方剂，量大与量小，大有问题。所以咱们为了谨慎，量就小一点，小一点不合适，就逐渐往上增，也没有关系的。"恐一升多"，一回吃一升多，一升就是一碗，也并不太多呀，那么可以吃六七合。

到这个地方呢，他把这个湿讲完啦。这个湿有两大种，一种讲的是里湿，由里边发生的，由于小便不利，里头停湿，出了什么问题呢，就是发黄，他没有详细讲，后头另有黄疸这么一篇，到那里就详细讲；另外也有湿痹，只是湿也能得湿痹，那个湿痹跟我们治风湿的方法都大致相同，所以，没有单独提出治法。另外，就是风湿。什么叫风湿呢？古人认为有风邪、有湿气，也就是人素体有湿，你要得了外感了，那就出来这个风湿的情况。得的原因呢？它就说什么汗出当风啊，或久伤取冷所致，这都值得去参考，那么至于古人说外边受邪等等，也值得我们研究。但是这种规律是肯定的。所以它出的一些治疗（方法），在始得病的时候，在急症这个阶段，只是用发汗药加上去湿药就行啦，麻黄加术、麻黄甘草汤加杏仁薏米，这就行啦。这些都是举的例子。那么如果日子久了，转入阴证而虚，虚极了叫"转入阴证"，那就得加附子，有湿还得加术。所以上边讲的湿呀，大概都交代了，当然这还是不够的，咱们等这一章讲完了，下次我再详细说一说。

**太阳中暍，发热恶寒，身重而疼痛，其脉弦细芤迟。小便已，洒洒然毛耸，手足逆冷，小有劳，身即热，口开，前板齿燥。若发其汗，则恶寒甚；加温针，则发热甚；数下之，则淋甚。**

"中暍"是什么，就是中暑。中暑这个病咱们也常见到，"发热恶寒"，也是发热怕冷，"身重而疼痛"。"身重"，因为中暑最厉害的是丧失体液，出汗后呢，组织里头还是有水分的，所以它身重，而且身上也疼痛，这个疼痛不像风湿那样疼痛，只是酸痛而已，这个病咱们都常见。"脉弦细芤迟"，弦脉有时主实，有时主虚，道理在哪呢？脉光是紧张有力，没有内容，少腹里急，脉也弦，里急是什么东西呢？咱们没讲到那儿呢，讲到建中汤就有啦，里急就是血虚、津液虚，腹肌也拘急，跟咱们讲的痉病是一样的，这时候脉也弦。弦脉有时候主虚，主的是这么个虚。那么这个脉（脉弦细芤迟）既弦又细又芤，里头没东西。芤脉就是浮大中空谓之芤，里头虚，里头没血，所以芤脉也是一个亡血的脉。这是什么道理呢？就是脱水，丧失水分太多了。丧失水分，血液里头的水分也少，所以古人所谓亡津液、亡血液，多汗者亡血。

"小便已"，津液少，一撒尿的时候又从底下去津液，就感觉身上激激凌凌（拟声词）的难受，"洒洒然毛耸"，他一撒尿虚的这个反应更来啦；"手足逆冷"，津液虚，血液虚，（津血）不到手足，手足就逆冷，可这个是个假象啊，这不是真正的阴寒，手足逆冷就是血液少，就是脱水，津液不到四末。手足离人心脏最远，所以这地方它要逆冷，逆冷就是从外头往里头冷，外头冷得厉害，越往里越好一些，它叫逆冷，就是厥逆。"小有劳，身即热"，丧失水，人就虚，虚不任劳，稍微一动就热；"口开"，这个虚呀，张着嘴，所以"前板齿燥"，要是闭着口就不至于（齿燥）。

这个病看着是虚，尤其是手足逆冷，象有寒。其实不是！其实是中热，都由于丧失水分太多了，你再发汗，再亡其津液，恶寒就更厉害；"加温针"怎么样呢？更不行，它真正是有热，那发热也就加重；"下之"，下也丧失津液，"下之则淋甚"，撒小便如淋那样艰难。

中暍主要是由于热甚伤津液，这是中医的话，在西医就是脱水了。这时候人虚得不得了，但还是热得相当凶，治疗（方法）在后边就有，是白虎加人参汤。

**太阳中热者，暍是也。汗出恶寒，身热而渴，白虎加人参汤主之。**

**白虎加人参汤方**

知母六两　　石膏一斤(碎)　　甘草二两　　粳米六合　　人参三两

上五味，以水一斗，煮米熟汤成，去滓，温服一升，日三服。

这一段就是说治疗，"太阳中热者，暍是也。"解释这个暍，什么叫"暍"？就是"太阳中热"，就是太阳中热了，发生太阳病。咱们现在体会呢，是发生了太阳病，也发热恶寒嘛，但是确实里头有热，这与太阳病是不一样的，这就叫做暍。"汗出恶寒"，这个汗出就是表虚，恶寒，身上热，"身热"就是里热、内热呀。"发热"就是一个表热，翕翕发热嘛，就觉得热笼罩体表；"身热"就是从里头往外蒸，他张嘴是为什么呢，就是因为蒸热。"而渴"，这个渴不是里头热造成的，它是津液虚的厉害，津液虚想饮水自救。这个治疗只能用白虎汤以去热，加人参健胃生津。所以在仲景书里，津液亏损决不搁生地，这个时候搁生地是不行的。人参，咱们（通常）说补气，像四君子汤的那个汤头歌，说人参补气还是有道理的，气就是津液，它健胃才能够补气。这个"气"指的是精气说的。津液生成由胃而来，胃为水谷之海，是营卫之源，这个时候想法子滋津液，只能用人参，用白虎加人参，这是最好的治疗法则。你一味清热也不行，这个人也真虚啦，他脱水，人已经虚啦；不去热也不行。所以在去热之中，用一种安中健胃的药，最好的就是人参，同时也生津液，这就是白虎汤加上人参。

**太阳中暍，身热疼重，而脉微弱，此以夏月伤冷水，水行皮中所致也，一物瓜蒂汤主之。**

**一物瓜蒂汤方**

**瓜蒂**二十个

**上剉，以水一升，煮取五合，去滓，顿服。**

这变成慢性的（病）啦，不是我们上边所说的那个白虎加人参汤证，这种病我见到死亡的很多。光热不要紧，人就怕汗出太多，脱水，津液脱到一个相当厉害的程度，再不知道治疗，那就容易死人。我见到一个拉车的，他在外头拉了一天的车，回头他就是所谓的中暍，就是上边所说的这种情况。这个小伙子他（拉车）回来，热得不得了，汗出得太多啦，他吃面条就拿凉水浇，自己带了两瓶啤酒也喝啦，这一碗冰凉的面条也吃啦，吃完就死了。以前旧社会这种病最多，旧社会拉车的，上街拉着拉着车就热死啦。热不至于热死，汗出太多了啊，就是脱水而死，这个时候都是脱水而死的，所以用白虎加人参是大有道理的。

底下这个就不是，也是中暍在表，身体疼痛，"身热疼痛"，脉也自然弱下来啦，这就是"夏月伤冷水，水行皮中所致也"，这个身疼痛有点湿的样子，就是夏天贪凉，老喝冷水，咱们现在吃冰棍也是一样啊，也容易有这么一个慢性的反应。所以他用一物瓜蒂汤，瓜蒂汤你要是小量服，只是祛湿祛水下水，并不吐，所以说一物瓜蒂汤，不是涌吐法。就是一物瓜蒂汤，用二十个，以水一升，煮取五合，煮的时间也相当少，去滓，顿服，这就能够祛水气湿气，能下这个而已。这跟上面的那个病是不一样的，由于夏令饮冷水多，身上也老是热不退，常有疼痛的情况，这个由于贪凉饮太厉害，久不治，恐怕也能得风湿那类的疾病。

这一章咱们讲完啦。喝病治最简单，没有其他的法子，白虎加人参能应付一切，这很好。那么如果不脱水，用白虎汤也可以。烦热厉害也可以用白虎汤加龙骨牡蛎，白虎增液的法子。

喝病最简单，痉和湿这两种病，稍复杂一些。

对于痹症，也就是关节疼，一般常用发汗剂麻黄汤加术、麻杏薏甘汤、葛根汤、越婢汤都有用的机会。越婢汤就是发热、汗出的症状。我们遇到发热汗出身上热的痹症急性发作的时候，越婢汤加术也行，葛根汤加术也行。至于后面所说的"风湿相搏"，一转到虚极入阴，除了书上所说的方子有用的机会，我常用桂枝汤加术附就挺好使。后面讲到治偏侧痛，还可以加大黄。

# 百合狐惑阴阳毒病脉证治第三

这是三种病，百合、狐惑、阴阳毒，现在首要研究的就是这个百合病，百合病在没讲以前，我把这个百合病是怎么一种病先说一说，要不不好懂。这个百合病，拿现代的话说就是一个虚热型的一种精神方面的病，现在咱们说这个精神分裂症之类的，你像咱们说神经官能症之类的，都概括到里头，它是个虚热型的一种病，那么古人给它起名叫百合病。百合病（治疗时）用百合，百合甘寒，也通利二便，甘寒养液、治虚热，所以非它不能治，所以古人管它叫百合病。

上面是一个意思，这个书上说的还不只是这个意思。治疗是这样子，书上讲啊，我们照这个本文给说一说。

**论曰：百合病者，百脉一宗，悉致其病也。意欲食，复不能食，常默默，欲卧不能卧，欲行不能行，欲饮食，或有美时，或有不用闻食臭时，如寒无寒，如热无热，口苦，小便赤，诸药不能治，得药则剧吐利，如有神灵者，身形如和，其脉微数。每溺时头痛者，六十日乃愈；若溺时头不痛，淅然者，四十日愈；若溺快然，但头眩者，二十日愈。其证或未病而预见，或病四五日而出，或病二十日，或一月微见者，各随证治之。**

"百合病者，百脉一宗，悉致其病也。"那么这一句什么意思呢？说人身上的血脉呀，分言之谓之百脉，说人身上的经脉多得很，分之说可有百，这也是个约略的词，而合言之，就是

大医精诚万世师表

血脉，所以他说"百合病者，百脉一宗，悉致其病也"，就是分着说合着说，一言以蔽之是血脉病。神经官能症，古人怎么叫它是个血脉病呢？分着说、合着说，一言以蔽之，是血脉病。古人怎么叫作血脉病呢？古人认为这个血统于心，血病病心，我们后头要讲五脏风寒积聚，也有这些情况。心病，古人以为心主神明，心病精神就要恍惚，就要发生病，古人这么看的。那么我们现在（来看）呢，大概这个看法是不对的，因为精神的不正常还都属于脑神经的关系，所以咱们叫精神病。所以我们现在这个对于治精神不正常的药，大概都是与脑系有关，古人认为这是心脏，古人看法（虽是）一种错误，但是治疗时没关系的，他用那个药是治这种病的。

开始他说这个病的根源在百脉，那么这个病的形态呢，底下就详细说啦，"意欲食，复不能食"，想要吃又不能吃，就是精神不正常啦；"常默默"就是这个人经常像傻子似的静默不言不语，也可以说是昏昏然的意思；"欲卧不能卧"，打算躺下又不能安于卧，躺不住，躺下一会就起来；"欲行不能行"，打算活动，可又不能坚持这种活动，他走走又跑回来啦；"欲饮食，或有美时"，那么对于饮食来说呀，有的时候挺美，就是吃得也挺香；"或有不用闻食臭时"，或者也有时闻着食臭都厌烦，他就是不吃。精神病有这状况，人家给他饭，他怕这里头有毒药，这都是精神不正常；"如寒无寒"，看着他有的时候像是有寒，但是又不见其寒，你各方面都看不出他有寒来，但他的形象看着像；"如热无热"也是如此，（似有热）也不见其热。有一个病症是长期不变的，"口苦，小便赤"，嘴苦，小便发红，而且小便赤到后头能看出来，小便不但赤，还有点艰涩，小便少而赤。这种病啊，"诸药不能治"，吃什么药也不好。"得药则剧吐利"，这种病啊由于口苦、小便赤，一般都认为有热，所以用吐药下药以攻热的法子来治疗，要是吃了这个吐药，吐得更剧烈，而病不去，吃下药是剧下利，完了病也是不去的；"如有神灵"，这个病就像是神灵一样，说这个人精神恍惚，就像这个有鬼魂一样。

总结以上这一切，欲卧不能卧，欲行不能行，饮食有时候挺好，有时候干脆就不吃，看上去有寒，实则不见其寒；看着有热，实则不见其热。那他吃什么药也不好，一吃药就是大吐大下，病还是不去。这个病啊，如有神灵一样。那么看他外表呢，不像有病，这个病咱们在临床上常见到，"身形如和"，就像平常人一样。但这个脉呢，"其脉微数"，微者虚，数者热，说明它是虚热的一个证候。那么到这个地方我们看出来，有几点它是固定的，口苦，小便赤而脉微数，其他都是一个恍惚迷离，似有似无，精神不正常的一种反映。

"每溺时头痛者，六十日愈"，这个病我们看出来，就是一个津液、血液虚，同时有热。液虚，撒尿也困难。怎么知道困难呢，等我讲到后头回头咱们再说啊，溺时他用力啦，而且这个津液有所去，反映到上边而头疼。那么这是小便坚涩，说明这个最重啊，热也重，虚也重，虚热最甚的话，他一撒尿的时候小便坚涩，而上边头痛。这种好的要慢，得六十天才能好；"若溺时头不疼，淅然者"，这个就是我们讲的白虎（加人参）汤证，讲的那个暍病一样，暍病就是津液特别虚衰，他老觉得撒尿时洒洒然毛耸啊，就是洒淅恶寒的样子，这都是虚的反应。虚而又热，暍病不就是津液丧失太多了才有这种反映嘛，这个比"溺时头痛"的虚热之象轻，所以这个四十天可以好；"若溺快然"，由这句话咱们知道上边那个溺时不快然，那个是艰涩。古人写文章含蓄在里头，到后头看你就知道前面"溺时头痛"的道理，那个是小便艰涩，这个撒尿非常地快然，没有（艰涩）

那个情景，不艰涩，所以头也不疼，"但头眩者"，脑袋只是比较晕，他一撒尿，往外出津液，身上这个阴虚更虚啦，他当时有这个反应，脑袋觉得眩，这个眩就是贫血性的那个眩。这是最轻的啦，所以二十天就可以好；"其证或未病而预见"，这个其证就指的是上面这些证，溺时头痛啊、如果溺快然、但头眩者等等，就上边说的这三项，指的这个证。或未病而预见，未病指的是什么病呢，指的是百合病，就像我们前面那一大段。得了百合病，没得以前先有这些症状，就是小便的时候艰涩，而有各种不同的反应。那么这种反应，没得百合病就预先见到这个症状，或者已得了百合病，四五日后才出现上述症状。"或病二十日，或一月微见者，各随证治之"，有什么症状我们各随不同之证而来实行治疗，所以这句话一般书上都搞错啦，一般认为这种百合病都是大病之后才出现，说在大病的时候指的是伤寒病，在没有得伤寒病就发现这个症状，这是瞎胡说。所以这一句话他没明白，这个证就是指的这三种证，撒尿有这种反应的证候，得病也指的是百合病，也不是指的伤寒病，哪有那个事儿啊。

这一段就是说的这个百合病的总纲，百合病，第一个，精神失常，这种精神失常啊，根据证候的反应，拿现在的话说辨证的时候就是"阴虚有热"，就是一种虚热证啦，就是虚热性的精神失常的一种证候，拿现在话说不就是精神分裂类病，也近乎癫，这不是狂，不是打人骂人，主要是指人的精神失常，所以阴虚者为癫啊。

底下讲具体的治疗，这个好懂，但是被各注家给弄得越来越不好懂啦。

**百合病，发汗后者，百合知母汤主之。**

### 百合知母汤方

百合七枚(擘)　知母三两(切)

上先以水洗百合，渍一宿，当白沫出，去其水，更以泉水二升，煎取一升，去滓；别以泉水二升煎知母，取一升，去滓；后合和，煎取一升五合，分温再服。

这个百合病啊，虚热病与实热不同了，实热可以攻：在表可以发汗，在里可以下之，在上可以吐之，汗吐下全是对实热而言。虚热不能攻。

百合病有热是肯定的，口苦、小便赤嘛，可是这个反而发汗，是不会好的，只能够伤其津液而益其烦燥。这个病不会好的。也就是上边（所说）这个人的糊涂病、精神失常是不会好的，那还是存在的，只能增加他的烦热症状，所以在这个百合里头加知母，知母去烦热啊。

百合知母汤大家看看这个方子，咱们再研究，百合用七枚，劈开。知母用三两，切碎，又"先以水洗百合，渍一宿，当白沫出，去其水"，就是泡了一宿，渍出些白沫子，然后把这个水不要啦，"别以泉水二升，煎取一升"，另换泉水，两升就是两碗，再煮百合，取一升，这时候百合不要啦，"去滓，别以泉水二升煎知母"，另以泉水二升煎知母，也取一升，也把渣去了，"后合和，煎取一升五合，分温再服"，然后把这两个药汁，一个百合药汁，一个知母药汁，各一升，合起来不就是两升了！但是再煎取，再上火煎取一升五合，分温再服，分成两回来饮服它。

百合这个药在《本草》上有，甘寒，这个甘寒的药都是养阴补虚，同时去热。在《本草经》上说，大量吃百合能够通利二便，所以小便赤涩当然吃百合也是合适的。由于发汗更亡失津液，更助其热，所以加知母。以百合治这个病说明这个病是虚热的。这是第一条，最要紧的一条在后头呢。

**百合病，下之后者，滑石代赭汤主之。**
**滑石代赭汤方**
**百合**七枚（擘）  **滑石**三两（碎，绵裹）  **代赭石**如弹丸大一枚（碎，绵裹）

上先以水洗百合，渍一宿，当白沫出，去其水，更以泉水二升，煎取一升，去滓；别以泉水二升煎滑石、代赭，取一升，去滓；后合和重煎，取一升五合，分温服。

这个"下"也不能够去这个病，百合病还存在，只能够伤其津液而为溏泄不已，诸药不能愈嘛，"服药则剧吐利"，吐利更厉害啦。这个用的是下药，下之后下利还是不止，所以这个（具体治疗的）用法呢，也是用化湿。小便艰涩再经过伤津液，小便就可以说是困难啦，那么同时大便不已，也影响小便不利，也就是所说的水谷不别这种情况。滑石有分解作用，使得水分从小便走，大便也就不治而自治。同时搁些收敛药物，代赭石咱们都知道是收敛降胃的，这是安中养液的法子，它得收敛，不收敛则津液丧失太多。仍然用大量百合治本病，就是养阴清热啦。他没详细叙说这个证候，因为这个病始终不变仍是百合病。但是由于误用药饵，生出了影响，由这方剂上也是看得出来的，总是大便溏泄不已，而小便不利，所以他才加上滑石和代赭石，本病还使用百合啦，那么这个方剂咱们不必细说啦，它就是百合加上滑石、代赭石这两个药。这个煎服法跟上面是相同的，百合还得泡，用水浸一宿，把水不要了，然后再换上新水，方法是一样的。

**百合病，吐之后者，用后方主之。**

经方之术自有传承

#### 百合鸡子汤方

百合七枚（擘）　鸡子黄一枚

上先以水洗百合，渍一宿，当白沫出，去其水，更以泉水二升，煎取一升，去滓，纳鸡子黄，搅匀，煎五分，温服。

吐是最伤胃的，鸡子黄治贫血，现在小孩都让吃点鸡子黄嘛，由于吐更伤其胃，这种虚热还不受补呢，大温大补更不行，非得用甘寒药最合适。百合就整个就是甘寒，那么胃虚放点鸡子黄，这个吐也丧失津液，鸡子黄也补血，也起养津液的作用。

这个煎服法和上边一样，不过鸡子黄是不能煎啦。底下这个是正治之方。

百合病，不经吐、下、发汗，病形如初者，百合地黄汤主之。

#### 百合地黄汤方

百合七枚（擘）　生地黄汁一升

上以水洗百合，渍一宿，当白沫出，去其水，更以泉水二升，煎取一升，去滓，纳地黄汁，煎取一升五合，分温再服。中病，勿更服，大便当如漆。

这个是正治，就是百合病开始是什么样子现在还是什么样子，没有经过汗吐下。那么，应该用什么样的方子呢？百合地黄汤。百合还是用七个，另外大量用生地黄汁，生地黄汁一升，就是一碗，可不少了。

这个病在血分，就是从这个药生地来说的。"百脉一宗，悉致其病"，到这个地方，（此病）本来的面目就可以看得出来。但是生地黄汁治什么呢？按现在的说法是有凉血作用，是个强壮性的活血化瘀药，还是祛瘀血呀。这个药是强壮性的，有补益作用，也就是补血的作用，同时它是寒性药，能够祛热，祛血热就是祛虚热，解烦。由于虚热而失血，它也能止血。那么有瘀血呢，它也能祛瘀。所以当归、川芎和生地都是祛瘀药，不过它是强壮型的。拿当归说吧，当归它是苦温，它温性，不利于热性病，像这个病，不能搁当归，它虚热。那么虚寒呢？用当归就好了，所以肚子疼那种病，有瘀血证，都用当归，不用生地。那么由这个方剂来看，"虚热，血有瘀"，是这么一个病。

回头想一想《伤寒论》，你看桃仁承气汤"其人如狂"，抵当汤也是"其人如狂"或者"其人喜忘"，如狂、喜忘都是脑子的事呀，所以瘀血对疯狂或是癫、癫痫，都起相当的作用。我们用药的时候要斟酌，实证，咱们用桂枝茯苓丸、桃仁承气汤啊，这都是对实证说的；这个病是个虚证，你不能够攻啊，一攻就坏啦。所以虚证若是有瘀血，但是那个（桂枝茯苓丸、桃仁承气汤）不但不能把瘀血祛除，反倒害了他啦！你要用强壮性的祛瘀药，瘀血也祛了，他的虚也能好啦，就是这个道理。

从这个方剂（百合地黄汤）上，我们看出这个百合病是虚热型的，是有瘀血的，所以是影响脑系的这种官能上的一种证候。我们看看这个方剂里头所说的也是，"以水洗百合，渍一宿，当白沫出，去其水，更以泉水二升，煎取一升，去滓"，然后和地黄汁合起来，"煎取一升五合，分温再服"，这个煎服法都是一致的。我们看看服这个药后有什么情形？"中病，勿再服。"怎么个中病呢？"大便常如漆。"漆就是黑的，是不是？黑的就是咱们现在说的潜血呀，就是瘀血下来啦，这还不是吗?！

所以这个病从外观上看有虚热，精神失常有瘀血的问题，我们从辨证上是可以这么认识的。虚热就用甘寒，那么这个百合是最好的；有瘀血的你非搁血分药不可，生地还是去虚热的呢，有了这个正面的治疗，我们对这种病的真实面目才能认识。

底下说的是百合病的变方。

**百合病一月不解，变成渴者，百合洗方主之。**

**百合洗方**

**上以百合一升，以水一斗，渍之一宿，以洗身。洗已，食煮饼，勿以盐豉也。**

虚又有热，虚、热结合到一起，虚热相搏了，虚者愈虚，热者愈热啊。咱们现在所说"津虚生内热"嘛，越虚就越热，越热越伤血。（虚、热）两个结合起来，就得用甘寒，一方面来补阴，一方面来祛热，有瘀血祛瘀血，这病才能好。否则，越来越虚，越来越热，虚到相当的程度，必渴。这种渴当然不是白虎汤证了，而纯粹是由于阴虚的渴，也不敢大用寒凉的药，虚嘛。所以说"百合洗方主之"。足见这个百合是甘寒，祛热、滋阴的力量都有，但他这个渴不厉害，你看注解就看出来："以百合一升，以水一升（斗），渍之一宿，以洗身"，就把百合拿水泡了，洗身（体），这个百合搁一升，一升就是一碗。"洗已，食煮饼，勿以盐豉也。"这个盐豉，促人喝水呀，就是（为了）免去他的贪饮而渴，用煮饼就不搁盐，淡吃，所以这就说明他渴的不甚，用外边洗就可以好，（再）戒点盐就行了。这戒盐还有一个道理，盐能走血呀，凡失血的人是少吃盐的，他虽然没有外失血，但是血虚。

**百合病，渴不差者，用后方主之。**

**栝蒌牡蛎散方**

**栝蒌根　牡蛎**(熬)等分

**上为细末，饮服方寸匕，日三服。**

这段说"百合病，渴不差者"，这个渴就重了，不是说洗一洗就能好的，不是戒一戒盐豉就可以好的了，这个就用"瓜蒌牡蛎散"。瓜蒌就是咱们现在所说的天花粉，瓜蒌根这个药，它是苦寒的，它的祛热力量相当强，它治消渴，同时也能够滋阴解热，但是它苦，它祛热的力量非常强，解渴的力量也强；牡蛎是咸寒，也解热，而且多少有点儿强壮的药效。这两个药合起来，对于这种虚热的渴、这种阴虚是最好不过了。兼去热，也滋阴嘛，咱们治肝病里头的嗓子干，比较渴，常加用它，柴胡桂姜汤里就有这两个药，柴胡桂姜汤它怎么解热呢？就由于这两个药在里边的关系。所以有许多的无名低烧，老不好，大概是这种关系，所以吃了柴胡桂姜汤就好。这个方子虽然小，瓜蒌牡蛎散，但非常好。我治糖尿病啊，也往里头搁这两东西，用白虎汤加这两东西，加麦冬，也挺好使，这个你们可以试验。我治糖尿病用瓜蒌根、牡蛎就是根据这个来的。

**百合病变发热**(一作发寒热)**者，百合滑石散主之。**

**百合滑石散方**

**百合**一两(炙)　　**滑石**三两

**上为散，饮服方寸匕，日三服。当微利者，止服，热则除。**

"百合病变发热者"，本来百合病看着像有热而无热，后来它真变成发热了，就是津液越来越虚，热得越来越高，那么后来真见着发热来了，"百合滑石散主之"。这个可以用百合，百合病还是存在嘛，百合病变发热了，所以还是用百合，再搁滑石。这是虚热，所以他不敢攻。搁滑石利小便，这个病变发热当然小便就更艰涩了，根据前面所讲，这个病可能有小便艰涩的情况。这个热虽由下而解，可是这个滑石利尿并不重，它解热的力量倒是挺强的，所以咱们治热常用滑石、甘草。这个病用百合加点滑石就行。

我们看底下的解释，可以看出百合通利二便。"上为散，饮服方寸匕，日三服。当微利者，止服，热则除。"当然滑石不（导致）下利，它是利小便的，使它下利的还是百合。这个百合是整个吃下去的，它是作散嘛，不像上面用水泡一宿，再搁泉水煮汤汁，煮的时间最少——他说搁二升，煮得剩一升。这个（百合滑石散）是整个吞咽下去的，虽然量吃得少，但是整个把百合吃了，吃了就有通利二便的作用。假设一天吃三回，要"得微利"，就不必那样吃了。因为治虚热病，大下利是不行的。可是热已经去了，这个热从哪儿去了呢？它还是从二便去的。

到这儿讲完了，主要的方剂还是百合地黄汤，其他方剂都是在它的变化上，比方这个病有吃过发汗的药，病人添有烦躁，当然加知母；大便溏泻不已，你也不能用温性药，只是加点儿滑石、代赭石就可以了；经过吐的人，胃不好，那么要健胃，搁燥药是不行的，像咱们用的白术在这儿一点儿也用不上了，只能加鸡子黄，这个不碍乎热的，当然据我看着，少加点儿人参也可以的；如果变成渴，都偏于滋阴祛热的方面着想，大苦大寒在这个病中也不能用，只是用瓜蒌根、生牡蛎这类的药，用瓜蒌牡蛎散，当然最轻的仅洗一洗也可以好的，戒一戒饮食而不食盐豉，但是重了还是不行的；如果变发热了，发汗是不行的，吃泻药是不行的，但是用大量甘寒滋阴的法子，用点滑石是可以的，滑石起黏滑作用，也能够配合百合，得微微而利，一利就好了，微利就不要再吃了。到这里，百合病的病理变化不外乎此。

**百合病见于阴者，以阳法救之；见于阳者，以阴法救之。见阳攻阴，复发其汗，此为逆；见阴攻阳，乃复下之，此亦为逆。**

这是总结，这不光对百合病说的，是对虚热证整个说的。虚热这个病，我开始就讲了，不像实热，汗吐下皆非所宜。百合病是津液虚、血液虚而有热。

说"见于阴者"指着血说的，血虚、津液虚。要是实证呢，要攻其阳，在《伤寒论》阳明篇有：下之以救其津液。津液也是属阴，但是对百合病这种虚热病是不行的，见着阴虚，以甘寒和阳的法子来救，他不说"治"，不说"攻"，而说"救"。阳不是有热（上）亢吗，用甘寒或者咸寒，使之阳和的法子来救治，这很好，这对我们治虚热指出了一个大原则。

"见于阳者"指着热说的，虚热嘛，变发热。治热也不能伤阴，"以阴法救之"，以和阴的法子。怎么叫和阴呢？要用滋阴的法子，用寒性的、滋阴的药物来祛热，这才对，就是以寒性药物和其阴，这个方法来救治之。

底下举一个例子，这是实证："见阳攻阴，复发其汗"，太阳伤寒就是这个样子，见着有热，就发汗解热，发汗可是伤人津液的，这就是"攻阴"嘛。见着有热而攻其阴液，而发其汗，这在实热证是对的，但在虚热证，此为逆，在临床上是原则的问题。"见阴攻阳，乃复下之，此亦为逆"，见阴，阴虚了，阳亢阴虚嘛，承气汤证就是这样子，咱们在讲阳明病的时候常讲，阳明病怕阴虚，阴虚到极点了，想下也不行了。但是阴虚阳亢，赶紧下热，津液就存了，下火存津液嘛，那是治实证。虚热证可不行，虚热见阴而攻阳，你吃泻药，这是"此亦为逆"也。那不但阴虚救不了，下之反倒伤它了，那就坏了。

所以虚热与实热的治疗是根本不同的，虚热没有攻法，汗吐下皆是治实证的法子。虚证只有补：虚寒用甘温来补，虚热用甘寒、咸寒来补，没有攻这一法。所以上面说的以阳法救之、以阴法救之，与下面两句话（误治）是相对应的。所以原则上要是不犯错误，在临床上就不会犯错误。（编者按：以下是对正在听课并录音的中国弟子冯世纶和日本留学生所说）

　　咱们所治最后那个病就是这个样子，这个病没有（用）攻法（的可能），脉是数的很，只能是甘寒育阴，它是虚热嘛，虚热你不能攻，所以我加点儿白术还要考虑，因为我怕患者胃坏了就麻烦了，这个患者病能够好就是因为胃还可以，能吃，肉不脱，所以还能好，要不然他的病会挺麻烦。

　　所以治病呀，原则得守着，这里就提出原则上的话，虽然是对百合病说的，也是对一般的虚热病说的，百合病讲完了。

　　**狐惑之为病，状如伤寒，默默欲眠，目不得闭，卧起不安，蚀于喉为惑，蚀于阴为狐，不欲饮食，恶闻食臭，其面目乍赤、乍黑、乍白。蚀于上部则声喝(一作嗄)，甘草泻心汤主之。**

　　**甘草泻心汤方**

　　**甘草**四两　　**黄芩**三两　　**人参**三两　　**干姜**三两　　**黄连**一两　　**大枣**十二枚　　**半夏**半升

　　**上七味，水一斗，煮取六升，去滓再煎，温服一升，日三服。**

　　不应该是"喝"，而应该是"嗄"（音 shà），"嗄"就是嗓音变了，声音沙哑，甘草泻心汤主之。什么叫狐惑病呢？古人有多种说法：一般都说是"疳"，就是"病字头"里搁一个"甘"字，就是小孩子最容易得的，烧牙花子，小儿的牙病即

"牙疳"，甚至于"穿腮"，古人认为这是虫子。为什么叫狐惑呢？古人也有他的道理，这个病发作无常，又没有一定的部位，而且反复发作，好了再犯，犯了再好，也就是如神灵似的，所以叫做狐惑。这个病的初起，也是恶寒发热，像太阳伤寒，所以说"狐惑之为病，状如伤寒。"但是这个病已经形成后，就没有这个症状了，就不发热恶寒了。"默默欲眠"，默默就是没有精神。"目不得闭"，睡觉还不能睡实。"卧起不安"，烦躁；"蚀于喉为惑"，它主要讲是有蚀疮，蚀疮要是在喉，古人取名为"惑"，"蚀于阴为狐"，指的是下阴的前阴说的；"不欲饮食"，这是一个固定的症状，说明这个病还是与肠胃有关系，"恶闻食臭"，就是闻着食臭就恶心；面目呢，由于蚀疮进退的过程常有不同的颜色，有时候"乍赤、乍黑、乍白"。蚀于上部为惑，口腔这一带，声音沙哑，声音有变化，当然尤其在喉的时候更是声音沙哑。狐惑病蚀于上的这一部分，用甘草泻心汤主之。这个方子很好使，我有经验。

这个病初得也是状如伤寒，默默不欲饮食、恶心等类乎小柴胡汤证，这个方子（甘草泻心汤）近乎于小柴胡汤，可是它没有柴胡，没有那么大的热啊。我遇到一个女病人，上面（所说的症状）一点儿不错，开始的时候像重感，满口都溃烂，一点东西不能吃，我就给她吃甘草泻心汤，吃过就好了。我们现在临床遇到的口腔溃疡，用这个方子也好使。有时候偏于有热，口咽较干，可以加石膏；有时候烦得厉害，可以加生地。我用这种方法治这种病，还没遇见过不好的。

甘草泻心汤，在《伤寒论》里头是胃伤疾患，《伤寒论》里是这样说的，主要病因是胃虚，看这个方子的用药：用人参、甘草干姜汤，这些都是治胃的，加人参、甘草、大枣这些甘温的药物。因为《伤寒论》里说由于胃虚，客气邪热都往胃里来，所以胃就心下痞、痞硬；客邪都往这里来，有水气再有热，它就要呕吐；同时，经过胃肠，它有肠鸣。《伤寒论》里头说，心下痞硬，呕而肠鸣下利，用甘草泻心汤。可见它是胃肠里面的问题，即便此病属于神经系统（病变），也是由于胃神经的关系。那么看这个病人啊，也有精神因素方面的关系，搁到"狐惑"里头了嘛。它起烦，卧起不安就起黄芩、黄连的作用，它烦，热都跑到胃里头了，所以烦。这是说"惑"，口腔溃疡，我们一般用这个方子加减都可以（治）好的。

**蚀于下部则咽干，苦参汤洗之。**

**苦参汤方**

**苦参**一升

**以水一斗，煎取七升，去滓。熏洗，日三服。**

"蚀于下部"不影响声音，但总而言之它是热，有炎症，炎症有热往上炎则嗓子较干。这个病用"苦参汤洗之"。这个我也试验过，尤其女同志好有这个病。苦参汤确实好使，苦参有杀菌的作用，消炎杀菌，也能够治虫子，所以拿它熏洗挺好使。当然是，如果要是再内服药，还会是（更）好。如果阴溃，像底下的赤小豆当归散都可以用，我们讲到那儿时再说。

**蚀于肛者，雄黄熏之。**

**雄黄**

**上一味为末，筒瓦二枚合之，烧，向肛熏之。**《脉经》云：病人或从呼吸上蚀其咽，或从下焦蚀其肛阴，蚀上为惑，蚀下为狐，狐惑病者，猪苓散主之。

这个蚀疮也能够在下部，随便举一个例子，如阴部等，都在下部。这个病都在关口，像前后阴、口腔、眼睛都有。这个病现在看来，就是白塞氏综合征，一点儿都不错，都是孔窍、黏膜上发炎。蚀于上，口腔；蚀于下，前阴、后阴。雄黄这个药治溃疡，治脓肿，所以用雄黄来熏，这也是最好不过的。这个不是痔疮，痔疮不行。关于这种溃疡，这个法子挺好使。熏的法子：雄黄，一味为末，多少没关系。筒子瓦，两个合起来，雄黄放里头一烧，它不就冒烟了嘛，"烧，向肛熏之"，底下架上火，烟就冒出来了，人蹲在那儿，就可以熏。

**病者脉数，无热，微烦，默默但欲卧，汗出，初得之三四日，目赤如鸠眼；七八日，目四眦黑。若能食者，脓已成也，赤豆当归散主之。**

**赤豆当归散方**

赤小豆三升(浸，令芽出，曝干)　　当归三两

**上二味，杵为散，浆水服方寸匕，日三服。**

这个病，不只是发上面的口腔（和）下面的前后阴，而且发病于目，这段就说到"目"了。上面说"面目乍赤、乍黑、乍白"就指这个说的，溃疡化脓与不化脓时，现于面部时是两种颜色或者说不同（颜色）。"病者脉数"，脉数不就有热吗？但是患者却"无热"而"微烦"，所以这个热不是感冒那种热，而是一种疮热，在内，催得人发烦。"默默但欲卧"，也是同前面那些溃疡一样，默默欲卧，但是有汗出。"初得之三四日，目赤如鸠眼"，初得病三四天，眼睛是红的，因为鸠眼是红的；到七八日呢，四个眼角要发黑了，这是化脓的表现。开始充血的时候是红，血化成脓了就要变成黑的了。这个时候如果能吃，能吃说明有热，凡是化脓的阶段，无论哪个地方有疮疡，都是要发热的。有热的脓，说明到火候了，脓已成。这个用"赤豆当归散主之"。

赤小豆也是排痈脓的药物，这个药很好，我们在治泌尿系感染（的时候），如果溃疡稍微厉害一点儿的，加点赤小豆就好使，同时也祛湿热。搁当归，就是活血祛瘀，排痈脓，眼睛已经化脓了。可见，前阴要是化脓了，可以吃这个药吗？当然也可以吃，不一定非眼睛化脓才用它。刚才讲的蚀疮可以用苦参洗之，也有兼用赤小豆当归散的机会。我用这个方子治过痔疮出血，非常好使。这个你们可以实验，尤其内痔出血。药物能够在这个地方排痈脓，旁处也能排痈脓啊，不要就限定在眼角，眼角的痈脓它能治，旁处的痈脓就不能治了？所以读书不要局限，这两药所起的作用，哪儿有痈脓都可以的。只是证候得对头，不对头不行。到这里，把狐惑病讲完了。

从头想一想，狐惑病很容易明白：也就是关口的地方，中医叫关口，就是有孔窍的地方，上面口腔、眼睛，下面前后阴，这些孔窍黏膜的地方发炎了，就是白塞氏综合征，这是西医的说法，我们据古人的说法，虽然不一是白塞氏综合征，但是把它（白塞氏综合征）概括进去了。就算不是白塞氏综合征的病，真正口腔溃疡、前后阴的溃疡病，用这种法子，也很合适，这些我都试验过。我的一个侄子，他是痔疮，相当厉害，老出血。来西城某医院开的刀，开完刀，那地方肿痛，淌血，我就给他吃这个药，吃了就好。所以说不是非是狐惑病才用这个药，有这种情况，尽管用，像其他的溃疡，口腔溃疡，我们用甘草泻心汤，屡试屡验。

阳毒之为病，面赤斑斑如锦纹，咽喉痛，唾脓血，五日可治，七日不可治，升麻鳖甲汤主之。

阴毒之为病，面目青，身痛如被杖，咽喉痛，五日可治，七日不可治，升麻鳖甲汤去雄黄、蜀椒主之。

**升麻鳖甲汤方**

**升麻**二两　　**当归**一两　　**蜀椒**一两(炒去汗)　　**甘草**二两　　**鳖甲**手指大一片(炙)　　**雄黄**半两(研)

**上六味，以水四升，煮取一升，顿服之，老小再服，取汗。**《肘后》、《千金方》：阳毒用升麻汤，无鳖甲，有桂；阴毒用甘草汤，无雄黄。

阴阳毒，这个病很少见。据书上说："阳毒之为病，面赤斑斑如锦文，咽喉痛，唾脓血，五日可治，七日不可治，升麻鳖甲汤主之。阴毒之为病，面目青，身痛如被杖，咽喉痛，五日可治，七日不可治，升麻鳖甲汤去雄黄、蜀椒主之。"我们根据它的说法，这个病的主要症状是"咽喉痛"，看样子是一种急性传染病，而且这个病相当凶险，所以在五天内可治，七天就不可以治了，这个病很少见，在（有的）中医书上说这一段是痧症。痧症据我看也不太像，它专说是一个咽痛，又不是白喉，它"唾脓血"，当然是咽喉溃烂，咽喉溃烂才唾脓血嘛；"面赤斑斑如锦纹"，"面赤"在《伤寒论》里讲得很多，这是病在外的表现，阳气怫郁在面嘛。"斑斑如锦纹"，还有些类似红斑，如锦纹，由于这个病在外，阳气怫郁在外，所以叫阳毒，不是真有一种毒叫阳毒。他说的阴阳毒是一种病。这个（阳毒）比较在外，病毒较浅，所以面色发红，斑斑如锦纹，同时咽喉痛，更唾脓血，底下的（阴毒）没有，这个（阳毒）用升麻鳖甲汤主之。

我们看这个方剂，升麻主要是杀菌解毒，以它做主药；蜀椒这个药辛温，是个热药，能够使人发汗，所以这个病还算在表；当归、鳖甲活血化瘀；雄黄，上面讲了治痈脓，这个病唾脓血，所以他搁雄黄。到阴毒呢，病已深了，不能发汗，所以去蜀椒；也不唾脓血，所以也去了雄黄。

看第二段，就说到了阴毒了："阴毒之为病，面目青"，这里就病深了，不是面赤斑斑如锦纹了。"面目青，身痛如被杖"，被杖者，古人有一种杖刑，打棍子，疼得剧烈，这个身疼就像被杖刑那么剧烈，足见这种病是急症，也是"咽喉痛"，但是不唾脓血，也是"五日可治，七日不可治"。

这个病阴毒也好，阳毒也好，主要是急性很剧烈的传染病，是咽痛。如果红彤涨脸的，病偏于在表，病也浅，可以吃升麻鳖甲；如果面目青，身痛得厉害，说明病比较深了，离开表了，不能让它发汗了，所以把蜀椒去了，由于不唾脓血，把雄黄也去了。这药与症都交代得很明白，但是这个病，我也没经验过，我活这么大岁数也没经历过，古人或者是有，在西医也没有类似的这种病。至于说是痧症，痧症就是无名的疫疠之气，这个病我倒是遇着过，可也没见着这样的，光嗓子痛，没有，（痧症）那都是全身证候。像东北吧，有一种叫"发喉儿"（?），"羊毛疔"，这都是古人说属于痧症，是急性的一种疫疠，叫做"尸疫"，那个病倒见着过。但是就只是嗓子痛，这么快，五天可治，七天不可治的这个病，我的确是没遇着过，这个留待于以后做参考。

看这个病后面的方子就知道，头一个方子是发汗的，"上六味，以水四升，煮取一升，顿服之，老小再服，取汗"。"老小再服"，可见这是个传染病了，怎么知道这是个传染病呢？"一门老小"嘛。所以这东西它是传染病，老人小孩子不要顿服，分成两次服。"取汗"，所以升麻鳖甲汤它是要出汗的，你要把蜀椒去了，就不发汗了，里头没有发汗的药了，去雄黄就是不唾脓血，可见古人用药非常细腻。虽然这两个都是嗓子痛，也不光治嗓子，还去毒，方子是以升麻为主的，你们看看本草，升麻是一个杀菌去毒的药物，不像现在咱们用的，李东垣用升麻，说往上升，不是这回事。这个病，现在没有，只留在这儿做参考。

至于百合病、狐惑病都是很常见的病。虚热病还是常见，当然未必是百合病这个样子，但是虚热病有的是。虚热病的治疗，用我们上面所讲的这个原则是肯定的。我们学百合病，也获得不少知识，比如虚热而有瘀血证，影响到脑筋，意识糊涂，像癫证，那么不讲这个（百合病），我们就不会用百合地黄，所以这个东西挺妙，帮了我们挺大的忙。你不要死守着百合地黄，但这是个方法，大通便的药是绝不行的，虚证你不能见阴攻阳，那是不行的。阴虚了，你要是吃泄药就错了。所以头两种病很有借鉴意义，在临床上对我们很有用。

所以这个书就是要熟，不熟，就一点儿用也没有，你不熟到临床上你想不起来，你熟呢，到时候方子就归你使唤。而且这些方子，都精简的很，像赤小豆当归散这方子就很好。没有这一章所讲狐惑病，我们（多数人）想不起来用甘草泻心汤，这口腔溃疡跟甘草泻心汤有什么关系？但它就是有关系，这个我治过好多了。以前我私人开业，我急急呼呼到协和，协和那儿的口腔科有个姓程的大夫，是个女的，她的小孩子得了口腔溃疡，我给治的，她说你呀到我们那儿去吧，我们需要。口腔你可别小看它，现在得这个病的多得很，我也打算去，后来卫生局让我去中医学院，那边我才没去，要不我真打算去（协和）。后来她也想用（我治口腔溃疡的经验），我说这个容易，你就用这个方子，好使。今天就讲到这儿啦。

# 疟病脉证并治第四

**师曰：疟脉自弦，弦数者多热，弦迟者多寒。弦小紧者下之差，弦迟者可温之，弦紧者可发汗、针灸也，浮大者可吐之，弦数者风发也，以饮食消息止之。**

这一段头一句最重要了。疟疾我们都知道了，有间日疟，有三日疟，两天一发的叫间日疟，三日一发的叫三日疟，这最普遍了。发作的时候它是往来寒热，所以说疟疾以少阳病的情况出现，也就是柴胡证。所以说"疟脉自弦"，这句话一直贯彻到后头，这句话很重要，底下说疟疾有些寒热，各种情况不同：

如果多热，它就是偏数，脉既弦又快，数者为热也，"弦数者"的疟疾是多热的那种疟疾；

"弦迟者多寒"，迟者为寒，疟多寒的疟疾脉偏迟；

"弦小紧者下之差"，弦小紧，小就是细脉，古人又管小脉叫细脉，咱们讲到后面就有了，细脉就是血少，后头讲积聚这个病，凡是里头有积聚，脉都是小的，它阻碍血行嘛，就是癥瘕积聚。紧是实，如果脉小而紧，这是里头有癥结的情况，可以下之，这个指疟母说的，疟母也是个癥瘕积聚；

"弦迟者可温之"，如果疟疾弦迟，是多寒了，多寒可以用温药；

"弦紧者可发汗"，紧就是无汗，太阳伤寒的脉，弦紧就是疟疾兼有表实的这种情况，这个可发汗，也可以针灸。往后再细讲，现在根据本文先体会到这儿；

"浮大者可吐之"，这个浮大的脉，有上越的病机，可吐之，

大医精诚万世师表

这个吐也不像一般的吐法，也不是瓜蒂散，我们讲完了回头再来研究这些个问题；

"弦数者风发也"，这个"风发"指的太阳中风，风热汗出而不已，这种情况下的疟疾，可以饮食消息之，吃一种甘寒的东西，来消息这个发热汗出。

讲《伤寒论》讲过少阳病不可发汗，不可吐下，这一节又有发汗，又有吐下，什么道理呢？讲到后头之后回头再研究这个问题。

病疟以月一日发，当以十五日愈，设不差，当月尽解；如其不差，当云何？师曰：此结为癥瘕，名曰疟母，急治之，宜鳖甲煎丸。

**鳖甲煎丸方**

鳖甲十二分（炙）　乌扇三分（烧）　黄芩三分　柴胡六分　鼠妇三分（熬）　干姜三分　大黄三分　芍药五分　桂枝三分　葶苈一分（熬）　石韦三分（去毛）　厚朴三分　牡丹五分（去心）　瞿麦二分　紫葳三分　半夏一分　人参一分　䗪虫五分（熬）　阿胶三分（炙）　蜂窠四分（炙）　赤硝十二分　蜣螂六分（熬）　桃仁二分

上二十三味，为末，取锻灶下灰一斗，清酒一斛五斗，浸灰，候酒尽一半，着鳖甲于中，煮令泛烂如胶漆，绞取汁，纳诸药，煎为丸，如梧子大，空心服七丸，日三服。《千金方》用鳖甲十二片，又有海藻三分，大戟一分，䗪虫五分，无鼠妇、赤硝二味，以鳖甲煎和诸药为丸。

古人也好，现在人也好，五天为一候，三候为一节，十五天嘛，一年二十四节，这指的是气候学。疟疾，大概这个病，"以月"，古人是约略之词，也不一定是这个样子，总是不越乎十五天，一般情况下十五日愈，最长也不能超过一个月，这也是约略之词，这不是一定的。这一段就说明，假设疟疾"以月一日发"，某一个月的一号开始发的疟，到这个月的十五日，按照一般的常规应该好。假设十五日不好，三候一节，那就得两节了，差不多到一个月，大概就好了。如果一个月不好，那这个疟不可轻看了，那它就要发生底下说的"癥瘕"、"疟母"的情况。古人说的癥瘕、疟母，就是摸到左胁下脾肿大了，古人认为这是一种癥瘕积聚，所以它给取名叫疟母，趁着它没结实之前，赶紧急治之，用鳖甲煎丸。它要是日久已经牢固起来，当然就不好治了。事实也是这样的，在疟疾以后，发生半个月、一个月的情形，不至于形成脾肿大，假设久不愈，它是要有这个的，一般得疟疾后，它也遗留这种病，这个脾肿大，古人也见到这一点了。

底下药是鳖甲煎丸，看看它的方剂组成，主要还是用柴胡剂，根据头一句"疟脉自弦"嘛，用柴胡、黄芩、人参、半夏、干姜，它就把那个大枣、甘草拿掉了，把生姜换成了干姜了，为什么拿掉甘草、大枣呢？因为甘草它缓药的力量，尤其是（若要）"攻"什么东西，它不用甘草。

古人认为癥瘕，不外乎两个问题：一个是瘀血，所以这个药它要祛瘀的；一个就是痰饮，所以非痰即血，古人这么看。这个药以柴胡剂为主，它要治疟疾，另外就是行气、祛瘀、下水的药，看这个方里面有桃仁承气汤，丹皮、又有䗪虫，尤其主用的是鳖甲，攻坚祛瘀，另外它有一些行气的厚朴之类，再有下水的，还有解毒的，像蜂巢它是以毒攻毒，也是为治疟母的关系。这个药以前有做的，现在大概武昌汉口有做的。北京也有做的，但把这个方子给减了，所以它就不好使，以前在杭州做过这个药，挺好使的。我用过这个药，对于治脾肿大的确有作用，我们治肝炎的脾肿大用过这个药，那时候有成药，现配这个东西（成药）挺麻烦。尤其这个脾肿大，不能求急治，它是瘀血，你要是猛攻是不行的，用这种丸药比较好，现在一般用大黄䗪虫丸，也挺好使的。

这（鳖甲煎丸）主要治疟疾，它还是以柴胡剂为主的，配伍行气、泻下、祛瘀、祛痰饮、祛水。这个药配伍挺麻烦，药味也多，有二十三味，弄成细末，"取锻灶下灰一斗"，这个近乎百草霜，与黄土的作用差不多。它是灰，对胃有好处，能够治呕，因为净用些攻破的药，恐怕伤中伤胃，（所以）它用灶下灰，用清酒一斛五斗，把这灰拿酒浸了，酒浸一半的时候，然后把鳖甲搁到里头，"煮令饭烂如胶漆"，灰见着酒一泡，颜色就变成黑的了，就像胶漆似的，然后绞取汁，再把其他的药搁里头煎，然后制成丸子，有梧桐子大小，空心服七丸，一天服三服，逐渐地这个药也可以加。

这个药在《千金方》里与这里稍稍不同，《千金方》里鳖甲不是十二分，而是十二片，分量比较大，还有海藻，海藻也是祛湿祛水的。大戟，它的攻破力量更大一些。不光有葶苈，还搁有大戟啊，还有䗪虫五分，这里（䗪虫）也是五分，这个没有多大分别。可是没有鼠妇、赤硝，其他没有什么两样的。也是先煎鳖甲，也是用这种法子。

这是一段。如果在疟疾里头形成了癥瘕积聚的，古人叫疟母，其实就是疟疾的后遗症，以疟为母嘛，由疟疾而生的，趁着它未坚固，趁着它刚形成，得赶紧治，这是古人的一种看法。

底下这一段，不像张仲景的话。

**师曰：阴气孤绝，阳气独发，则热而少气烦冤，手足热而欲呕，名曰瘅疟。若但热不寒者，邪气内藏于心，外舍分肉之间，令人消烁脱肉。**

"阴气孤绝，阳气独发"，这在张仲景的书里头很少见，就是津液、血液没有了，光有阳热之气独发，也就是但热无寒的意思。"阴气孤绝"指的是阴分了，水分、血分都在内。光有阳热之气独发，这样子非热不可，热就伤气，伤气所以就少气，由于热，人也烦冤。……（音频间断）。热得相当凶。说"但热无寒"，不是往来寒热，一发作的时候，只是热而不寒，古人管这个叫作瘅疟，瘅也是热的意思啊，就是温热的这种疟疾。说先发热后恶寒者叫温疟，这不是张仲景讲的，看底下张仲景讲的温疟与这个不同，这是内经的话。

这种热是内舍于心，"心"是一个火脏嘛，心属火啊，平常我们都说热属心火，他说"内藏于心"，就像我们说风舍于肺一样。风舍于肺，火就藏于心，也是古人的一种看法了。"外舍分肉之间"，外边肌肉里头有热，热的根源还在心脏，所以这个热得很啊就叫做瘅疟。"令人消烁肌肉"，这种热盛，自然就伤津液了，津液伤了人要瘦。这个温疟要是长久了，人瘦得不得了。

这一段据我看不像仲景的话，恐怕他的书原本没有瘅疟，这也是王叔和搞的，他把《内经》上瘅疟这种情况搁在（金匮要略）这个地方了，为什么这么说呢，你看看底下。

**温疟者，其脉如平，身无寒但热，骨节疼烦，时呕，白虎加桂枝汤主之。**

**白虎加桂枝汤方**

知母六两　　甘草二两（炙）　　石膏一斤　　粳米二合　　桂枝（去皮）三两

上剉，每五钱，水一盏半，煎至八分，去滓，温服，汗出愈。

这个"身无寒但热"正是说瘅疟，是照着《内经》上说的

话，它不是先热后寒啊。所以仲景说的温疟与《内经》所说瘅
疟相同，不再有瘅疟之说。从这两个看出来不是一个人写的，
一个人写文章不会这么矛盾的。

"其脉如平"，温疟脉不能如平的，前头也说"脉弦数者多
热"，温疟和我们说的温病是一样的，温病就是"但热不寒"，
疟疾也有这么一种，类似这个温病，也是光热不冷，所以脉一
定是快脉。这个为什么搁一个"如平"呢？看看方剂就看出来
了，用的是白虎汤加桂枝啊，白虎加桂枝汤就是白虎汤和桂枝
甘草汤的合方。这里面有桂枝证，桂枝证是脉浮缓啊，这个紧
和缓这两个脉是矛盾的，缓是弱，既紧就不能弱，这里面既有
桂枝证又有白虎证，白虎证是脉洪大的，咱们说的这个弦数也
是（近于洪大）。它同时有桂枝证，脉又缓下来了，所以这两个
结合在一起就"如平"，如平就说明不是单纯的白虎汤证，所以
说其脉如平。要只是桂枝汤证呢，脉则要缓，浮而缓，搏指没
力量，那也不正常。要是白虎汤证呢，脉弦数、大，也不正常。
那么这两种证候结合起来脉反如平，如平也不是正常的，如平
而已，换言之，紧不太紧，缓也不太缓。

"身无寒但热"，这种反应是温疟的反应了。无寒但热，根
据《内经》的话应该是瘅疟，在仲景那儿没提瘅疟。"骨节疼
烦、时呕"，这是桂枝甘草汤证。骨节疼烦这是表不解，还有表
证；时呕，这个呕由气上冲造成的，气往上冲他就呕逆。

"白虎加桂枝汤主之"，用白虎汤的原方加上桂枝一味药。
加在一起实质就是桂枝甘草汤与白虎汤合方。这个桂枝甘草汤
啊，对于桂枝汤（而言）它是简化方子，它也是辛甘合用嘛，
也是甘温解表的药，甘草是个甜的（药），桂枝是个辛温药，这
也是甘温解肌，所以它也能治关节疼，同时也更治气上冲，这
咱们在《伤寒论》中都讲过。用白虎汤以治温疟，用桂枝甘草

汤以解表。所以这个药服下去之后，它不是底下都说得很清楚："去滓，温服，汗出愈"，让他出汗。我们前头说的可发汗（"弦紧者可发汗、针灸也"），不是用（只能用）麻黄汤、桂枝汤来发汗，不是的。这（白虎加桂枝汤）也是个发汗方之一。

"其脉如平"没有少阳证的证侯了，所以也不是往来寒热，他是一个但热而不寒情形，没有少阳病柴胡证的情况了，所以是可以发汗的。前头都是简略地说。少阳柴胡证是不能发汗的，这在《伤寒论》我们都讲过的。

这一段我们讲治疟疾（用白虎加桂枝汤，不过只有这么说）还是不够的，由于本条温疟用到白虎汤，我们可以知道，有单独用白虎汤的机会。如果骨节不疼，也不呕，你加桂枝甘草汤干什么呢，就用白虎汤就可以了。如果再渴加人参，就是白虎加人参汤了。还有一种，如果身疼，有呕逆，也未尝没有柴胡桂枝汤合方加石膏的机会。所以（仲景）他这个书啊，在《金匮要略》里面不是像《伤寒论》那么详细说了。那么他就是举一个温疟（为例），对于温疟的治疗，你只得解热。如果不现柴胡证，你不能用柴胡汤。

仲景这个书啊，主要讲的是方证，如果现柴胡证呢，你可以用柴胡，比如呕逆、胸胁满，有往来寒热，再有烦渴引饮的情况，那就是小柴胡汤或柴胡桂枝汤加生石膏就对了，所以总而言之得辨证。在这种温疟又有表的情况下，可能有用柴胡桂枝汤加石膏的机会。他在这里是举个例子啊，这个条文是白虎汤而兼桂枝甘草汤证，上冲的厉害，所以呕逆，没有柴胡证，头一句话就是但热不寒嘛！

如果我们在临床上，只是现白虎汤证，可以用白虎汤；那如果白虎汤再渴，津液已经伤了，我们可以用白虎加人参汤；那么如果现柴胡证呢？不是"但热不寒"，也是往来寒热，但是热得比较突出，那我们当然用柴胡剂加石膏的办法也可以；要（再兼）有桂枝汤证呢，那就用柴胡桂枝汤加石膏不也可以吗？所以读他这个书（《金匮要略》）啊，你就得知道它和《伤寒论》是有关系的，《伤寒论》我们要熟。

当然遇到这个病，不一定就非得是白虎加桂枝汤证，是不是？

**疟多寒者，名曰牡疟，蜀漆散主之。**

**蜀漆散方**

**蜀漆**(洗去腥)　　**云母**(烧二日夜)　　**龙骨**等分

**上三味，杵为散，未发前以浆水服半钱。温疟加蜀漆半分，临发时服一钱匕**(一方云母作云实)。

这一条过于简单了。疟多寒者，怎么叫作"名曰牡疟"呢？这个牡，指阳性为之牡，多寒怎么到了阳性呢？这个指的心脏说的。心主火，火属于心，心脏为寒饮所遏制，咱们一般就说"水凌心"啊，使心火不得外发而多寒，是这么一个意思。

那么这么讲对吗？你看用药就知道了，用的龙骨、云母，这都是镇静的药啊。总之这个病不是只恶寒，还有心惊、恐惧、心动、心悸，这些（症状虽然书上没写，但临床中）准有的。因为云母、龙骨咱们都知道是镇静的药。你看在《伤寒论》里面加龙骨、牡蛎的，都有烦惊、惊慌。

我们从药物里面看有这个（心惊、恐惧、心动、心悸的症状），但是他（《金匮要略》的）这个（条文）只提一个"牡疟"就代表了。他是心脏上发生问题了，古人认为心主神明啊，凡是有精神上的一种动荡，都搁到心脏里头。其实这是似是而非了，这是古人根据辨证的看法了。说牡疟者，是因为心脏是一个牡脏，它属火，火藏于心，被寒所遏制。寒是什么呢？就是痰饮，这个火不外发，就只寒而不热了，所以取名叫牝疟。总是有心脏的症候了，什么呢？就是心悸、烦惊，这都属于心了，所以管它叫牝疟。这个条文过简，得结合药物才能看出来（更多本质）。

蜀漆是一个截疟的药，它祛痰、祛饮，前头说的"吐"就是针对这个说的，就是指用这个药。古人认为这是一个截疟的办法，疟疾在发作起来，让他大吐。这个药能吐、涌吐，吐什么呢？就是吐水，把水去了，心阳不受于寒饮的遏制了，自然热就出来了，寒邪也就散了，这个病也就好了，古人是这么样看的，我们看这个药也是的（从药来反推和印证这种情况）。

这个药他没有提吐，底下提了，底下是服法。这个药吃了是吐的，吐了，古人叫做截疟。凡是寒多热少，或者是但寒无热，古人都叫做牝疟，这个牝疟都与心脏有关系，当然也得有心脏的症候了，没有症候，就不是了，所以它叫做牝疟。

这种牝疟，你们看一看，也不是柴胡证。但寒不热，也不是往来寒热。是这么一个情形，多寒，很少有热，是心阳为寒饮所遏制了，是这么样的看法，而且有心脏的一种症状，心悸或者易惊、易恐，他才用这个法子的。所以前头说的可以吐（浮大者可吐之），是在这个情形下的，并不是柴胡证要吐的，（如果这样认为）那就坏了。

到这个地方，张仲景把疟疾讲完了，这篇文章很精，相当精。他头一句话就告诉你治疗的大法了，"疟脉自弦"，那么疟疾发作的情况（若是）往来寒热，休作有时，这是柴胡证，也就是说一般的疟疾啊，你在柴胡证里求之就可以了。咱们在《伤寒论》都讲了，在这儿他就是一句话就完了。那么底下讲的都是特殊的问题，疟母你就不能光用柴胡剂。温疟和牝疟这二个特别的、特殊的问题被提出来了，一般大家能够想到的事情他不提了。（这篇文章）在哪里精呢，就在头一句。所以这文章的运用是妙不可言。看着像几段似的，（其实）他把什么都说了。

后来林亿他们看这个地方也看出过简了，所以他就征引很多的方子。底下这个方子全是林亿他们找出来的。这里找的尽是柴胡剂了，柴胡去半夏加瓜蒌根、柴胡桂姜汤，全是的。（其实）这个在他（张仲景）的话里面都概括了。那么（有人会说）小柴胡汤不怎么有啊？也有啊，像我刚才说的柴胡桂枝汤（之类），都有的。这也就是说，我们在临床上讲辨证，合乎哪个柴胡剂的适应证候，你就用哪个柴胡剂，就能治好疟疾的。那么有些不同、特殊的问题，他（张仲景）都提出来了，这时候你用柴胡剂就不行了。疟疾（篇章）看起来几段，但是非常概括，所以他这个书不好读就在这一点上。

陈修园说仲景这个书都在不言中，（比如本篇）头一句弄一个"疟脉自弦"，这话说的语义很含蓄，疟脉怎么叫自弦呢？就因为发作这个病（多数情况）属于少阳柴胡证，往来寒热嘛，小柴胡汤头一个症候就是往来寒热、发作有时，所以他提出一个疟脉自弦，治疗的大法都概括到一句话里头了。那么，有些特殊的问题（他也）提出来了，（对常规和特殊情况都了解后）你就会治疟疾了。这个文章都相当的好，但是一般都不这么看，说这太简略了，光这几个方子怎么能治疟疾呢！

当然是不能。我们看看底下，底下这都是林亿他们校对《金匮要略》的时候，看着觉得过简了，就从《千金》、《外台》里头找，找到了（相应的方子）就附到这里。第一个牡蛎汤。

**附《外台秘要》方**
**牡蛎汤**　治牡疟。

牡蛎四两（熬）　麻黄四两（去节）　甘草二两　蜀漆三两

**上四味，以水八升，先煮蜀漆、麻黄，去上沫，得六升，纳诸药，煮取二升，温服一升。若吐，则勿更服。**

牡蛎汤和上面的蜀漆散差不多，他没有搁龙骨而搁牡蛎了，牡蛎和龙骨的作用差不多，都是镇静药。另外呢，搁麻黄甘草汤。如果是表实无汗这类的牡疟，当然要搁麻黄甘草汤；要如果有汗，而不是表实，麻黄是不能用的，那当然还是得用上面的方子了（蜀漆散）。这两个都说的是牡疟，牡疟我们在临床上看到的有可汗或者不可汗的，我们在这两个方子可以择取其一了。

在这个方子后头，他说得很清楚，他说"上四味，以水八升，先煮蜀漆、麻黄，去上沫，得六升内诸药，煮取三升，温服一升，若吐，则勿更服"，他说的更清楚一点：这个药是吐的，得了快吐，不要连续吃了，止后服，停后服。

所以上边那个我们说的蜀漆散，也是吐剂，它以蜀漆为主药嘛，蜀漆是吐水、吐痰的药，古人管它叫作截疟。后世把蜀漆乱用了，如果没有停痰、停饮的疟疾，不能用这个药。后来拿它当一个截疟（的方药），见疟疾闹得挺凶就硬吐，（认为）就可以把它截断了，其实不是这个事儿。看这个方剂的应用，其实这里吐的是饮、水，由饮、水造成的但寒无热，古人叫做牡疟。确有这种证候，你可以用蜀漆散、蜀漆汤（即牡蛎汤）都可以啊，就看他是可汗与不可汗，用这两个方子都可以的。

如果没有水，这个方子是不能用的，用什么呢？还是用柴胡剂。就是这个道理。所以后世光看到蜀漆，吐能治疟疾，可是不知道是什么情形下用，就滥用的这个药，这东西会虚人的，（不对证而用）是不对的。这是林亿他们在《外台》里头找出的牡蛎汤。

柴胡去半夏加瓜蒌汤治疟病发渴者，亦治劳疟。

柴胡八两　人参　黄芩　甘草各三两　瓜蒌根四两　生姜二两　大枣十二枚

上七味，以水一斗二升，煮取六升，去滓，再煎取三升，温服一升，日二服。

柴胡去半夏加瓜蒌汤，就是小柴胡汤把半夏去了，加了瓜蒌。半夏治呕的，瓜蒌解渴啊。所以"治疟病发渴者"，就是小柴胡汤证，不呕而渴，可以用柴胡去半夏加瓜蒌根来主治之。

"亦治劳疟"，所谓劳疟就是虚啊，经久不愈。疟疾虚人的厉害啊，瓜蒌根这个药是补虚的，在这也看出来了。（条文中的）这个"渴"，不像石膏证，石膏证是因热而造成的渴，瓜蒌根证是津液虚。所以，（石膏、瓜蒌根）这两个都治渴，但是治的渴不同。如果疟疾经久不愈，人虚衰得厉害，用这个方子也可以的。所以我们治肝炎，见这个人没力气，用柴胡桂姜汤，它补虚。我对瓜蒌根很有点经验，它是起这个作用的。

这是林亿他们看到有这么一个方剂（柴胡去半夏加瓜蒌汤），在外台里头，就摘引来了，其实仲景的话里都（把其他医书里的这些方的精髓）概括到（《伤寒杂病论》）里头了。

柴胡姜桂汤　治疟寒多微有热，或但寒不热（服一剂如神）。

柴胡半斤　桂枝（去皮）　干姜二两　瓜蒌根四两　黄芩三两　牡蛎三两（熬）　甘草二两（炙）

上七味，以水一斗二升，煮取六升，去滓，再煎取三升，温服一升，日三服。初服微烦，复服汗出便愈。

柴胡桂姜汤更是《伤寒论》的方子了，治疟寒多，微有热，或但寒不热。这个"但寒不热"，他不说是牡疟，因为所现的还是柴胡证，有胸胁满，起码得有胸胁满，在《伤寒论》这个方剂有这些情况：胸胁满微结，小便不利，但头汗出，不呕而渴者，柴胡桂姜汤主之，主要的症侯在《伤寒论》里面有。这个"但头汗出"出汗只头上汗出，有气上冲嘛，所以方中大量用桂枝甘草。那么在《外台》里头，柴胡桂姜汤光说治疟疾，治多寒少热或者但寒不热，但必须现柴胡证，就是"疟脉自弦"而不是牡疟那种里头有水造成的情况。

这个方子后头有个小注，"服一剂如神"，这个确实不假。也不光是寒多微有热或者但寒不热，凡是合乎柴胡桂姜汤这么一种应用条件的话，的确是其用如神。我没有对它这样试验，因为在北京这个地方疟疾比较少。我一个朋友他在江西行医，他回来跟我说，他就用这一个方子治疟疾就打响了，真好使！他说你要是加加减减的就用这么一个方子就可以了。我们俩同学，他后来在一个大学当教授。他在南方的那个时候啊，当教授的钱也不够花，他就给人治病，他医道也挺好。江西那个地方疟疾就多得很，他说就治疟疾就行，一天就忙不开，他说我全靠这个（治疟疾）维持生活，他说没用其他方子，就用这个柴胡桂姜汤。所以"服一剂如神"古人也有体验，这也不是瞎说，可见治疟疾选这个方剂（的机会）最多。

这个方剂主要是针对什么呢，身无力、胸胁满，心下这个地方觉得像微结，不是像阳明病实结的那个样子，也觉得这个地方堵堵拉拉的（编者按：拟音），你要摁着，多少有点抵抗。身上没有汗，光脑袋出汗，"但头汗出"，有气上冲……（中日录音皆有音频缺失）要是有表不解的情况，用它也可以的。吃这个药呢，冷丁儿吃他（可能会）烦，烦什么呢，不得出汗。再吃呢，汗出来了，病也就好了。这个方子啊，在治疟疾里头用的范围挺多。

　　我们现在讲的都是林亿的附方了，在仲景书里头疟病篇讲到蜀漆散这个地方，已经把辨证论治的主要精神和治疗大法基本上都包括里头了。所以林亿他们从旁的书找出这么三个（附加方子），但是还是不全。那么仲景的意思呢，离不开柴胡证，小柴胡汤、柴胡桂枝汤、以致于柴胡加龙骨牡蛎汤、四逆散等等，都可以有。那么也有不是整个方子，（而是要）有些变化，临床上还要加减、变通。就像刚才我举的例子，在温疟（治疗）不是整个（只有）像他说的白虎汤证，那么（如果出现）柴胡证有热、烦渴等等这种现象，那么（选用）小柴胡加石膏就对了嘛。总而言之，方剂得熟，在临床上才能多方面来应用它。疟疾这篇看起来挺少的，其实里面挺全面，并不太少。

# 中风历节病脉证并治第五

"中风"这种病，古人认为病因病机是"风"，我们可以说是古人一种错误的看法，拿现在的病来说，就是脑血管意外，无论是脑血管出血或者是脑血栓形成，我们要治疗都要用通经祛瘀的法子。你要当"风"治啊，治一个死一个。但是在仲景的书上，只是说这么三段，没出方子。可见仲景当时对于脑血管意外也只能眼瞅着但是治不了。所以古人认为是中风，这"风"字（如果作为病因病机）是大有问题的。看看他是怎么讲的？

**夫风之为病，当半身不遂，或但臂不遂者，此为痹。脉微而数，中风使然。**

"风之为病"，就指"中风"说的。依法当"半身不遂"，口眼㖞斜，半身不遂，大概都是男左女右的比较多吧。要如果"但臂不遂者"，只是胳膊不好使、拘急、疼痛，有的是关节炎，往后够头够不着，这类的情况是痹证，就是风寒湿痹那种"痹"，这不是中风。

中风证"脉微而数"，微者，是虚啊，什么虚啊？血虚。"而数"为有热，就是风邪，古人这么看。由于血虚，风邪乘里，这才发生中风，所以脉也应之"微而数"，这是中风的脉，所以说"中风使然"。

古人把脑血管意外这个病看成是"中风"，这是有问题的。底下他解释了。

寸口脉浮而紧，紧则为寒，浮则为虚；寒虚相搏，邪在皮肤；浮者血虚，络脉空虚；贼邪不泄，或左或右；邪气反缓，正气即急，正气引邪，㖞僻不遂。

　　邪在于络，肌肤不仁；邪在于经，即重不胜；邪入于腑，即不识人；邪入于脏，舌即难言，口吐涎。

　　现在诊脉的这个地方就叫"寸口脉"，桡骨动脉。"浮而紧"这是中风的脉，它底下有解释："紧则为寒"，"紧"是风寒之邪；"浮则为虚"，脉有外无内谓之浮，它还是血虚。"寒虚相搏"，血虚，寒邪才能在身上待得住，所以邪才留于皮肤。如果皮肤血不虚，风是留不住的。古人这个看法还是对的，但不只是脑溢血，一般在皮肤不去的东西都由于虚，像太阳中风证也是的，由于虚所以外邪才在肌而不去。底下作了详细的解释。

　　"浮则为虚"，什么虚啊，在这他讲了，"浮者血虚，络脉空虚"，在哪虚啊？浮啊，轻手摸，那还是络脉，古人说通四肢的大血管谓之"经"，大血管的支脉为小血管谓之"络"，拿共同的语言呢，就是浅在的血管、小细血管，古人叫做络脉。这就是"络脉空虚"，血少嘛。这时"贼邪"就指风寒之邪"不泻"，它不出去，这就由于"络脉血虚"了。"或左或右，邪气反缓"，原来偏于哪一侧特别虚，哪一侧邪气就往那儿去，去了还就不动，"反缓"者，就是留止谓之"缓"了，反倒留到那个地方了。"正气即急"，正不胜邪，就指这个血了，血虚，邪气就在那待着了，邪留在那个地方了，正气就急于退出，还是跑，"正气即急"。"正气引邪，㖞僻不遂"，正气越退，邪气就越往前进，变成正气引邪，往里头走了，这个时候才形成"㖞僻不遂"，口眼㖞斜、半身不遂才形成。到这里第一段落讲完了。

　　"邪在于络"，这指的是在肌外层，就是只是能使肌肤麻木不仁而已，那么邪到四肢大血管里头了，这个血直退、直跑，邪气就跟着它往直进。"邪在于经，即重不胜"，"重"就是偏重，不是沉，偏重就是一侧重，（或者）也可以当"沉"讲。"而不胜"，重而不胜就是所谓的半身不遂。血虚到哪，邪就走到哪儿，如果到四肢大血管经脉上了，就导致半身不遂了。那么"邪入于府"呢？那么九窍不通了，九窍闭塞，那"即不识人"了。"邪入于脏"，就指心脏说的，舌属于心，舌就不能动了，"舌即难言，口吐涎"，痰之黏者谓之"涎"，稀薄者谓之"唾"，就要流哈喇子（即口水）、流黏痰而不能说话了。

这是古人的看法，这是错误的，哪是"风"啊？所以咱们治脑出血或是脑栓塞，一用风药，那越来越坏，没有治好的。所以这一段，对治疗中风不语、中风半身不遂的祸害不小，古人的看法是错误的。

底下这个方子，也是林亿他们附的。

**侯氏黑散**  治大风，四肢烦重，心中恶寒不足者。《外台》治风癫。

菊花四十分  白术十分  细辛三分  茯苓三分  牡蛎三分  桔梗八分  防风十分  人参三分  矾石三分  黄芩五分  当归三分  干姜三分  芎䓖三分  桂枝三分

上十四味，杵为散，酒服方寸匕，日一服，初服二十日，温酒调服，禁一切鱼肉大蒜，常宜冷食，六十日止，即药积在腹中不下也。热食即下矣，冷食自能助药力。

《外台》说治风癫，癫就是癫痫，癫痫也是由"风"来的，这是古人的看法。这个方子，菊花祛风，防风也是祛风，这个方子外散风邪，同时又有干姜、人参温中补虚，还有补血的药物，这个方子不能治像脑瘀血这种情况的中风。如果中风的后遗症，人真虚，用它来调整，还未尝不可，但也不一定就好。所以这个方子也不对头，是林亿他们附的，因为仲景他没出方，你看后头就知道了。

这个方子的制法在古人挺特别。"上十四味，杵为散，酒服方寸匕，日一服，初服二十日，温酒调服，禁一切鱼肉大蒜，常宜冷食"，意思是说拿冷食凝聚到里头（风）就不动了，填满了，风就没了，这纯粹是臆想的，哪有这回事？"六十日止，即药积在腹中不下也。热食即下矣，冷食自能助药力。"这种治疗方法、这个方子是治不了中风的。

**寸口脉迟而缓，迟则为寒，缓则为虚；营缓则为亡血，卫缓则为中风。邪气中经，则身痒而瘾疹；心气不足，邪气入中，则胸满而短气。**

"寸口脉迟而缓"，那么"迟"是寒、"缓"是虚。哪虚呢？看脉的情形，"营缓则为亡血"，血管里头谓之营啊，营气在血管之内，你重按就是沉取"缓"，那是血不足。我们曾讲太阳中风是"阳浮而阴弱"。你手轻轻一摸有脉，这叫浮脉；你使劲按一按，脉不禁按，很缓弱，就叫"阴弱"，也就是里头弱，血少，所以太阳中风由于出汗，血管里的水分也被夺，脉就不禁按，它血少。像伤寒脉，它一点不出汗，血管里头水分相当充实，按脉相当禁摁，紧啊。（本条文）说"营缓"，手往里头按，脉没力气，就说明血少，营虚血少为亡血。"卫缓"，轻手摸，这脉缓弱，那么这是中风脉。

"邪气中经"，一般说邪气还在表，只是在经络之间，那就是表证而已，风寒末疾，"身痒则瘾疹"。如果"心气不足"，邪乘虚内入，跟上边说的一样，那么这个（条文）说的是营也缓，卫也缓，不是光说的卫缓，说是血气虚又有风邪，营卫俱缓，就是浮取缓、沉取也缓，这说明血少有风邪来克，所以脉迟而缓，这"迟"是有风寒的关系，如果只中于表，那么"身痒而瘾疹"，就是荨麻疹这一类，你不挠它，它不起来，你一挠，它起来一大片，这叫"瘾疹"。就是平时遭遇到风寒外邪，如果心气再虚，邪就乘虚而入，邪气要是"入中"的话，就会影响到里面而造成"胸满而短气"。

仲景这本书（讲"中风"之病）到这就完了。底下（所附）是林亿从旁处找的方子，仲景一个方子都没有。再往下就要论历节了。可见仲景在写这个东西的时候，只是介绍了古人的一种说法，他也没有出方子。根据这种事实看，古人对脑血管意外的病没有治疗的办法，可以说还没有经验。但这种病因为"风"的说法对后世有很大影响。后世人治疗这个病，动辄就祛风，这种药物是相当有害的。

那么我们治疗这个病，我认为主要就是祛瘀活血，就算脑血管出血也是一样，出血在中医观点常常是由于瘀血的关系，好好的血管会出血吗？尤其是高血压，你必须用血分药，同时用泻火的药物，所以三黄泻心汤配伍桂枝茯苓丸都可以的，我们最常用的大柴胡汤合桂枝茯苓丸加生石膏，又能降血压又能祛瘀。你不去瘀，这个病是治不了的。现在一般讲这种病，还是认为（病因）是中风，我的意思是应该改一改了，不对头。这个病在西医检查得相当清楚了，它不外乎一个是脑血管出血，平时与高血压有关系；一个是脑血栓形成，大概就是这两种情形。这两种情形都是血液的问题，都不是"风"的问题，这是肯定的。那么我们现在还这么（用病因是"风"）来认识它，所以这个病就值得研究了。

这个书（对于中风病）也就讲这么三节，一个方子也没出，后来（林亿等人）找的这些方子都不对头。这些找的方子，有治热瘫痫的，"瘫"是一种病，"痫"就是"惊痫"的"痫"，也就是咱们常说的"羊角风"。还有像防己地黄汤"治病如狂状，妄行，独语不休，无寒热，其脉浮"，这是一种精神病，也与咱们现在说的中风证一点不相关，这个方子也治不了半身不遂。所以林亿他找啊，也找不出来，在各家说法中也没有很好的方法，那么底下头风摩散，它更不是（治中风的方子）了，附子、盐，它治疗头风，就咱们说的偏头痛，这个（方子）与脑血管意外这个病没有什么关系。这是驴唇不对马嘴。林亿找各种医书也没找出合适的方子。没有嘛！

中风这个问题啊，古人有（病因为"风"这个）看法我们（只能）做个参考。咱们要是治这个病根据"风"治，没有治好的，我看到好多（误治的案例），有些人净瞎吹，比如薛立斋他们都是这样的，说我给（患者）吃了多少斤生熟地！脑血管意外的疾病，咱们现在都看出来了：要是病不厉害的话，不治，也就落那个毛病，当时是死不了。那也算是你治好的?! 不治，它也那样！——所以，很多所谓治好中风的病例，都是这类情况的多。说一个患者如何如何病情严重，我给治疗得怎么好，现在这个患者还活着呢。——那都不是治好的！这个（情况）我也看到很多，没有见过用祛风药治好（中风病）。所以他这个书，也就寥寥几节，也没深说。

后面我们讲的五脏风寒积聚也是，五脏各有风病、各有寒病，（我认为）这都是成问题的。（风病、寒病）这从哪来源的呢？张仲景的书在方书中是第一个，再没有比它更早的了。这个（风病、寒病）与《伤寒论》中的中风、伤寒大有关系。中风、伤寒，也不是真的中于风、伤于寒了，说风就在体表、寒就在体表，这么一说可就坏了，所以"无病不是风"。（但有时候和风寒无法对应）怎么办呢？不是风寒那个样子了，就想办

经方之术自有传承

法了，说"寒中里头了，可它化热了，人光发烧了，就不恶寒了"。（对于热证，因为没法套用风、寒之说），温病没办法了，就说从口鼻而入，这都是成问题的啊！

可是这影响治疗吗？不影响。解释这个自然现象有错误，但现实（辨证施治）是一点不错。在临床上遇到感冒，准是两种病，不是自汗出就是没有汗出。这两种是对的，分成两种类型挺好。汗出（的太阳病）你就不能用麻黄，就得用桂枝汤才对。无汗的你非用麻黄汤不可，用桂枝汤不行。这是客观存在的东西，古人通过实践掌握了这套东西。有汗则恶风敏感。我常给人打个比方，大家都洗过澡，身上有汗的时候，非常怕冷，非常恶风，赶紧披上点（衣物）。没有汗就不恶风。自汗出当然要恶风。古人认为恶风就是受了风邪了，不恶风只恶寒就是受了寒邪了，这东西就在体表呢？就算风寒能影响发病，也不会风寒就来到这里啊。所以，这是值得研究的。

我们就因为这个（古人对风寒的看法），就在中医界形成"风寒"是万病之母，什么病都离不开它（风寒）的观念。——假设这一关打不破，中医发展不起来的，我就这个看法。绝不能像（有人那样）只凭想象，这虚了，那虚了，瞎诌一大顿，这可不行。所以，中医摆到我们面前的问题啊，挺重要。

但是，中医辨证施治是挺妙的事情，你想一想，咱们也不知道是什么病菌、什么病毒，只要是现太阳病，就根据太阳病的治法进行治疗，是什么病菌、病毒所致的病，都可以治好。这个方法是不是个妙法？我想是个真实的妙法。这是中医辨证的精神所在。

无论是什么病，只要现这个方证，就像刚才讲的，疟疾也是，只要现白虎汤证，伤寒也好、疟疾也好，就用白虎汤就能治疗，这种治病方法我认为是妙法啊。也不用再求明确诊断嘛！西医就不行了，非把病原体找到不可，才知道是什么病菌啊、什么病毒啊，然后相对来用药。不然的话，他（西医）就要等待。中医没有这个毛病。这种疗法，就是张仲景所讲的这套东西，是值得研究、值得珍视的。但是，有些错误看法，大家还打什么掩护啊?! 用不着！我们想把中医理论再提高，中医在整个近代医学上，还是有地位的。我们可不能抱残守缺，一干到底，这是不会好的！咱们都研究这东西，我认为这是当前的急务。可是这个事呢，现在这些大师们都不赞成，他们光在那想。

**寸口脉沉而弱，沉即主骨，弱即主筋，沉即为肾，弱即为肝。汗出入水中，如水伤心，历节黄汗出，故曰历节。**

这就是一段，底下这个应该是另一段。

这个历节是什么意思？就是多发性的一种关节痛，身上关节无所不痛啊，所以叫"历节"。关节这个地方，是筋与骨交接这么一个部位，所以与肝肾有关系，这是古人的一种看法，咱们也就是作一个参考。那么肾主骨，肝主筋，肝肾俱虚，所以脉沉而弱。沉而弱，就是里虚，肝肾也都在里，肝肾虚，所以脉也沉弱。

"沉即主骨，弱即主筋，沉即为肾，弱即为肝"这几句话，古人的文字是这么说的，不是说我们见到沉脉就主骨，不是的。总而言之，肝肾虚于内，所以脉应指沉而弱。由于肾虚则骨弱，肾主骨，肝虚则筋缓，就是弛缓不收，所以关节这个地方由于骨和筋虚而无气，肝肾虚嘛。这个地方虚，客气邪风就容易乘虚而入关节。如果心火再气盛，那么他就要出汗，古人认为火属心，如果内里有热，他就汗出，又不知摄生，用冷水去洗，所以"汗出，入水中"。如果寒水遏制了心热，使它不汗出，本来应该汗出嘛。那么汗郁而为湿，留于关节就为历节痛。历节痛与一般的关节炎有时候不一样，出黄汗，"历节黄汗出"，不光出黄汗，它也疼，"历节黄汗出"而疼痛，所以叫做历节。每个关节都这样。

这也都属于风湿痛、关节炎，这一套东西都概括在内了，所以这个书上有时说"风湿相搏"，那个（风湿）关节，不是整个关节。这个（历节）是身上整个关节，无关节不痛，叫做历节痛，才单独搁这么一章。而且这一章讲的，总而言之关节痛得也是厉害，把类风湿差不多也都搁在这章了。他在首段提出来了，说这个病与肝肾很有关系，认为是筋骨的问题嘛，所以搁这么一段，这是得这个病的主因，这是古人的看法，是不是这样的，我们做个参考。

**跌阳脉浮而滑，滑则谷气实，浮则汗自出。**

这个病，得的原因很多，这里他说与胃有关系，就是与吃的有关系。跌阳脉指的是胃脉。"滑则谷气实"，滑是一个实热证候的脉象，吃了胃实，叫"谷气实"，就是咱们说的"宿食"。咱们阳明篇讲的那个"宿食"就是"谷气实"。这就是阳明内热了，里头有停食，停食就要出汗，阳明病法多汗嘛。胃要是有宿食，再有热，蒸蒸汗出，热往外蒸。所以脉应之浮，这个"浮"正说明谷气内实而蒸发汗出，所以，脉应之浮。如果再遭受风邪，也容易得历节关节疼，就是咱们说的风湿相搏。如果没有汗，受风也不要紧。要是老出汗，受了风，风湿相搏就容易得病，轻者局部关节（疼），重者就可以历节痛。

所以，关于历节，肝肾虚影响到筋骨弱，容易遭受客邪之气，乘虚而入关节。如果再有热汗出，再入水中，心阳被冷水所遏制，汗不得畅出于外，郁而为湿，留到关节，所以历节痛，黄汗出。

这一节呢，说你吃多了，有宿食，就是阳明内热而汗出，它底下没有像上边说得详细，如果汗出，你也去冷水浴，也容易得那个病，跟上边是一样的。所以贪凉阴冷或"汗出当风"都可以得关节痛。我们在前面讲了很多了。

**少阴脉浮而弱，弱则血不足，浮则为风，风血相搏，即疼痛如掣。**

少阴脉以候肾，"少阴脉浮而弱"，"弱"正是说肾虚血不足，肾主骨，血虚肾不足，其骨一定弱。如果再有风，"浮则为风"，再遭受外邪，外邪乘肾虚骨弱，容易为"风血相搏"，"风血"的"血"指的是肾血虚，"邪之所凑，其气必虚"。肾虚则骨弱，风邪乘虚而入于骨，即关节，也容易发生"疼痛如掣"的历节痛。这又是一种。原因很多，说肾虚血不足，再遭受外邪，也容易产生历节痛。

（编者按：此段胡老以"脏腑辨证"进行解释，在胡老以"八纲气血辨证"为主的学术体系中非常少见）

**盛人脉涩小，短气，自汗出，历节痛，不可屈伸，此皆饮酒汗出当风所致。**

这又是一个原因。

"盛人"就是身体强壮的人，挺胖壮，脉不应涩小。"脉涩小"是湿盛血虚的样子。"短气，自汗出"，里有水则短气。自汗出，又有热，就是湿热内盛，这是指着喝酒的人说的。喝酒的人，内有湿热，酒蕴湿蕴热，那么他里头湿热盛，常出汗，若不注意汗出当风也容易得历节痛，不可屈伸的这种病。这在我们讲"风湿相搏"时已经讲过了。

所以出汗不要当风。人都容易犯这个毛病，乘凉（过头），尤其现在有电扇吹呢，这最坏了。汗这个东西呀，有好多毒素、废物，我们应该排出液体的废物，往外出就是汗，在内里就是湿。如果为风所闭塞，该排出的东西排不出来了，就使它郁于皮肤之内，一次不要紧，但久而久之，使它（毒素）流到里头，流入关节，储存在那个地方发病。就得风湿性关节炎，更厉害的就是历节痛。

这又是一种原因，没有别的病，就是好喝酒，汗出当风，又不知摄生，那就容易得这个病。到这，他举了几条，都是容易造成历节痛的。底下呢，就是具体的证治了。

**诸肢节疼痛，身体尪羸，脚肿如脱，头眩短气，温温欲吐，桂枝芍药知母汤主之。**

**桂枝芍药知母汤方**

桂枝四两　芍药三两　甘草二两　麻黄二两　生姜五两　白术五两　知母四两　防风四两　附子二枚（炮）

**上九味，以水七升，煮取二升，温服七合，日三服。**

"诸肢节疼痛"，历节，所有的关节，就是四肢的关节全都疼痛。"身体尪羸"，这个"尪"字就是一种畸形，"羸"就是瘦，人瘦，身上不是那么匀称，有地方有些畸形。"脚肿如脱"，脚肿得厉害，"如脱"，它疼得厉害，不光肿，也疼啊，"如脱"就是行路不方便。"头眩短气"，这都是里有湿、有饮、有水的问题。胃有停水，人就头晕，所以咱们在临床上常遇到了：这个人头晕，咱们用苓桂术甘汤，还得利尿。头晕，水往上去，常常有气上冲的毛病，由于气上冲，水携气一起往上冲。如果寒水在上，也即在胃，再有气冲，影响头脑，就头晕、头眩或者头沉，这都是水在心下，这是就在胃。那么同时有水，也短气，压迫横膈膜，呼吸困难，尤其往上冲的时候，最厉害。咱们讲苓桂术甘汤，在《伤寒论》里头，"气上冲心"。"温温欲吐"，胃有水啊，它要吐，老要想吐。"温温欲吐"并没吐出来了，古人"温温"与"愠愠"通用。"人不知而不愠"这是《论语》上的一句话，"愠"就是恼怒、烦恼，就是咱们现在说的恶心使人烦恼。恶心，老要吐，可是不吐，所以叫"温温欲吐"。

根据上边所讲的，这个关节痛是湿特别重，脚肿如脱，所以用桂枝芍药知母汤主之。那么这个方子治关节痛，尤其是脚特别肿，挺好使，这个方子我常用。这里头饮也盛、湿也盛，外边的水气也有，所以这个方子，一般觉气上冲的情形下也有用的机会，主要是因为桂枝治气上冲的。

我们看看这个方子 [桂枝四两，芍药三两，甘草二两，麻黄二两，生姜五两，白术五两，知母四两，防风四两，附子二枚（炮）]。恶心得厉害，我们临床上遇到恶心得厉害，多加生姜，后世称其"散寒"，其实不是，它是祛水气、降逆，所以生姜有治"水往上逆"的作用。

这个方子依然是桂枝汤化裁，桂枝汤去大枣，大枣有点壅满，气往上冲，甘药不要用太多，所以把大枣去了。另外，合用麻黄、防风散外邪。一方面祛外邪，一方面治气上冲，不是光用麻黄剂，桂枝用量特别重。由于恶心得厉害，所以生姜加量。知母不但能够解烦，同时它能祛水，尤其是去下边的水，由于"独足肿大"，所以搁上知母。附子、术，咱们讲过了，它是祛湿解痹的，能从皮肤外祛除水气。

这个方子最常用，一方面能外解所谓风邪，同时偏于治呕祛水气。要是有浮肿，祛水剂没有不用麻黄的。没有无表证则已，（或可）不用麻黄，要有表证，更得搁麻黄。但是，一方面也得搁利水的药，白术就是了。同时，搁知母，更加强祛水的力量。这个方子咱们很常用，不一定得是历节，关节都疼痛，如果下肢关节痛、有肿，这个方子就好使。

底下又有些历节，这个书编次的时候前后次序没有搞好，底下这节也应该搁桂枝芍药知母汤上面才对啊，这还是讲历节的原因。

**味酸则伤筋，筋伤则缓，名曰泄。咸则伤骨，骨伤则痿，名曰枯。枯泄相搏，名曰断泄。营气不通，卫不独行，营卫俱微，三焦无所御，四属断绝，身体羸瘦，独足肿大，黄汗出，胫冷。假令发热，便为历节也。**

历节病，（得病原因）不止于上边这几项，饮食不节也容易造成，底下都说这个。

"味酸则伤筋，筋伤则缓，名曰泄"，酸入肝，过食酸就伤肝。肝主筋，筋伤了就缓而不收，弛缓、松弛了，失去收缩作用，所以他起名叫"泄"，"泄"与收缩是对峙（对立、对应）的。

"咸则伤骨"，平常爱吃咸的，大量吃，咸入肾，吃多则伤肾，肾主骨，也就伤骨，骨伤则痿而不能行，咱么说"下痿"，就指痿废，所以名曰"枯"。

"枯泄相搏"说有两种情形，由于食酸而伤筋，筋伤了，缓弛不收，就是"泄"；另一方面，又好吃咸，咸则伤肾，也就伤骨，骨伤了，就痿而不用，所以名曰"枯"。"枯"、"痿"一个意思，筋泄与骨痿两种情形结合到一起，名曰"断泄"，"泄"还是上边那个意思，"断"者就是不通的意思。血液是通彻全身的，尤其我们拿现在的循环学说来说，它到四肢，再从四肢静脉回来。把这两个（筋泄与骨痿）结合在一起，由于症的方面，骨痿缓弛不收，筋骨这个地方不是说不通血液了，通，但是困难了，所以叫"断泄"。

"营气不通"，也不是绝对不通，要是绝对不通的话，拿现在的话说，就要坏死了，因为一点血液不通了嘛。通，但不是畅通，由于营气不得畅通，卫气也不能独行。

营卫，营之所至，就是卫之所在，就是血管的通透作用，这在古人是渺渺茫茫，看得不清楚。根据近代医学，说得很清楚，尤其在表面的毛细血管有通透作用，里头水分多，它往外出，内外保持恒量，若里头水分少，外边的津液往里头去，所以古人说"卫在脉外，营在脉内"，里头是血液，可是与外边是通的，出了血管外头就是津液，津液就是气，古人说的气就是津液。你看《内经》说的"如雾露之溉"，灌溉的"溉"，所以气在人之周身是无所不在，就像雾露一样的，灌溉全身，不是咱们常说的"呼吸气"的那个"气"。

那么血管不到那个地方，去跟谁通透啊？卫也就没有了。饮食入胃，血管吸收，组织细胞需要营养啊，那么怎么去啊？就是从血管渗透出去的，把营养成分输送到周身各个细胞组织，细胞组织的废物，血管再把它吸收回来，所以血管内外它就有通透作用，这是正常的生理。古人也知道一点，不知道不会说这些话，但不是那么确切，有时候在这里这么说，在那里那么说。限于（当时的）科学水平，也不必给古人打掩护，也不必对古人说他们的错误，当时他们也没办法，只能够知道那些。毛细血管得在显微镜下瞅，那时没有显微镜，怎么能看到毛细血管呢，可（古人）这种说法是有道理的，可是粗（粗略）。

营卫都不通了，三焦行津液啊，所以"三焦无所御"，就是无所使的意思，这样子"四属断绝"，就四维不张了，它不能灌于四旁，所以身体羸瘦。人身体水分最多，就是津液，如果没有水分的灌溉，形体就要消瘦。所以人身上一百来斤，六七十斤是水分，人瘦与缺水是很有关系的。那么湿浊之气呢，因为人太虚了，它就下注，所以唯独脚肿大，身上都瘦。"黄汗出"，尤其是下肢爱出黄汗，皮肤虚不能收涩，它就出黄汗，我们后头要讲的"水气篇"有黄汗。"胫冷"指的小腿冷，"历节"不是胫冷而是发热，"假令发热，便为历节也"。胫冷指"黄汗"说的，水气病也肿也出黄汗但是"胫冷"。"历节"呢？还是有风邪，有热的关系，所以它不冷反而发热，这是历节。这一段，在这个地方将黄汗与历节作一个鉴别，历节也出黄汗，所不同的是一个是胫冷，一个是反发热。

这一段就是饮食偏嗜酸咸的人，也容易影响（导致）肝肾虚，肝肾虚就影响筋骨弱了，就能造成筋缓骨痿这个情况，也能够导致历节。这些应该放前面，（因为）这每条全都说的是历节病的原因。

**病历节，不可屈伸，疼痛，乌头汤主之。**

**乌头汤方　治脚气疼痛，不可屈伸。**

**麻黄　芍药　黄芪**各三两　**甘草**三两（炙）　**川乌**五枚（㕮咀，以蜜二升，煎取一升，即出乌头）

**上五味，㕮咀四味，以水三升，煮取一升，去滓，纳蜜煎中，更煎之，服七合。不知，尽服之。**

这是最重了。"病历节不可屈伸"，历节，就是周身关节全痛，尤其是"不可屈伸"，疼痛得厉害，以至于不得屈伸，所以拘挛痛，"乌头汤主之"。乌头汤治这种痹痛，是最重的方剂了，不过这个方子做得非常好，主要有个乌头煎，后头要讲，这里头也提了。这个方剂里头用麻黄、芍药、黄芪、甘草、乌头，用的是川乌，不要搁草乌，草乌的毒太大了，五枚。那么在大乌头煎中他说"大乌头五枚"把它弄碎，拿蜜把它煎了，"蜜二升"就是两小碗蜜，把五个乌头搁到里边煎，煎取一升，两碗剩下一碗了，就别煎了，把这个乌头别要了，乌头的成分就溶解到蜜里了，所以叫乌头煎。这就是一个药，治寒疝，治疼，由寒而致的疼，咱们要讲到寒疝那一章就有了，这个方子用前四味药祛外邪：麻黄、芍药、黄芪、甘草，用乌头煎就治历节痛。

还有一个，不在这一章，其实应该在这一章，乌头桂枝汤，用桂枝汤加川乌，也是这个做法，也合用乌头煎，治桂枝汤证表证而有这种历节痛，所以身疼痛，"诸药不能治"，用乌头桂枝汤，这后头都有，我是为了解释（乌头汤）这个方剂。如果无汗，恶风还厉害，恶风厉害是黄芪证，虽然无汗，但是表虚，就是正气不足于表，要不然他就不搁黄芪。用麻黄、芍药、黄芪、甘草，发汗祛邪，同时用乌头蜜煎来止疼，蜂蜜它就治疼，甜药都缓痛，乌头跟附子一样，就治湿痹、拘挛不得屈伸、疼痛，一味药就治这些，用蜜煎是有道理的，一方面加强镇痛作用，一方面它制乌头的毒，古人用药啊，都是从经验来的。乌头用蜜煎之后，瞑眩状态就轻。我们平时给人开附子，有些病人回头就说：哎呀，我吃这个药好晕。那就是附子毒，可是这没关系，只是晕，就像喝啤酒似的。要是用五个乌头啊，那了不得了！或者（患者）他要吐。你要搁上蜜煎呢，就没有这些问题了，蜜解附子的毒。所以古人用药啊，有办法，从经验来的。这么用还增加它的效能，治疼，同时还能免去（附子）的毒，这个地方（论述地）都很好，后世的方药不讲究这些。

**矾石汤　治脚气冲心。**

矾石二两

上一味，以浆水一斗五升，煎三五沸，浸脚良。

底下这些方子，也是林亿他们找到的附方。他一看方子不够啊，讲了一个中风，方子没多少，他就到处找方子。

矾石汤就是外用方，矾石，就是现在的明矾。把它弄成水洗脚、浸脚，治脚气，即"矾石二两，上一味，以浆水一斗五升，煎三五沸，浸脚良。"这是附方，底下全是了。这个矾石汤从哪搞来的，没有注明，也没写附方。其实是附方，他说治"脚气冲心"，矾石具有祛湿、收敛作用，要是脚肿啊，或许有些作用，但是要是脚气冲心，恐怕治不了。

《古今录验》续命汤　治中风痱，身体不能自收，口不能言，冒昧不知痛处，或拘急不得转侧。姚云：与大续命同，兼治妇人产后去血者，及老人小儿。

麻黄　桂枝　当归　人参　石膏　干姜　甘草各三两　芎劳一两　杏仁四十枚

上九味，以水一斗，煮取四升，温服一升，当小汗，薄覆脊，凭几坐，汗出则愈，不汗更服。无所禁，勿当风，并治但伏不得卧，咳逆上气，面目浮肿。

《古今录验》是个书名，在这个书中有续命汤这个方子。宋代林亿他们也把它们附到这个地方了，那么在这个书中，还有大续命汤，那么（续命汤、大续命汤）这两个方子主治相同，治"中风痱"，"痱"也是风邪的意思，就是中于风邪。

"身体不能自收持"，就是半身不遂，口也不能言，"冒昧不知痛处"，人昏冒也不知哪儿疼。"或拘急不得转侧"，或身上抽而不得转侧。

这个方子真正治这个病是不行的，起这个名字叫续命汤，有些言过其实。这个方子我们看用什么药，含有麻黄汤，麻黄、桂枝、甘草、杏仁。用麻黄汤加石膏，（说明）还有外邪，祛风。另外呢，加些补中的药，人参、干姜，温中补虚。又加上当归、川芎，强壮补血。

那么如果这个人得了外感，要是心下痞硬，胃不好，同时又有些贫血，严重贫血的情况。这种人得感冒，这个方子我认为在这个情况下可用，否则这个方子不能用，尤其不能够治中风。

现在对中风病啊，这个方子千万慎用。如果真是有太阳病外邪的症候，发烧啊，怕冷啊，同时有严重的贫血，这个方子有时还可以用，但这种情况只能这么说遇到很少。真正的贫血，恐怕他得少阴病，也不一定得这个病。假设要真是太阳病这种证候，真有贫血，可以用，但是对于中风"口不能言"、"身体不能自收持"，这个方子要加以小心。

"上九味，以水一斗，煮取四升，温服一升，当小汗，薄覆脊，凭几坐，"不让你躺下，把后脊也不要盖太多，靠着椅子坐，那么汗出就好了。"不汗，更服，无所禁，勿当风"，"并治但伏不得卧，咳逆上气，面目浮肿"，这更成问题了，咱们真遇到哮喘，（如果）一点虚候没有，那你用这个方子可不行！后世医书犯这种毛病犯的大。这个药不是不能治咳逆上气，解表嘛，有麻黄，能治，但是必须得里也虚，同时血也真虚，不然的话，搁些温补的药，那哪行啊?! 所以哮喘、咳嗽、咳逆上气，这种病咱们经常见到啊，不能随便用这个药。它能治，但得有那种症候。不是说随便这个方子就能治这个病，这是后世医书容易犯的毛病。


**《千金》三黄汤**　治中风手足拘急，百节疼痛，烦热心乱，恶寒，经日不欲饮食。

麻黄五分　独活四分　细辛二分　黄芪二分　黄芩三分

上五味，以水六升，煮取二升，分温三服。一服小汗，二服大汗。心热加大黄二分，腹满加枳实一枚，气逆加人参三分，悸加牡蛎三分，渴加瓜蒌根三分，先有寒加附子一枚。

《千金方》里头有个方剂，叫三黄汤，主要还是关节疼痛，"百节疼痛"，就是遭受风邪、关节疼痛，或者心烦热，恶寒。心也乱，心乱就是心烦啊，一天不愿吃东西，《千金方》里头讲是用三黄汤，我们看看三黄汤里有哪些药呢？麻黄五分，独活四分，细辛二分，黄芪二分，黄芩三分，在孙思邈那个时代，药的组成比较简单，还不像后来。

这个方子用细辛、黄芪治关节疼，是有可能的。由于恶风特别厉害，这种关节疼用黄芪都可以，但是必须恶风特别敏感，即为正不足于表。风邪也好、湿也好在体表，你不用黄芪去不了，发汗更不行。

细辛跟附子，对关节拘急痛疗效差不多，这两个药就治"百节疼痛"。

麻黄、独活、黄芩，是发表解热的法子，也有表证，要不然也是不行的。不过，这些药分量都很轻，都几分，古人一两是四"分"，麻黄是五分，也就一两多一点，现在就是一钱多一点，拿现在的克折算，就3~4克；独活比较多，独活这个药，发汗没大力量，有点类似葛根，它是个滋润性的清凉性的发汗药，也可以发汗，但是发汗作用不大；黄芩又有些解热、解烦。

（这个方子）也就是说有外证、有表证，无汗出，但是恶风恶寒相当甚（严重），同时百节疼痛，可以用这个方子，这是根据药物分析（所推导），不像所说的"中风"，前面搁"中风"两个字，大概林亿就是看到"中风"字样，就把这个《千金》

大医精诚万世师表

方子把放这（《金匮要略》）了。总的来说还是说的"风湿相搏"的这种中风。

不过这个方子还挺简单。它底下有些加味，有些混乱：

他说"一服小汗，二服大汗"、"心热加大黄二分"这没什么道理，"心热"只能加黄连，泻心汤不就大黄配黄连、黄芩吗？心热就指的心烦热，心热加什么大黄啊！所以，底下的加味，有些不是太好。

"腹满加枳实"是没问题的。如果上下都满的话，加枳实、加厚朴。这都没问题。

"气逆加人参"这不对了，气逆怎么能加人参？气逆只能加半夏、生姜这一类的药。人参是补虚的，中虚不一定气逆啊，这个气逆有人参证，都是心下痞。［编者按：胡老似乎说气逆多为半夏生姜证，而较少（当然也可能）出现人参证，不知笔者理解是否确切］

"悸加牡蛎三分"，悸指心悸，牡蛎还能治悸动嘛，这倒可以！

"渴加瓜蒌根三分"，也行，瓜蒌根治的渴呀，分两种：只要是津液虚的那种渴，加瓜蒌根就对；要是真是阳明有热的那种渴，那非用石膏不可，用瓜蒌根也不对。所以加味也不是随便写到这里的。

"先有寒加附子一枚"，加附子治百节疼痛，这是可行的。

这是三黄汤，三黄汤名字起的，就是（根据）黄芪、黄芩和麻黄，不是有三个"黄"吗，就起名叫"三黄汤"。

**《近效方》术附子汤** 治风虚头重眩，苦极，不知食味，暖肌补中，益精气。

**白术**二两　**附子**一枚半(炮去皮)　**甘草**一两(炙)

上三味，剉，每五钱匕，姜五片，枣一枚，水盏半，煎七分，去滓，温服。

《近效方》这本医书中，里头有术附汤。其实这个术附汤咱们讲过了，就是桂枝附子汤去桂加术，就是那个方子，可是放在这里解释一点不对头了，治什么呢？"治风虚头重眩，苦极不知食味，暖肌补中，益精气"。这说得驴唇不对马嘴。

那么，这个方子治关节疼，没有表证，咱们在《伤寒论》讲，风湿相搏，关节疼痛，不得屈伸，它用桂枝附子汤主之；如果小便数，大便干，即去桂加术，就是这个（术附汤）方子。它没有表证啊！咱们前面研究很多了"小便不利影响表不解"，它（术附汤）这个小便数，大概没有表证。尤其他这个小便数，丧失津液了。由于小便数造成大便干，更不能发汗了，所以他把桂枝去了。那为什么加术呢？附子、术治小便频数，同时附子、术也能治湿痹。是外有湿痹、里头还丧失津液这样的病，所以加上附子、术，使小便利变得不那么利。所以老人小便频数，用真武汤挺好使的，真武汤里不也有附子、术嘛，利尿药配合附子，能治小便频数。如果小便不频数了，津液自然恢复，大便也就不干了。没有表，把桂枝去了，不让发汗。有附子、术，也能治痹痛，是这样一个方义，这样一个用意。也就是说我们在治关节炎的时候，也就是痹痛这类的病，如果没有表证，小便利或不利，而只关节痛，没有其他的，这个方子可以用，并不像他说的"治风虚头重眩，苦极，不知食味，暖肌补中，益精气。"

"头眩"还是对的，为什么？因为有术，术是温性药，咱们都知道，白术健脾，健脾就是健胃，胃这个脏器，喜燥不喜湿，胃有停水不愿吃东西，所以说白术健脾，就从这一点上说的。那么胃停水呢，头爱晕。白术是专祛胃水的，是温性药。可是胃要是没水而用白术那是不行的。

这个方剂主头晕，或者有可能。旁的说是主"头重，苦极"，也不至于那份上。

"不知食味"也冲着术说的，就是脾胃虚，术能健脾。他是这么样子看的。这是理想，实质不是这样。不一定就是一天一点东西不吃。它又没有表证，这类的关节疼，不至于那样。所以后世对这个方药的解释，有些理想（编者按：此"理想"似为臆想之意）搁在里面。

这个方子有些特别，给加上引子了，姜五片，枣一枚。这也没有什么关系，要是有点恶心可以加点姜，加大枣没有大用意，可见这是后世的做法，后世都要拿姜枣做药引子，大概需要每幅药后头都要搁姜几片、枣几枚。原方里头有姜枣，它是桂枝去芍药加附子叫桂枝附子汤（演变的）。在这把姜枣变成药引子了，搁在后头了，这都不合法，原来就是白术、附子、甘草、生姜、大枣，就是桂枝附子汤去桂加白术。你们回头看看《伤寒论》就是这个方子。

**崔氏八味丸** 治脚气上入，少腹不仁。

**干地黄**八两 **山茱萸** **薯蓣**各四两 **泽泻** **茯苓** **牡丹皮**各三两 **桂枝** **附子**(炮)各一两

**上八味，末之，炼蜜和丸，梧子大，酒下十五丸。日再服。**

崔氏八味丸本来在仲景书中，可能这个方子最原始是崔氏家传方，所以叫崔氏八味丸，这个方子大概也在《近效方》里面，（本方初载之处的）书名没写，大概是根据上面（条文中所说的《近效方》）。"治脚气上入，少腹不仁"，就是脚气冲心。用肾气丸主要治下焦，有个特殊症候，就是少腹这个地方，"少腹不仁"，"不仁"就是麻痹，这主要是附子和生地的作用，有点血痹的情况，"少腹不仁"是用肾气丸的主要征候。咱们要记得，小腹这个地方特别虚软无力，这都是用八味肾气丸的征候。所以古人叫"肾气丸"，它是治下焦虚寒的。

肾气丸这个方子前面有，《伤寒论》里也有，它一方面治血痹，用大量的地黄，同时它也治烦热，另外，它最大的作用就是山茱萸这个药，山茱萸是收敛强壮的药，这个药收敛得很，起强壮作用，与山药配伍到一起，尤其能够健胃强中。泽泻、茯苓，祛湿。利尿药配合附子可以治湿痹。

所以这个方既能治血痹又能治湿痹，同时又有虚脱的情况，也治小便频，"饮一斗，小便一斗"，虚的很，松弛无力，组织上也没有收缩的力量，这时候也可用肾气丸。有桂枝，也治气上冲。

附子的量用得相当的小，没有附子的话，连山茱萸、山药、地黄这些补药都不起作用。机能沉衰到一个相当的程度，非附子不能振兴。阴寒客冷到极点了，也得大量用附子；一般的机能沉衰，如阴证，没有不用附子的，它就能起使机能沉衰恢复的作用，不是光祛寒而已。

八味肾气丸这个药，没有什么祛寒的药，主要还是血液、津液虚，同时又有小便不利、血痹不行等这些情况掺杂在一起，主要是机能沉衰，咱们到后头妇科里还讲了，转胞病，输尿管松弛了，不那么通畅，叫"了戾"嘛，吃附子使机能仍然紧张起来，输尿管就不那么折叠了，小便就可以通了，所以附子是起这个作用。

现在六味地黄丸把桂附拿掉了，所以就什么也不搭。当然它（六味地黄丸）滋补还有些作用，有大量生地、山药、山茱萸，还是起这个作用。但是如果还说治下焦、补肾，实际上它就补不了肾了。

（崔氏八味丸）这个药也叫"肾气丸"，也叫"八味丸"，名字挺多。

**《千金方》越婢加术汤　治肉极，热则身体津脱，腠理开，汗大泄，历风气，下焦脚弱。**

麻黄六两　　石膏半斤　　生姜三两　　甘草二两　　白术四两　　大枣十五枚

上六味，以水六升，先煮麻黄，去上沫，纳诸药，煮取三升，分温三服。恶风加附子一枚，炮。

越婢加术汤本来不治这个（治肉极，热则身体津脱，腠理开，汗大泄，历风气，下焦脚弱），《千金方》把它列到这了，所以林亿他们就根据《千金方》的说法把它列在这儿了。"治肉极"，五脏有五劳五伤，六腑各有极，"肉极"属脾、属胃，脾胃都主肌肉，就是肌热、肌寒、肌虚，在"肉"上有这个病。这个肉虽然在外，它也属于内里头脏腑。"肉极"这里说的是热，"热则身体津脱"，热，腠理开，津液外泄，出大汗。"腠理开，汗大泄"，那么怎么来的呢？

"历风气"，遭受恶厉之风气，这是孙思邈的看法，才有这种情况。越婢汤本来就治"身无大热，汗自出"，有水气，发肿，咱们说治风湿、风水嘛，后头有的，这是张仲景的说法。孙思邈的说法，也是"汗大出"，他说这是"肉极"热的关系，腠理开了，原因哪来的呢？就是受了厉风气了，这是孙思邈的解释。

（不管孙思邈、张仲景）怎么解释，我们用这个药（越婢加术汤），它是既有表不解，内里又有热，跟麻杏甘石汤一样。表不解，应该恶寒，但是有里热，则反不恶寒，"下焦脚弱"这也指脚气病说的，脚气病，就是脚肿这类的病，内科学上有，脚气病变化挺多，厉害的能死人，脚气冲心嘛，"下焦脚弱"就是两脚行动困难，可以用越婢加术汤，其实，咱么常用越婢加术汤治浮肿，就是风湿，后面讲水气病就有了，所以，麻黄大量用。恐怕这也是风湿，"下焦脚弱"就像我们上面所说的脚肿如脱那个意思，总之是有肿的地方，要不然不会用这个方子。这是孙思邈这么一说，他说这属于"肉极"。

底下说得很好，"恶风，加附子一枚，炮"，不是光恶风的问题，越婢加术汤证是什么？就是身上浮肿，汗出，有表证，这就是越婢加术汤证的征候，小便不利，有水肿，同时有关节疼的话加附子，这在临床上也常用的。

我们治关节痛有几种，一种是偏于风，就是表证，有桂枝汤证，也有麻黄汤证。桂枝汤证，用桂枝汤加术附；麻黄汤证，我一般爱用葛根汤加术附，葛根汤这个药比较好，用葛根汤发汗，（汗发得）不那么严重，不像麻黄汤，当然用麻黄汤也是可以的，我爱用葛根汤。风湿若没有汗，这种风湿关节痛，我们最常用的方子是葛根汤加术附；风湿若有汗，脉比较弱，用桂枝汤加术附。桂枝汤加术附，主治跟桂枝附子汤主治差不多的，这是我经常用的。

如果有肿，肿得厉害，这个方子（越婢加术汤）很好使，要使冷丁地用到原方麻黄六两的量，显得有些多，六两现在就18克了，可以少用点，但是不能再少于12克，（若少于麻黄12克）那就配伍不过来了，它里头有石膏，麻黄、石膏配在一起不是大出汗，甚至于自汗出，它本身就有"自汗出"嘛。肿得厉害，大致都是这个方子，所以这个方子也治很多类风湿。类风湿关节肿的多呀，甚至于关节变形，这个方子应用的机会很多。

我们上面讲的桂枝芍药知母汤，要是只限于足下肿，全部关节都疼，人再比较瘦，再有些恶心，用桂枝芍药知母汤。桂枝芍药知母汤跟越婢加术附汤相仿，但是偏于治热，桂枝芍药知母汤没有石膏，（桂枝芍药知母汤）我也加过石膏，起作用跟这个（越婢加术汤）差不多了。我加石膏是为治风湿热，风湿热就是桂枝芍药知母汤加石膏，我们一般治风湿热，久久热不退，那个方子（桂枝芍药知母汤加石膏）挺好使，我试验过。

一般的关节痛啊，就（分为）这么几项，有表证，有汗出的，无汗出的，有浮肿的。浮肿的我们用越婢汤加术附，无汗的用葛根汤加术附，有汗的、汗自出的用桂枝汤加术附，这是很普通的。如果恶风特别地厉害，要加黄芪。

# 血痹虚劳病脉证并治第六

血痹这个病，拿现在的病名就是知觉神经麻痹，古人不知道什么是知觉神经，可是他会治，所以这东西妙不可言。底下讲的都是古人的看法。

**问曰：血痹病从何得之？师曰：夫尊荣人骨弱肌肤盛，重因疲劳汗出，卧不时动摇，加被微风，遂得之。但以脉自微涩，在寸口、关上小紧，宜针引阳气，令脉和紧去则愈。**

这句话，是说血痹得病的原因，"尊荣人"就是净吃好的，养尊处优，不事是体力劳动，外表看起来丰肥，但内里头确实弱，所以他一"小有劳"，稍稍一干点什么，就疲劳汗出，他不任劳嘛，这个问题说得蛮好的。那么由于他太虚，"卧不时动摇"，虽然睡觉，不时地动摇，谁（睡觉）还没有个翻身、动摇嘛，就这样的"微风"，他也要得血痹病，"加被微风，遂得之"，不是说受了大风了，就是这个人不任劳，不能够担任重体力劳动了，就是一般的轻体力劳动也不行，所以稍稍有些劳动他就汗出，汗出不"被微风"呢，他不至于得痹证。那么很少的微风，就是睡觉的时候不时有个翻身动摇，这样的微风他受了，也得这个病。这一段是这个意思。

"但以脉自微涩，在寸口、关上小紧"，这是说的血痹病的脉，既微又涩，气虚谓之微，咱们在《伤寒论》讲很多了，阳气不足，就是津液，就是津液不足，脉"微"。《伤寒论》说"脉微者，不可发汗"，古人管津液叫阳气。"涩"就是血不足，

"涩"就是血管里头血液行动不滑利，谓之涩，就是血液虚。

脉外的津液也虚，血液也虚，就是血液、津液俱虚，虚在哪呢？虚在外，仲景诊脉的方法，关以上以候表，关以下以候里。诊脉有多种方法，我们以浮沉，浮候表，沉候里；那么在关前呢，古人（认为）也候表，事实也是如此。那么关以下候里。比如说脉浮吧，在寸口就是关以上（脉浮），这可以说是得外感了，有表证；关以下浮，就不是（表证）了，大概都是肾有热的情况多。

他说"微涩"之脉现于寸口，就是寸部脉，寸口指的寸部说的，这是表。"微涩"之脉津液血液不足于外；"关上小紧"，关以下候里，由于气血不充于外，那么风寒才客于内，"关上小紧"，紧得不太厉害，他受的是微风嘛。

血痹病的脉，应该是这样子，就是表虚，什么虚啊？津液虚、血液虚，不足于表。寒邪由于这个虚，才能够侵蚀往内，也就是寒邪把血液闭住了，它出不来了。

那么得怎么治疗呢？"宜针引阳气，令脉和紧去则愈"，这是讲针灸了，"针引阳气"，阳气不足于表，为了让阳气足于表，就要使用针灸的一种针法。阳气一出来，表就和了，表和脉就和了，表和脉和，风寒就待不住了，所以古人有一句话："邪之所凑，其气必虚"。表虚，所以邪在这（表虚）能待得住，表实它（邪）就待不住了。所以针引阳气，阳气充斥于外的话，微末的风邪就不能够呆了，它（风邪）就去了，血痹这个病也就好了。

**血痹阴阳俱微，寸口关上微，尺中小紧，外证身体不仁，如风痹状，黄芪桂枝五物汤主之。**

**黄芪桂枝五物汤方**

黄芪三两　芍药三两　桂枝三两　生姜六两　大枣十二枚

上五味，以水六升，煮取二升，温服七合，日三服。一方有人参。

这还是接着前节说的，前节只说脉，没说出症，什么是血痹，这里说了，"阴阳俱微"，就是轻取脉微，使劲按脉也微，就是内外俱微。

"阴阳"有多种说法，有的指"上下"，寸关尺嘛，在部位上说的，寸脉常说是"阳"，尺脉常说是"阴"；也有时候指"浮沉"，就是轻取脉、浮取为"阳"，重取、使劲摁为"阴"，判断里啊。

"阴阳俱微"不是指上下，因为什么呢？因为它底下有"寸口"跟着，所以这是指浮沉说的，轻手按，脉也微，重手按，脉也微，这是津液不足。微在哪呢？微在寸口，"寸口关上微"，寸口这个脉是浮沉脉都微，跟上边是一样的。津液不足于哪呢？不足于表；"尺中小紧"，跟"关上以下"一样，尺以候里了，风寒进到里头去了。脉跟上面也没有什么错误（编者按，错误，估计是指"差异"而言），也就是风寒乘着表虚，血液为风寒所伤，才得血痹证，这是古人的看法。

"外证身体不仁"，血痹病就是指身体麻痹不仁，"如风痹状"，像风痹，也有麻痹的（症状），跟那个（风痹）差不多，但是风痹要疼的，它（血痹）这个不疼。这个病很多见的。"黄芪桂枝五物汤主之"，上边说是"宜针引阳气"，这里就出个方剂，这个方剂跟"针引阳气"是一样的。

黄芪这个药，大家得注意，古人说黄芪补中益气，是个甘温的药。凡是甘药都健胃，所以说它补中。胃健，水谷之气才充于外。水谷之气是什么，就是精气，也就是津液，（都是）养人的东西。黄芪这个药，我们什么时候用啊？就是体表虚衰，什么虚衰？你看前头那两个脉就知道了，全是津液不足于外，津液就是饮食化生的水谷化合物，再加上氧气，总而言之，就是营养成分啦。营养成分不足于外，外面的营养就不够了，就是营养不良了。由于营养不良，那么在这个部位，很多地方要出现疾病了，就像西医说的知觉神经麻痹，神经末梢靠外边，它要没有营养，它也受不了的。皮肤肌肉有病就生疮。

所以黄芪在《本草》上说的，主"大恶疮"，所以关于疮疡之病，用黄芪的机会最多，道理是一样的，它这块营养不良，营养不良，它恢复不了，这是一；第二，这块虚，这块有外邪它就祛不了。祛外邪是人体的机能，自然就能祛外邪。（现在则是）这块营养不良，所以要补中益气。总而言之，里气也虚，胃也不好，所以用黄芪补中益气，增加这个地方阳气也好、津液也好、营养成分也好，这个地方充足了，由于（营养）不良形成的疾病就要好（起来）。那么就是说，这个地方有毒物，人体虚了（毒物）能呆住，一实它就呆不住了，病毒也能（得以）祛。所以，黄汗等等很多疾病，由于皮肤这个地方（营养）不良造成的恶疮，那都是由于这个地方虚，用什么药，用黄芪。黄芪的作用就在于这儿。咱们后世都把黄芪看成是补气，有肺病也吃黄芪，这是错的，大错特错，它不是补那个气。

仲景书中所说的"阳气"，统统说的是津液，拿更通俗的话说，就是养人的营养成分，我们吃了东西，血管吸收，它往各组织细胞输送营养成分，古人管血管内的叫"营"，也叫做"血"，血是本体，营是作用；血管外叫做"卫"，也叫做"气"。所以（营卫）这两个东西，出血管给组织细胞（营养），就是西医说的血管通透作用。古人在这里，他也认识到了，"多汗者亡血"，要是大发汗，血液就少；要是亡血呢，就没有汗。古人也看到这一点，但不细腻，没有系统地说明，所以这里我们还是要参照西医的说明。

经方之术自有传承

但是这个很奇怪，西医知道什么叫知觉神经，但是这个病他治不了；中医不知道，但他会治。可见，中医的辨证是有道理的，中医管这个叫表虚证，又是营卫不和，用桂枝汤，表虚加黄芪，它就能治。黄芪我讲半天了，遇到黄芪这种适应情况，像这种表虚，恶风得特别敏感，你用黄芪没错，不是你随便脑子一想，气虚啦，就吃黄芪，不是那样子。

这个方子（黄芪桂枝五物汤）就是桂枝汤去甘草（加黄芪），为什么要去甘草？它要针引阳气，让气外达，快药不用甘草，甘草这个药缓，所以泻下药比如承气汤中，大黄、芒硝配合甘草叫调胃承气汤，就能够使泻下不那么峻猛。要去了甘草，那大黄、芒硝力量大了。要加厚朴、枳实，力量更大了，那就是大承气汤。那么，这里（黄芪桂枝五物汤证）是让阳气尽快出表，所以要加黄芪，甘草不要。（其中的）桂枝汤是调理营卫了。这个方子（黄芪桂枝五物汤证）我常用，这个方子确实挺好使，如果我们看到血更虚，可以加点血分药，常配伍当归芍药散一起用。随着证候出入，用药就要加减变化。因为这种病的变化很少，所以就（常用这单纯的）一个方子。（当然）在临床上，随着证候的出入，这个方子可有加减，就像我刚才举的例子那样变化加减。用于神经麻痹而现（黄芪桂枝五物汤证的那）一种原因，若有其他的问题，发生其他的证候，那么根据不同的证候，你就用不同的（方药加减），但是主治的方子还是对的，我们可以加些药味，或者根据当时的情况，与其他方子合方应用。血痹到这讲完了，血痹简单。

底下讲的是虚劳。虚劳病大家都知道，咱们常说的劳（痨）病。古人说的虚劳，全是属于虚寒的这种情况普遍，虚热的情况比较少，你像（虚热的）肺结核就不包括在（虚老篇）里头。咱们现在管肺结核叫"肺痨"。我们看看他这个书，完了再说。

**夫男子平人，脉大为劳，极虚亦为劳。**

这些都是脉证上原则的问题。"男子平人"，没病，就是一般的男子。"脉大"就是有外无内，脉挺大，一按，里边没有，就是豁大中空的这种脉，说明什么呢，说明血虚。就是芤脉的一种，只是挺大，里面没有什么，就是豁大中空的脉，就是虚劳。别看现在没什么（具体症状），不可轻视。

"极虚"脉按着一点没有力量。我们按脉是根据脉的跳动，虚就是跳动没力量，心一动，脉一动，我们按脉似跳似不跳的，就是极虚。这也为劳。

这都是虚劳的病，是泛论，就是说凡是遇到这种脉象，或者大而中空，就是大而无根，一按它不禁按，挺大，这是个虚劳的脉；或者"极虚"，不管你怎么按，这脉应指似有似无的，也是极虚。这统统都是劳（痨）病，这就着脉说的，做个参考。

**男子面色薄者，主渴及亡血，卒喘悸，脉浮者，里虚也。**

"面色薄"，"薄"就是"厚"的反义词，颜面苍白，无光泽，叫做"薄"。人没病，就是脸色枯槁苍白，那么这个人一定是津液虚、血液虚，不华于面嘛。"主渴"，津液虚，必渴。"及亡血"，再不然有失血的症。

那么他一动作，就不时卒然间喘、心跳，这个喘呢，气虚则喘，这指肺说的。那么血虚呢，心就跳，血不足以养心，则心悸。

"脉浮者，里虚也"，"浮"跟"大"一样的，也是有外无内的脉，这是里虚。换言之，也是劳（痨）。

这都是指虚劳，拿各种不同的脉（来说明），当然症也是了。

**男子脉虚沉弦，无寒热，短气里急，小便不利，面色白，时目瞑，兼衄，少腹满，此为劳使之然。**

这都是外表看不出什么大病，而实质呢，是属于虚劳的。

"脉虚沉弦"，脉虚者，是虚劳的脉了，前面我们讲了，脉"极虚亦为劳"；这个脉使劲按，应指还挺硬，就是"沉弦"，沉弦就是里有寒。

下面的症候，就与脉有关系了。

"无寒热"，没有外邪。

"短气"，里有停饮，就要短气，《金匮》痰饮篇有这么一句话，说饮水多，水停心下，"微者短气"，（水饮）停得不厉害的话，就短气。因为胃这个地方有水压迫横膈膜，呼吸不利，短气。"甚者则悸"，胃停水多了，影响心跳。所以这个"短气"就说的是胃有停饮。

"里急"就是小腹里急，也就是腹肌拘急，怎么拘急呢？拘急不就是痉挛嘛，就是没有血液营养，津液血液不足，腹肌不和，发生拘急、里急。

所以这是一个虚寒的证候。"脉沉弦"，"沉"者，"脉得诸沉，当责有水"；一个（症状是）短气，里有饮，也能够使脉沉弦；一个（症状是）里急，它是里虚寒，腹肌失和，也能使脉沉弦。

"小便不利"所以少腹满。这个文章错综，（相近甚至相同的内容）不挨着，还得去挑啊。小便不利跟少腹满是一致的。小便不利，膀胱蓄水，小腹就满，他是说水不利于下。

面色没有血色，白，而且时时目瞑，"兼衄"，时时闭眼睛，目瞑就是我们讲少阴病"但欲寐"那个样子。老闭着眼睛，没有精神。"兼衄"，鼻子常出血。这说明什么呢？血不荣于上，上面由于衄血，这血亏得很，所以面色很薄，时时目瞑。

血不充于上，不荣于面，尿又不利于下，这也是劳使之然。

根据上面一系列脉证来讲的。如果有这种虚沉弦的脉，再有下面这一系列的证候，这也是虚劳常有的一种证候，脉和证！

**劳之为病，其脉浮大，手足烦，春夏剧，秋冬瘥，阴寒精自出，酸削不能行。**

劳之为病，变化多端，这也是举一个例子。

"其脉浮大"即浮大其外而中空，里面是没有什么的，浮大无根，就是指前面说的虚劳的脉。

由于血虚、津液不足，后世所说的"阴虚生内热"，血液不足，手足心都发烧，这都是虚劳的一种反映，所以，手足发烦热。

手足烦热，如果在春夏的时候，阳气升发，春生夏长，虚热病在这个时候最厉害了，在春夏就剧烈一些。秋冬呢，阳气消阴气长，秋冬主收藏，虚热病到这个时候就好一些，所以说"秋冬瘥"，"瘥"就是好。

由于脉浮大，即芤象，常常要遗精，"阴寒精自出"，"阴寒"指前阴、阴头寒，下面还有（解释），精失去收涩，自己就出，即遗精。

"酸削不能行"，身上说不出疼，但是发酸，懒，"削"就消瘦，人这个津液它充于形体，人才胖，津液要是虚乏、少得很，人就消瘦。现在医学生理上讲人的体重，水分占一大部分，咱们说的津液就是水分。

如果"脉浮大"这一类症状，全是阴虚，中医说阴虚，都是津液、血液虚。那么阴津血虚自然就会产生方才讲的酸削不能行，消瘦。津液不充形体，形体就瘦。再虚，就不能行，身体也说不出哪儿难受了，哪儿都发酸。虚劳病是这样的，让人捶胳膊捶腿的。

**男子脉浮弱而涩，为无子，精气清冷。一作冷。**

这是讲先天禀赋的关系，男子无病的人，无端地脉又弱又浮而无根，涩是血少，弱为津液少，津液血液俱不足，这肯定是先天的禀赋太弱了。他没有病，但有这种脉，肯定是禀赋太弱。"为无子"，不可能生育。

那么主要是精血不足，"精气清冷"，拿现在的话说，里头成分不够了，不定缺什么，这是一个先天性禀赋太弱的人，脉也是特弱。

那么到这儿，他把总的方面，连脉带证各式各样的，普通地说一说，底下他要讲具体证治了。


**夫失精家，少腹弦急，阴头寒，目眩（一作目眶痛），发落，脉极虚芤迟，为清谷、亡血、失精。脉得诸芤动微紧，男子失精，女子梦交，桂枝加龙骨牡蛎汤主之。**

**桂枝加龙骨牡蛎汤方**

**桂枝　芍药　生姜各三两　甘草二两　大枣十二枚　龙骨牡蛎各三两**

**上七味，以水七升，煮取三升，分温三服。**

开始他讲失精。"失精家"指频于失精的人，不是偶尔失精的人，那够不上"家"，这是指频繁失精的。我遇上失精能致死的，这个人一闭上眼睛就失精，岁数不大，还是个小孩子，后来骨瘦如柴，他还是我一个亲戚，我还在念书的时候，他就死了。所以"失精家"也归在虚劳之内。既说"失精家"，不是偶尔遗精，偶尔遗精不算病，那是频繁遗精，虽然我说的那么重的（几乎）没有，一般的这种病很多。这个大家要注意。

凡是这种病，"少腹弦急"，我们上边讲"少腹里急"，"弦急"比"里急"还厉害，他那腹皮拘急得很，肌肉也是。什么道理呢？就是虚寒，腹肌不和，拘急痉挛。

他是下边有虚寒嘛，所以"阴头寒"，就是前阴、阴头这个地方，营养成分也就是津液不充分，下边不够，所以下边不到哪儿，哪儿就寒。不到手足，手足就厥冷；阴头这个地方达不到，所以阴头寒。

凡是失精，都是下边虚寒。上边则不然，虚阳上亢，"目眩"，这个眩是热。"发落"，热使发落，所以血虚能使发白，老人你看头发白，那么发落呢？是有血热的关系。为什么会有血热？失精都是上下不沟通，咱们（后世而言）说它心肾不交，寒在下头，虚热往上，有气上冲。凡是虚证都有气上冲。你看麻黄汤证，它没有气上冲，桂枝汤证它有气上冲，表虚证嘛。气上冲，热也跟着往上泛，所以头眩晕，这个"眩"是个热，而发落。

脉呢？"脉极虚芤迟"，这是个泛论，"极虚"就是虚劳的脉，就是无力，"芤"就是浮大中空的脉，"迟"就是至数也少，这种脉"为清谷，亡血，失精"，凡是清谷，下利清谷都是中虚的厉害，就是胃虚，吃什么拉什么，不能消化水谷；再一个就是"亡血"，亡血也可以有这种"极虚芤迟"脉象，因为亡阴，这个人热能也是不够的，所以脉迟，迟就是寒；再不然就是失精。他说这种脉"极虚芤迟"为诸虚之应，他是泛论这个脉了，什么诸虚？清谷、亡血、失精都可以出现这种脉。

他又提出"脉得诸芤动微紧"，那么得这个脉，这肯定是在男子为失精，在女子为梦交，怎么讲呢？我把这个脉解释一下，从古人用药治失精能看出来，主要还是人的神经病，总是情欲妄动。心神不宁，他就要动，就是心腹动，脉也动啊。王叔和讲"在关上，如豆摇摇"，不一定在关上，在临床上可以看出来，不一定在哪儿。这个"动"脉，你要是心腹动，脉就要在关下；你要是胸动，脉就在关上。里头有动，为什么生成动呢？因为它这个方子里有龙骨、牡蛎，龙骨、牡蛎在《伤寒论》里很多，都是治惊狂不安，所以是神经上的关系。这个梦遗失精的情况发生，主要与神经有关系，这是古人的看法。情欲妄动、相思不遂啊，这个人先在精神上，然后在梦幻上，之后就出了这个事（梦遗失精）。这个脉一定动，起始是心神不宁。

"微紧"，"微"就是不足了，什么不足？咱们说是精气不足了。精气还是我说的那个精气，就是津液了，血液也是了，阳气不足嘛。"紧"者还是有寒，"寒"者还是他说的那个"少腹弦急，阴头寒"。

如果这个"芤"脉，这是极虚的脉，芤脉主亡血失精，它要与这几个脉象同时并见，"动"、"微紧"，心腹动而又津液不足，同时再有寒，肯定这非失精不可。这个脉与上边的脉是不一样的：上边"脉极虚芤迟"，是诸虚之应，总是有大出血或下利清谷或失精，失精也可以有上边的这种脉啰。但下边这个脉肯定是失精了，为什么？这脉里有特殊的情况，有"动"，这一点很重要。但是，这是谈脉了，咱们在临床上，这个病也不用在脉上诊查，病人自己就说了。

这是"男子失精，女子梦交"之脉，用桂枝加龙骨牡蛎汤主之，就是桂枝汤原方加上龙骨、牡蛎。龙骨、牡蛎应用，一般后世都认为龙骨、牡蛎是固精的，这是错的，不是！你们把《伤寒论》打开好好看了，它主要是治惊狂、癫痫这一类的病，就是神经不太安定，这个药是有些收敛，收敛精神，让精神不那么浮躁。那么这个桂枝汤呢？外谐营卫，内调气血。

它（桂枝加龙骨牡蛎汤）主要是调节神经，同时它也利于治外遗，也有收敛作用嘛，同时它有强壮作用，龙骨牡蛎有强壮作用。你看《伤寒论》上都是一个火劫之后，大发汗之后造成的那种情况，它都是虚，所以龙骨、牡蛎多少都有补虚的作用，但是不是一个大补。我们现在遇到遗精的病人，大补就上来了，一个也治不好，我肯定，不信你们试试，保险治不好。这个方子（桂枝加龙骨牡蛎汤）非常好使，我常用。

还有个二加龙骨牡蛎汤，这两个方子（桂枝加龙骨牡蛎汤、二加龙骨牡蛎汤）可配伍着用，二加龙骨牡蛎汤是桂枝加龙牡去桂枝加附子、白薇，这个附子量不要大，最大量也不要超过6克，搁3~6克。这两个方子我常并着用，我也不去桂枝，为什么？因为这个病有气上冲，"头眩"，"发落"，上冲得相当厉害，气上冲，不往下走，（也就是后世）古人说的心肾不交，还得让他们上下相交，桂枝还是要用的。我用的时候，就是往里加附子、白薇，挺好使的。附子不要大量用，因为下寒得厉害，阴头寒，精自出，所以要加点附子，但要少加。要是没有大寒热，就用桂枝加龙牡汤就好使。这个病常见，治得很多了，你们可以试验。临床上我们常见（此类病的误治），你越补越不行。

### 天雄散方

**天雄**三两(炮)　　**白术**八两　　**桂枝**六两　　**龙骨**三两

上四味，杵为散，酒服半钱匕，日三服，不知，稍增之。

天雄散方，有方子，没有证。天雄，就是附子类，比附子力量要大一些，它们是一类。它是面子药，把这些药都做成散，一回服半钱匕，服的量也非常小，日三服，不知，稍增之。

这个方子没说治什么，就放这了。当然是根据上边来的，据我看也是治遗精。他也用到桂枝，不过这个（方子的症状）偏于寒，寒得特别厉害，你看尽用温性药，连芍药都不用。同时，搁白术了，总有小便不利。搁龙骨不搁牡蛎，为什么？牡蛎这个药咸寒，比较寒，所以我说这个病偏于寒，寒得厉害，那么有用这个天雄散的机会。但是我没用过，我尽用桂枝加龙牡了，（有时候偏寒）我加附子。

（以方测证，以药测证，天雄散方）它有龙骨，有天雄，同时有桂枝，但是这个药偏温，当然它不治热了，（应该）没有上面虚热的情况。遗精（若是）常常有夜间出汗烦躁的（情况），那你非加白薇不可，白薇是去烦热的，天雄散是用不得；若没有那些热象，只是寒象，我想天雄散可用，我没用过。气上冲、小便不利、寒多的这种遗精可以用天雄散。

至于男子遗精，女子梦交，是一个问题。男子遗精也不会不做梦的。男女凡是有这种情况，都可以用这个药。

我认为这两段都讲的是治失精家，所以这个（天雄散）方子没有证，跟上边是一样的。遗精这个证候也很单纯，不是特别复杂，所以他就列个方子搁这儿，如果有些出入，在寒热加减上（你可以）自己临床上去用，就没有错误。

**男子平人，脉虚弱细微者，喜盗汗也。**

脉既虚又弱又无力，弱就是津液虚，细就是血液也虚，弱与微都是津液不足，津液血液不足，就是我们现在说的气血俱虚。"男子平人"，没有别的病，而有这种脉（虚弱细微），这种脉有两种：一种是先天不足；没有先天不足的话，肯定"喜盗汗"。

因为盗汗伤人津液，脉要虚弱的，这都是做参考。比方说我们遇着一个病人，他脉很弱，就一定喜盗汗吗？也不一定。

但是喜盗汗，即好盗汗，天天盗汗，盗汗能使得脉这样子。但是这样的脉，也不一定是盗汗，像前边说的"为无子"，他天生先天禀赋太弱，脉也是特弱。

**人年五六十，其病脉大者，痹侠背行，若肠鸣，马刀侠瘿者，皆为劳得之。**

这个书讲脉证太多，人到五六十岁，（身体健康）走回头路了，血气逐渐不足，脉不应该大。脉大，不是好现象，你再使劲按里头，大而无根，肯定是虚劳。底下讲的这些病，都是虚劳这一类的。

"痹侠背行"，这个"侠"字，通"挟"，和"挟"是一样的，古人是通用的，就是两个东西夹着。"痹"就是前面讲血痹的痹，麻痹不仁。哪个地方啊？就是脊背两溜，这也是个慢性疾病。

"若肠鸣"，"肠鸣"就是稀屎痨，肠鸣泻肚。

再不然他就得"马刀侠瘿"恶疮，"马刀"就是两腋下这个地方，"侠瘿"就是脖子两侧，就咱们说的瘰疬。这都是恶疮。

这一系列病也都属于虚劳一类的病，不是当时能好的。所以人到五六十岁，爱生恶疮。到年老的时候，不是光得这个病，达背（等病）都容易生的，所以他这也不是说空话。人到五六十岁，脉大而无根，就容易得这些病，那么后背两侧肌肉麻痹不仁，或者天天一早起来就拉稀，肠鸣泄泻，我们平时叫"稀屎痨"了，再不然，就是"马刀侠瘿"这类恶疮，这一系列的问题都属于劳（痨），也都是与这个脉相应的。

**脉沉小迟，名脱气，其人疾行则喘喝，手足逆寒，腹**

**满，甚则溏泄，食不消化也。**

这条说的是中虚了。"脉沉小迟"，"沉"为在里，"小"就是细，"迟"就是血虚有寒，细者血虚，这种脉叫"脱气"，"脱气"指着什么说的呢？就是中气，咱们现在说的脾胃之气，主要是胃（气）。

"其人疾行则喘喝"，这喘喝本来是上焦的病，稍稍一走道就喘，我现在就有这种情况，我是老人了，八十多岁了，要是年轻人就是劳（痨）。我一急走就喘，刚才上楼到这坐着就喘了半天，并不上嘴，"喘喝"，那么这是什么道理呢？中气不足，怎么影响这儿呢？古人是这么认识的，说"上焦受气于中焦"，这都是对的，不光是三焦，人的全身都是这样，胃气是生之本，一时它也坏不得，胃要是坏了，不能消化水谷，一切地方都不行，不光是上焦啊。所以上焦也全是中焦给气，这"气"指什么？就是水谷之气。如果中虚，就是胃虚，无以奉上，上焦也就没有气，所以行则喘喝。

那么胃气虚到极点了，水谷不达于四肢，所以"手足逆寒"。由外边往里冷，越外边越少嘛，越供给不上，所以逆冷、"逆寒"。

那么虚在哪儿呢？下边也讲了，"腹满，甚则溏泄，食不消化也"，"腹满"就是太阴病，"腹满而吐，食不下"，这是虚胀、虚满。再厉害，不光是虚满，溏泻，大便不成形，而且吃什么都不消化，因为这个关系，它才无气以奉上，所以行则喘喝，那么古人搁个"脱气"，可见张仲景这个书上重视胃，（后面马上）他要讲建中汤了，所以有这么一节。

胃气要是不足，就是中气要"脱气"，这地方还讲得都不错。所以我们治病，第一要紧的是你不能把人家胃给治坏了，胃治坏了，这个病不会好的。所以陈修园注《伤寒论》、《金匮要略》，有句话提得很有见识，他讲"仲景这个药都讲以甘调之，（仲景）这个药大概都用甘药的机会多"，调什么？调胃。所以《伤寒论》最后"厥阴篇"之呕吐哕下利这几种病，把六经做个总结，那（厥、利、呕、哕）不是厥阴证，所以现在研究《伤寒论》，那厥阴病篇就是四小段，那是厥阴。以下就讲厥、利、呕、哕四种病，在《金匮玉函经》中有"辨厥利呕哕病形脉证并治篇第十"，它是第十篇。咱们现在把它们讲到伤寒（厥阴病）里了，把厥阴病讲得奇奇怪怪的，让人不能懂了，所以（仲景）他这个书挺不好读。

这地方讲得都很好，注重胃，注重胃是应该的。病人胃不好，他不会恢复的。我们治病，病没治好，把胃给治坏了，小病治成大病，大病非死不可，那是肯定的。所以肝硬化腹水给用甘遂剂，治一个死一个，你猛攻，胃治坏了，痛泻，那有好吗？好不了！所以他搁个"脱气"，很醒目的名词，就中气虚，不光脱中气，三焦之气全脱。

**脉弦而大，弦则为减，大则为芤，减则为寒，芤则为虚，虚寒相搏，此名为革。妇人则半产漏下，男子则亡血失精。**

"脉弦而大"的这个脉，"弦则为减"，怎么叫"弦则为减"？弦脉，我们拿手按，非常硬直，谓之"弦"，如弓弦之"弦"。可是一（重）按呢，里头没有，也是中空的意思，所以"弦则为减"，光外边绷直，这就对应小腹里急，就是"弦急"，那是寒了。所以底下说"减则为寒"，那就不是弦脉。

弦脉是有余的脉，所以少阳病脉弦，那是有热。弦脉是有余的脉，不是不足的脉。

但是有外无内这种弦，外边按着像鼓皮，里面什么没有，

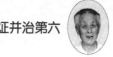

那就是寒了，"弦则为减"不禁按。

"大则为芤"，大是挺大，就像按葱叶一样，跟"弦则为减"一样，也是中空。

底下解释了，弦脉之所以为减，那是为寒；大脉之所以芤，那是血不足，是虚。——这两个脉结合起来"虚寒相搏，其名为革"，这是革脉。革脉跟芤脉不一样，芤脉光浮大，（重）按着里也没有；革脉若轻按，挺硬，革嘛，皮革之革。所以弦与大而中空的脉搁一起，可知里头也没有，要有就不是了，这就是革脉。

这里讲脉讲得挺好，但是也不好理解。我这么讲，大概大家容易理解了。假设有这革脉，都主亡血失精。要在妇人的话，是半产漏下、大失血这类情况；在男子呢，或者是亡血，或者是失精。

**虚劳里急，悸，衄，腹中痛，梦失精，四肢酸疼，手足烦热，咽干口燥，小建中汤主之。**

**小建中汤方**

**桂枝**三两（去皮）　**甘草**三两（炙）　**大枣**十二枚　**芍药**六两　**生姜**二两　**胶饴**一升

**上六味，以水七升，煮取三升，去滓，纳胶饴，更上微火消解，温服一升，日三服。**

"虚劳里急"，就是虚劳病，而有里急，"里急"就是我们方才讲的"少腹里急"，就是小肚子这两条肉拘急。

"悸"，心跳，小建中汤主要是血虚，津液虚、血虚，血不足以养心，心就跳得厉害。

"衄"，鼻子出血。

"腹中痛"跟"里急"是一致的，"里急"小腹腹肌拘挛，肚子要疼的，疼是里有寒。

"梦失精"这都是虚劳的情况。

"四肢酸疼"这是桂枝汤证。桂枝汤治身疼痛啊！

"手足烦热"这个烦热也是虚烦，这是虚热，不是实热。

"咽干口燥"，津液虚，当然也有热象，是虚热。

小建中汤主之。后世医家遇到这个情形不敢用，其实是大错特错！津液虚，要是不健胃可不行。当然也有例外，比方说大热，口干舌燥，那个津液虚，你祛热就好了，那是白虎汤证，热结于里，是实热的津液虚，祛热津液就存在了，（病）就好了，所以白虎汤、白虎加人参汤，渴得厉害加人参就可以了。真正虚，什么虚？中虚、胃虚，胃虚不能化水谷，这种津液虚要是用石膏不要他命了嘛，这个地方非分清楚不可！不是说桂枝汤（口误，当为小建中汤）就治口干咽燥，那非把人治死不可。但这种情况下（胃虚而津虚）的咽干口燥，你非用它不可，你要用白虎汤就把人药死了。

后世笼统辨证这个法子糟透了，那就是害人。啊呀，津液虚，得滋阴、补肾，那不瞎闹嘛，怎么滋阴、补肾？不对啊！小建中汤是不是治这个病？它确实能治，这个我有经验，这个方子我常用。我曾治一个肠结核病人，他高烧40℃，可是一系列的小建中汤证，我给他吃了，烧就退了，这非常好使。他这个是虚热。古人不管体温，不查体温的，证候的确是这个证候，尤其里急腹中痛，这是小建中汤的一个重要证候。那么热象你别怕，他津液虚，总是中气不好，即胃气不好，尽管放心用这个方子，没错的。尤其是身体疼痛，自汗出，有表证。

所以它还是以桂枝汤为基础，加芍药、饴糖，加芍药治腹挛急，腹急、挛急，也治肚子疼。饴糖是大温性药，咱们用饴糖，分量得用好，古人的一升，相当于现在一茶杯，你看咱们现在吃药，古人说服一升，吃药多少，那么饴糖就得搁多少，少了就没用了，所以与分量都有关系。（有人说）他用有效，我用没效，为什么呢？你用没效，自然有没效的道理。

这个地方很要紧，所以在临床上，方剂的适应证是很要紧的，要搞清楚，你别片面看问题，片面看问题就错了，得整个看。这个方子很好！

**虚劳里急，诸不足，黄芪建中汤主之。于小建中汤加黄芪一两半，余依上法。气短胸满者，加生姜。腹满者去大枣，加茯苓一两半。及疗肺虚损不足，补气加半夏三两。**

这里说的"诸不足"，不只"里"有小建中汤证，"表"也特别虚，比如恶风特别厉害，有黄芪证，可以加黄芪。黄芪建中汤补虚的力量要比小建中汤还有力，但是得有黄芪证，没有黄芪证，用不着的。

我们临床上常遇到里急腹痛的这种病，很多，尤其胃溃疡这类的病多得很，那你放胆用，没错的。但你别把实热当虚热，那就错了。这里说"里急，诸不足"，其实"里急"也有腹中痛。另外再有一种黄芪证，可以加黄芪，没有（黄芪证），不必加。

底下方后的话，有些是对的，也有不对的，"于小建中汤内加黄芪一两半，余依上法"这是对的。

"气短胸满者，加生姜"，胸满加生姜还可以。

"腹满者去大枣，加茯苓一两半"，这就是瞎扯了，茯苓并不治腹满，若有小便不利可以加。所以这个书上加减方药，我都不要，有些地方是错误的。

底下更糟了，"及疗肺虚损不足，补气加半夏三两"，半夏也不是补气呀，是下气的。你要说建中汤补气那就坏了，尤其是黄芪建中汤，如像肺病，无论是肺结核也好、喘病也好，那都不是肺气虚，你要加上这些，准坏，这很清楚啊！

所以黄芪是实表、固表的，表虚才用黄芪。大家都知道，麻黄治喘，西医现在也用麻黄素。为什么呢？他患了外感，表气闭塞，人体排泄废物，不仅仅是从尿和呼吸排出，它也从汗腺排出一大部分。表气闭塞了，应该从表排出的都担负到肺上了，肺就受不了了，就喘，所以拿麻黄，还要解表嘛！（假如）你还搁黄芪补？一补一个坏！后世的医书把有些药物这么弄，说黄芪是补气的，人们就知道了，气虚就加黄芪，这就坏了！不是这样的啊！所以这个地方（指方后加减用药）都要不得，这是后人搞的，都不是原来的东西。黄芪的应用，你得知道，真正的表虚非它不可，不然的话，有害无益。尤其肺病，若加黄芪，那不是找死吗？肺结核，也都不行，表不能再闭塞了，再给肺上找担负，那还行呢？

**虚劳腰痛，少腹拘急，小便不利者，八味肾气丸主之。**

**肾气丸方**

**干地黄**八两　　**山药**　　**山茱萸**各四两　　**泽泻**　　**丹皮**　　**茯苓**各三两　　**桂枝**　　**附子**(炮)各一两

**上八味末之，炼蜜和丸梧桐子大，酒下十五丸，加至二十丸，日再服。**

今天这章讲的几个方子都很好，我们也常用肾气丸治腰痛，它不是凡腰痛都治。小腹拘急或小腹不仁，都属于下焦。肾气丸，名字很好，它是治下焦虚寒。没有少腹拘急、小便不利，你用肾气丸治腰痛，怎么能治?! 若真正有这种情况，或者是少腹拘急，或者是小腹不仁，而又小便不利，这种腰痛，吃肾气丸，准好！没有这些特定症状，人家腰痛，你就给人家吃肾气丸，说什么肾虚、补肾，这从哪看的？人家一说腰痛就肾虚，这不对！总而言之，（原因）就是不想辨证，嘴里念叨辨证施治，可就是不辨证。辨证到终点，准得辨到方证上。这个书（《金匮要略》）就这样，人家也没说是腰痛就吃这个药，你非得（有肾气丸的脉证），吃肾气丸才好。所以我们在临床上，你非得把这个掌握不可，不然的话不会治病。八味肾气丸咱们都知道了，常用。现在（有人）用六味地黄丸治腰痛，那更是瞎扯了。

**虚劳诸不足，风气百疾，薯蓣丸主之。**

**薯蓣丸方**

薯蓣三十分　当归　桂枝　曲　干地黄　豆黄卷各十分　甘草二十八分　人参七分　芎劳　芍药　白术　麦门冬　杏仁各六分　柴胡　桔梗　茯苓各五分　阿胶七分　干姜三分　白敛二分　防风六分　大枣百枚为膏

**上二十一味，末之，炼蜜和丸，如弹子大，空腹酒服一丸，一百丸为剂。**

这个方子应用的机会不太多，虚劳的人，因为体弱，容易遭受外感，所以"风气百疾"，就是时有寒热，用这个方子主治。

这个方子用薯蓣，就是山药，是一味健胃的药，甜药。方子里面健中健胃的药很多，人参、白术、干姜、甘草，不就是理中汤嘛。理中汤又加上薯蓣。胃喜燥不喜湿，加上利水的药，这也是健胃的办法，所以在理中汤的基础上，主用薯蓣，更健胃、健中；加茯苓，这一系列的都是健胃。另外呢，滋阴补血药，像地黄、川芎、芍药、麦门冬、阿胶、当归，滋阴补血。

滋阴补血、理中健胃，这就是他所说的治"虚劳诸不足"，那么再有呢？就是治寒热的一些药，曲、豆黄卷、柴胡、桔梗、杏仁这一系列药。这就是治时而寒热。

本方用的机会不太多，不像上边的那几个方子，做个参考吧。这方子就是理中健胃，滋阴养血补血，加点解热祛寒热的药物，这方义挺好明白的。

**虚劳虚烦不得眠，酸枣仁汤主之。**

**酸枣仁汤方**

**酸枣仁**二升　　**甘草**一两　　**知母**二两　　**茯苓**二两　　**芎䓖**二两

**上五味，以水八升，煮酸枣仁，得六升，内诸药，煮取三升，分温三服。**

这个方剂咱们常用，可是真得虚呀，这个虚烦不得眠，与栀子豉汤不一样。栀子豉汤是真热，（栀子豉汤）那个虚，是冲着阳明病说的，阳明病是内热，实热呀。（栀子豉汤）它是不实的那么一种热，与（酸枣仁汤）这个虚不同，（酸枣仁汤）这个是真虚，所以列到虚劳篇来讲。咱们用酸枣汤要注意，真正是虚，因虚而烦躁，睡不着觉，用这个方子好使。可不是说凡睡不着觉都用它，这是不行的！真虚，你大量用酸枣仁，加点血分药，重用点茯苓好使的。不虚就不行！

相反的，栀子豉汤证，你用（酸枣仁汤）这个就不行，那反倒坏了。

胃有停水，影响睡觉，你利水，搁点安神的药龙牡之类的，他就能睡着。你吃（酸枣仁汤）这个药也不行，他不是真虚。

真正的虚，虚就发烦，心悸，那你吃（酸枣仁汤）这个药准行。所以我们在临床上，失眠的人也很多，（不辨证）乱用就不行了。酸枣仁汤，真正要是虚，影响到睡眠，无论是嗜睡还是失眠都好使，不论（酸枣仁）生熟；不是由虚而来的，（用酸枣仁汤）都不好使。咱们说生枣仁治嗜睡，炒枣仁治失眠，这也不对头。真正由于虚、虚劳影响到睡眠，无论是睡不着，还是爱睡，用（酸枣仁汤）这个方子都好使。

　　**五劳虚极羸瘦，腹满不能饮食，食伤、忧伤、饮伤、房室伤、饥伤、劳伤、经络营卫气伤，内有干血，肌肤甲错，两目黯黑。缓中补虚，大黄䗪虫丸主之。**

　　**大黄䗪虫丸方**

　　**大黄**十分（蒸）　**黄芩**二两　**甘草**三两　**桃仁**一升　**杏仁**一升

**芍药**四两　**干地黄**十两　**干漆**一两　**虻虫**一升　**水蛭**百枚　**蛴螬**一升　**䗪虫**半升

　　**上十二味，末之，炼蜜和丸小豆大，酒饮服五丸，日三服。**

　　五劳虚极之病，底下有证候："羸瘦，腹满不能饮食"，羸瘦，瘦得厉害；可是肚子满，这个满就是中虚，不能吃东西，不能饮食。这种情况就是这一段要讲的五劳虚极之证。

　　怎么得的呢？原因不一，"食伤、忧伤、饮伤、房室伤、饥伤、劳伤"等等，食伤、饮伤，吃东西不检点，饮食无节；忧伤，多忧善愁的人，都足以伤啊；房室伤，即男女不节制；劳碌"饥伤"，饱一顿，饿一顿；劳伤，过劳。

　　这统统都可以是五劳虚极之症，这几种伤的结果，"经络营卫气伤"，结果没有不影响到营卫之气的，营卫之气哪来的呢？在经络。古人视大血管为经，小血管即为络。营卫在哪呢？在血管里头血液的作用叫做"营"，在血管外的作用即气的作用叫做"卫"，那么最终这种伤损都能使营卫之气伤，由营卫及气血，最后伤及经络而形成干血，就是积久的瘀血。

　　干血有它的证候，"肌肤甲错，两目黯黑"，这就是干血之候，这很准确，肌肤甲错，就像鱼鳞似的。"两目黯黑"，黑眼窝子，眼睛也不光泽。

大黄䗪虫丸有"缓中补虚"之效，怎么提了"缓中补虚"？从方名来看有大黄、䗪虫，应该是攻的药，怎么缓中补虚呢？你看方剂就明白了。这个方子很好，也很常用。这个方子是大力祛瘀啊，既合水蛭、虻虫、蛴螬、䗪虫，诸虫祛瘀都相当有力量，又配伍干漆、桃仁，这两个药也是祛瘀有力量。

大黄药量用得不重，而且又蒸，它的攻破的力量就差了。桃核承气汤虽然没有搁虫类祛瘀药，但是往下攻破有力量啊，大黄、芒硝一起用，桃核承气汤是调胃承气汤加桂枝、桃仁。大黄䗪虫丸（则相对而言）攻下的力量小，"大黄十分"，十分拿古人的分量折算就是二两半，你看方中生地用多少，十两，而大黄是二两半，那分量差多了，而且大黄又蒸了，大黄要是久蒸久晒，它不泻肚子。大黄䗪虫丸做药的时候，按照古法它不会泻；不按照古法，才有可能泻啊。

本方"缓中补虚"主要在地黄、芍药这两个药上，大量用干地黄，干地黄这个药也有祛瘀作用，你要知道，同时有强壮滋补（作用），治干血嘛，它是干血，干地黄起强壮滋阴的作用，它补虚，与芍药合用更有这个作用。

另外，用丸药，丸药最缓了，每回吃得很少，小豆大的丸子，每回才吃五丸。我们现在的大黄䗪虫丸，丸子大，大到一钱，我就让他一天吃一丸。这个药做蜜丸，蜜也是补中的药，大量生地、芍药配合蜜，所以这个药是攻之中有补，所以叫"缓中补虚"。配药的时候，要是搁些生大黄面子，那就不行了（是错误的配制），肯定要泻肚子，虽然（生大黄）少，也要泻。

这个药很好，要是有"肌肤甲错，两目黯黑"这些症状，用之最好。要不然的话，现在一般用来治顽固性瘀血，治肝病最常遇见了，像脾功能亢进有瘀血的话，暴攻是不行的，用这药挺好使。我曾治一个（病例），在"文革"以前吧，一个年轻人得了肝炎，怎么治也不好，后来有一天我问他了，身上还有哪不好，他说每天身上都要掉一层皮，我让他挽起裤子，一看像蛇皮，就是肌肤甲错，后来，我说你别吃汤药了，就吃大黄䗪虫丸这个丸药，那后来是一天比一天好。所以古人对药物有种特殊证候（才能方证相应），这个方子治干血，就是积久的瘀血。凡劳（痨）病，都不是一天造成的，它都是积年累月积累的这个病，不是一时能够去掉的，用缓治的法子，这个方子还是很好的。

今天讲的方子都是极有用的方子。底下都是附方了，林亿当时校对《金匮要略》，也到处翻阅，像《千金要方》、《外台秘要》、《肘后备急方》都要翻阅，见有治虚劳的，都拿来放这了。头一个就是炙甘草汤。

**《千金翼》炙甘草汤—云复脉汤　治虚劳不足，汗出而闷，脉结悸，行动如常，不出百日，危急者十一日死。**

**甘草四两(炙)　桂枝　生姜各三两　麦门冬半升　麻仁半升**
**人参　阿胶各二两　大枣三十枚　生地黄一斤**

**上九味，以酒七升，水八升，先煮八味，取三升，去滓，纳胶消尽，温服一升，日三服。**

这个方子我们在《伤寒论》上讲过。这里说"治虚劳不足，汗出而闷，脉结悸"，"脉结"就是跳跳停停，"悸"就是心悸。这个病指的肺结核。"汗出而闷"，肺结核末期也有这样的。脉结、心跳、汗出、烦闷，这是虚热证候，虽然"行动如常"，但是"不出百日"，就是说，这个病人要到这么样个情形，则"不出百日"非死不可。

"危急者"呢，不像上边这么安定，而是像骨瘦如柴，呼吸短得很，脉数（等类症状），不出十一日就要死。（上述日期）这都是要略之辞。

这样的病（肺结核），也只能吃这个药。这个药（炙甘草汤）我也常用，治肺结核虽然有一定的作用，但真正到他说的这个情形（虚劳不足，汗出而闷，脉结悸），也治不好。

（炙甘草汤）它有效是真有效，在临床遇见这个病（肺结核），你们可以给患者用一用，那真有效，但是救不了命，病人最终还是容易死。

炙甘草汤用大量生地、麦冬这种滋阴养液的药，对肺结核都是有好处的。你像麦门冬汤、竹叶石膏汤在临床上都常用的。但是这都是在（肺结核）末期的时候有效，但最终还是治不好，所以说肺结核到末期的确不好治。那么在肺结核开始的时候，（炙甘草汤）这个方子用不得，不能吃补药！要根据（肺结核）这个病有什么证候用什么药，这是对的。《千金》也容易犯这个毛病。这个药在这个时候用有效，是肯定的，他这就是指这一时之效说的。

**《肘后》獭肝散　治冷劳，又主鬼疰一门相染。**

**獭肝一具，炙干末之，水服方寸匕，日三服。**

《肘后》也是一本书了，这本书中有个獭肝散，"治冷劳"，"冷劳"什么样子，咱们不知道；"又主鬼疰，一门相染"，"鬼疰"是古人的一种看法了，"一门相染"就是传染病了，从这个看像肺结核，但肺结核不能说"冷劳"，它不是"冷劳"。

这个方子我没用过，我见一老先生使过，是北京很出名的一个老大夫，已经去世了。治他用獭肝丸，配的丸药，给肺结核病人吃了，一个没有好的，我看他用不行我也没试验。这个古人说的"冷劳"不像肺结核，但是"一门相染"像是肺结核，所以这个搁到这里值得怀疑，有人实验用此方治肺结核，结果不行！

这都是附方，都是林亿他们找的，在《千金》、《肘后》等书上找的。

# 肺痿肺痈咳嗽上气病脉证治第七

**问曰：热在上焦者，因咳为肺痿。肺痿之病何从得之？师曰：或从汗出，或从呕吐，或从消渴，小便利数，或从便难，又被快药下利，重亡津液，故得之。**

这是一节，他是故作问答，以说明肺痿得的原因。开始就说了，热在上焦者，上焦就指心肺都在上焦。上焦有热，肺受热而咳，这就叫做肺痿，肺痿主要（原因）还是热，因热而咳这一类的肺病，叫做肺痿。

"肺痿之病从何得之"，这是提一个问题，这种上焦有热所致肺痿之病，那么是怎么得的呢？底下就是解释，"师曰：或从汗出……"，底下这几项啊，都说的是丧津液。出汗最伤人的津液了，出的少没关系，要是大出汗，或者是发汗太过，都使得阴液有所亡失。

"或从呕吐"，呕吐也分两种，一种自己的呕吐，一种是用医药致的呕吐，这种呕吐也丧人津液。

"或从消渴，小便利数"，或者由于得了这么一种病，就是小便频，咱们说消渴属于"三多"了，小便特别频数，这类的消渴病，也丧失体液。

津液丧失多了，人津液亏损，伤津液就是伤阴分了，阴虚生热嘛，再生出热来，就可以得肺痿，他是这个意思。

"或从便难，又被快药下利"，这个大便难就是指的阳明病这一类的了，阳明病应该吃泻药，但是不要太过呀，用一种快药下利，这种快药大概都指着巴豆剂的时候多，巴豆剂猛剧的很，也都属于亡失体液。

亡失津液太多了，就容易得这个病，上焦有热而咳的肺痿。这是头一段，这是概要。肺痿总而言之，是一个上焦有热，同时他痿嘛。这个痿呀，古人这个名字起的挺有意思，枯萎，怎么枯萎，津液得虚，拿着现在我们临床上术语说就是虚热。虚，津液虚；热，是真有热，那么这就是构成肺痿的主要原因。

**曰：寸口脉数，其人咳，口中反有浊唾涎沫者何？师曰：为肺痿之病。**

这又是一节。"曰"还是问曰，他又提一个问题。他又问了，他说寸口脉数，这个寸口脉就是对寸关尺而言，不是光说这个寸，那么古人管这个桡骨动脉叫寸口脉。说"寸口脉数，其人咳"，脉数为有热了，热伤肺，人才咳。

那么这个热呢，很奇怪，"口中反有浊唾涎沫者何"，一般有热，口都干啊，一般是没有浊唾涎沫的。那么这么一种病，他就问这怎么回事？这个人啊，脉是数的，是有热的，他有些咳嗽，要是说有热呢，不应该吐浊唾涎沫。那么这个人咳嗽，反而吐浊唾涎沫者，这是怎么个道理？是什么病？

"师曰：为肺痿之病"，答复说，你问的这个呀，正是肺痿之病。肺痿之病，我们拿现在的病名来说明的话就是肺结核。他这个肺的功能没有了，是组织它都要接受津液的，不只是肺。我们说上焦受气于中焦，中焦还是胃呀，胃生出津液来。咱们中医是说脾给运输了，说脾运输津液到上焦，其实不是这个事，这是古人的看法啊。我们讲古人的书还根据古人这套，把这个经文弄明白。那么这个津液上来了，肺的功能好，它要吸收有用的，排除无用的，咱们中医说这就是津气四布。那么肺有病了，它这个功能没有了。津液来了，为肺的这个热所熏烧，就变成浊唾涎沫了，就变成这个东西了，这纯粹是肺有病的一种反应。他说有热是有热，他也口舌干，后头有的，但是他有浊唾涎沫。所以有浊唾涎沫，正是我说的这个肺痿的病，有这么一种情况。

这是第二节，第二节说的是肺痿病，我们就肺痿病的认识，第一个有热，第二个咳，吐涎沫。头一个（第一节）他不说吗，热在上焦，咳才为肺痿，咳这是一个要紧的证候。那么这一段说明不但咳有，还要是吐浊唾涎沫。浊唾涎沫这个东西黏的很，大概肺结核的病人咱们都看过，痰吐得非常多，黏，特别黏，所以他搁个浊，浊唾涎沫。

底下又说一个与肺痿相似而实不同这么一种病，就叫肺痈，这是咱们这个题目，肺痿肺痈，他把肺痿提完了，就提出肺痈来了。

**若口中辟辟燥，咳即胸中隐隐痛，脉反滑数，此为肺痈，咳唾脓血。脉数虚者为肺痿，数实者为肺痈。**

肺痿肺痈这两个病，有些区分，肺痈也咳，但是这个病实，属实证。在中医辨证讲虚实，肺痿是个虚证，肺痈是个实证。

所以如果口中辟辟燥，辟辟燥就是干得厉害，古人《大学》为"辟庸"嘛，干什么呢？要是明理嘛。辟辟燥与隐隐痛是个对待的关系，就是燥非常地明显。痛呢，隐隐痛，不是那么剧烈的痛。

如果口中辟辟燥，口中里头干燥得厉害，就说明是热也是盛啊。咳，可是咳即胸里头隐隐痛。那么这个病不像肺痿，肺痿脉虽然数，但它是数而微。脉反滑数，也像肺痿病，但是不是脉数而微，是反滑数，这种病不是肺痿了，此为肺痈。

"咳唾脓血"啊，开始的时候不一定有脓血了，那么到病整个形成了，要唾脓唾血的。这是肺痈，与肺痿是不同了。

"脉数虚者为肺痿"，肺痿肺痈这两个病在脉上有一个显明的辨别，脉数是数，但是虚，这个虚概括的很多，脉数而弱、脉数而微，都属于虚，虚就是不足了。虚脉按之无力，脉跳得无力则谓之虚。脉虽然数，但是虚，这是肺痿的脉应。

脉实者，脉不但数，数之中而实，脉按着有力。滑也是有力的一种。我们上边说过滑数，滑就是实脉，是太过的脉。不只是滑，脉大、脉紧都算是有力的脉。脉实者这是肺痈。这是从脉上来分辨肺痿肺痈这两个病。这都是原则上的东西。

开始它讲，肺痿就是津液虚而有热，那么同时咳唾涎沫，把肺痿大概的情形交代清楚了。与这个类似，也咳，但不咳唾涎沫，口中辟辟燥，一咳嗽反而隐隐痛，那么咳唾脓血这类一系列的情况是肺痈。那么这两个病有实有虚，都有热，一个是数而虚者，一个数而实者，这就说明这两个病。

**问曰：病咳逆，脉之，何以知此为肺痈？当有痈脓，吐之则死，其脉何类？**

肺痈也是咳逆，那么这种咳逆，你要是诊之，"脉之"就是诊之，就是咱们现在说的诊察的时候。你诊察他，你怎么知道是肺痈？

第一个问题，肺痈有脓，怎么知道它有痈脓，为什么一吐脓了就要死，脉究竟是怎么样的脉？提这么几个问题。

**师曰：寸口脉微而数，微则为风，数则为热；微则汗出，数则恶寒。**

这是一小节，他就答了，先就脉上来说。"寸口脉"，指的整个桡骨动脉说的，不是单指的寸脉。"寸口脉微而数"，既微且数，"微"是又细、跳得又无力。脉的形，也小，跳得也无力，这叫微。脉微，咱们前头也讲很多了，在《伤寒论》，这都是津虚，津液虚，亡津液。脉微者，亡津液嘛，这是个虚脉。脉数，还是热了。诊寸口脉是微而数，底下就分析这个脉了。

他说"微则为风"，后边又说一个"微则汗出"，研究过《伤寒论》的人都明白了，本来是太阳中风，脉浮而缓，缓就是弱，或者脉浮弱，这是太阳中风的脉。如果汗出津液丧失太多了，脉就是由缓弱而变成微。所以他说"微则为风"，这就是由于太阳中风丧失津液太多了，所以紧接着他就说"微则汗出"。

那么太阳中风，脉并不是微啊，只是缓弱而已，到不了微的程度上。之所以会这样子，就是由于汗出多了，所以这个"微"也正是亡津液、汗出多（的缘故）。那么怎么来的汗出多啊？是由于太阳中风，太阳中风自汗出嘛，所以脉才缓。那么汗出多了，脉就微了。所以底下解释啊，"微则为风"，就是中风了，就是太阳中风的脉了，怎么由缓弱变成微了呢？就是微则汗出，由于汗出太多的关系。他讲肺痿就是得津液虚，主要在这一点。

"数则为热"，后边又跟着一个"数则恶寒"，总而言之讲太阳中风表证，数是个热，表热病嘛，无论太阳伤寒、无论太阳中风都是表有热了，普通的感冒都是，所以咱们用发汗解表去热嘛。数就是有热了，那为什么他又说"数则恶寒"呢？表证这个热，非恶寒不可，所以说恶寒者表未解也，这是自然的现象，我讲太阳病的时候讲过了。体表的体温骤然间高，与外边差距就加大了，你看咱们一般人体温与外界（平衡），习惯上不恶风。如果体表的体温特别高了，与外边的差距加大了，就感觉到外边风之刺激或者寒之刺激。所以表证的时候，都是体表的温度特别高的时候，没有不恶寒的，所以他说"数则为热，数则也恶寒"。他这两句话全是解释寸口脉微而数，他解释这个脉，这是外受风寒的这么一种关系。

**风中于卫，呼而不入；热过于营，吸而不出。**

"风中于卫"，风邪开始袭人，侵袭到人体，它不能进到脉里头去，只是在脉外。营在脉中，卫在脉外啊，所以都是卫先受病的。所以他搁个"风中于卫"啊，但是这都有语病，再搞到后世"风伤卫，寒伤营"，其实这是有问题的，咱们有时间再讨论。总而言之，人被风寒，就是得了表证了。

太阳病表不解的时候，表不解，表气就闭塞了。表气闭塞，气就往上壅。咱们一得感冒，尤其咱们常遇着这种喘啊，那么吃麻黄同这是一个道理。我们体表排出废物，你看人得天天沐浴，衣裳到时候也是要脏，那个脏是什么东西呢，就是你排出的废物。废物往外，气息也旁出，那么如果中风也好、伤寒也好，你体表闭塞，里外不通达了，不通达了应该从外边排泄的废物，以至于气息它都往上来，壅逆往上，就是咱们后头讲的"上气"，咳逆上气。这个气是有上而无下，那变成什么了呢？就是"呼而不入"，就是下边呼气不入。气往上来，只能够呼气，吸气就困难了。所以它搁个"呼气不入"，这只是外受风寒，指这个表邪说的。

"热过于营，吸而不出"，热过于营，热伤了血脉了，伤及血脉，就要结为痈脓，肺痈后头有解释。热才伤血脉，外面的风末之邪不会伤血脉。那么，热内入了，伤及血脉了，肺已经有痈肿的情况了。

"吸而不出"，肺已有痈肿，那么肺能张不能合了，它就这么张着，我们人一吸气肺就张，一呼气肺就合上。那么里头有痈肿了，它光能张，不能合，所以"入而不出"，吸气还能，呼气不能了。所以这两句话很不好懂啊，古人尽在文字上（做文章），让你不太好懂。下边就解释这两句话。

**风伤皮毛，热伤血脉。**

所以然的道理，风只是伤皮毛，皮毛闭塞。皮毛闭塞，表气不通了，气都担负到肺上了，往上跑。所以气上而不下，只呼而不能入，就是吸气困难啊。临床上咱们常遇着这种病，都是吸气困难，喘这个病都是吸气困难。

那么肺痈呢，指热伤了血脉以后，肺肿了。热伤血脉，在这里解释上文了，为什么热过于营、吸而不出呢？它就是伤了血脉，伤了血脉结为痈肿，肺能开不能合，呼吸啊，肺一吸气它开，一出气它合。它不能合了，你光能吸不能呼，出不来。

所以这两句话很不好讲，一般的书弄得乱七八糟的。

所以他说"热过于营，吸而不出"，道理就是底下这两句话，由于"风伤皮毛，热伤血脉"的关系，影响血脉，肺的本质上有痈肿了，他这讲的肺痈了。

**风舍于肺，其人则咳。**

风伤皮毛啊，古人认为肺合皮毛，皮毛与肺是相合的，皮毛属于肺。那么虽然是风伤皮毛，但是它内舍于肺。那么要是用咱们现在的话说呢，就是外感要涉及到肺，一定要咳的。为什么涉及到肺呢？就是方才我说的那个道理，表气一闭塞，本应该从表气排出的废物，都担负到肺上了，肺受不了了，所以表越实，咳喘越厉害。中风（表虚，则咳喘反）倒不厉害啊。你看《伤寒论》上，太阳中风没有喘，太阳伤寒必喘，所以麻黄汤证无汗而喘，越这个（表闭）不通，整个担负到肺上了。现象（内外）是一致的，外边受风寒，就要喘，他就说"风伤皮毛，内舍于肺"，这是古人根据现象这么解释。

那么实质呢，不是风跑到肺上了，不是这么个事。所以现在我们研究古人的东西，我们必须搞清楚它的规律。古人有古人的说法，我们也要把它解释解释，但是，是不是这个问题（古人的说法），我看不一定。如我们受了外感，喘，那古人能看到什么呢？这个风虽然在皮毛，皮毛又合于肺，风就在肺上安家落户了，哪是那个事呢？在现象是有这个情形，这是规律，但是我们现在解释呢，应该更进一步合乎生理，我认为是这样的。

"风中于卫"，就是中于表，影响人咳嗽，就是气不得外达而往上来，担负到哪？担负到肺上来。尤其我们人对液体废物的排泄，不外乎这几个路道，一个小便排泄；一个汗腺排泄；一个就是呼气。我们一天呼气排出的水分挺多，方才说的那个"口吐浊唾涎沫"也是这个道理。肺的正常机能是排出水分、水蒸气，你看冷天往玻璃上一哈就知道了，你要哈气就冒水珠。我们平时也是（正常排出水分），有病了就不行了，它变成痰了，黏痰，这是肺有病了。

说是"风舍于肺"，在古人是这么一种看法，其实是表不解，影响到肺上，影响肺上可不是有风的问题，古人这么看，那也没有办法，张仲景时代离现在近两千来年，一千七、八百年，那个时候科学水平没有（现在这么发达），全世界那阵儿也没有那么高的科学水平，古人在现象上掌握了这种规律，这是事实。所以然的道理呢，当然是科学没有发展到那个地步，他解释不出来。涉及到肺上了，人一定是咳的，就是表不解，上气就影响到咳。

**口干喘满，咽燥不渴，时唾浊沫。**

"口干喘满"，肺有热，上焦有热，有热口就干。咳逆上气厉害了就喘，由喘而变满，喘得厉害，胸就会觉得满，这是胸的内压扩大了。

"咽燥不渴"，虽然口干咽燥，这都是肺热熏蒸之象，但是胃里头没有热，热不在胃，就不渴。那么胃有热，必渴，所以白虎汤证的渴还是（因为）里有热、胃有热。

"时唾浊沫"，这个时候水遇到热，它就变成浊唾涎沫了，这就是肺痿之形成。

这一段就说明由外感可以得肺痿，也可以得肺痈，底下就是了。

**时时振寒，热之所过，血为之凝滞，蓄结痈脓，吐如米粥，始萌可救，脓成则死。**

这个"时时振寒"后头有解释，脓要是将成的时候振寒，这是脓成、化脓的时候有这种情况。

"热之所过"，就是咱们前头所说的热过于营，不是在表了，已经进到血脉了，热伤血脉嘛，血由于热为之凝滞，凝聚不通，不通为滞，蓄结久了要变质，就要结为痈脓，吐出来的东西就像米粥似的。

"始萌可救"，不整个化脓还不要紧，所以"始萌"，一开始是可以救的。要是整个的化脓成熟，非死不可，古人是这么看法。

肺痈这个病，我们现在按着内科学上的观察，总而言之主要就是肺脓疡，这个病也是常见的，我们在临床上也看到过。肺脓疡、腐败性的气管发炎等，腐败性的它也化脓，大多数是属于肺脓疡这一类的。在开始的时候，见点脓，它没成熟，用排脓的法子是可以治的。以前我有个同事，姓王，我给他治了，他就是得了肺脓疡了，就吃排脓药嘛，后头有苇茎汤，这个药挺好使。古人说这"脓成"啊，不是将化脓，将化脓不算整个脓成，脓已成就是整个变成脓了，那溃烂的不得了了，那个时候是难治了。

这一节，你们要好好看一看，有几句话很不好明白。头一个"风中于卫，呼气不入"，这句话就是说，在风伤皮毛这个时候，表气闭塞，气不得旁通，它往上逆。这病名起的非常好，"肺痿肺痈咳逆上气"中的"上气"两个字，气是能上不能下，能上，只能呼不能吸啊，所以他搁个"呼气不入"。

第二，它入里啊，如果热伤到血脉了，就痈肿了，肺的本质要发生病了，它一肿就光张不能合，能张而不能合，光能够吸入但不能呼出。肺一张就吸气，肺一合就呼气，肺的张合是配合人的呼吸嘛！

这两句话很不好解释，旁的没有什么。这一段主要说明什么呢？属于伤风不醒变成痨啊，肺痿肺痈病由于外感得的也都不少，这段就说明这个问题。

那么如果只是风寒在表，这就是"咳逆上气"这套治法了，后头有的是，小青龙汤、厚朴麻黄汤、射干麻黄汤都是的，咱们说是"外邪内饮"这类的，内里都有水饮，那都是咳逆上气。假如热久不去，热过于营了，已经伤及血脉了，得肺痈。这段主要的精神在这里。

底下要讲具体治疗了，什么病都有，同时也要讲咳逆上气了。

**上气，面浮肿，肩息，其脉浮大不治，又加利，尤甚。**

这是一段。"上气"就是我们说的"风伤皮毛"，风伤皮毛，表气不得外达了，气往上来，上气都喘呐，这个喘全是呼易吸难，就是吸气困难。那么这种病呢，"面浮肿"，同时有水气，有水气就是里头也有水饮。这种病大概都是外感外邪、内里头有蓄饮，咱们后头讲水气篇就会讲了，风气相激嘛。水不是外边来的，这个人根本就是里头有停水，又遭风寒，常常发生痰喘、哮喘。这里讲的就是这个啊。面浮肿，水气已经外现了，脸已经浮肿了。

"肩息"，这是虚到家了，什么叫做肩息呢？息，一呼一吸谓之一息。呼吸得用肩，摇肩，表示吸气相当困难，吸摇肩嘛，拿咱们的话说就是喘得厉害，摇肩，一肩一吸，古人这个炼字千锤百炼，所以它这个书不好读，一"肩息"，这是虚之极了，这种喘也够重了。

"其脉浮大"，浮大就是邪盛了。不光肺里头有毛病如此，我们在临床上治慢性病，慢性病没有不虚的，慢性病如果脉浮大、滑数，都不好。所以别怕这个脉虚，哎呀这么虚，那不要紧，病久人虚脉也虚这是正常的。人虚到这个份上了，而脉反浮大邪盛，就是正虚邪盛，这个病就不好治的，所以说"不治"。这在古人是怎么看法呢？就是人的正不胜邪了，不能胜邪了（人）就不行了，所以咱们治病总是要扶正祛邪。邪太盛了，你扶正都不好扶，你一扶正邪更凶，祛邪病人受不了，人虚到家了。所以凡是虚弱的病而反脉浮大，这不是好现象，"不治"。

"又加利，尤甚"，如果同时这个人再下利，那更坏了。再下利更虚了，谓之重虚啊，那可以说非死不可了。尤其这个哮喘，如果那么个虚的样子，又下利，（则）胃也败了、胃坏了，胃是一个后天之本嘛。所谓重虚，脉再浮大，那怎么治啊？没法治了，"尤甚"，那更厉害了。

这都是原则的事，在临床上这东西很有用。新得的感冒脉浮大怕什么？解表药里头加点祛热的就行了。我们遇到久病，不是新得的感冒，也就是说慢性病，慢性病脉反而浮大，这就是正不胜邪呀，这种病要多加小心，咱不能说准死，总而言之这个病是个麻烦。假设他更有其他的虚，尤其中气虚、胃虚更坏，这是原则上的东西。

**上气，喘而躁者，属肺胀，欲作风水，发汗则愈。**

"上气、喘"，这个就像小青龙加石膏证之类的。"而躁者，属肺胀"，躁就是烦躁，这种病属于肺胀，肺胀是古人起的病名。肺胀，有人说是肺气肿，（但我觉得）古人也不想、也不懂得肺气肿。据我的体会，喘，胸就胀。这个喘，由于呼吸困难，胸腔内压增高，他就觉得胀、发满，古人管这个叫肺胀。

那么这种情形"欲作风水"，风水我们将在"水气篇"里头细讲，什么叫风水呢？既有外感，又有水气，古人管这种病叫风水。水气是什么呢？就是身上浮肿。上一段面浮肿，那也是水气。他说欲作风水，水气还没有现出来，但是从"上气喘而躁、属肺胀"，这种胸特别满、胀满的病，大概都是内有饮的关系，内头有痰饮，"痰饮"那一篇咱们还没讲，大约后头都有。

那么如果人内有痰饮，外感风邪，这就要发作所谓"外邪内饮"交相为害的这种情况。如果饮特别的厉害，就要为风水；那么饮不太厉害，未必会成为风水。它这是说，这类的病是素有内饮，又感风邪，所以他才"上气喘而躁"，这是属于肺胀，恐怕要发作风水。

发作风水也好，不发作风水也好，这类病都得发汗。那么后头很多方子，到时候咱们再来讲，这很多了。小青龙汤也是外邪内饮，"心下有水气，表不解"嘛。

上边这两段都讲咳逆上气，讲完肺痿肺痈了，又讲一般的咳嗽、喘。

**肺痿，吐涎沫而不咳者，其人不渴，必遗尿，小便数，所以然者，以上虚不能制下故也。此为肺中冷，必眩，多涎唾，甘草干姜汤以温之。若服汤已渴者，属消渴。**

这一段不是肺痿，注家搞错的多，说肺痿又出来冷的肺痿，哪是那个事啊？冷的就不叫肺痿。热在上焦，因咳为肺痿，把定义早弄清楚了，没有热怎么能叫肺痿呢？这一段说得很明白，形似"肺痿吐涎沫"，吐涎沫是肺痿的一个症候，那么这个人也吐涎沫，像肺痿吐涎沫一样，但是"而不咳"，这一句话（三个字）就把肺痿否定了。肺痿非咳不可，不咳不关系到肺了。这个人光吐涎沫而不咳，同时里头也没有热，这人也不渴嘛。

为什么吐涎沫呢？吐涎沫底下有解释，说这是"肺中冷"。肺中怎么冷啊，主要在中焦，还是在胃。胃虚就要停饮，就要停水，而且胃虚水就往上来泛，上泛就要波及到肺，吐涎沫。咱们说是寒饮射肺嘛，这是后世注家这样子的说法。就是胃虚，水都往上泛，这一段主要就是说明这个问题，你看这个方子就知道了。

形似肺痿吐涎沫，但是不咳。这个人也不是里头有热，里头也没有热，其人不渴。"必遗尿，小便数"，假设由于胃虚停饮的话，这人一定是小便失禁，遗尿，小便数。什么道理呢？它是上虚不能制下，这是古人的看法。（金匮）这个书大概"五脏风寒积聚"里头有，上焦也得受中焦气，上焦自己不能生津液，咱们方才讲肺也是一样，都是胃生津液，胃消化水谷嘛，水谷之气由胃来发生一种变化作用，它生出来之后供给上焦。那么下焦也禀中焦之气，下焦的一切机能也全是中焦供给，下焦也禀中焦。如果胃要是虚，也影响到下焦虚。这是一个自然的规律，古人拿一个阴阳五行来解释，他说胃属土，土虚不能制水，上不能制下，他拿阴阳五行来说。实质这个规律是这样：

胃要是不好，身上哪也好不了。如果胃虚而使得下焦组织松弛，咱们这个书上讲这方便的很多了，小便失去收涩就要遗尿，膀胱也好，肾脏也好，它失去收涩作用了，甚至于小便不禁。那么治疗呢，治胃就行，等我过后再讲，咱们先讲这几句。他说如果要是胃虚，而有寒饮往上冲逆的话，使之吐涎沫，那么一定要遗溺，要遗尿，小便要频数，胃虚不能制下嘛，这所以然的道理是什么呢？就是上虚不能治下，就是胃虚，脾胃虚了，古人这个中焦指的脾胃了，而不能制下的原因。

要是有这种情况，那么"此为肺中冷"，肺中之冷，所由来（的原因）也在这。怎么讲呢，底下有注解了。水往上冲啊，不是冲到肺就拉倒（结束），一定头眩，"必眩"，眩晕的眩啊。胃有水，人头眩啊，所以咱们治头眩，常常用苓桂术甘汤就这个道理，利尿就行了。

胃虚不能制水，水往上泛，下边失禁，它同时也往上泛，所以他脑袋晕。

"多涎唾"，同时涎唾也要多的。涎唾是这么来的啊，不关系到肺呀，哪关系到肺呢？他所以搁个"肺中冷"是冲着涎沫说的。所以注家看到"肺中冷"这三个字，把这一段说成肺痿还有冷肺痿，这是瞎说八道，没有这个事，这不要信。

"甘草干姜汤以温之"，你看看治疗，甘草干姜汤是理中汤的基础啊。理中汤就是甘草干姜汤的加味，甘草干姜汤加人参、加白术就是理中汤，理中者理中焦嘛，治胃，它不是治肺，哪来的治肺啊？他不是那么虚，就寒，所以用甘草干姜汤就行了，可是甘草大量用了。

"若服汤已渴者"，胃恢复了，渴了就是寒去欲解了，就是胃里头没水了，没水（说明）这渴既不关乎肺，又不关乎胃，这属于消渴门类之中的事，你到那去看去吧，治渴的方子有的是，怎么渴你就怎么治，这不在本段讨论之内，所以不详细说了。

这一段本来挺好懂，可是大家注解的（很乱，于是）把这个书弄得乱了。从"咳逆上气"往下讲，有一个似是而非的肺痿的病，从吐涎沫来看也像肺痿，可是光吐涎沫，这个涎沫实质上与那个"浊唾涎沫"不一样，这个唾涎沫不是黏的，那个浊唾涎沫是有热的、加工了，是浊唾涎沫；而这个就是涎沫，不是特别胶黏的那种黏痰，不是这种样子，所以这个不是肺痿。

甘草干姜汤这个药很好使，在甘草干姜汤加上这个茯苓、术就是苓姜术甘汤，治遗尿，也治小便频。后头有肾着汤，就是甘草干姜汤基础上加味。所以这个药（甘草干姜汤）治小便频。总而言之就是温中，恢复胃。

这个方子在《伤寒论》里头讲过了，这个方子好懂，就两味药，干姜和附子这两味药都是大温性药，这两个药搁一起用当然力量更大了。只是用干姜，干姜偏于治呕。附子偏于温下，下利用附子的时候多。呕吐用干姜的时候多。所以胃寒大概用干姜的机会比较多。大量用甘草，甘草是甜，甜以养脾嘛，甘入脾，也就是治胃啊。甘温、辛甘搁一起，就是温胃治胃。底下方剂是具体治疗了。


**咳而上气，喉中水鸡声，射干麻黄汤主之。**

**射干麻黄汤方**

射干十三枚（一云三两），麻黄四两，生姜四两，细辛三两，紫菀三两，款冬花三两，五味子半斤，大枣七枚，半夏（洗）大者八枚（一法半升）。

右九味，以水一斗二升，先煮麻黄两沸，去上沫，内诸药，煮取三升，分温三服。

这个方子用得很多了。水鸡就是青蛙，田鸡就是这类的东西。"喉中水鸡声"，就是痰鸣，喉中痰鸣就像青蛙叫唤那个声。我临床遇到过这么叫唤的，我们用这个方子，（患者的痰鸣）不必准要像青蛙鸣那么厉害。

所谓"咳而上气"，这指的是外邪内饮，内里头有痰饮，外边感外邪，有表证，按咱们现在话来说就是有表证。那么，外邪激动里饮，两方面的问题：一个外邪，一个里饮。表气不通，它要上气，那么勾动内饮更厉害。咳逆上气，咳逆，气只有上而无下，就是喘喽，非喘不可！不过是，呼易而吸难，大概都这样子。一般咱们遇到外感性的喘，全是这样的，都是的，你们问问病人就知道了，全是吸气困难。

如果喉中有水鸡声，凡是喉中嘶鸣、痰鸣，我们就有用射干麻黄汤的机会，这个方子最好用了，但是咽喉挺利落，用这个方子不行！我们一般对有外感、有表证的哮喘，只要没有热，这个方子就可以放胆用，因为它温药多啊。那么如果有些热呢？可以加石膏。

这个方子我常用，挺好使。我们分析分析这个方剂。射干、紫菀、款冬花、五味子这四味药，都治咳逆上气，全治上气，也治咳。尤其是射干，它是一个微寒的药，能够去热清咽，去痰的力量相当好，能够开咽，古人《本草》上说是"咽中结气"，搁个结气。所以咽喉不利，有些痰鸣，用这个方子最好，它是以射干为主药的。

那么另外呢，半夏、细辛、生姜这都逐饮，就是祛饮，祛饮降逆，呕逆、咳逆都治嘛，不祛内饮也不行，它用半夏、生姜、细辛。五味子也祛饮啊，但是它是收敛药，没有半夏、细辛这些个药有力量。

这个方子（射干麻黄汤）外解表，它用麻黄；内祛饮，用

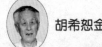

（上面说的）这些药。同时正面它治咳逆上气，用射干、紫菀、款冬花、五味子，所以这个方子很好。

不过要注意，细辛若少用就没多大作用（可能不起作用），细辛原方是用三两，咱们现在用就是三钱，其实，三钱用四钱也没关系啊，我们一般用搁二钱就行。尤其是对初学的人呢，细辛你要太多了，（药房的人）他不给你，说细辛药死人，纯属瞎扯。细辛这个药是个芳香药，它通窍，怎么能憋死人呢？它这个药通关窍，治关节疼嘛，通利关节；它祛水，但是没有水你用它是不行的。

这个药，辛，细辛嘛，名儿就叫辛嘛，辣，拿舌头一舔，麻舌头。因为麻舌头，就说这是有毒的，哪是这回事?! 细辛它没有毒，这个药列入上品，可以久用。《本草》里头上品药都可以久用，没有害处。（我估计）这也不知哪一个人拿这个药药死人了，药死人不一定是细辛，什么药都能药死人，不对证都药死人，哪能针对细辛呢？把细辛规定不能过钱，过钱能把人憋死，真是瞎说！我用这个分量都是普通量，常用。我这岁数也算不小了，我没有遇到过这个麻烦，尽管用，准错！但要是真正的热证，不行！别说你用细辛这类的大热药，就是你用姜枣都差劲（不妥），是不是？真正的白虎汤证你要那么用（热药），行吗？（不行！）辨证是最要紧的。

它搁一个"喉中有水鸡声"，有水、有痰、有饮，痰饮就是水啊。胃里头有这些东西，你不用这个（细辛）哪行呢。你得辨证，不是随便哪一个药就治喘，（要是这么想）那就糟糕了。如果我们遇到这个喘挺厉害，这个痰呢，嘶鸣，用这个方子（射干麻黄汤）没有什么大错误的。

我们开始学（中医临床），细辛可以小点量用，用个四、五克，五、六克，没问题的！如果真正有点热，不太热，加点石膏，这个方子（射干麻黄汤）也能用，不是不能用。

你看这个方子（射干麻黄汤）就看出来了，这个方子并不发大汗，它没有桂枝。你要搁上石膏，更不发汗了。不用看（方中）麻黄四两，四两现在就是四钱了，不发大汗啊。麻黄这个药，让温病（派的医家）吓唬得大家都不敢用了，其实该用就用，没事！我这回得感冒，我就吃四钱麻黄，我也没咋地，要不这么吃，恐怕我这感冒不会好得这么快。这方子很好，属于常用的方子。

**咳逆上气，时时吐浊，但坐不得眠，皂荚丸主之。**
**皂荚丸方**

**皂荚**八两（刮去皮，用酥炙）

**上一味，末之，蜜丸梧子大，以枣膏和汤服三丸，日三夜一服。**

这就是痰盛，"咳逆上气"，偏于内里痰太盛了，"时时吐浊"，痰没完，浊痰，而且胶黏得厉害，特别的多，以至于不得卧。内里头的饮特别多，你要坐着，水性是就下的，它在胃底，不往上压迫，还能出气，一躺一压迫就受不了，所以内里水邪重，都不得平卧。

那么这个情形，先祛痰也是个办法，皂荚丸就是（祛痰方）。不过这个药，一般用起来有点燥，同时下水的力量挺重，所以后世说它不逊，一般都不用。不是跟葶苈那样平和，葶苈泻肺也行，葶苈大枣泻肺汤与皂荚丸药意相同。

皂荚丸，皂荚用八两，"刮去皮，用酥炙"，"上一味，末之，蜜丸梧子大，以枣膏和汤服三丸"，这个用法相当好的，别看它量大，吃的是丸药，不是这八两都吃了。炼蜜为梧桐子那么大的丸，以枣膏和之。大枣这个药也祛水，十枣汤也拿大枣配嘛，同时大枣能制药的猛厉，能够缓其峻厉，所以古人配伍相当好。既炼蜜为丸，为什么用枣膏来和之呢？主要的原因是就在这里。枣、甘草这类药物都能起这种作用。

但是我们要祛痰祛水，加甘草就不行了，甘草不利于祛水，所以甘草大量用，这人还能浮肿，小便少！想祛水，不要用甘草，用大枣，都是甜药，甜药都能够安中，所以（皂荚丸）这个配伍的法子是挺好的，也不至于有什么大毛病，祛痰是相当有力量。在咳逆上气，痰黏壅盛，以至于时时得吐而不得卧，可以先祛其痰，然后再讲善后之治。

**咳而脉浮者，厚朴麻黄汤主之。**

**厚朴麻黄汤方**

厚朴五两　麻黄四两　　石膏如鸡子大　　杏仁半升　　半夏半升

干姜二两　细辛二两　　小麦一升　　五味子半升

上九味，以水一斗二升，先煮小麦熟，去滓，纳诸药，煮取三升，温服一升，日三服。

"咳而脉浮者，厚朴麻黄汤主之。脉沉者，泽漆汤主之。"这是一节。

"咳而脉浮"为在表，在表得解表，但是这个说法也是非常地简约，那就是一般咳嗽我们就用厚朴麻黄汤吗？也不是的。

这个方子与小青龙汤很类似，主治差不多。当然我们要参考小青龙汤的应用。（外邪内饮）这么一种咳逆上气可以用的，不是说是咳嗽就用的。"咳而脉浮"是在表，也是有内饮，没内饮这个方子也不行。

我们分析分析这个方子就知道了，它与小青龙汤的不同在于，它去了桂枝和芍药。去桂枝啊，麻黄要配伍桂枝发汗厉害，它去了桂枝，反而加上石膏了，发汗作用就很轻。那么小青龙汤也有加石膏的，烦躁的话加石膏，不烦躁没有加石膏。厚朴麻黄汤加石膏，也就是说这个方剂也治烦躁。但是，麻黄配合大量的石膏，反倒治汗出，咱们看麻杏石甘汤"汗出而喘，身无大热者"，有麻黄还治汗出呢。

（厚朴麻黄汤）它没有桂枝，有石膏。我们根据这一点，此方不是个大发汗药。另外它加上杏仁、厚朴，杏仁、厚朴咱们知道都治喘，所以这个方子偏于治喘。那如果近似小青龙汤证，不需要大发汗，而喘反倒重，可以用这个方子。所以我们临床上，对方剂你得弄清楚。这个方子比较而言，不像小青龙汤那样"温而发汗"，一般而言，用起来比（小青龙汤）那个方子还平稳得多，其他是大同小异了。它搁小麦就是补虚了，小麦还是有些营养，别的作用也没有。

也就是说小青龙汤证无须大发汗，而偏于喘这方面多的话，可以用（厚朴麻黄汤）这个方子。我们用的时候根据小青龙汤证（对比鉴别），小青龙汤证就是咳逆倚息不得卧，表不解、心下有水气这类情况。


**脉沉者，泽漆汤主之。**

**泽漆汤方**

半夏半升 紫参五两（一作紫菀） 泽漆三斤（以东流水五斗，煮取一斗五升） 生姜五两 白前五两 甘草 黄芩 人参 桂枝各三两

上九味，㕮咀，纳泽漆汁中，煮取五升，温服五合，至夜尽。

"脉沉者，泽漆汤主之。"脉沉，脉沉不光是在里，我们讲到后头"水气篇"就有，"脉得诸沉，当责有水"。水饮也能致咳，水饮往上压迫横膈膜，比如胃虚停水多，压迫这横膈膜。人呼吸，肺一张一合，一合的时候肺往下，往下横膈膜也得随

着它往下，可胃里有水，往上压迫，横膈膜不得往下，呼吸就困难，它也影响（致）咳，影响（致）喘。这个"脉沉"指有水说的，所以用泽漆汤，泽漆汤就是个下水的药。

这个方子也很有意思，以泽漆为主，泽漆用三斤，泽漆又叫猫儿眼，这个药非常好，利水不伤人的，所以它大量用，搁了三斤。"以东流水五斗，煮取一斗五升。"古人一斗就是咱们现在的十茶杯，一升就是一茶杯，你看我们现在喝药，古人说每一回饮一升，一升就一茶杯，不是现在那升斗，那还不把人撑坏啊。用"东流水五斗，煮取一斗五升"，泽漆汁子单独搁的，另外他搁半夏、紫参，也有搁紫菀的，生姜、白前、甘草、黄芩、人参、桂枝这些药各三两。他把这几味药弄碎，纳泽漆汁中，煮取五升。泽漆不是先煎了嘛，那药汁里头加这些药，再"煮取五升，温服五合，至夜尽"。要频服，一回吃五合，到夜把它吃完。

所以这个药很平稳，分析方药的组成，既用泽漆下水利小便，同时用人参、甘草、生姜健胃。凡是里有停水，都是胃虚，所以用健胃的药。其他的药，都是下气止咳，如半夏、紫参、白前。黄芩它不是（下气止咳），它是协同泽漆去热。内有停水，常常也烦热。《伤寒论》里有"心下有水气，表不解"，表热不除，所以也搁点黄芩，佐泽漆以去热。另外搁些健胃安中的药，恢复胃，胃不恢复还停饮，（即便）这个水去了，旁的水还生，胃恢复了就不再停水了。另外有下气止咳的这些药，半夏也下气，同时它也祛水。

所以这个药主要是安中健胃、利尿止咳、下气止咳这种主治，这个方子也挺好。我们在治一般的咳嗽喘的时候，如果它脉浮，你还得在表上求。这都是原则的问题。他举了个厚朴麻黄汤的例子，不一定厚朴麻黄汤啊，如果像我们前面讲的，喉中水鸡声，你可以用射干麻黄汤，那么如果是小青龙汤证，用小青龙汤也一样。它这里是举个例子。

所以《金匮要略》这个书啊，不像《伤寒论》讲得那么具体，因为你有了一般的知识了，有了一般的对于辨证施治的认识了，所以这个书（《金匮要略》）就是提一个纲领而已。那如果里头有水呢，那就祛水嘛，它也举了个（泽漆汤）例子，你看我们祛水的方药有的是啊，像咱们在后头讲的"痰饮篇"里头就有了，苓甘五味姜辛夏等等都是。

**大逆上气，咽喉不利，止逆下气者，麦门冬汤主之。**

**麦门冬汤方**

麦门冬七升　半夏一升　人参三两　甘草二两　粳米三合　大枣十二枚

上六味，以水一斗二升，煮取六升，温服一升，日三夜一服。

"大逆上气"这个"大"是个"火"字，这是对的。《医宗金鉴》它说"火"是对的，是合理的，应该改，不是"大"。

"火逆上气，咽喉不利，止逆下气者，麦门冬汤主之"。这个就是治肺痿类的病。火逆嘛，上焦有热，因咳为肺痿。"火逆上气，咽喉不利"，咽喉不利是火逆上气，就是我们前面讲的肺痿，口燥咽也干，同时还有痰。你嗓子越干，痰再黏点，痰缠绕着不去，是这么个不利。所以"火逆上气"，这个气往上，但是有热，所以咽喉是特别缺津少液的那种干，而且还有痰涎浊唾，在那儿缠绕着，咯不出咽不下，挺难受。"止逆下气"，这个方子主要是止逆下气，同时也是滋阴养液的，"麦门冬汤主之"。这个方子常用。

麦门冬这个药，它是个甘寒药，咱么说补胃阴，甘则入胃。

津液亏损，这个药与生地、瓜蒌根就是花粉，看着都差不多，但各有不同。这个（麦门冬）滋阴以治咳为主，人有咳嗽，也干得厉害，你用麦门冬；干得厉害，他渴，那是花粉；也干，有血证，拉、失血，或者是鼻衄啊，那是生地。全是滋阴的，个个也不一样，所以我们现在临床上，就是在原则上讲滋阴如何如何，这不行！得根据具体情况，各种药物不一样。

咳逆而咽中干，这是麦冬的一个主症，所以我们临床上常遇到，咳嗽就吃麦冬，是不对的。在湿润的时候，津液还没到（干燥）那个时候，吃麦冬哪行啊？越吃，咳嗽越厉害。

现在有很多的养肺润燥的办法，这不是治急病，慢性病可以。这儿指的是肺痿说的，所以主用麦冬，大量用。七升，一升就是一小茶碗，七升七茶碗，麦冬要是七小茶碗，也够分量。所以麦冬这个药，我在临床上有体会，小量用没用，反倒耽误事，一般我用都是起码六七钱、七八钱这样用，还可以多用。

半夏是下气，一升，一升就一小茶碗。人参三两，甘草二两，粳米三合，大枣十二枚。

麦门冬汤这个方子，一方面健胃安中，人要是津液亏损，健胃是必要的。津液的生成，非胃好不行，胃要坏就不行了。所以麦门冬汤它是标本一起来的，麦冬治其标了，搁人参、甘草、粳米、大枣这些甘药健胃，这是治其本，胃气不恢复是不行的。半夏下气。

所以这个方子，一般肺结核是有用的机会，但是肺结核要是用这个方子，效果是真有，可是病人救不活。你看肺结核到末期的时候真是骨瘦如柴啊，这个药真好使，还有炙甘草汤也都行，吃了真好，但吃来吃去就不行了，到末期不是药所能救治的。另外，像竹叶石膏汤也都挺好使。我都用过，这个方子不到那个末期阶段吃，还是好的，它的确能够下气治火逆，也祛痰。

**肺痈，喘不得卧，葶苈大枣泻肺汤主之。**

**葶苈大枣泻肺汤方**

葶苈（熬令黄色，捣丸如弹丸大）　　大枣十二枚

上先以水三升，煮枣取二升，去枣，纳葶苈，煮取一升，顿服。

葶苈大枣泻肺汤跟我们方才讲的皂荚丸一样，都是以祛痰为主，但是葶苈有些治咳嗽的作用，不但能够下痰，还能治咳嗽。

"肺痈，喘不得卧"，这不是在脓已成的时候了，脓已成了这个药不能用了，那就得排脓，如果吃下水的药（如本方）就不起作用。

这也就是痰黏壅盛。肺痈也好，不是肺痈也好，吐痰而不得卧有用葶苈大枣泻肺汤的机会。葶苈下水也挺猛，它也搁大枣，这个用的是汤，不是丸，比皂荚丸那药更有力量。

葶苈还是好药，它没有多大的毒，不像甘遂、大戟、芫花那样毒都挺重的。但它也是个峻下药，用的时候还是要注意，顶好配上大枣，以大枣配上丸药。祛痰还是好的。我们临床上用三钱二钱，问题不大，我治喘也常用，痰多的也常可加旁的药物。

它这个配制法也挺细腻的，把葶苈"熬令黄色"，熬了就是去它峻猛之性。"捣丸如弹丸大"，就像弹弓弹子大。"大枣十二枚"，"先以水三升，煮枣取二升，去枣"，把这个枣不要了，光留枣汤，然后把葶苈丸搁里头，如弹子大嘛，就是那一丸，"顿服"，这个做法跟皂荚丸差不多。大枣就制葶苈的猛峻。

不是说肺痈就要用这个方子，这是错的！就是痰黏壅盛而

不得卧，有用葶苈大枣泻肺汤的机会，肺痈也好，其他的咳逆上气也好，都可以用这个方。但是吐脓的时候，这个方子不要用。

**咳而胸满，振寒脉数，咽干不渴，时出浊唾腥臭，久久吐脓如米粥者，为肺痈，桔梗汤主之。**

**桔梗汤方** 亦治血痹

桔梗一两　甘草二两

上二味，以水三升，煮取一升，分温再服，则吐脓血也。

这个方子真正治肺痈，"咳而胸满"，咳得相当凶了。咳已经促生胸满，就是胸内压增高，咳嗽不厉害都达不到这个程度。

"振寒脉数"，前面讲过，这个振寒都是酿脓的时候，脉数就是里头热，有热了所以外面发这个（振寒），振寒就是战，人寒得厉害，这是酿脓时的一个症候。

"咽干"，这个热在肺，肺往上薰，故咽也干。但它不在胃，故"不渴"。

"时出浊唾腥臭"，这是"始萌"了，浊唾、腥臭，味气不好，就是脓啊，再久的话，吐脓就像米粥似的了。见着脓了，那肯定是肺痈了，只能排脓，桔梗汤主之。桔梗这个药咱们也常用，桔梗它就是排脓排痰。

所以已经见着脓了，只能排脓，没有第二个法子。桔梗汤是排脓诸多方子其中的一个方子，在这个书"肠痈篇"里头，有排脓散、排脓汤，当然也都可以用。在附方里头，后头有个苇茎汤，我认为苇茎汤那个方子最好，那个方子祛瘀排脓。

我们研究《金匮要略》啊，首先要把经文搞清，说的是什么？通过经文，看古人怎么认识的，我们现在应该怎样认识。

中医讲辨证，在辨证方面，有什么样凿确的症候，这是要紧的，不认识到这个地方不行啊。我们研究这个书啊，这几点是最重要的。

这个治疗，不是某个方子是通用的，不对啊，像咱们讲的咳逆上气，就是一般的咳嗽、喘，一个方子治一样儿，不是说咳逆上气就要用这个方子，那不对啊，那治不了病。

所以，这两本书（金匮和伤寒）本来是在一起的，不是分开的。某一个方子有某一个方子的适应证候，这个得掌握。所以，中医治病，无论什么病，现这个证，就用这个药，没错的，那绝对没有错误。比如，咱们讲的白虎汤，你遇到真是白虎汤证，用白虎汤必好。如果真是一个热病不现白虎汤证，用白虎汤也就不行，吃了药有害无益。中医的精神就在这儿啊，所以我们对方剂要清楚。不清楚是不行的，说明研究的不深不透。这要搞清楚了。

我讲得有时候也太慌，对于临床上要多介绍一些更好。等咱们讲完再说吧。有些地方大家可以通过实践，这个方子用过，应用出现什么情况，可以谈一谈。

**咳而上气，此为肺胀，其人喘，目如脱状，脉浮大者，越婢加半夏汤主之。**

**越婢加半夏汤方**

麻黄六两　　石膏半斤　　生姜三两　　大枣十五枚　　甘草二两　　半夏半升

**上六味，以水六升，先煮麻黄，去上沫，纳诸药，煮取三升，分温三服。**

"咳而上气，此为肺胀，其人喘"，这也是外邪内饮的一种病，热挟水气，壅逆于上，所以咳而上气，其人喘。此为肺胀，凡是上气而喘，胸压都要高，这个方子的应用啊，在后面，"目如脱状，脉浮大者，越婢加半夏汤主之"。古人认为呢，半夏这味药治眉棱骨痛，古人谓之痰厥了，它就下痰饮。水和邪热，不得出表，都是往上壅逆，最厉害的影响到两目，如脱状者，就是眼球就像突出来一样，就像掉出来一样。这个病是真有啊，在喘得厉害的时候，会遇到这种情况，越婢加半夏相当好使。

越婢汤它本来治风湿、风水，它是汗出，"续自汗出，身无大热"，这么一种表证。"身无大热"，不像阳明病那个蒸蒸发热，不到那么个程度，但的确是热在里了。它这"续自汗出"，阳明病法多汗，所以麻黄配伍石膏。既有表证，里头也有热，但这个热没到胃家实那个程度，不到身大热，所以原文说的是"身无大热"，可不是说身没有热，不像阳明病那个身大热的样子，没到那种程度，但是里头有热。汗呢，也不像桂枝汤那个汗，它这个汗是由内往外蒸的，而且汗也多，跟麻杏石甘汤一样，汗也较黏，有臭味。

这段在越婢汤的基础上，同时又有水气，就是半夏的关系，所以加半夏。半夏这个药下气，也逐水，也就是咱们所说的祛饮，饮也是水。那用这种（越婢加半夏汤）方子，假设遇到哮喘，脉浮大，目如脱状，这类症候，要用越婢加半夏。浮大者，浮是表，大是里热，里有热脉大；目如脱状，这就是热挟水气，不得出表，往上壅的。所以越婢加半夏汤的应用指标就是目如脱状。越婢汤咱们讲过的，麻黄、石膏、生姜、大枣、甘草，这就是越婢汤的原方，越婢加半夏汤就是越婢汤加了半夏。咳而上气，再喘，目如脱状，脉浮大的可以用这个（越婢加半夏汤）方子。

这一篇讲的全是关于呼吸器的病，肺痿、肺痈、咳逆、上气，它概括了咳嗽、喘了。

肺胀，咳而上气，烦躁而喘，脉浮者，心下有水，小青龙加石膏汤主之。

**小青龙加石膏汤方** 《千金》证治同，外更加胁下痛引缺盆。

麻黄　芍药　桂枝　细辛　甘草　干姜各三两　五味子
半夏各半升　石膏二两

上九味，以水一斗，先煮麻黄，去上沫，纳诸药，煮取三升。强人服一升，羸者减之，日三服，小儿服四合。

这看上去与上面的（越婢加半夏汤）差不多，也是咳而上气，肺胀，它当然也喘，烦躁而喘，所以我们用方子的时候，光看病名是不行的。

这个（小青龙汤加石膏）是在小青龙汤的基础上而有热，所以有烦躁，就是不汗出而烦躁。小青龙汤它是表不解，心下有水气，所以用干姜、细辛、五味，祛水。水一去，麻黄、桂枝也发挥作用了，就能够汗出了。（小青龙汤加石膏）在这个基础上，也是咳逆上气而喘，从这几点上，跟越婢加半夏汤没什么分别。可那（越婢加半夏汤）是在越婢汤的基础上有挟饮，这（小青龙汤加石膏）是在小青龙汤的基础上而挟热，它有热。小青龙汤治一般的咳嗽喘，吐涎沫，不得平卧，有表证，也是外邪内饮。但是烦躁，就是热，所以就有石膏证，小青龙加石膏。

方剂的应用，必须要注意的，你看这个（小青龙汤加石膏）没有目如脱状，前头（越婢加半夏汤）那个咳嗽喘，大致都差不多，那个（越婢加半夏汤）脉浮大，这个（小青龙汤加石膏）脉也浮，有时候还真是分不清。主要的呢，那个（越婢加半夏汤）水气的热比这个（小青龙汤加石膏）厉害，冲逆得也凶，所以目如脱状。小青龙汤不是的，它只是咳逆倚息。后头还要讲的，所以小青龙汤列到"痰饮篇"，它单祛痰饮；越婢汤还是偏于治热，治风热，所以两个方子应用的方证是不相同的。

小青龙汤是咱们以前讲过的，麻黄、芍药、桂枝、细辛、甘草、干姜、五味、半夏、石膏。这个方子是常用的，它主要偏于辛温，所以在临床上遇到这种一般的咳而上气的这种喘，若是偏于有热的，你用小青龙汤要注点意。（小青龙汤）它是偏于饮盛，心下有水气，开始在《伤寒论》就提出这个问题，就是痰饮太盛，得治饮了。这样症状的人，口不那么干，这个时候有用它（小青龙汤）的机会；真正有热，用它（小青龙汤）机会不多，要注意！老年人气管炎用这个方子有时候很多，但也有挟热的时候，你看烦躁嘛，虽然一派都是痰饮这种征象，可以用小青龙汤。但又有烦躁，烦躁这是石膏证的反应。因为有干姜、细辛这些药，它也不渴的，别看搁石膏。

这个药主要是半夏、细辛、干姜、五味，这些药又镇咳，又祛水，温中、镇咳、祛水，另外以麻黄、桂枝、甘草、石膏解表去热。既有表证，内里头也有水，这在《伤寒论》里讲很多了，内里有水，你要不兼祛水，只是发汗，不行的，解决不了问题。常常由于发汗，激动里水，也发生很多变症，必须兼祛水。这里面看出来些问题了，只是胃有停水，那用干姜、半夏这类药就可以。如果小便不利，还是要搁利小便的药。这在《伤寒论》讲很多。这方都常用，底下是附方。

**附方：**

**《外台》炙甘草汤　治肺痿涎唾多，心中温温液液者**。方见虚劳。

有些附方值得研究，很有用。"炙甘草汤治肺痿涎唾多，心中温温液液者"，见《外台》。"温温液液"就是恶心，就是泛泛恶心，心胸这个地方老要吐，就是恶心的意思，温温液液。肺痿前头讲了，咳唾、涎唾多，炙甘草汤和我们前面讲的麦门冬汤差不多，都是滋阴清热的法子，搁现代话说就是育阴清肺。你像肺结核的末期用这个方的机会很多，都是晚期。但是，外感风寒同时里头有水饮，这个方子用不得。

所以不是哪一个药治什么病，张仲景的这个书主要辨方剂的适应证，具体的东西具体分析。炙甘草汤在前面讲的"虚劳篇"里头，在《伤寒论》中也有，这个方子用上都起作用，不过，假设是肺结核的末期吃这个药，救不了死，但是有效。这个我很有经验，我不断用，有效那是肯定的。这是在《外台》上，它单独地提出炙甘草汤了，就是复脉汤了，可以治肺痿涎沫多，人不愿吃东西，心中老觉着温温液液，恶心，这都指的肺结核说的，指的肺痿嘛。

### 《千金》甘草汤

**甘草**

**上一味，以水三升，煮减半，分温三服。**

"《千金》甘草汤"，就是一味甘草，甘草能缓急迫，假如人不能吃东西，就像上边说的温温液液，老恶心，甘草有的时候治恶心，也治吐。古人治噤口痢，有时候吃什么药都吐，那怎么办呢？就是用甘草一味，把急迫的病情缓和一下，但凡是他能咽下去，他就不那么吐了，再吃别的药就行了。这种吐有个基本的情形，食道上也有痉挛这种情况，所以甘草它治之。

### 《千金》生姜甘草汤　治肺痿，咳唾涎沫不止，咽燥而渴。

**生姜**五两　**人参**三两　**甘草**四两　**大枣**十五枚

上四味，以水七升，煮取三升，分温三服。

《千金》还有个生姜甘草汤，头一个甘草汤没有提它治什么，就是搁在炙甘草汤后了，当然这个人也是恶心不欲食了。那底下生姜甘草汤，"治肺痿，咳唾涎沫不止，咽燥而渴"。咳唾涎沫也伤人津液，而且肺痿这个病是上焦有热，前面开头我们就讲过。又由于津液有伤，本来就是热而津液虚这么种病，再丧失些津液，咳唾涎沫不止，咽干口燥就更明显。

这个咽干口燥，用石膏的机会很少，用白虎汤的机会很少，是虚证。所以古人都用健胃的法子，在后世医家对这个（治法）不很清楚。因为它有生姜、人参、甘草、大枣，能够健胃，还能够生津布液，津液从胃上来的。

到肺结核末期，人是不能吃东西的，这种病我遇到很多了。所以这个时候咽干口燥，你要用大量白虎剂不行，吃完了胃更坏了，坏了更不能生津液。所以就用健胃滋液的法子，辛甘的药合用。

《千金》桂枝去芍药加皂荚汤　治肺痿吐涎沫。

桂枝　生姜各三两　甘草二两　大枣十枚　皂荚二枚（去皮子，炙焦）

上五味，以水七升，微微火煮取三升，分温三服。

"桂枝去芍药加皂荚汤"，它也治"肺痿吐涎沫"，但这太空泛。桂枝去芍药治什么呢？治脉促胸满，《伤寒论》上有，脉促呢，偏于往上，上实下虚的那种病，所以胸满不利于用芍药，所以芍药去掉了。

如果肺痿，咳唾涎沫，胸满，气上冲得厉害，胸满而咳唾涎沫相当的多，有用这个方子（桂枝去芍药加皂荚汤）的机会。只说肺痿咳唾涎沫不止，我们就用这个药（桂枝去芍药加皂荚汤），这是冒失。所以《千金》唐代的时候对方药的看法，就有些越来越远了，不像咱们研究的仲景这个书了。这是《千金》上提出来的，有用它的机会，不是没用，比如气冲得厉害，胸满得厉害，那么脐气又虚一点，这个时候涎沫多，人不得平卧，用桂枝去芍药汤加皂荚行的，祛痰嘛！否则不能随便地用，一看到肺痿吐涎沫，就用这个方子还是不行。因为皂荚这个药温燥，像肺结核这种病都是一个热、津液虚，你要用温性燥药，与它不怎么合适的。所以肺结核里头，像小青龙汤等方用的机会都没有，用麦门冬汤、炙甘草汤类方的机会多。

**《外台》桔梗白散** 治咳而胸满，振寒脉数，咽干不渴，时出浊唾腥臭，久久吐脓如米粥者，为肺痈。

桔梗　贝母各三分　巴豆一分（去皮，熬，研如脂）

上三味，为散，强人饮服半钱匕，羸者减之。病在膈上者吐脓血，膈下者泻出，若下多不止，饮冷水一杯则定。

《外台》桔梗白散在《伤寒论》中有的，巴豆剂。桔梗、贝母，另外搁小量的巴豆，"治咳而胸满，振寒脉数，咽干不渴，时时浊唾腥臭，久久吐脓如米粥者，为肺痈"。这个（桔梗白散）与前面的桔梗汤是一样，（所叙）文字一点没错。这是在《外台》上，不是在仲景这一篇里头同时存在的，这说明什么问题？这个（桔梗白散）是攻呀，是用巴豆，如果肺痈开始酝脓了，这个人不大虚的时候，这个方子（桔梗白散）可用，这也排痰排脓，但是得是实证，起码得是大便干，人也不虚。真虚起来了，那还是用桔梗汤。这两个方子（桔梗白散、桔梗汤）有虚实之分。排脓呢，有大量的桔梗、贝母，都是排脓。看看这个方剂（桔梗白散）的注文就知道了。

"上三味，为散，强人饮服半钱匕"，巴豆这东西，相当有力量，但它不很伤人。它是一个温性的泻下药。"羸者减之"，太瘦弱的人，半钱匕也不要。半钱匕拿现在说，就是一半钱差不多。

"病在膈上者吐脓血"，如果脓在膈上，它（桔梗白散）也能使人吐，巴豆又能使人吐，又能使人泻，吃了有时候上吐下泻。它说病在膈上，就能吐，这指的是排脓了。

"膈下者泻出"，如果肠痈，用这个法子也行的，膈下就不是上面的胃痈，而是下面的肠痈了，也可以从底下排除。

"若下多不止"，巴豆下得相当猛峻，要是下得厉害的时候，喝点冷水就好了。这我也亲身有体会，巴豆是个温下的法子，遇上寒就解了，你喝点冷水，吃点冷粥什么都行的，越吃热的越厉害。巴豆以前本来是医家常用的药，像以前小孩子用的"妙灵丹"什么都有，搁点巴豆霜，别看这个药挺猛峻，小量用它不伤人，尤其是把油提得干净，也不怎么吐，吐还是与巴豆油有关系。

这就是所谓肺痈的治疗，肺痈治疗，如果实证，也还是以桔梗、贝母排痰，搁巴豆通便。


**《千金》苇茎汤　治咳有微热、烦满、胸中甲错，是为肺痈。**

**苇茎二升　薏苡仁半升　桃仁五十枚　瓜瓣半升**

**上四味，以水一斗，先煮苇茎，得五升，去滓，纳诸药，煮取二升，服一升，再服，当吐如脓。**

这个方子挺好，"《千金》苇茎汤"，"治咳有微热，烦满，胸中甲错，是为肺痈"。这是偏于有热，偏于有热得用寒以解热。它说咳有微热，烦满，胸中甲错，当（对应于）肺的部位，外边身上甲错，里头不是有痈脓就是有瘀血。这是一种肺痈，

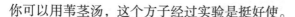

你可以用苇茎汤，这个方子经过实验是挺好使。

在这个方子上，你也可以加上桔梗、贝母。瓜瓣现在就搁冬瓜子。苡仁是个排脓药，桃仁祛瘀药。苡仁还可以多搁，你再搁上桔梗、贝母也可以，苇茎、瓜瓣就是解热。

**肺痈胸满胀，一身面目浮肿，鼻塞清涕出，不闻香臭酸辛，咳逆上气，喘鸣迫塞，葶苈大枣泻肺汤主之。**方见上，三日一剂，可至三四剂，此先服小青龙汤一剂乃进。小青龙汤方见咳嗽门中。

这个（文字）也恐怕是后世出的，也不像这个书（《金匮要略》）的原文，它写在附方里头，当然也是附的。

一身面目浮肿，鼻子也堵塞，流清涕，由于鼻子流清涕、堵塞的关系，所以不闻香臭酸辛。

"咳逆上气，喘鸣迫塞"，它搁个"肺痈"，这也不一定就是肺痈，那么或者在肺痈初期没有酝脓以前，有胸中痛等情形，有可用葶苈大枣泻肺汤的机会。

葶苈大枣泻肺汤前头讲了，痰黏壅盛有可用的机会。底下这个注，看来都是后人搞的了。"三日一剂，可至三四剂，此先服小青龙汤一剂乃进。"小青龙汤无论对肺痿肺痈，都不怎么合适。小青龙汤见咳嗽门中也即"痰饮篇"。附方（所言"此先服小青龙汤一剂乃进"）是后世的一种说法，做个参考。但据我看，肺痿肺痈，小青龙汤用的机会是少得很，它（肺痿肺痈）是虚热，开始就说热在上焦。

## 本章小结

这一篇讲完了，主要是讲肺痿肺痈的治疗。书里头也提出来了，肺痿，像麦门冬汤，火逆上气，咽喉不利，它也咳唾涎沫，它很难咳。"咽喉不利"这几个字搁得非常好，这也是一个

**胡希恕金匮要略讲座**

要略，它提出一个重要的问题，就是我们对肺痿的治疗，一方面，它津液虚，而有热，既要清热，又要滋润补虚，用其他的热药补虚不行啊，这就是咱们现在说的"清燥救阴"的法子了。有麦门冬汤，后面附方里头提出了炙甘草汤，这几个方子都常用。另有不见本章的竹叶石膏汤，都有用的机会，当然还有其他的了。

对肺结核的初期治疗，这书上就没提，大概用柴胡剂的机会多，你看有胸胁苦满。它这咳嗽，一般还是用瓜蒌这类药多，配合小陷胸汤用挺好。如果有热特别盛，我们在小柴胡汤内配合现在的黄连上清丸之类都行。所以，我们用治骨蒸劳热的法子，在肺结核初期的时候，这种办法就行。当然这个书没说。

至于肺痈，已经成脓了，就得排脓，排脓的治疗提出了一个桔梗汤。桔梗汤就是桔梗、甘草两味药，这是在本文提出的代表方剂。在附方里又提出了一个桔梗白散，桔梗白散偏于实证。当然这个书里头，还有别的排脓法子，像我们讲到"肠痈篇"就有排脓散、排脓汤，都可以用。他再提出苇茎汤，偏于有热，也行。关于肺痈的病理变化很少，就是一个脓已成、脓未成，就是前后的关系。脓未成以前，痰黏壅盛，我们可以用葶苈大枣泻肺这法子。

咳逆上气，这个书举的（方子）不少，有一个射干麻黄汤，如果咽喉不利，喉中有嘶鸣的痰声，喉中水鸡声，就用射干麻黄汤，这个方子在治哮喘的时候常用。

另外有一般的咳嗽，咳嗽在后世方书里头，遇到了咳嗽一定是治咳嗽。在我们临床上，要是由感冒而来的咳嗽，就先治感冒，感冒去了咳嗽自然就好，你不用盯上咳嗽，而把感冒也忘了，这就不对。所以这个书（《金匮要略》）也不这么提，只提一个，他说"咳而脉浮者，厚朴麻黄汤主之"。厚朴麻黄汤是

经方之术自有传承

解表的方药，主要是解表了，但里头又加点止咳药，这可以给我们临床上指出一条道路：

临床上要是感冒，《伤寒论》讲过感冒，总有两个类型，不是中风类型，就是伤寒类型，中风类型就是自汗出，没有汗的就是伤寒类型。有自汗的用桂枝汤这方法，没有汗的用麻黄汤这方法。我们治咳嗽也如此，但是（方药）要更适应疾病，有咳嗽，在这里头可以加止咳嗽的药，我们最常用的比如桂枝汤可以加桔梗。

可是后世对方药的认识，有时候出了问题，他们有人说桔梗是升提，那么明明有外感同时有咽痛，也不敢在解表的方剂里加桔梗，怕它升提。我就遇着一个人，我给这人看病，开葛根汤加桔梗，他瞅瞅，当面没说，过后他问别人说："哎呀，我看他开这个方子，敢加桔梗，那不吐血啦？"他说桔梗升提啊。其实，不是那个事。不信，你们试验试验。临床有真正的外感，发烧怕冷，非解表不可，那么这时又有些嗓子疼，不在化脓的时候，你加桔梗是准行的，如果再有点热加上石膏就行了，一点问题都没有。

所以后世就把治上边（身体上面部位）的东西，都认为是升提，（我认为）它不是升提，桔梗升提什么呢！

我们在解表药里，比如像桑菊饮，一方面解表，一方面加点止咳药。所以我们在伤风感冒咳嗽中，用这个方子都挺好使。那我们在其他的解表药里，也可这么用的，所以厚朴麻黄汤也可以如此用。这是个例子，也不是说凡咳嗽都用这个药。所以我们读（仲景）他这个书呀，要活看。

咳逆上气带喘，这全是有外邪又有里饮。他举出来的例子，像射干麻黄汤跟小青龙汤全是。也得因证而施，我们说喉中特别的有嘶鸣痰声，那得用射干麻黄汤。这些方剂都差不多，就是药物加减出入的不同，没有其他的大不同。那么除去这个方剂还有没有？还是有，所以这个书不是说整个都到家了（编者按："到家了"指完美无缺）。

《伤寒论》里的麻黄汤也治喘，不汗出而喘；麻杏石甘汤也喘，它是汗出而喘。所以我们对于治喘、咳逆上气的这类（病症的）办法，还是有用旁的方子的机会。我最经常用、我顶爱用的是葛根汤，葛根汤发汗而不燥，葛根是一个清凉性的解表药，和麻黄、桂枝搁在一起，它不那么燥，所以我更喜欢用它。

那么这是由表证而来看咳嗽喘，离不开用麻黄。针对咳逆上气，咱们在肺痿肺痈那一节讲了，它说"风中于卫，呼而不入"，上气，气往上嘛。表不通而往上，就是能呼，吸气困难，事关这类的（症状）都和"表"有关系。如果里头没有水饮，它这个喘，不足以像嘶鸣这样的厉害，所以这些都是外邪内饮造成的。那么它也举几个例子，在此以外的例子还是有的。

是不是喘、咳逆上气（论述得）就够了呢？这个书（《金匮要略》）我认为还是不够的，后头还要讲，还有"痰饮篇"，"痰饮篇"也是讲痰饮咳嗽，它也补（本章咳嗽上气病）这个不足。另外，那个（痰饮篇）里头，我们还得结合《伤寒论》上来看。

尤其喘，是我们临床上常见的一种病。有的是关乎里证，咱们在讲"阳明病篇"的时候，腹满而喘，阳明病，如果胃这个地方结实，实在的实，不是石头的石，它压迫胸膈就阻碍呼吸，这也是个喘，这个喘挺多。这在临床遇到很多很多的，燕儿给看的，有一个老头，他一喘简直就动不得，她上次给他开点泻药，那老头特别高兴（疗效好），这种情况就得吃泻药。所以在临床上，（《金匮要略》）这个书在这地方没提，但在《伤寒论》上提了。所以这个（《金匮要略》）书，要略嘛，它不能把《伤寒论》整个拿过来补充这个，你要前后看，它源起一部书。它相对那本书（《伤寒论》），那个（《伤寒论》详细论述的地方）在这个（《金匮要略》）就没有（细说）。我们现在研究呼吸器方面的疾病，我们应该（《伤寒》《金匮》）前后观察，你得通过临床实践（来思考、验证）。

很多慢性的哮喘，常常有瘀血证。不仅要通大便去实，而且还要想法加祛瘀药，我们最常用的就是大柴胡汤、桃核承气汤、桂枝茯苓丸的合方，这是我常用的方子。如果既有里边的病，同时又有外感，你可以合起来用，临床上也常有的。病人身上有个老病就是哮喘，着点风寒，为风寒所诱发，把这喘勾起来了。所以这个时候又有外感，里头又有大便干，该有瘀血还有瘀血，那么这该怎么办呢？你光解表也是不行，得把这几个合起来治疗，所以我在临床上常这么用。一方面你看我们方才讲的方子吧，如果有射干麻黄汤证，你用射干麻黄汤没错；它又兼大便也不利，大便几天不拉，舌苔有黄苔。我们则针对各方面（病症综合治疗）。比如，舌头发青了，咱们说是瘀斑，有瘀血，这时候再加上祛瘀药一块用，都行的。我记得我还有一个关于大柴胡汤应用的报告。（当然，综合起来）一起用也没有什么问题的；分着用也可以。治病就这样子，不能一起用，则抓重点一样一样治，那样也行。临床上圆机活法，自己临床上斟酌用。

这一章，（治疗方法）大概都有了。专治痰的像皂荚丸、葶苈大枣泻肺汤；治外邪内饮的，也讲了几个，大致各方面都有了。但是我们对这个书（《金匮要略》）的研究，我希望大家这样做：我们既是研究（《金匮要略》上的）咳逆上气、肺痿肺痈，在旁的书上也找一些，把这个（咳逆）做个题目，关于这类的都拿来搁到一起看一看，更好一些。所以自己找出很多资料来研究，对这类病的治疗更有充分地理解。

# 奔豚气病脉证治第八

**师曰：病有奔豚，有吐脓，有惊怖，有火邪，此四部病，皆从惊发得之。**

这一节恐怕有问题，怎么说呢？奔豚、惊怖、火邪这几种病，说它由惊发得之，可以理解。唯独"吐脓"不可理解。我们研究《伤寒论》，奔豚、惊怖、火邪这都是由于火攻。"惊怖"就是伤寒要是用火攻，必惊，惊发、惊怖就是指这说的；"火邪"是太阳病与火熏之不得汗，火邪也是往里头跑了，到经不解，必清血，病为火邪。这也是《伤寒论》上头的；这个火邪既然用火攻，都要发惊狂的，这书后头有惊悸吐衄下血，它说火邪用桂枝去芍药加蜀漆牡蛎龙骨救逆汤主之。龙骨、牡蛎都是治惊狂的，它是一个镇静药，治惊狂。所以奔豚、惊怖、火邪这三部病，说是"从惊发得之"可以理解，奔豚指的是用烧针发汗这段说的。唯独"吐脓"不可理解。"吐脓"在这个书（《金匮要略》）里头，连《伤寒论》带这个书（《金匮要略》），只是里头有痈脓，不能说是"从惊发得之"。

"惊发"拿现代话说，就是一种神经上受到严重的刺激，不是外面的事物让你惊了，不是指外面的事物可惊可恐才得这个病，不是的。而是机体上有惊恐的反应，所以搁"惊发"二字。凡是能够促使生理上有一种惊发的反应，还是神经官能病啊，那么就容易发生这几种病。这几种病中"吐脓"是不好解释，我认为这里头它有错误，也许是传抄（而出现错误），这四个没法一块来解释，三个可以解释（吐脓不好解释）。

那么惊怖、火邪和奔豚这三个病，由"从惊发得之"我们可以看到，这三种病拿现代话说都是神经官能病。我们看奔豚就知道了，那几个是作陪，主要是论奔豚，奔豚是从惊发得之。

**师曰：奔豚病，从少腹起，上冲咽喉，发作欲死，复还止，皆从惊恐得之。**

奔豚病是什么病呢？它一发作的时候，"从少腹起"，就是小腹往上冲，"上冲咽喉"，由胸一直到咽喉，发作的时候人简直就是活不了的样子，"发作欲死"，可是一会儿过去了，"复还止"。从这几句话，我们知道奔豚病是个发作性的神经的反应，那现在不就是神经官能病嘛。神经官能病在什么基础上发作呢？在惊恐的基础上发作。

你像我们拿烧针，这烧针是给人治病，受了这么一种刺激，人发惊悸。再严重了，在惊悸的基础上诱发奔豚。气从少腹，上冲胸咽，发作欲死，可过去了就跟好人一样，就像羊痫风似的，来了就是这么一阵儿。这就是神经之病，不是实质的病。所以后世对此解释说是肾气，这是不对的，与肾一点关系都没有，你看底下治疗就知道了。

他说皆从惊恐得之，不是说我们外边的事物，（令）我们可惊可恐，受了这么种刺激得了病，这是错解！惊恐是个病名，和惊发一样，在这种惊恐的证候的基础上，更进一步发生奔豚，应该这么解释。

我们看看底下讲的具体治疗，有这么几节。

**奔豚气上冲胸，腹痛，往来寒热，奔豚汤主之。**
**奔豚汤方**
甘草　芎䓖　当归各二两　半夏四两　黄芩二两　生葛五两

芍药二两　　生姜四两　　甘李根白皮一升

上九味，以水二斗，煮取五升，温服一升，日三夜一服。

奔豚汤这个药不常用，因为奔豚病很少见少阳病。这一段说的是少阳病，"往来寒热"是柴胡证四个主要证候之一，腹痛也是属于柴胡证。奔豚没有不"气上冲胸"的，一直到咽喉，发作欲死。气上冲胸，胸胁也没有不满的，对吧？所以这个病证的反映，整个是柴胡证。

柴胡证本身不是奔豚，所以这个方子变了，用甘李根白皮，就是李根白皮，甘的，李子这东西，有甘的，有偏苦涩的，这里讲的是甘李根白皮，这个药解热作用跟柴胡差不多，但它有下气治奔豚的特能。那么这个方你一看就明白，半夏、黄芩、芍药、生姜、甘草，它也是柴胡剂的加减方子，但是以李根白皮来代替柴胡了，因为什么？它治奔豚。这个（奔豚汤）既能治奔豚，还是能治上面这个少阳证，胸胁满，往来寒热。

这段说明什么呢？还是要辨证，辨什么证？方证。它现哪个方剂的适应症，就用哪个方剂就行。这个（病症）现柴胡证，但柴胡汤不能治奔豚，你变化变化方药就行了，李根白皮治奔豚，这个书上也有的。

另外我们来看看这个方药的组成，我们还能看出些问题来。它用大量的生葛，生葛就是葛根，用五两，要用五两的话这个人非项背强几几不可，这是肯定的。它另外又用当归、川芎这些补血的药，那么也就是说这个人奔豚病，现的是柴胡证，往来寒热，腹痛。同时它有项背强，强得厉害。而且有血虚的一种证候。用这个（奔豚汤）就对了，是这么一个方剂，但他话说得不够明白，就说"奔豚气上冲胸，腹痛，往来寒热，奔豚汤主之"。我们从药物上分析还应有这些：项背强，项背拘急得厉害，另外有血虚的证候，用当归、川芎嘛。其他是柴胡证，他用的也是柴胡汤的方子，但是没用柴胡，用的李根白皮，为治奔豚。

这个方剂我们还没用过，因为奔豚病不多见，（即便）见着了（奔豚病，但）现这个证候的情况少。

**发汗后，烧针令其汗，针处被寒，核起而赤者，必发奔豚，气从少腹上至心，灸其核上各一壮，与桂枝加桂汤主之。**

### 桂枝加桂汤方

桂枝五两　芍药三两　甘草二两（炙）　生姜三两　大枣十二枚

上五味，以水七升，微火煮取三升，去滓，温服一升。

这个方子不但我用，我们一个同事赵绍琴遇到一个奔豚，和这个（症状）一样，他就给吃这药，吃了就好了。

"发汗后，烧针令其汗"，太阳病开始用麻黄汤发汗，发汗表不解，我们应该用桂枝汤再发汗就对了。这发汗表不解，是经常碰到的情形，病比较重，吃麻黄汤，完了表还未解，这时不要再吃麻黄汤，要改桂枝汤，这是正当的治疗手续，但大夫没有这样做，而是"烧针令其汗"，烧针令其汗这可很凶，以火劫汗，在《伤寒论》上你们看看太阳中篇，后面那几段都说这些。烧针令其汗，必使大汗出，"以火劫发汗，亡阳必惊狂"，汗出得太多，古人谓之亡阳，人非惊狂不可，所以奔豚是在惊发的基础上得之的。开始就由于烧针令其汗，针处又被寒，被寒就是感染，所以"核起而赤"。一烧针开始大汗出，这个人的机体已经受到一种刺激，就容易得惊发。又见"针处被寒，核起而赤"，针刺的地方按现代的话说感染了，肿了，这又给人加重刺激。既烧针，烧针针处又被寒，核起而赤，重复给人身体刺激，一定要得奔豚。《伤寒论》上说的以针劫，以火劫发汗亡阳必惊狂，这是《伤寒论》上说的。在惊狂的基础上，针处又不谨慎被寒，就是感染了，再给机体以刺激，非发奔豚不可。

那怎么办呢？发奔豚就感觉气冲少腹，上冲胸咽，"气从少腹，上至心"这是句简单的话，上面已经都交代了奔豚的证候，这里只是说气从少腹上冲心。

应该两方面来治疗，一方面治针处被寒，用灸法，灸其核上各一壮，来治针处被寒那个红肿的地方，（另一方面用方药）然后与桂枝加桂汤主之。桂枝主要治气上冲，这应该很清楚。为什么用桂枝汤的原方加减？虽然是大汗后，表还是不解，还是用桂枝汤的基础。但是奔豚发作得厉害，所以用桂枝降冲气，桂枝又加上量了。

古人说桂枝泻奔豚气、泻肾气，这是古人的说法而已，古人通过实践，总结出一个一个方证的这个规律。如果气冲厉害加桂枝，这是对的。桂枝治冲气，这是事实，可冲气是不是肾气，这是有问题的。但古人没办法，这只是他心里所想、所猜测的看法，（不一定对。我认为）恐怕与肾没关系。底下这个苓桂枣甘汤与肾有关系，还值得可疑（编者按：此处的意思：或许还有可能），这个根本不是（桂枝加桂汤与肾根本没有关系）。

（桂枝加桂汤）表不解，"大汗流漓，表必不除"，开始发汗表没解，应该用桂枝汤，没用桂枝汤，用火劫迫使大汗出，大汗流漓表还是不能解。那么在错误治疗的基础上，这个人由惊变成奔豚。这种证不是个实病（编者按：此处实病，似乎不是虚实之实，而是指与神经官能类型疾病相对立的实质性疾病），现在说就是神经官能症，发作起来，就这个样子，过去一会儿就没有了。但这个人的表证还存在，什么表证，桂枝汤证。所以在桂枝汤的基础上加桂，治气上冲，这个我们以前（《伤寒论》中）也讲过。桂枝，原来是三两，现在变成五两了。芍药、生姜、大枣、甘草，还是桂枝汤的原方，这个药，当然还是解表。同时，加重治疗气上冲，奔豚也可以治，奔豚证，这个方剂最常用，也是常发现这种情况。

**发汗后，脐下悸者，欲作奔豚，茯苓桂枝甘草大枣汤主之。**

**茯苓桂枝甘草大枣汤方**

**茯苓**半斤　　**甘草**二两（炙）　　**大枣**十五枚　　**桂枝**四两

**上四味，以甘澜水一斗，先煮茯苓，减二升，纳诸药，煮取三升，去滓，温服一升，日三服**。甘澜水法：取水二斗，置大盆内，以杓扬之，水上有珠子五六千颗相逐，取用之。

前头说"从惊发得之"，这要活看，奔豚汤也没有从惊的基础上而得啊。苓桂枣甘汤说的是一种"脐下悸"，"悸"在古人就是惊悸的悸，悸就是跳。悸也就是人的神识不安宁，也算是在惊的基础上来看的。

发汗后怎么脐下悸呀，根本就是里头小便不利，里头有停水，你光发汗不行，应该利水。不利水而强发汗，发汗药激动里头的停水，水就冲动，它要发奔豚。脐下悸，就是少腹有水伴冲气往上来，这就是要发奔豚以前的预兆，所以它说"欲作奔豚"嘛。

这时候所用方中有桂枝甘草，桂枝甘草也是一个方剂了，桂枝甘草汤，治脐下悸，跳得厉害，就是汗发得太多，气往上冲，所以欲得按者，跳得也厉害。

另外，搁茯苓，茯苓这个药也治心悸，所以安眠药里老搁茯苓呢，茯苓、茯神是一样的，尤其配合桂枝一起，对很多神经官能病这方面进行治疗，像苓桂术甘汤也是。你看人眩晕等

大医精诚万世师表

等，我们用利尿药，经常用苓桂术甘汤、苓桂枣甘汤。心跳得厉害，桂枝茯苓加量就可以。苓桂枣甘汤也是。

苓桂枣甘汤也不一定是先有惊，但只是悸，悸也就是惊悸，也属于这个范畴。这就是要发奔豚以前的情形，"从惊发得之"，在这个基础上就容易发生奔豚，它说"欲作奔豚"。

治疗的方子呢，一方面，治气冲，用桂枝甘草；一方面引水下行，利小便。表也就解了，要不然这表还是不解。在《伤寒论》讲得最多，如果小便不利，里面有停水，就要解表兼利小便，五苓散也是这么个用法。若不利小便，强发其汗，变证百出。脐下悸欲作奔豚，也是在这个基础上发生的变化。

苓桂枣甘汤这个方子，不只能治脐下悸欲作奔豚，凡是脐下悸，有些肚子疼什么的，这个方子也治。治脐下的跳，可见这个茯苓是大量用，你看它用半斤呢，茯苓治悸动。利尿药里头，也各个不一样。茯苓起安定作用，酸枣仁汤也用茯苓，一般安眠药里头搁茯苓的多，起镇静作用。根据前面的解释，也就是"从惊发得之"。这是古人的看法。在临床上不一定是先有惊，这个悸也不是惊悸的那个悸，这就是停水，停水要是感觉烦悸，这是茯苓证。这个方子不仅治"欲作奔豚"，而且对"已是奔豚而脐下悸"，这个方子也起作用。

方后对煎服法说"上四味，以甘澜水一斗，先煮茯苓，减二升，内诸药，煮取三升，去滓，温服一升，日三服"，甘澜水的做法底下有小注，就是取水二斗，置大盆内，拿杓扬之，水就起珠子了，就撇这珠子，就叫甘澜水。这个东西现在不必这样了，古人有一些所谓秘方、秘法，有些特殊的（用法），属于习惯。某家这个方子嘛，传就这么传法，用甘澜水。你像有人收我的方子也用甘澜水，其实这个东西不一定（非得按照习惯），现在就用一般的水就行。

奔豚非常简单，就是气从小腹往上冲，上冲性的一种神经症、神经反应，发作时相当厉害，过后像好人一样。治气上冲最有力的就是桂枝，你看这后头两个方剂（桂枝加桂汤、苓桂枣甘汤）都是用桂枝。

　　假如有表证，还是用桂枝汤（加减），桂枝汤加桂就行。

　　没有表证，要看情形，你看前面这个（奔豚汤证），说的是少阳病，往来寒热、腹痛这种情况，那么，真正现柴胡证，用柴胡汤行不行？我认为行的，但里头要加治上冲的药。你像苓桂术甘汤也可以加里头，苓桂术甘汤这药就准行，它也治气上冲。

　　我们现在治高血压，如果这人心跳得厉害，气上冲得厉害，心脏病常有心跳，桂枝加量、茯苓加量就行。桂枝我用过七、八钱，一点问题都没有。不是像咱们（很多人）说桂枝那样热啊，不是那样啊。茯苓更是个平稳药了，茯苓是不寒不热的平和药，它治心悸。所以我们对心血管病有的时候心悸得厉害，用旁的药的时候，可以用这两个药——桂枝和茯苓。那如果现柴胡证呢，我认为小柴胡合用桂枝、茯苓，有用的机会。

　　奔豚就这么一点（内容），没有什么深意。第一，他解释说这个病都是由于惊发，这当然与临床治疗有关系，大夫用药给机体一个严重刺激而得惊发，在这个基础上发病。它有这个意思，但也不一定（必由惊发而奔豚），也只是值得参考。火攻那肯定是先发惊恐，得用桂枝加桂汤。如果不是用火针，这个人有外感的样子，脉浮，恶寒，有汗出，同时有奔豚这种症候，你也可以用桂枝加桂啊，一样好使。不必真的拿火针烧，烧完后才有那种奔豚的情况。我用桂枝加桂汤，就是针对这种情形（外感桂枝汤证而又发奔豚）。有一年老赵遇到这种病，这个病人就是感冒，可是他还闹奔豚，我说你就给他吃桂枝加桂就行，他吃了就好了。后来又来一奔豚的病人，他吃了（桂枝加桂汤）又不行了，他不是这个（桂枝加桂汤）证候就不行啊。

所以奔豚病很简单，可是这种病以什么情形出现，这个书（《金匮要略》）说得还是蛮不够。这个书只是说挟水气的用苓桂枣甘汤；在外感表不解而有奔豚病的，就是桂枝加桂汤；另外他怕你离开桂枝就不能治奔豚了，还有个奔豚汤。这个（奔豚汤）现柴胡证，可是偏于有热，往来寒热嘛，得用解热去降冲气的甘李根白皮。

可见他是怕你误于某一个药就治奔豚，不是那样的，各个不一样。所以我们在临床上也是，它以什么样证候发作出现，我们就根据什么方剂来治疗就对了。但对于气上冲，我们经常用的除去桂枝外，如果伴水上冲的，大概用吴茱萸的也不少。像这个冲逆，半夏也都有用，要不然怎么止呕呢。所以治往上冲逆这种情况，桂枝而外，治往上冲逆的药也挺多的，在临床上都有用的机会。不要死于（本篇章提到的）这几个方剂之下。当然，对治疗奔豚的整体原则，通过这几个方剂的阐释，可以说是够了。

# 胸痹心痛短气病脉证治第九

胸痹就是胸疼，痹就是疼，痹痛，比如关节风寒湿痹，都说的是疼。胸疼拿现在的病名包括很多了，像胸膜炎、肋骨神经疼都属于这一类。

（胸痹也可能与心脏有关）。有时候心脏疼，古人也分不开，所以单独有个心疼，这指的心脏，但胸痹里头也有心脏的关系。

另外，短气，就是气不足以息。

这一章主要研究三种证，一个胸痹，一个心痛，一个短气。可这三种病常常是纠缠到一起的。底下就是书上的论说了，我们看一看。

**师曰：夫脉当取太过不及，阳微阴弦，即胸痹而痛，所以然者，责其极虚也。今阳虚知在上焦，所以胸痹、心痛者，以其阴弦故也。**

太过和不及，两种脉全是病脉，人有病了，脉就不平了。不平就要有一种形象，这种形象不是较正常为太过，就是较正常为不及。脉就这么两大类。平时说的大脉就是太过，小就是细脉，就是不及，全是对待（编者按，对待即对应之意）。数，就有迟，这是对应的。紧与缓，弦与弱，全是一个太过，一个不及。也不太过也非不及就谓之平脉，就是正常人的脉，叫平脉。太过说的就是比平常人的脉为太过。不及就是比较常人的脉为不及。所以说太过和不及都是病脉，那么我们诊太过与不及，就说以候病，诊察病就在"太过"与"不及"上而来下手、而来体会。

"阳微阴弦",这个阴阳指的寸尺说的。阴阳在张仲景论脉有两种的说法,一个说的病位,寸关尺,上边为阳,下边为阴;有的时候说脉的内外,外为阳,内为阴。像我们说的太阳中风,说脉浮于外,但是摁着弱,所以阳浮而阴弱,脉浮于外但是弱于内,(阳浮阴弱)这是指浮沉说的。这一段(阳微阴弦)脉的阴阳指的病位、部位说的,阳微者寸微,阴弦者尺弦,就是关以下弦。

微是不及的脉,弦是太过。微、不及,常主的是阳虚,在《伤寒论》中也有很多,"脉微者,此无阳也",在《伤寒论》有很多,亡阳的脉,脉也微,就是虚。什么虚呢,指的津液说的,不是指"阳热"里那个"阳"说的。阴弦,弦是个太过的脉,这个太过常常指的是寒邪。

根据脉法上看,"即胸痹而痛",怎么讲呢?"阳微",寸以候胸,我们知上焦阳虚;"阴弦",关以下脉弦,知下面的寒盛。这个寒就乘虚往上攻,"邪之所凑,其气必虚"。若没有寒邪在底下,虽然上面虚,也搞不出胸痹。由于上面虚,下面寒湿,它乘着虚,寒就往上跑,所以就造成胸痹而痛。

"所以然者,责其极虚也",道理也解释了,就因为寸脉太虚,邪就乘虚而逆迫于胸,所以胸痹而痛,"今阳虚知在上焦,所以胸痹、心痛者,以其阴弦故也",这就是我刚才讲的这些。根据"阳微阴弦"这个脉,我们知道阳虚是在上焦,它是部位。

上以候上,下以候下,寸脉候胸至头这部分的病;寸以下,就是心下到少腹,属于关上到关下;关以下到尺这个部位,就是下焦,就是少腹到腿。

现在就脉象看,我们可以知道,阳虚在上焦,所以胸痹、心痛,也就由于阴弦的缘故,因为阴寒在下、阳虚在上,所以阴寒乘着阳虚往上攻，而造成胸痹心痛。对于胸痛这种病，古人有这么一种看法，总是阳气上虚，阴寒下盛，寒乘虚往上攻，所以胸痹而痛。

**平人无寒热，短气不足以息者，实也。**

"平人"就是平时无病的人，谓之平人。"无寒热"也没有新遭受外感，我们一得感冒就怕冷发热了。平时既没病，又未遭受新得外感，无故"短气不足以息者"，就是气短、呼气困难，这种情况不能责其虚了，应该责其实，总是里实的问题。

里实也是多方面的，你看我们说胃里头停水，也短气，它压迫胸膈；如果停食也短气，阳明病腹满而喘，它胃里头太实了。无论是食、水、痰、饮都能造成短气，总是里有所"实"的关系。这个人平时没病，又没新遭受外感，而无故短气不足以息，不要看它虚，要看实的方面。这一段，对后头辨证是很有用的，所以单独提出这么一段。

**胸痹之病，喘息咳唾，胸背痛，短气，寸口脉沉而迟，关上小紧数，瓜蒌薤白白酒汤主之。**

**瓜蒌薤白白酒汤方**

**瓜蒌实**一枚（捣）　**薤白**半斤　**白酒**七升

**上三味，同煮，取二升，分温再服。**

这个脉是错的，脉跳动跟随着心脏，心一跳，脉一动，所以脉可以有部位上的形象之属，说寸浮、尺沉等，这可以。但是没有说是寸迟、关数，关以下快起来了，这是怪脉，没那个事情，这是错的。"寸口脉沉而迟"，沉，可是慢；"关上小紧数"，这个"数"错了，这肯定错了，根据上边，应该是弦，上虚下弦嘛。胸痹之病，根据上边所说，全是上虚、下有寒，寒乘虚以上迫。

胸痹而痛这类病，具体分析也多种多样，"喘息咳唾"，就是呼吸困难，喘息又咳，唾就是涎唾；"胸背痛"，不但胸痛，也掣到后背痛；"短气"，就是上面说的"短气不足以息"。这说的是胸痹之病有这一系列的症候，就是喘息咳唾、胸背痛、短气。

看看脉呢，寸口脉沉而迟，沉而迟这都是不足的脉，为虚寒。我们一般说迟主寒，迟也主虚，《伤寒论》上也有。它说"脉微不可发汗，亡阳故也"。如果尺中迟，"复不可下之"，这也是《伤寒论》上的，这个迟就指的血虚。总而言之，不足的脉都应不足。那么寸口脉沉而迟，就是虚在上焦。

"关上小紧弦"，这个小，不是大小的那个意思，（而是）我们现在的话就是微，紧又弦，但是不太厉害，稍稍紧弦。关上以候心下，就是胃的部分，胃部还有些实。那什么实呢？紧和弦都主寒，就是寒太盛，微盛。上面虚啊，所以往上攻还不已，因而就促生上面这些症候。

小紧弦是寒，这里头也含有饮、水饮，水饮寒气乘上边之虚往上攻，迫于胸，所以才短气。胃有停水啊，微者短气，少有停水，人就能短气。那么寒气攻到胸，所以胸背就疼，波及肺就喘息咳唾。这个应该用瓜蒌薤白白酒汤主之。胸痹的病，并不是一种治疗方法，所以还得辨证。原则上是胸疼，或者胸满胸疼，再具体分析，该用什么药用什么药。

瓜蒌薤白两个药组成的方剂，就叫瓜蒌薤白白酒汤。我们看看这个方剂，瓜蒌实一枚，古人的瓜蒌实就是果实的实，就是全瓜蒌。后世给弄成瓜蒌仁，就错了！不是仁，实怎么是仁呢？果实，就是整个果子，就是瓜蒌。一枚，这很重了，大瓜蒌一枚，有几两，把它捣了，就是砸碎它。

薤白半斤，薤白在北京叫"小蒜"，是野生的，不大，在东北叫"香根菜"，它是辛温的药。瓜蒌实起开胸、祛痰、下水作用，所以大量吃也能缓下。薤白是辛温的，散结气，长于治胸痛。这两药合起来，既能够散结气、止痛，又能够开胸、下痰、下水，所以与我们这一段的证候是恰恰合适的。搁白酒干什么呢？以白酒煎，容易助药力赶快发挥作用。我们经过试验，白酒煎这个药，不喝酒的人吃不了。用黄酒煎蛮好，我常给人搁黄酒。如果酒不能喝，水煎也行，不是不行，不过那个时候薤白就多搁点。

这两个药组成就是治胸满胸痛，同时有寒饮往上冲逆的关系，或者喘息、咳唾而有短气，都治。瓜蒌是治咳嗽的一个圣药，一般治咳嗽常用瓜蒌，它能够开胸下气祛饮，所以喘息咳唾用瓜蒌是很有道理的。

这是一段。说如果胸痹致病，有这一系列的症候，就是喘息、咳唾、胸背痛而短气者，这个脉与上面说得差不多了，寸脉沉迟，关上有些紧弦，也就是上虚下有寒。


**胸痹不得卧，心痛彻背者，瓜蒌薤白半夏汤主之。**
**瓜蒌薤白半夏汤方**
**瓜蒌实**一枚（捣） **薤白**三两 **半夏**半升 **白酒**一斗
**上四味，同煮，取四升，温服一升，日三服。**
这又是一节，胸痹，如果短气、喘息以至于不得卧，就说明寒往上攻得更厉害、更加重了，不只是喘息短气咳唾而已，以至于使他不得卧，这是简言，根据上面一节说的。而"心痛彻背"，不只是胸背痛，而是心痛彻背，彻就是通的意思，就是胸背通通地疼，这个疼就是心彻于背、背彻于心，是前后剧痛，比（前面）那个胸背痛加重了语气。

不但有寒，饮也重，所以才以至于不得卧，而心痛彻背这样剧烈。还是在瓜蒌薤白的基础上，根据那一段来的嘛，（只不过）症候加重，（所以）另外加半夏。瓜蒌薤白半夏汤主之。半夏这个药，降逆、下气、祛饮，是祛痰饮的药，就是去水。只是用瓜蒌薤白有点力量不够了，另外加半夏。这个方剂就是上面之方（瓜蒌薤白白酒汤）薤白减量，加上半升半夏，半夏用得很重，也是搁白酒来煎。也就是在瓜蒌薤白方剂的基础上而又加半夏，所以这个方剂更好理解了，就是我们上面所说的瓜蒌薤白白酒汤这个症候而饮重，逆迫也更甚，所以要加半夏。煎法和上面一样，如果人能喝白酒，用白酒煎是没问题的；如果不能喝白酒搁水煎也行；同上面一样，搁点黄酒也好，不用整个搁黄酒，因为酒能助药力让它发作快。这是所出的两个方剂，一个是瓜蒌薤白白酒汤，另一个是瓜蒌薤白半夏汤，底下继续来说明这个具体证治。

胸痹心中痞，留气结在胸，胸满，胁下逆抢心，枳实薤白桂枝汤主之；人参汤亦主之。

**枳实薤白桂枝汤方**

枳实四枚　厚朴四两　薤白半斤　桂枝一两　瓜蒌实一枚(捣)

上五味，以水五升，先煮枳实、厚朴，取二升，去滓，内诸药，煮数沸，分温三服。

**人参汤方**

人参　甘草　干姜　白术各三两

上四味，以水八升，煮取三升，温服一升，日三服。

"胸痹心中痞气，气结在胸，胸满，胁下逆抢心，枳实薤白桂枝汤主之；人参汤亦主之。"

胸痹这个病，如果"心中痞气"，什么叫"痞气"？心中感觉有痞结，痞就是不通，有所结的东西，咱们说痞块也是这个意思。感觉有痞结而同时感觉气憋得慌、气塞，很像现在所说的"狭心症"这类情况，近似于心脏性的气短。心脏感觉有所结滞，而气有所不通、堵塞，有痞结、气塞的感觉，所以叫"心中痞气"。

"气结在胸"，在心脏有这个感觉，而在整个胸也感觉有气结，就是胸闷憋气，当然胸也胀。所以同时也"胸满"，"胁下逆抢心"。胁下逆抢心是用枳实薤白桂枝汤的一个主要症候，感觉有气从胁下往上冲。那么"心中痞气，气结在胸，胸满"也都是由这个"胁下逆抢心"来的，主要是从胁下往上冲气相当凶，所以才有上面的"心中痞气，气结在胸，胸满"的这些结果，主要从这个来的，从底下往上。这整个说的是枳实薤白桂枝汤的证候。

为什么人参汤也主之？人参汤就是理中汤，如果中虚多寒，中虚就是胃虚，胃虚有寒停饮，如果要是上焦虚也能造成这种情况，所以人参汤也主之。

救治上面这种"心中痞气，气结在胸，胸满"的两个方子虚实不同，在临床上是不是一个证候呢？绝不是。我们讲的这个症候是枳实薤白桂枝汤。人参汤当然也要有人参汤证，比如说呕逆，心下痞坚，就是心下痞硬，那是胃虚的关系，呕逆就是胃虚停饮，这是理中汤证，就是人参汤证。如果只是从胁下往上逆抢心，没有胃上的一切毛病，当然是枳实薤白桂枝汤。

所以还让你辨证，不是说这两个方剂治同一个证，在张仲景（书里）没有这种情形。人参汤证我们在前面研究很多了，尤其在《伤寒论》里，所以这里提出来：胸痹这类的情况，有由于中虚有寒停饮造成的，那就是人参汤证；也有胁下逆抢心的薤白桂枝汤证。这两个证是截然不同的。

大家看看这个方剂就明白了，枳实薤白桂枝汤方，枳实用四枚，厚朴用四两，薤白半斤，桂枝一两，瓜蒌实还是一个，也是在瓜蒌薤白汤的基础上发展起来的。胸痹也有胸满，胸痹甚者疼，轻者也只是满，这个就是满，满也该用瓜蒌薤白这个方剂。

满得厉害有气结在胸、心中又有痞气的感觉，这就该大量用行气的药，用枳实、厚朴，枳实、厚朴既行气消胀，也能去结气，就是枳实的功效。另外，气上冲，所以加上桂枝。也就在瓜蒌薤白基础上加行气消胀的枳实、厚朴，加桂枝治气上冲，所谓胁下逆抢心。

总而言之，枳实薤白桂枝汤方证，是在胸痹胸满也就是瓜蒌薤白方证的基础上而心痞、胸有结气、胸满、气上冲。这是根据药物来分析，其实，仲景他这个文章也的确说的这个意思。

那么如果有一系列胃的虚寒的证候，可以用人参汤，人参汤的方子在底下也列出来了，我们前面研究过的，人参、干姜、甘草、白术，人参是健胃的，治心下痞硬；干姜是温中的，干姜止呕。所以我们说人参汤就是理中汤常治呕证；白术是祛水、利尿，白术是温性的药，胃有停水，多用白术。现在我们用的术，前面讲过了一般用的是苍术，古人的苍术、白术是不分的，那么后世分开了，古人说的白术就是苍术，因为我认为临床上用觉得苍术比白术好，白术有些燥，不如苍术。胃虚有寒而呕或者有点小便不利，同时有胃虚、有心下痞硬，这个时候用人参汤。这都是指治胸痹来谈的。

我们通过临床，瓜蒌薤白治胸痛胸满相当好使。在这个基础上，根据证候出入不同，采取加味的办法：胀得厉害，满得厉害，有气上冲，用枳实薤白桂枝汤；一般的（情况）或用瓜蒌薤白白酒汤或用瓜蒌薤白白酒加半夏汤。

胸痹，胸中气塞，短气，茯苓杏仁甘草汤主之，橘枳姜汤亦主之。

**茯苓杏仁甘草汤方**

茯苓三两　杏仁五十个　甘草一两

上三味，以水一斗，煮取五升，温服一升，日三服。不差，更服。

**橘枳姜汤方**

橘皮一斤　枳实三两　生姜半斤

上三味，以水五升，煮取二升，分温再服。《肘后》、《千金》云："治胸痹，愊愊如满，噎塞习习如痒，喉中涩，唾燥沫"。

这时，胸并不疼的，如胸疼吃这个药不好使。"胸痹，胸中气塞"，就是胸胀闷得厉害，为之气塞，胸中感觉气满胀，气塞于胸中，短气。"短气"就是我们早讲过的有水气，往上攻得厉害。

"茯苓杏仁甘草汤主之；橘枳姜汤亦主之"，这也是要看情形，茯苓杏仁甘草汤以祛水为主，所以偏于治短气；橘枳姜汤以行气为主，以治胸中气塞为主。这两种证候你要知道，胸中气塞，也没有不短气的，气塞于胸中怎么能不短气呢？但是如果以胸中气塞为主，用橘枳姜汤；如果要以短气为主，就觉得呼吸困难，胸也是闷的可不是主要的，用茯苓杏仁甘草汤祛水就行。所以这两个方子虽然说"茯苓杏仁甘草汤主之；橘枳姜汤亦主之"，也不是同一个证候啊，所以在辨证的时候非得详细斟酌不可，"大概其"的态度是很危险的。总是要把证候搞清楚，但是这两个方子即使用错了也不要紧，不害人，都有效，但是不恰好，该祛饮而过于行气了，短气方面治疗上虽然病人觉得舒服一些，还是短气得厉害，因为你没有大量祛水。如果胸中气塞为主，你尽祛水也不行，他气还憋着呢，所以我们在问病的时候要细心。

茯苓杏仁甘草汤方就三味药，茯苓、杏仁、甘草，茯苓三两，茯苓我们知道，利尿、逐饮、祛水，杏仁也祛水，我们后面讲痰饮篇就知道了，所以人身肿，应该用麻黄，由于这个人血太虚，所以不宜用麻黄而用杏仁。杏仁与表药配合在一起能解外边水气，与里药如利尿药配合在一起也能行水下气，杏仁也祛水，我们老说杏仁利肺，也不尽是利肺，主要也祛水。少搁点甘草，因短气急迫，所以用甘草缓其急，"急，食甘以缓之"。这三味药重用祛水药——茯苓、杏仁两味，甘草缓其急迫，这是以祛水为主的一个方剂，如果心下有停水，有些短气，胸中觉得憋得慌，这方子好使。

橘枳姜汤方就是橘皮、枳实、生姜三味药，你们看看这药用得相当重的，后世把这个橘皮也说错了，他们说橘皮也就是燥湿的，因为（含有橘皮的）二陈汤祛水嘛。再不然他们说橘皮破气，（所以橘皮）一般应用都不这么重。但我常用橘皮至一两八钱，你们看看这个方子橘皮用多少，我们得好好研究研究。一斤就十六两，古人一两合现在三钱，一斤十六两不就是四十八钱吗？就是四两八，四两八是两付药，煮取二升，分温再服，两付药是四两八，一付药是二两四，够重的，现在你开橘皮开到二两四已经很重的，可是不这样，不足以下气、祛气塞，不足以达到这个目的，所以我们对橘皮之用，你看看古人书就明白了，不是说就用二三钱就不能多用了、再用就破气了，哪是那个事呢！枳实是佐橘皮以行气、消胀满，就是胸中气塞。生姜用的分量也够重，生姜既祛水，也治逆气往上，所以治呕，生姜用半斤，这半斤（的分量）也很可观了。一斤是分开两付药合二两四，那么半斤就是一两二了，所以现在我们用生姜一两二，大家（就觉得量太重）看得稀奇，但是该用的时候你得多用。（"胸痹，胸中气塞，短气，茯苓杏仁甘草汤主之，橘枳姜汤亦主之。"）根据上面所说胸痹，主要是上面阳虚，寒气往上攻，是得搁点温中的药，只是用橘皮、枳实不行的，得搁些生姜。橘枳姜汤这个小方也常用，假设是胸满、心下憋，有些呕逆，这个方子好使。

茯苓杏仁甘草汤和橘枳姜汤两方都是治胸痹，但是不能治疼，里面没有镇痛的药。我们在临床上遇到胸痹的病人，有只是胸满、憋但不疼，我们要看情形，这些方剂都要辨证，不那么疼你用散结止痛的薤白也不对啊。古人用药细得很，该怎么用就怎么用。

橘枳姜汤在孙思邈书中底下有小注，注的挺有意思，"治胸痹愊愊如满"。"愊愊如满"就是气塞，就是气塞满，愊愊然如满，形容得很好；"噎塞"，不但这块儿憋，咽喉也憋，噎塞就是气还是往上撞的；"习习如痒"老是像痒似的，我们治梅核气这类的咽喉不利，常常大量用橘皮也起作用。我们常用的是半夏厚朴汤，半夏厚朴汤合用橘枳姜汤也挺好，也治这个（咽喉不利）病。根据这句话可以看出来，"噎塞习习如痒"，咽喉老是不利落，"习习"，还老感觉发痒；"喉中涩，唾燥沫"，喉中感觉干。后世医家看到喉中干，可能就会说橘皮生姜不能用了。其实这个方子健胃，橘皮生姜都能健胃，促进食欲，如果胃不好也有用橘枳姜汤的机会，要是加上人参、茯苓、术不就是茯苓饮嘛，茯苓饮就治胃。那么，喉中涩燥，不能吃东西也燥也干啊，但是由于胃中有水，所以多唾涎沫，这是孙思邈在方后这样注，也作为我们的参考吧，橘枳姜汤药我们是常用的。

**胸痹缓急者，薏苡附子散主之。**

**薏苡附子散方**

**薏苡仁**十五两　　**大附子**十枚（炮）

**上二味，杵为散，服方寸匕，日三服。**

胸痹痛指的痛说的。缓急者，就是时缓时急的意思。有的时候轻，有的时候重，可是久久不愈。"薏苡附子散主之"。薏苡仁与附子合用，就像术与附子合用一样，祛湿利痛，尤其薏苡仁这药是个解凝性的，能够祛湿排脓，如果再有些湿饮，薏苡仁配附子治疼更好，就是痹痛，偏于有湿、偏于有水，甚至偏于脓液型，但是在这儿（胸痹缓急）不是排脓，可是这个方子主要是排脓用的，我们后面要讲薏苡附子败酱散，讲到疮痈篇就有了。

薏苡附子散一般治我们所说的岔里疼、肋骨神经痛，古人认为疼（是这样来的），遇寒则疼，遇温则解，所以无论是心疼还是肋骨痛大概都是偏寒的多，光用凉药是不行的。我们从上边讲到这里，只用凉药的方子没有，里头都是加上温药，附子更是温的。这是古人的一种看法，但是现代治疗呢，等这结束我们再介绍。

这都是指胸痹说的。胸痹疼痛时缓时急，有用薏苡附子散的机会。这个药很简单，苡仁十五两，大附子十枚。这是配成面儿的药，别看分量这么重，每次吃的并不多。"上二味，杵为散，服方寸匕，日三服。"方寸匕合现在的分量，也就是一钱上下，多也多不了哪去，所以量并不多。

我们常说（药物的功效，关键是看）这药做什么用。如果治疼，苡仁和附子也可以作汤剂，作汤剂附子量不要大，顶大量不要超过 6 克，现在我们都论克，附子可以搁半两到一两，就是 3 克~5 克，这也挺好使。我也治过旁的病，尤其治皮肤病时，用它的机会挺多的，加上败酱草更好了，等讲到附子败酱时候再详细谈这个方子。

薏苡附子散治痹痛，类似附子、术，但它偏于牢固，所以苡仁这个药不像苍术，苍术是温，苡仁是解凝性的一种祛湿祛水的药，就是有时凝结，所以，苡仁一般治关节疼，特别顽固的关节疼，可以用苡仁。

这一篇本来讲的是胸痹心痛，上面都是胸痹，底下就要讲心痛了。

**心中痞，诸逆心悬痛，桂枝生姜枳实汤主之。**

**桂枝生姜枳实汤方**

**桂枝　生姜**各三两　**枳实**五枚

**上三味，以水六升，煮取三升，分温三服。**

"心中痞"，这纯粹指心脏说的，心中觉得痞塞，有所痞结，就是不宽快，心脏病人常感觉胸憋得慌；"诸逆"，诸逆概括很多了，气逆、呕逆、冲逆，等等；"心悬痛"就是心痛如悬，心就像悬着那么疼，就是现在的心绞痛这类病。

"桂枝生姜枳实汤主之"，桂枝是个镇痛药，在表证身疼痛时也离不开桂枝，心痛也离不开桂枝，所以桂枝生姜枳实汤以桂枝为主，有"诸逆"，桂枝也治气上冲、也治逆，伍以生姜也治逆，呕逆也是逆。同时痞，痞非得行气不可，所以搁枳实。

桂枝生姜枳实汤这个方子我们也常用，可不是单独用，大柴胡汤里就概括它了。我们治心绞痛，常用大柴胡汤配合桂枝茯苓丸，很好使，你们可以试验，这里就有桂枝、枳实、生姜这三味药，所以治心绞痛相当好使。如果再有热，可以加石膏；血压高，心跳得厉害，可以加重桂枝、茯苓。大柴胡汤与桂枝茯苓丸的合方，你们可以试验，临床常遇到心绞痛，你们看看好使不。但是大黄不要多用，如果这个人大便偏干的话，大黄可以搁6克，如果大便根本就不干，那么大黄还可以少用。主要（大柴胡汤与桂枝茯苓丸）这个方剂概括了（桂枝生姜枳实汤）这个药物，就是桂枝、生姜、枳实，挺好使，我是常这么用。如果心血管病并发高血压，你再加石膏，石膏配大黄降血压挺好，你们可以试验。

不过这个书上只提出了桂枝生姜枳实汤证，就是心脏感觉有狭窄的自我感觉，就是心中痞，同时也疼，其痛如悬，也就是我们现在所谓的心绞痛的证候，这个说法可能指这（心绞痛）说的，但是单用这个方子的机会很少，用大柴胡汤配合桂枝茯苓丸的机会很多，在临床上你们可以试试。我的一个同道，是个大夫，他就用大柴胡汤合桂枝茯苓丸治（几乎）一切心血管病，他常用它，他说都好使。因为他研究心血管病，他常用这个合方，他说没有错误。如果心悸厉害，他大量用桂枝，桂枝可以大量用，没有关系的，他是用过一两桂枝，茯苓也可以用，茯苓也治心悸。要是搞心血管病的（大夫），我说可以试验试验，看看怎么样，我用它（大柴胡汤合桂枝茯苓丸）是挺好使的。

心痛得厉害，是底下这个方证说的。

**心痛彻背，背痛彻心，乌头赤石脂丸主之。**

**乌头赤石脂丸方**

蜀椒一两(一法二分)　　乌头一分(炮)　　附子半两(炮)（一法一分）

干姜一两(一法一分)　　赤石脂一两(一法二分)

上五味，末之，蜜丸如桐子大，先食服一丸，日三服。不知，稍加服。

心痛牵扯到后背，后背痛牵扯到前心，这叫"心痛彻背，背痛彻心"，没有已时，老是这么疼，这是最疼了，乌头赤石脂丸主之。

我们方才说了，古人认为寒往上乘得厉害，就疼得厉害，所以集中蜀椒、乌头、附子、干姜大温药，这是温性群药，但是，辛怕散，所以搁赤石脂，赤石脂是收敛药，制那几味药的辛温发散，所以古人的方子有些妙的地方，用赤石脂收敛养心，不让太散，赤石脂也有养心的作用。我记得有个女患者，她是有心脏病的，给她开的方子中的药物就有类似的东西，乌头、干姜都有。这个方子我们用于心绞痛的病人，真正虚寒，寒极入阴。但是，乌头用川乌头，不用草乌头，这个方子是治极寒而入于阴证的情况，可以这么用，尤其用丸药更没什么关系（附子等的毒性影响）了。

"上五味，末之，蜜丸如桐子大，先食服一丸，日三服。不知，稍加服。"一点一点增加药量，这个方于人无害。尤其治慢性病，不要急治不要急攻，缓缓治疗，可用丸药。你看心脏病不是急性病，配一点丸药没有问题的。我们治新得的心脏类疾病，用大柴胡汤合桂枝茯苓丸的多。但是，当大夫临床还是要辨证，也有极虚寒的这种情况，这药（乌头赤石脂丸）也可以用，不要偏于一点啊。不过，我们在临床经常见到的（心脏类疾病），还是大柴胡合桂枝茯苓丸的多。我们心中也要有数，知道有阴寒的这种情况，有用乌头赤石脂丸的法子，到这儿书就讲完了。

底下的九痛丸，是后人附的一个方子。

**附方：**
**九痛丸**　治九种心痛。
**附子**三两（炮）　　**生狼牙**一两（炙香）　　**巴豆**一两（去皮心，熬，研如

脂） **人参　干姜　吴茱萸**各一两

上六味，末之，炼蜜丸如桐子大，酒下。强人初服三丸，日三服；弱者二丸。兼治卒中恶，腹胀痛，口不能言；又治连年积冷，流注心胸痛，并冷冲上气，落马坠车血疾等，皆主之。忌口如常法。

九痛丸治九种心痛，这都要不得。后世的医书都是治某某之病，没有那个方剂啊，哪有那个（专门治某病）的方剂啊！九种心痛用一个方药就能治疗，可见这个方药只是通治方子，不是辨证施治。真正的大病，还得讲辨证。该用什么药，才用什么药啊。你看我们从开始胸痹讲到现在，方子讲了很多了，个个不一样。见到痛就用九痛丸，九痛很多了，虫痛啊，饥痛啊等等，虫与饥就不一样，怎么可能用一样的方子呢，后世很多的方子都是这样的（辨病治疗）。

九痛丸这个方子我们看看，附子、生狼牙、巴豆、人参、吴茱萸、干姜，是个温下法，虽然它有些阴寒的证候，但是这个阴寒证属实，大便干，这需要用温下法。但也不是各种心痛都得用它（九痛丸），这是靠不住的。大家看看底下的注解做个参考吧，"上六味，末之，蜜丸如桐子大，酒下。强人初服三丸，日三服；弱者二丸"。弱者，是身体虚弱的人，少吃一丸吃两丸就行。不但治九种心痛，还"兼治卒中恶"，卒中恶就是我们平时说的急性卒厥，当时不知人事，巴豆起这个功用，它是快药，我们后头要讲的走马汤等都起治卒中恶这个作用；"腹胀痛，口不能言"，这个是用巴豆的一个主要证候，腹胀痛，尤其心下的地方闭塞得很，非急通、急下不可的；"又治连年积冷，流注心胸痛"，底下注解的这类情况用这个方子是可以的，多年的积冷流注在心胸，感觉心胸痛；"并冷冲上气"，上冲没有热候，冷，感觉有冷气往上冲；或者是"落马坠车"，都有用巴豆剂的可能。

巴豆是一种快药，吃了让人上吐下泻，我们在《伤寒论》桔梗白散不就讲了，吐下的厉害，喝点凉水就好了，所以这个药内里有寒而实，寒实证，所以用温下法。巴豆这个药本身就温，是个热药，所以利于寒证、实证，不利于热证、虚证。寒实证而有心胸痛，尤其是腹胀痛，腹胀痛就是心下闭塞。

## 本章小结

短气都讲在胸痹篇里了，不单独成一个病。有时候胸痹也牵连到心痛。我们用瓜蒌薤白治心绞痛，我也用过，不过，只是用这两味药或者用瓜蒌薤白半夏汤，效果都不理想，我常配合四逆散用，四逆散就是柴胡、白芍、枳实、甘草，四逆散加瓜蒌薤白配上桂枝茯苓丸，我常这样用，有的时候也搁生姜，这也就包括桂枝生姜枳实汤，四逆散中有枳实，桂枝茯苓丸中有桂枝，再加上生姜，桂枳姜都有了。另外，搁瓜蒌薤白，对心绞痛有时候也起作用，也挺好的。

总而言之，我们在临床方剂的运用变化，在书里你有认识，到时候你就会用的，我这是随便举个例子了（上述多方合用）。但是瓜蒌薤白或者瓜蒌薤白半夏这类的方剂，对胸痛，离开心脏，不是心脏，和心脏没关系的那种胸痛好使，只是胸痛胸满，那是挺好使的，就是我们常说的那种肋膜炎。当然，肋膜炎有一种偏于痰饮的，就是水，你只用瓜蒌薤白的力量还是不到的，有的时候虚要用到十枣汤，十枣汤我们讲痰饮的时候就讲了。有的时候用那个（十枣汤），一般我们用瓜蒌薤白汤就行了，尤其半夏瓜蒌薤白汤，都挺好使。如果有胸胁满配合柴胡剂。

在我们在临床上，古人说，虽然对方剂要熟，但不要守着方子治病。有这种胸痛的病，但是现柴胡证，胸胁满、心烦喜呕，再配合柴胡剂合用这些方子都可以。所以我们每一个方剂的应用要熟，则对合方的运用慢慢就会熟练了。我以前也是经历过这么个过程，常临床了，哎，一个方剂适应不了，你就多拿一个方剂啊。但是你方剂不熟，哪个方剂都不知道可就不行了，随便加药，乱七八糟就不好使了。

经方之术自有传承

# 腹满寒疝宿食病脉证治第十

**跌阳脉微弦，法当腹满，不满者必便难，两胠疼痛，此虚寒从下上也，当以温药服之。**

腹满、寒疝、宿食，这是三种病。

跌阳脉就是脾胃脉，候脾候胃，微者是虚，弦者是寒实。弦脉和紧脉一般差不多，主寒又主实，是寒实。那么，胃既虚，而寒又盛，法当腹满。我们讲《伤寒论》太阴篇，腹满而吐这是虚满，虚满有寒；假如要是不满，这句话的意思是，假设寒不在胃里，胃是虚，这寒不在胃里也必从下往上攻，所以大便难，"两胠疼痛"，两胠就是两侧两胁，道理呢？虚寒从下上，因为胃虚，"邪之所凑，其气必虚"，寒在底下乘着胃虚就往上攻，所以两胠疼痛。气往上攻，不往下行，所以大便难，这是寒从下而上的一种现象。"当以温药服之"，这"温药服之"是双关语，"法当腹满"也要用温药，那么这个"腹不满"病也要用温药了。

这一段分为两节，一个是跌阳脉微弦，微者胃虚，弦者寒盛，胃虚又有寒，依法当腹满，这是虚满的样子。（另一个是）不满者必便难，如果不满，胃虽虚，寒当时不在胃里头，当时就是不满，光是虚而已。可是它虚，下面有寒啊，不然脉不会弦的，下面的寒也必乘虚而上攻，所以大便难、两胠疼痛，其中的道理，就是寒从下上，就是由于胃虚而寒从下上。

这两种情形无论是胃虚而满，或者是大便难、两胠疼痛、寒从下上这种情形，都应该用温药来治疗。那么该用什么温药呢？他这儿没有具体讲，只是原则上论述，当然应该因证而施。

这是第一段，说腹满啊，上面讲的都是虚寒，（实际上）有虚有实有热有寒，不是一样的，所以底下对腹满又做了发挥。

**病者腹满，按之不痛为虚，痛者为实，可下之。舌黄未下者，下之黄自去。**

这是一段，底下"腹满时减，复如故，此为寒，当与温药"是又一段。

腹满有实有虚，"实满"里头有东西，按着有抵抗，摁大劲儿，有拒按有疼痛，像"胃家实"那种满，一按就疼。所以胀满按之不痛，里面没有东西，所以也就不疼，不痛者为虚。假设痛，里头实得很，你碰不得，一按他就疼，这为实。

实者可下，虚者不可下。舌苔黄，这是里实的一个症候，我们临床上常看舌苔，腹胀满又拒按，舌苔再黄，肯定就是热实。那么没下的时候舌苔是黄的，下之后，病实解了，腹满也除了，那么舌苔黄也自然解了。

这是一节，这是说腹满有实有虚，怎么个辨证呢？这里提出了一个方面（的方法），腹胀满，按之疼，这是实，能按者这是虚。如果实，大概舌苔黄的多，那么你下之后，里实好了，苔黄也自去。

那么他没说虚怎么治。（其实）上面（已经）说了，既是虚胀虚满就要用温药服之，底下又有这么一段。

**腹满时减，复如故，此为寒，当与温药。**

上面说的是虚实，底下说的是寒热。

"腹满时减，复如故"，这是属于寒。言外呢，要是不减，就是属热不属寒。

经方之术自有传承

这个寒，有时候这个寒一去，（腹）就不满了，可是病还是没好，仍然是有寒的，只不过是寒减一点，胀消一点，有时候寒加重，满也加重，所以时满时减，但是它又满了，跟以前没什么差别。那么这一类大概都属于寒，寒当然要用温药来治疗。

"实与热、虚与寒"这东西啊，有的时候在里边的病不可分，虚就（易）生寒，实就（易）生热，所以，实热与虚寒，有的时候不是只是寒而不虚，胃固它不会寒，总是胃气虚衰才会寒，寒才乘之嘛。

**病者痿黄，躁而不渴，胸中寒实，而利不止者，死。**

"躁而不渴"，这个"躁"应为"燥"，干燥的燥，口干舌燥的燥，不是烦躁的躁，就是口干而渴的意思；"胸中寒实"，"胸"应为"腹"，这个在《医宗金鉴》说的是对的，说这两个字大概是传抄有误，我认为他说得很有道理。"病者痿黄"，痿者，枯痿瘦弱，人又黄，面无血色。指这个人很虚弱。"躁而不渴"，口干但是不渴。口干且渴是阳明病，热实。燥而不渴是寒实，咱们讲太阴病说是"下利不渴者，属太阴"，什么道理？"以其脏有寒故也"，里面有寒。为什么燥呢？它是津液不生，寒充斥于胃，谷不化，气不生，所以口也干得很，就是缺阴少液的这种干，但是有寒的关系，他不渴，所以说是寒实之象。那么燥而渴者呢，这是一个热实之象。燥而不渴是寒实之象，人这样的瘦弱，他的中气虚得不得了，波及到津液方面，口燥。如果"腹中寒实而利不止者"，那么由燥而不渴就知道里有寒实，它不是热实，寒实又保持不了，又使胃肠失去收涩的能力，而利下不止，这就是虚脱的象征，胃虚寒实，而不能收涩，这是胃气衰败虚脱之候，所以主死。

这也是说的腹满，有寒实同时又有热实，热实姑且不论，在《伤寒论》讲得很多了，用承气汤；寒实，如果不下利不止，里头是寒实，也可以攻，后头有，拿温药攻之，这是温下的法子。（但如果寒实）下利不止，胃气已经衰败了，机能已经沉衰不能收涩了，这可禁不起"下法"了，所以非死不可。这已经成了虚脱的一种情况。

**寸口脉弦者，即胁下拘急而痛，其人啬啬恶寒也。**

上面讲的两胠下痛，与小柴胡汤，与少阳证很相似。"寸口脉弦者"，脉弦不一定尽主寒了，这个说的是少阳病，"寸口脉弦"，所以他"胁下拘急而痛"，即胸胁苦满而胁痛，这是小柴胡汤证，这就是说邪已传入少阳。

但是"其人啬啬恶寒也"，"啬啬恶寒"是表没解。这就是太阳少阳并病。这一段是什么意思呢？这是古人对疾病的认识，说里面的寒也是外来的，它说外来由表传半表半里，也能传里，是这个意思。后头就越来越清楚了，所以他搁这么一段。

**夫中寒家，喜欠，其人清涕出，发热色和者，善嚏。**

"中寒家"就是中于风寒的意思，"喜欠"就是打呵欠。各家注解是多种类型了，又是寒阴引阳了、阳引阴等等，（其实）都不是（正确的解释）。初感寒的时候，皮肤能使九窍不通，不光喜欠，同时也善嚏，在《金匮要略》头一章就有，我那时候没讲，以后给你们补讲（编者按：因为胡希恕先生不认同"脏腑经络先后病脉证第一"为张仲景原文，故胡老讲《金匮要略》时，没有先讲"脏腑经络先后病脉证第一"，而是在"五脏风寒积聚病脉证并治第十一"之前，才补讲"脏腑经络先后病脉证第一"，因为"五脏风寒积聚病脉证并治第十一"涉及"五脏"），他说风寒客于皮毛的时候，没达到里面，只是能够使九窍壅塞而不通,所以喜欠善嚏,就是这么发生的,就是实而在表嘛。

**中寒,其人下利,以里虚也,欲嚏不能,此人肚中寒**(一云痛)。

(上节说中寒,实而在表)这一节是解释(中寒,里虚):怎么跑到里头去了呢?中寒的人,由于其人里虚,那么寒乘里虚而直入于里,这个人下利是里虚造成的。那么这时候离开表了,他就不再打喷嚏了,言外就是不能打呵欠了,故"欲嚏不能"。那么这个寒已经在里,"此人肚中寒",在肚子里头,就是表里的那个"里",不在表,所以他想打喷嚏也打不出来。

这几节就是说寒之中人,也是由表及里,半表半里到里。所以到里是因为虚,其人里虚,所以寒邪马上直入于里,而为下利,这就是肚中有寒了,这个时候就不能打喷嚏。这都是原则上的东西,做个参考,是古人对疾病的看法。(古人)对寒疝的看法是成问题的,我们讲到后面再说,到那时候大家再讨论。但是中医辨证是这样子,中医认为这是寒,这是根据辨证,用药也是用大温性药来治疗,那么为什么能治疗、能有效呢?后头讲到那儿的时候我们再讲。

这一章很好,也很要紧,章节也大。

**夫瘦人绕脐痛,必有风冷,谷气不行,而反下之,其气必冲,不冲者,心下则痞也。**

他反复地讲,里头沉寒客冷的人,就容易得"绕脐痛"。寒与热都能使人痛,尤其是寒,尤其在肠里头,刺激肠胃,准疼!由于里头有风冷,不能消谷,"谷气不行",所以人瘦,人的肥瘦就关系到这个(津液精气),现在西医也这么说,人身上的水分占的比例数相当大，水分哪来的，由胃供给的，这就是中医说的津液，也叫精气。那么胃不能够化谷生津，所以人要瘦的，"夫瘦人绕脐痛"是有道理的，这几句搁到一起理解就好了。

由于里面有沉寒客冷，不能消化水谷，谷气不行，所以瘦人绕脐痛，这个肯定是有寒，只能用温药。如果大夫无知"而反下之，其气必冲"啊，如果虚其胃，更使胃沉衰，那么寒更往上冲，所以"其气必冲"。

"不冲者"，胃虚了，没诱发到冲气这个阶段，心下也一定痞坚，就是痞硬了，也就是人参证。胃虚了，客邪之气，往这块聚，没造成冲气，也可能造成气冲，要是不造成气冲，必定心下痞硬。咱们讲的甘草泻心汤、半夏泻心汤，《伤寒论》里头讲心下痞硬讲得很好，那就是人参证，心下痞硬，就是胃虚，一（泻）下（下法），胃虚，里头更没东西了，那么这些客气、水气，全往胃里头来，所以胃这个地方反倒痞而硬，所以这是虚的样子。

底下所出是治疗，以上反反复复的都是在原则上议论。

**病腹满，发热十日，脉浮而数，饮食如故，厚朴七物汤主之。**

**厚朴七物汤方**

**厚朴**半斤　**甘草**三两　**大黄**三两　**大枣**十枚　**枳实**五枚　**桂枝**二两　**生姜**五两

上七味，以水一斗，煮取四升，温服八合，日三服。呕者加半夏五合；下利去大黄；寒多者加生姜至半斤。

腹满而发热，肯定是热，实满了，阳明病的现象，腹满发热。但是虽然发热十来天，可是脉呢，浮而数，这是太阳病的脉，"脉浮而数"，病还在表。那么假设十来天要是真正尽是里热的关系，人是不能吃东西的，这个地方你们都得对照《伤寒论》阳明篇，《伤寒论》有这么一节，"阳明病，谵语有潮热，反不能食者，胃中必有燥屎五六枚也。若能食者，但硬尔，宜大承气汤下之"。（215条）说如果能吃者，但硬尔，就是大便硬；不能吃呢，胃里头有东西了，"胃中必有燥屎五六枚也，大承气汤主之"。这个地方（《金匮要略》上的）都给这（《伤寒论》上的）做解释，所以这个书为一个人的手笔，前后呼应的，咱们也看得出来。那么这一段就是。如果真正是阳明病的那种实而发热，不会饮食如故了，它不能吃了，胃里头也要有所结滞。

那么现在还能吃，而脉浮而数，有表候，就这个证候来说，说明腹满发热，这个热既有里，同时也有表没解，所以用厚朴七物汤。这个地方很好，这就是辨证，仲景的文章啊，就是精，细如牛毛。你得《伤寒论》搞熟，不然的话，你这么能一读就懂呢，你看不懂啊。你怎么就知道又有表又有里呢？就一个脉浮数，《伤寒论》还有这么一节呢，他说"病人无表里证，发热七八日，虽脉浮数者，可下之。假令已下，脉数不解，合热则消谷喜饥，至六七日不大便者，有瘀血，宜抵当汤。"（257条），（伤寒这条）说的是没有表的关系了，（金匮这条）这里是有表的关系，"饮食如故"很重要，发热已经十天了，腹胀满，要真是阳明内结啊，一定波及到胃，阳明病是由下往上，先大便不通，所以它在下边逐渐往上，最后影响到心下——胃的部位，十来天，可能影响，如果没影响，就不是专是阳明内热了，而有表不解的关系，所以脉浮而数。

治疗呢，两方面一起治疗。厚朴七物汤，桂枝去芍药汤合三物厚朴汤，三物厚朴汤就是小承气汤加量厚朴、枳实，（主要用于）消胀，就是小承气汤证而胀的厉害。小承气汤证，大便当然是干了，阳明病嘛。突出表现在胀满，所以把厚朴、枳实这两个药增加分量。

另外有外邪，他用的是桂枝、生姜、甘草、大枣，就是桂枝去芍药汤，也治桂枝汤证，不过是气往上冲的厉害，把芍药去了。底下不那么实。所以以桂枝去芍药以解表，用三物厚朴汤以治里，表里同治，那么这个方名叫厚朴七物汤。

这段都挺好的，文章也够精致的。所以读的时候，《伤寒论》这个书非熟不可，大家还要好好看一看。我这么讲了，拿笔把这个地方记一记，回去找一找，看看《伤寒论》是不是这么说的。

至于这个方后的加减都要不得，我们开始讲的时候就说了，（方后加减）都不要。

他说"上七味，以水一斗，煮取四升，温服八合，日三服"。这都没问题的。底下的去加方：

"呕者加半夏五合"，厚朴七物汤方证就是胀满，外面有表证发热。当然若有呕，加半夏倒是可以的。这个加减不算错。

"下利去大黄"，怎么能下利呢，真正下利腹胀满，绝不是实满，要是实满也没有去大黄的道理，所以这就是瞎说。这是想象：如果下利呢，下利不要泻了，这都是后人这么想的。

"寒多者加生姜半斤"，寒多，也不能用三物厚朴汤，你用小承气汤，寒多你治谁啊？光加生姜就行了吗？那是瞎说。

所以加减呀，每个方子后面的加减都不合理，有的是对的，但是与这个病情也是不相符合的，像这个呕，呕可以加半夏的，但是根据这段的具体内容，也没有"或呕"，如有或呕，这么写上还凑合着。所以他这个加减的处理，都是后世注家的注文，那时候是抄本，互相传抄，以误传误，就有这些事情。

那么到这个地方，把腹满治疗讲完了，但是这个书你们看看，没有治虚满的，虚满只是在原则上说的，就是用温药。在《伤寒论》里有，下利腹满者，同时身疼痛，当救其里，用四逆汤。虚寒的腹满，非先救里不可，这是一；第二，咱们在《伤寒论》里还有厚朴生姜半夏甘草人参汤，这个方剂也是温补胃而消胀的。那么他这里不说（厚姜半甘参），因为这个方剂参考以前（《伤寒论》或《金匮要略》的讲述）有可能自行推导出来。所以他就提出一个特殊的方剂，既有表又有里，特别提出来了（厚朴七物汤）。那么又有一个，里胀满得厉害，承气汤也得变化用，所以把小承气加厚朴枳实（厚朴三物汤）。

他举了这么两个例子，当然是不够全面。我说的虚寒，这个书上（《金匮要略》）没有（列举相应的方剂），我们也可以想象出来嘛，当然因证而施了，总而言之用温药，哪些温药呢？我们学得很多了，像四逆汤、吴茱萸汤等都是温药，现吴茱萸汤证，腹胀满你再加点消胀药也行嘛。比方说呕而头痛，腹胀满，你（用吴茱萸汤）加厚朴枳实不行吗？我认为行的。与方才说的那个方子（吴茱萸汤）合用半夏厚朴汤，都行。他这里原则上讲了，这个书就是略，《金匮要略》嘛！

底下主要还讲腹满，咱们今天把腹满讲了，以后我给你们说说寒疝，寒疝这个病，我们得好好体会。

**腹中寒气，雷鸣切痛，胸胁逆满，呕吐，附子粳米汤主之。**

**附子粳米汤方**

附子—枚（炮）　半夏半升　粳米半升　甘草—两　大枣十枚

上五味，以水八升，煮米熟，汤成，去滓，温服一升，日三服。

这也是温药，这不是腹满，是"胸胁逆满"。这是由于腹中有寒气，寒和水气，就是腹里头既有寒，同时也有水气，所以才有"雷鸣"，肠鸣得厉害；"切痛"者，痛得也相当的凶。

所以这个方子，它治寒疝的，也治疝气痛，但是得有这种情况，主要的是胸胁逆满呕吐。这是从用药上看出来的。附子粳米汤这个方子挺好。对于寒疝，等我们讲完了我给集中给你们讲一讲。寒疝，现在用这个方子的机会也有，如果这个人呕吐，胸胁逆满，雷鸣腹痛得厉害，寒疝也可以用此方；不是寒疝，一般的虚寒肚子痛得厉害也可以用。

咱们看看这个方子，大家就明白了。它主要是用附子，附子这个药一般都知道是祛寒。但是对寒疝来讲，祛寒就不够用了，怎么讲呢？寒疝现在包括多少病呀，很多呀，第一个就是小肠疝气，小肠疝气就发生在中腹以下。宰猪、收拾猪，大概都看到过吧，就是网油儿把肠子包裹着，摘这个东西挺费劲，咱们叫做水油，水油有点味道儿，它就是在肠子外头，有个网儿整个把肠子都包着。

那么身体弱，主要是弱，弱到什么地方呢？组织虚弛了，本来原先没有什么缝儿，结果裂缝了，肠子漏下一块去，坏了，疼得简直是不得了，这咱们叫它小肠疝；那么也有掉一块油的情况，卡在那儿，也是疼。

那么这不关乎寒，不是寒而是虚，主要是虚。附子、乌头呀，它就能够把组织振兴起来，它不是松弛吗？（附子、乌头能使它）紧张，恢复它，所以小肠就能回来。它不是寒的问题，古人只能看到寒的问题。（上面）这是我们根据现代医学上参考着研究了，也不一定对，这是我个人的看法。

还有一种疝痛，寒疝的疝，就是痛，剧痛。怎么叫寒疝呀？遇到冷它就发作，有这种病的人也不是天天发作，遇到受寒啦、天凉啦，它容易发作，事实也是这样的，所以古人把它叫做寒

经方之术自有传承

疝，就把病的原因归到"寒"上。

那么我方才说的那种（小肠疝）与寒没关系。

还有一种，就是现在说的肠梗阻，肠子折叠了，也都由于松弛，肠子本身松弛了，它拧劲儿。平时的健康人的组织都是相当的紧，不会松弛到那个份上，如果松弛到那个份上，这也是疝痛，也表现出四肢冰冷等等，影响到了消化系统嘛。咱们说血不到手，手就凉了。血不到足，足也冷，它这时显出了一片虚寒的状态。那么，这个也是器质上的病变，也并不是关于寒的问题，这个也很多呀，所以我们后头要讲乌头汤。

还有一种起因是蛔虫，古人给起名叫虫疝，就是虫积，这东西特别多，尤其是蛔虫，咱们现在说是跑胆道里头去了，那个疼法，古人叫做虫疝，我们就要用大建中汤，里面有蜀椒，蜀椒杀虫，虫子遇到蜀椒、干姜啊，常常出来，这个我们后头要讲的。

寒疝，结合现在这些病，如肠梗阻、肠折叠，换言之是肠子有闭塞，现在得这个病，西医就要马上手术，不动手术，折叠、扭转的地方就坏死了，西医非动手术不可，中医不这样，这个后面我们要讲。

我们方才讲附子粳米汤，它有治寒疝的情况，但是得合乎它的条件。根据这个药，半夏治呕逆，祛水治呕逆；附子振兴机能的沉衰，使松弛（变得）紧张起来，不一定它就是起"温"的作用，搁旁的温性药就不行；甘草、大枣、粳米这都是甘缓止痛药，用这些药以止痛。所以，往上来，有寒有水气，胸胁逆满嘛，呕，肠鸣切痛，有用这个方子的机会，就是寒疝也有（用这个方子的机会），寒疝我们还没讲呢，在这我略略提提。

痛而闭者，厚朴三物汤主之。

**厚朴三物汤方**

厚朴八两　大黄四两　枳实五枚

上三味，以水一斗二升，先煮二味，取五升，纳大黄，煮取三升，温服一升。以利为度。

怎么叫痛而闭者，他的话都简得很。痛，腹满痛，腹胀满而痛，大便不通，就是这样啊，用厚朴三物汤。

你看看这不就是小承气汤嘛，厚朴、枳实、大黄这三个药就是小承气汤，但是厚朴与枳实的量，你对着《伤寒论》小承气汤就看出来了，都增量了。也就是这个方剂以厚朴为主，而小承气汤以大黄为主，厚朴三物汤把大黄搁到次要地位。

厚朴三物汤这个方子咱们在用的时候，大黄的量还是相对较大。不过它这个"以水一斗二升，先煮二味，取五升"，五升就五付了，五付要是四两，那也不算大。有几付，拿几除，（四两除以五付）不到一两，拿现在说不到三钱，我们用大黄一般若不是真正的大实大热，用6克蛮好啊，把厚朴、枳实增大量就行了。

这都是说实满。

**按之心下满痛者，此为实也，当下之，宜大柴胡汤。**

**大柴胡汤方**

柴胡半斤　黄芩三两　芍药三两　半夏半升(洗)　枳实四枚(炙)

大黄二两　大枣十二枚　生姜五两

上八味，以水一斗二升，煮取六升，去滓，再煎，温服一升，日三服。

这个地方也很好，当然是有柴胡证，肯定的，可是单提

"心下"，这与承气汤不同。我方才也讲了，承气汤，比如大承气，它通便，对下边起作用厉害。大承气汤的形成，是由下往上，开始燥屎，大便干，逐渐往上影响到胃，影响到胃那就很重了，我们方才讲的那节就是了（病腹满，发热十日，脉浮而数，饮食如故，厚朴七物汤主之），他说潮热谵语者实也，不能吃者胃中必有燥屎五六枚也，不能吃里头有东西了，不光在下边了。要是能食呢，但硬尔，大便硬了。总而言之，也得用大承气汤。

可是柴胡剂与大承气汤不一样，柴胡剂"由心下来"，两胁、心下（而承气剂由下往上影响到胃）。所以我们用药呀，该用下剂，若病在胸胁心下的部位，你要用承气汤一点用都没有，你不信你就试试，总要配合柴胡，它治胸胁啊。所以大柴胡开始就告诉你"心下急"，心下急就是心下这块儿较憋，不但憋，你要按它还疼，这就是心下急的症候。

那么大柴胡汤证，它（《金匮要略》）在这里略去了，为什么略去了，在《伤寒论》里讲得很多了，读书的人在这里会想到它有大柴胡证，呕逆、胸胁满是准有的。但是大柴胡汤证它这个满"在心下、两胁，不是在底下"，这个症状你要是不用大柴胡汤而用承气汤，没用。用三物厚朴汤，也没用！

所以用药，你不按他这个书上说的去用，你就掌握不了。认为什么上焦的病，动辄用大柴胡汤加减，（这是不对的啊，是误治！）它不在底下，你搁泻下药攻大便（是错误的），所以大承气汤一再强调，有燥屎，到这个份上，用大承气汤去治，正才是用它（大承气汤）的火候啊。（此处金匮条文）它不说心下如何如何，当然要到心下了，大便再硬，那更了不得了，那非大承气汤不可。

那么柴胡证开始来，它就从上面（而承气剂是由下往上影），胸胁满，心下急，郁郁微烦，都在这里（上面）呢，所以特别提出来了"按之心下满微痛"，按着肚子却没什么疼痛等异常，就是肚脐以下的部位，不怎么异常。那么这时候你要用泻药，要是用承气汤就不行了，得用大柴胡汤。

这都好呀，这好在文章简，就是我讲这个，你们对照着（前后看），心里头就有数了，为什么也是腹满，这儿搁个大柴胡汤，那儿搁厚朴三物汤，其中的分别，究竟在哪儿啊？就这两个方剂，你们好好地认识就行了，这都很重要。

所以《金匮要略》这本书，不好讲得很。要不然（不前后对比分辨的话）讲"心下满痛用大柴胡汤"，一点趣味也没有，他也白写这一条，呵呵，（尽管简略，其实）他有作用的。大柴胡汤咱们在《伤寒论》已经讲过了，就不再详细讲了。

**腹满不减，减不足言，当须下之，宜大承气汤。**
**大承气汤方**
**见前痉病中。**

上面还有一个，"腹满时减，复如故，此为寒"，与这节是对照的，那个是有虚寒，当然是不能下。如果腹满不减，就是有所减，也微不足道，胀得还是很明显的，"当须下之"，这没问题，它是实。要是虚寒呢？它是时减时胀，时满有所减，但是回来还是那个样子。

真正实它不减，它里头有结实的东西，你比如说宿食吧，吃了东西在胃里头，你不把实去掉，它怎么能够减呀，不会减的。

虚胀里头没东西，光是寒，寒气一下去就好了，可是寒又来了，它又胀了，它是那么一种情形啊，它是无形，虚寒是无形，没东西。

这个实，确实有东西，它燥结到那地方了，它不减，即使外边看着减了一点，那也微不足道，还是胀得难受，所以这要"当下之，宜大承气汤"。这个"宜大承气汤"，不是"主之"，在临床上口气都含蓄，就是让你自己看，该用大承气汤的，非猛攻它这个胀满消不了、里实去不了，你就搁大承气汤，有的时候用小承气汤，就用三物厚朴汤就行了，所以它不搁个大承气汤"主之"。有用大承气汤的机会，就可以用大承气汤，在临床上你还要细辨了，大承气汤方在痉病中已经有了。

咱们今天就讲到这里，到这儿，他把腹胀，腹满，不但在原则上讲了，在具体证治也略略讲了。

下回咱们就研究寒疝。寒疝这个病很重要，大家对它认识都不清楚。

**心胸中大寒痛，呕不能饮食，腹中寒，上冲皮起，出见有头足，上下痛而不可触近，大建中汤主之。**

**大建中汤方**

蜀椒二合（祛汗）　干姜四两　人参二两

上三味，以水四升，煮取二升，去滓，内胶饴一升，微火煎取一升半，分温再服；如一炊顷，可饮粥二升，后更服，当一日食糜，温覆之。

"心胸中大寒痛"，寒冲逆于心胸，所以心胸中感觉大寒痛；"呕不能饮食"，胃中有寒、有饮，就不能吃东西，胃虚里头有寒，不能吃。腹中寒，主要寒在腹，就是在胃肠里面，往上攻啊，所以心胸中感觉大寒痛，主要是"腹中寒"，就是在胃肠里头。

"上冲皮起，出见有头足，上下痛而不可触近"，"上下"指头足上下，"痛而不可近触"，这是什么意思呢？就是胃肠里头沉寒客冷，寒得厉害，刺激胃肠，胃肠蠕动，腹皮由于胃肠的蠕动，腹皮也动，所以他说"上冲皮起"，尤其肠子动得厉害了，肠子也薄，有寒刺激肠黏膜，它就蠕动。"出见有头足，上下痛而不可触近"，这个上下，出没无常啊，一起一伏，就像有头足似的。这儿起个包，那儿起个包，上下乱动，这是一个比喻的话，它不是真有头足呀。"痛而不可触及"，腹中痛得更厉害，这个疼甚至于不可触及。

"大建中汤主之"，这说的是寒疝，大建中汤与小建中汤不一样，大建中汤大温，既用干姜，又用蜀椒，同时还大补，搁人参。

小建中汤是在桂枝汤的基础上，一方面解表，一方面治痛，它这疼与芍药有关系，所以加量芍药。另外，搁饴糖，饴糖甜，能止痛，又温，所以它是建中嘛。这个方剂（小建中汤）主要是温补胃，古人也把脾搁里面了，其实，脾不关乎消化系统的事儿。还要止痛，饴糖是止痛。芍药是苦寒药。治寒疝用芍药的机会很少，即便用也不能用那么大量，芍药微寒啊，大建中汤里面没有芍药。

大建中汤这个方剂与小建中汤截然不一样，所以叫大建中汤，大温大补，那么它这个证候，在临床上要注意，干姜治呕，干姜附子都是大温性药，干姜偏于治上，所以它必有呕。小建中汤没有呕，"呕不可与建中"是指小建中说的。大建中汤证它有呕，它用了大量干姜。

所以我们遇到这么一种病，是虚寒，有呕，心腹觉着寒气痛，尤其腹中痛得厉害，那么至于"上冲皮起"这不一定，要有这样的情况那就更明显了，没有（上冲皮起）也可以用大建中汤的。它有人参，就有心下痞硬。就是呕而心下痞硬，腹中痛剧烈，这个方药就可以用。总而言之，有热除外！这个热药不适于治热证呀，如果这个人有热，一般还是用不得这个药（大建中汤）的。

**胁下偏痛，发热，其脉紧弦，此寒也，以温药下之，宜大黄附子汤。**

**大黄附子汤方**

**大黄**三两　**附子**三枚(炮)　**细辛**二两

**上三味，以水五升，煮取二升，分温三服；若强人煮二升半，分温三服。服后如人行四五里，进一服。**

这个方子也常用，"胁下偏痛"，偏于一侧痛。这个方剂不只治胁下，凡是偏侧痛，都起作用。古人认为这种病是寒实，热能实，寒也能实，前面《伤寒论》也有寒实结胸，这个寒实成聚，就是结聚了，它是偏于一侧、固定在那一边才有这个情形，所以古人都把这种病叫寒着于一侧，它要不是结实，它不会在一边待着的，古人是这么个看法。

脉紧弦，一方面主寒，一方面主实。如太阳病脉浮紧，它是实；脉沉紧、沉弦，沉为在里呀，就是里实而多寒，现这种脉。脉紧弦总而言之是寒，应该用温药下之，寒，虚寒不能够下呀，寒实也得攻，但是得用温药来攻，所以他用大黄附子汤。

在临床上常遇到关节疼痛，偏于一侧，我们一般用桂枝加术附。偏于一侧痛呢，你可以加大黄，但是大黄量不必用大，尤其骨质增生常有偏侧疼，好使得很，这在临床上我们经常用，不只见于胁下。

大黄附子汤就是大黄、附子、细辛三味药，附子、细辛都是热药，祛寒的。大黄是一个下药，下什么呢？下寒，因为（配伍的）附子细辛这两个药是温性药嘛。所以，我们看着是一种真正的寒实的状态。辨证怎么辨呢，古人通过实践，凡是偏一侧痛的，大概都是这种（寒实）情况，后头也讲了，阳中有阴：沉就是阴；紧弦就是脉有余，就是阳。阴中有阳，阳中有阴。就是这个病寒热错综，我们现在也可以这么体会。但是古人就是得出这么一种规律，凡是偏侧痛，古人认为都是寒实，应该用温药下之，这在辨证是很有用的。那么事实的真理我们怎么来体会它，那又另当别论了。但是这种规律是一点不错的，这个大家要注意，我们在临床上用温下的法子，大概都是这种情况。这说的是胁下偏痛。

（仲景）他这个书好就好在这里，他把辨证的主要症候说出来，比如我们用温下法，什么病温下法呀？寒实。什么样算是寒实？你现拿脑子想不行，有一定的症候，凡是有偏痛，而脉偏紧偏弦，这就是所谓寒实，可用温药下之，大黄附子细辛汤。

但是不要限制它这几味药，腹中痛偏于一侧，胁下也是腹。如果是关节一侧痛呢，你搁这个（大黄附子细辛汤），它就不很相当了，关节痛要想办法治关节啊，药也可以变化。这个方子呢，假设腿的一侧疼，搁芍药、甘草，芍药、甘草治拘挛痛，那么脚挛急、下肢一侧痛，芍药、甘草配合这个方子也行，大黄附子细辛加芍药甘草。

总而言之，对方剂的运用，你要在基础上认识，在临床上就可以自己变化运用。变化运用的前提，是对一般的方剂得有（深入的）认识，不然的话，你就弄不清楚（如何变化应用）。这个方剂大家要注意，在临床上我们除了它的常规作用，还常常可以用它的很多变化，治其他的一些偏侧痛。

**寒气厥逆，赤丸主之。**

**赤丸方**

茯苓四两　半夏四两（洗）（一方用桂）　　乌头二两（炮）　　细辛一

两《千金》作人参

上四味，末之，内真朱为色，炼蜜丸如麻子大，先食酒饮下三丸，日再夜一服；不知，稍增之，以知为度。

这个太简略了，恐怕这里头有错简。但是我们要解释，看这个方药的配合，我们知道它是怎么个情形。

他这里所说的"寒气"就与以前附子粳米汤说的寒气是一样的，既有寒又有水气，腹中痛，就是腹中疝痛，而四肢厥逆，那可以用赤丸主之。根据下面药物，你看有茯苓、半夏祛水的，乌头、细辛是热药祛寒，所以又有水气又有寒，腹中痛，腹中疝痛，寒的厉害，所以四肢厥逆，大概是这种情况，可以用这个方药。

但是要用这个方药，大家现在要注意，这个药含有十八反，它有半夏、乌头，究其实是没关系的。但是我们开始学的时候，用这个方子要注意，肯定这个方子开出来是要被非议的，你这附子、乌头和半夏相反，药房也不给抓，甚至还有人说些闲话。其实古人这么用了，不会有毛病的。我们半夏与附子用，乌头与附子一样的，用川乌是没问题的，用草乌就另当别论了。

可这个方子我们要是用的话，大家总是要躲避一下子，尤其人家要问，你这跟谁学的啊？你们这个先生，连乌头反半夏都不知道?! 所以这个方子在《医宗金鉴》里头说不足为法，它说这个条文也太简，拿这方子教人也不怎么好，它是这样来的看法。其实是没关系的，肯定没关系，因为附子、半夏我们常用，用乌头也肯定没问题。

所以这个方子，假设里头有水气，又有寒挺盛，而这种寒疝痛、腹中痛、四肢厥冷，当然是可以用这个方子。它怎么叫做赤丸呢，它以真朱为色，真朱是红的，把它磨了，他拿真朱拌一下子，那色就成红的了，"炼蜜丸如麻子大，先食酒饮下三丸，日再夜一服；不知，稍增之，以知为度。"古人说这个"知"，就是指"效"，假设不效，还可以继续吃，量可以增，我们要给人开方子，反正要注意点儿。

腹痛，脉弦而紧，弦则卫气不行，即恶寒，紧则不欲食，邪正相搏，即为寒疝。寒疝绕脐痛，若发则白汗出，手足厥冷，其脉沉弦者，大乌头煎主之。

### 大乌头煎方

乌头大者五枚（熬，去皮，不咬咀）

上以水三升，煮取一升，去滓，纳蜜二升，煎令水气尽，取二升，强人服七合，弱人服五合。不差，明日更服，不可一日再服。

"腹痛"，就是我们说的腹中痛，"脉弦而紧"；脉弦紧，我们前面讲了，它又主寒，又主实。那么里寒盛，营卫也不利于外，所以说弦紧者则卫气不行，这个地方，都有语病，紧与弦差不多，它就是（把弦和紧）分开来说，他说里头寒盛，这营卫肯定不利于外，所以人要恶寒，恶寒的道理，就因为里头太寒了，所以脉应之弦，而人恶寒，他的看法是这样的。

紧则不欲食，"紧"，古人说是有宿食，则脉紧，就是实的意思，又说紧是寒实，那么胃怎么能寒呢，胃得虚，所以胃虚寒盛，所以他不能吃东西。那么根据底下这句话"邪正相搏"，就说明上面的问题了。邪盛，寒邪盛；正虚，胃也虚。这两个结合起来，一定要发生寒疝痛，寒邪盛，胃又虚，寒邪都往上腹来，腹中会痛，这个痛特别的剧烈、厉害。"寒疝绕脐痛"，这就是咱们现在说的绞痛，疼得厉害，围绕着肚脐子痛，其实是绞痛。

"若发则白津出（编者按：此处胡老读做白津，赵开美本作自汗，《医统正脉》本作白津）"凡是寒疝它不是一天老痛，是一阵一阵的，发作的时候痛，过了一阵子，就要好一些。如果一发作"白津出"，白津出就是出冷汗的意思。注家说很多东西，有说精出，那不对。白津出，津是津液，白津出就是出冷汗，汗要是热汗则带色、黏，冷汗就是像白水似的，所以他搁个白津出。

"手足厥冷，其脉沉紧者，大乌头煎主之"，沉者在里，紧者寒实，这个大乌头煎主之。大乌头煎方在治寒疝里是最重的一个方剂。你们看看这个方剂就知道了。

乌头大者五枚（熬，去皮，不㕮咀），不必把它弄碎了，（不必拿牙咬碎）古人拿嘴咬呀，现在拿刀切了，不用弄碎了，就是整个的乌头（就行）；"以水三升，煮取一升，去滓"，拿水三升，煮，就是现在三杯水了，剩一杯了，把这药就不要了，拿出来，因为是整个乌头，怕切碎了，溶解水的成分更多了；然后煎药再加蜜，"纳蜜二升，煎令水气尽"，加二升蜜，原来（还剩）一升药，令水气尽，还剩二升，还剩两杯，那水就没有了，光剩蜜了，所以叫乌头蜜煎嘛。

"取二升，强人服七合，弱人服五合"，身体强壮的人吃七分碗，一升就是一杯呀，就是七分杯；弱人身体不好，受不起这个折腾，服半杯，五合；"不差，明日更服，不可一日再服"，今天吃的药病没好，一天不要吃两次，明日更服。这什么道理？乌头这么大量用是要折腾人的，也可以说瞑眩吧，这个人头晕甚至呕吐。它搁蜜煎大有道理，蜜既能缓痛，甜药嘛，同时也解乌头之毒，你可知道，假如不用蜜煎就用水煎，病人受不了，折腾人更厉害。

这个乌头呀，也有问题的，我们现在用川乌，不至于这么大的毒，这个（乌头）指草乌说的。我们现在用川乌，川乌蛮行的。这个方子我用过，就用川乌就行。以前北京一个老大夫一用乌头就一斤、半斤那么用，有几个药铺的专给他用，后来这个人用乌头用得太厉害，连蜈蚣他也一用百八十条那么用，他也治好了不少病，要不也没人去找他，后来因为这个（大量用）药死过人。判他的时候，在报纸上说了，大概乌头在七两以上就能中毒死人，所以他用一斤呐，你想想，过于危险了。乌头碱大概七两以上就能死人。

咱们用时当然要注意的，搁蜜煎大概没这些问题，折腾人还是要折腾的。用这个药时对病家要告知清楚。这个乌头煎有的不搁水，就搁蜜煎，搁二杯蜜，把乌头放里面煎，不用煎太长时间，那么二杯蜜剩一杯半，把乌头拿出去就行。这样煎更稳当些，比先拿水煎，拿这个煎的药再搁蜜更稳当些，蜂蜜有解毒作用，光用乌头的温性，却要再去乌头的毒性，古人配方很有道理的。这个方子很重。必须像上面所说的，痛得相当凶，一痛一身冷汗，四肢厥逆，而脉沉紧，这是用它的症候。这是说乌头蜜、乌头蜜煎，这个名字也叫大乌头蜜煎。五个乌头，要是川乌头的话，绝对药不死人的，这个大家放心用。

乌头，附子也是，我们开药，咱们治关节痛离不开附子，要吃个四五钱，这人开始要脑袋晕，你可以告诉他脑袋晕不要紧，那是药的关系，但是附子不折腾他，不像乌头用这么重。但是你逐渐往上增加（药量）人就没（特殊）感觉了，开始的用量不要过大。我们开始用乌头、附子都这样，我认为三四钱起码人不会怎么样，实践证明也确实是这样。如果开始就大量用，那不行。鸦片是有毒的，用鸦片喂耗子，一点点用，它能吃挺大一块也药不死，吃来吃去身上对药有抗药性了，人对毒药也是这样，开始不要吃大量的，但用蜜煎没问题的，这个我试验过。

寒疝腹中痛，及胁痛里急者，当归生姜羊肉汤主之。

当归生姜羊肉汤方

当归三两　　生姜五两　　羊肉一斤

上三味，以水八升，煮取三升，温服七合，日三服。若寒多者，加生姜成一斤；痛多而呕者，加橘皮二两、白术一两。加生姜者，亦加水五升，煮取三升二合，服之。

"寒疝腹中痛，及胁痛里急者"，这个里急说明是虚。我们还知道小建中汤治疗里急，芍药、饴糖的作用，主要是芍药的作用，拘急嘛。这都是血虚，肌肉发痉挛。腹中痛及胁痛，就是胁腹全都痛，而且感觉里急，里急指腹肌感觉拘急。这是不但有寒，血也虚，所以他用"当归生姜羊肉汤主之"。

这个方子不很常用，但是补血里头偶尔可以用它。它对寒疝腹中痛，在这么一种（证型）遭遇情况下很少，而它这个作用也不像书上说的吃上就能好，这个我也试验过。吃这个不好，而要搁点像乌头蜜煎，一吃反倒好了。冲着本文里说的，它是血虚而寒，既要补血又要温中，所以生姜大量的用，搁五两。搁当归、羊肉那是补正的、就是补血的了。底下的加味是要不得的。

寒疝腹中痛，逆冷，手足不仁，若身疼痛，灸刺诸药不能治，抵当乌头桂枝汤主之。

乌头桂枝汤方

乌头

上一味，以蜜二斤，煎减半，去滓，以桂枝汤五合解之，得一升后，初服二合，不知，即服三合；又不知，复加至五合。其知者，如醉状，得吐者，为中病。

### 桂枝汤方

桂枝三两(去皮)　芍药三两　甘草二两(炙)　生姜三两　大枣十二枚

上五味，剉，以水七升，微火煮取三升，去滓。

"寒疝腹中痛"，就是咱们上面讲的了；"逆冷，手足不仁"，手足不仁者，手足不知痛痒，或者是发拘急，这都算不仁；"身体疼痛"，既有寒疝在里，腹中痛，又有外不解，身体也疼痛，身体疼痛还是在表了。这么一种痛，疼痛相当重了；"灸刺诸药不能治"，不是一般的套方能治的，一般针灸也治疗不了，非得用抵当乌头桂枝汤方。

"抵当"两字，在《伤寒论》不有抵当汤嘛，就是非此药不足以抵挡此证，在这儿也是。在这种情况之下，里虚寒而发生剧烈的疝痛，身体也疼痛相当厉害，身体疼痛虽然有表证，与血的凝滞也大有关系了，因为寒，这血不通则痛了，这也有关系。这不是一般套方所能治的，不是说治错了，用过针灸了，吃了旁的药了，不是这个意思，意思是，不是那些一般的治法所能治的，非乌头桂枝汤不足以抵挡之，是这个意思。这个方名叫乌头桂枝汤，这个方子就是桂枝汤与乌头蜜煎合方，你们看看就知道了。

先做乌头，"上一味，以蜜二斤，煎减半，去滓，以桂枝汤五合解之"，就指上面的乌头蜜，把乌头蜜做出来，然后加桂枝汤。一回就一升嘛，三升让你拿出六分之一，五合，与乌头蜜合解之；"得一升后，初服二合"，还要少吃，一回吃二合；"不知，即取三合；又不知，复加至五合。其知者，如醉状"，这个说的是瞑眩状态，如果病人有这种情形了，像喝醉酒，脑袋晕，乌头附子都有这个作用；"得吐者，为中病"，假设要吐，这个吐大概都吐水，吐完水，这人准好。搁到一起看，是个瞑眩状态，与乌头毒是分不开的，但于人身体没有妨碍，这个（情况）在临床上常遭遇，用完乌头、附子，常常人如醉状，脑袋比较晕，但过去就好了。那么这个方子就指乌头，所以乌头蜜上面说的那样子，到这儿总算解释明白了，闹腾得厉害要吐，但一吐非好不可。

桂枝汤方在《伤寒论》里有了，（乌头桂枝汤里的桂枝汤）就是桂枝汤的原方了，把它取出来，不是煎出三升来吗，拿出五合；把乌头蜜呀，也不能把五个乌头蜜都搁一起，他说得很好，（乌头蜜与桂枝汤）两个合一升；乌头蜜开始是二升，五个乌头开始是二升，把它拿出四分之一，这不五合嘛，把桂枝汤也拿五合，两个合解起来，合解一升。你别都吃了，一回吃二合，这个要注意，要是像平常煎药给人的药量，那可就量多喽，那非折腾不可。所以这个煎服法要注意，开始吃二合，就是一升的五分之一，就是一茶杯的五分之一，逐渐增加，如果二合不知，再加到三合，三合不行，喝半杯，如果感觉有醉状了甚至于吐，那就停止了。

乌头桂枝汤应用的范围很多，同时内有疝痛，在外有表不解，用桂枝汤解表，用乌头蜜治内里的寒疝。这个寒疝，古人要进行辨证，你像咱们前面说的小肠疝气，如果组织松弛了，小肠漏下去了，到肾囊里，那痛得不得了，那么这个方子也能治，它也陷在一种虚寒的状态，这个虚寒，未必（一定是）虚寒，虚是肯定的。人的肠子都是网油包摄住的，它不会往下漏的，漏就是组织松弛了，就漏下去了，到阴囊里，咱们说小肠疝，那痛得很，这个药也行的。像上回说的肠梗阻一类的，无论肠子折叠了、扭转了，它上下不通就得痛，用上面的方子照样好使。

就是得辨证，古人说的寒，它这个症候你看上面无一不是寒的样，症是寒，是不是本身就是寒，那就另当别论了。中医就讲究辨证，辨证不等于里面真正一汪水那样寒了，不是的，肠梗阻更不是了。前两天报纸报道，小孩吃瓜，瓜子一起吃了，吃多了，他就得肠梗阻了，这当然不是寒的问题了。可是肠梗阻这个痛法，就符合中医寒疝的症候，你不管里头寒不寒都可以用，都有效。

附子、乌头作用就能够使你松弛的组织重新恢复正常机能，一恢复紧张机能，肠子若是折叠了就会开了，它又恢复照常的状态，就不梗阻了，它就好了；肠子脱落出去，一紧张就又回来了，那也就好了。对附子、乌头，咱们以前认识不足，就是认为它热，究其实它的作用，的确是恢复生理机能的，尤其代谢机能。你看心脏衰弱，以至于无脉，附子也起作用，四逆汤、通脉四逆汤都是。它恢复这个（生理机能的，尤其代谢机能），不光是治寒，心脏衰竭到那个地步了都虚脱了，当然这时寒是有了，但是为什么能促进它的恢复呢？不就是强心作用嘛！所以附子、乌头的作用，性温是其一；另外，哪一方面的生理机能陈衰，它都能促进它恢复。这一点，我们通过临床、通过古人的书可以体会到，（乌头附子的功效）不光是热啊（更重要的是，它能恢复生理机能陈衰）。


**其脉数而紧乃弦，状如弓弦，按之不移。脉数弦者，当下其寒；脉紧大而迟者，必心下坚；脉大而紧者，阳中有阴，可下之。**

这一段不应在这儿，或者根本就是错误的。这个应该应用大黄附子汤，搁到那个底下，它这个说的就是那个（大黄附子汤）。

他说"脉数而紧"，紧、弦两个脉分不清的，脉既数又紧，所以就变成弦了。这个紧，冲着脉的横度上说的，脉裹得紧，如果脉再数，就变成是直的了；弦就是上下崩直，数紧搁在一起，脉就直了，就是"乃弦"了。他的话，是这么一个话。"按之不移"，是弦的一种表现。"脉数弦者"，脉数弦和脉数而紧一样的嘛，"当下其寒"这就是寒实。

这两个脉：数，本来是热，弦是寒。这里面又有阳，又有阴。"脉紧而迟者"，也是（里面又有阳，又有阴），紧为太过，迟为不及，也是有两个矛盾的脉，"必心下坚"，心下坚这是里实的一种证候。水实于心下，心下也坚。"脉大而紧者，阳中有阴"，跟上面一样，大，是热实之象；紧，是寒实之象。通通就脉来说，全是阳中有阴。

"可下之"，拿什么下呢？就是温下法。指这个（大黄附子汤）说的，要不搁这儿一点意思都没有。上面都讲的寒疝嘛，讲具体的治疗，搁这么一段没意思透了。这可能是后人附上的，从以脉来定证，像后人的语气，尤其像王叔和，王叔和是专搞脉的，也许他附这个文也不一定，咱就不敢说了。假如是原书的，也不应该搁这，应该搁大黄附子细辛条后头或前头，参照着看还是有用的。


**附方**

**《外台》乌头汤　治寒疝腹中绞痛，贼风入攻五脏，拘急不得转侧，发作有时，使人阴缩，手足厥逆**。方见上

附方，对这寒疝，林亿他们找旁的书，也是关于仲景（书中证治）的方子了，他又附在后头。

"《外台》乌头汤：治寒疝腹中绞痛"，他提出这个绞痛两字是对的，就是绕脐痛，就是绞痛，痛得厉害；"贼风入攻五脏，拘急不得转侧"，这是古人的认识了，这是《外台》上的原

文，为什么腹中这么绞痛呢？就是由于贼风入攻五脏，这话都靠不住，这是古人一种解释了，咱不管它解释得对不对，但腹中绞痛是用乌头汤的一个标的；

"拘急不得转侧"就是手足不仁的样子，四肢拘急，以至于不得转侧。不光拘急，也有痛啊；"发作有时"，这个寒疝，我们刚才讲了，它不是老那么痛，一天十二小时得把人痛死了，它是发作的时候痛得要命，尤其小肠疝气是这样子，下来的时候就痛，一会儿自己也回去，回去就不那么痛了。"使人阴缩，手足厥逆"，甚至于使人前阴都抽，手足厥逆。

它这个"方见上"错了，这个乌头汤我们前面讲过了，你们看"中风历节"篇，就是历节里的啊。

乌头汤与乌头桂枝汤，全是既有里又有表，它搁个"贼风入攻五脏"，有表候，那个方子（乌头汤）是什么吗？麻黄、黄芪、芍药、甘草这四味药配合乌头蜜煎，参看前面"历节"章节中有，林亿他们注的"方见上"不对了，应该方见"历节"，在历节里头。

它这个"方见上"（若认为是）指乌头桂枝汤，那不对！也不是指乌头蜜，也不是指乌头蜜煎。"方见上"指的是乌头汤，方名就叫乌头汤，麻黄、黄芪、芍药、甘草先煎了，就像桂枝汤一样，也取五合，把乌头蜜煎也搁五合，两个合解了。服法也一样，先二合，再三合，五合。

在临床上，（乌头汤和乌头桂枝汤）一个是麻黄剂，一个是桂枝剂，这要分析清：又有黄芪，表虚得厉害，恶风得也厉害，假设那个情形，我们可以用乌头汤。那么只是身疼痛，再有寒疝腹中痛，可以用乌头桂枝汤。总而言之都是有表证，乌头汤是表特别虚，虽然搁麻黄，但发汗并不重，药量不大。

《外台》柴胡桂枝汤方　治心腹卒中痛者。

柴胡四两　黄芩　人参　芍药　桂枝　生姜各一两半　甘草一两　半夏二合半　大枣六枚

上九味，以水六升，煮取三升，温服一升，日三服。

《外台》还提一个柴胡桂枝汤。柴胡桂枝汤治心腹卒中痛，这不是寒疝，就是心腹间骤然疼痛。小柴胡汤也是"或腹痛"，"邪在上，其痛必下"，不有那么几句话吗？小柴胡汤本身就痛。桂枝汤也治腹痛，桂枝汤里头有芍药，小建中汤就是在桂枝汤基础上又加了芍药。

明明肚子痛，没有其他症候，有用这个方子（柴胡桂枝汤）的机会，但和寒疝还是不一样的，所以林亿他们附这个方子没有什么道理。这方子前面都讲过，不必详细说了。


《外台》走马汤　治中恶心痛腹胀，大便不通。

杏仁二枚　巴豆二枚（去皮心，熬）

上二味，以绵缠捶令碎，热汤二合，捻取白汁，饮之，当下。老小量之。通治飞尸鬼击病。

走马汤也在《外台》里面，走马汤和我们上面所说温下法差不多，巴豆是个温下药，它是热药的下药，所以里面寒实，有用巴豆的机会。"心痛腹胀，大便不通"，没有热候，用走马汤机会是有的。

走马汤的制法："巴豆二枚"，就是两个巴豆，"去皮心，熬"了，巴豆的毒都在它的油，咱们制巴豆霜，把油都要弄掉。熬，就是把油弄出去。我们自己做的话，把巴豆炒了、压了，早先有很粗糙的草纸，用草纸粘油，一粘，草纸上净是油，很粘很粘的，慢慢就变成霜，霜就是粉子了，把油去了，少伤人。毒在油里面呢。另外搁杏仁两枚，这二味药，"以绵缠捶令碎"，缠到一起了，用锤子打碎；"热汤二合"，用点沸水，就是热水；"捻取白汁"，拿水沏一下，少搁水，二合嘛；"饮之，当下"，巴豆这个药是快药，喝了有时候也吐，病在上要吐，病在下要下；"老小量之"，巴豆别看这样（制药、服药）不害人，像小儿药里，（搁巴豆的药）多得很，小孩、老人不要让他们泻得厉害了，量可以小一点。"通治飞尸鬼击病"，这都是古人的病名，飞尸鬼击，这病来得突然，猝然间发作的病，古人那个时候想不出旁的，就说是鬼击了、死人冲着了，其实都不是。

这个药好使，如果心腹这个地方胀、憋闷得厉害，大便不通，这个药有用的机会，而且无害，泻得厉害喝二两冷水就行，马上就止住。它是热药嘛，让你泻，见着冷的就止。到这个地方把寒疝讲完了。

这一章讲三种病了，腹满、寒疝、宿食，宿食就是伤食，里头有停食。

**问曰：人病有宿食，何以别之？师曰：寸口脉浮而大，按之反涩，尺中亦微而涩，故知有宿食，大承气汤主之。**

这是一段，病人有宿食怎么辨别呀？底下答"师曰：寸口脉浮而大"，浮而大，浮也主热，大主实，实热之象；"按之反涩"，浮大这个脉应该滑，反涩，涩就是血不足了。里头热实，血不足，那就是谷气不布，里面有东西。胃有宿食，进不去东西了，当然也不能继续布谷气生津液，都不能了，所以脉涩，血少，津液虚，脉就涩。假设脉浮大而不滑反涩，"尺中亦微而涩"，微者，亡阳故也，此为无阳也，阳是什么？就是津液。尺中脉又微又涩，里面津液更少。"故知有宿食"，津液少，就是胃里有东西不能消化水谷了，所以发生这种脉，热是有，实也有，实在的实，但是津液虚。这是宿食应有的脉象，冲着脉也可知道有宿食，大承气汤主之，赶紧下宿食，这一切都解决了，脉也和了，津液虚衰也恢复了。

**脉数而滑者，实也，此有宿食，下之愈，宜大承气汤。**

"脉数而滑"，《伤寒论》里有痢疾"脉数而滑者，当有所去"，它里头有实。（《金匮要略》）里也讲，脉数而滑者，实脉、实证，里头有所实，脉应之数而滑，这也是宿食常有的脉。

而上面（寸口脉浮而大，按之反涩，尺中亦微而涩）的宿食较为厉害，反倒不滑了，而涩了，由于宿食影响到津液虚衰了；而这个（脉数而滑者）没影响到津液虚竭，只是实，所以脉不涩，这个当然也是实，"下之愈，宜大承气汤"。上面那是"大承气汤主之"，这个说"宜大承气汤"，这是有分寸的。这两个病程度不一样。上面（寸口脉浮而大，按之反涩，尺中亦微而涩）已经影响到津液，津液虚衰，再不赶快下啊，用大承气汤，那就是养痈成患了，如果再虚下去，下不得了，人不任药了。所以阳明病不怕热实，就怕津液虚，邪实正虚，这个病人就有死亡的可能。你下之，人受不了，你不下它（邪实）还在那搁着呢，这就坏了。第二段（脉数而滑者）虽然是实，但是于人还没多大关系，所以这个时候"可以用"大承气汤。而那个（寸口脉浮而大，按之反涩，尺中亦微而涩）是离开它不行的，大承气汤主之。所以（仲景）这个书口气之间都有分寸。

**下利不饮食者，有宿食也，当下之，宜大承气汤。**

**大承气汤方**见前痉病中

下利，则有所去。一般下利应该能吃啊，下利而不愿饮食，那里面还是有东西，这也是有宿食一种证候。

但是这个我们要好好诊断，下利不愿吃，可能是有宿食，也可能是没有宿食而也有这样的（情况）。噤口痢就是不欲食，一吃就要吐。所以（仲景）这个书呀，不是说"凡不欲食的下利就是有宿食"，还是不对的，你还得就全面的证候观察。当然这个也"当下之"了，不一定得用大承气汤，但有用大承气汤的机会，所以他也搁个"宜大承气汤"。

**宿食在上脘，当吐之，宜瓜蒂散。**

上脘就是胃之上端，光搁这句话也是不够的，在上脘有什么症候反应呢？他总有温温欲吐而不能吐这种情况，老想着要吐，但是吐不出来，这样可以顺其势而吐之，宜瓜蒂散。不是说光"在上脘"这句话（就够了），太抽象了！有什么证候呢？（它这里没有具体交代）

仲景这个书呀它简，详简它分着来的，因为瓜蒂散在《伤寒论》里讲得很多了，在这既然提到瓜蒂散，你就能意识到它是什么症候。所以在这只是说"宿食在上脘，当吐之"，这个（简略的说法，对于准确地辨证有点）不成立。

在上脘，感觉气往上冲，而且老要吐，但吐不出来，"老要吐，但吐不出来"这是用吐法的要紧的症候，生理也就要达到吐的目的而解除这个病的痛苦，心里温温欲吐反不能吐，这个人感觉气呀，胸咽都感觉胀满。"上脘"含这些意思，因为在前头都讲过了，所以在这单独提一下，简约得很。

**瓜蒂散方**

**瓜蒂**一分（熬黄）　　**赤小豆**一分（煮）

**上二味，杵为散，以香豉七合煮取汁，和散一钱匕，温服之，不吐者，少加之，以快吐为度而止。**亡血及虚者不可与之。

瓜蒂散在前面讲过，瓜蒂这药是个苦味的涌吐药，最好，不伤人，它有涌吐作用，但是瓜蒂能祛水。可与赤小豆，赤小豆也是祛水的药，同时它也能养正，豆类都与人有好处。

那么这两药合起来，用香豉七合煮取汁，和散一钱匕，现在咱们说就是一钱吧，即3克，豆豉这个药能帮助呕吐。

瓜蒂散也是常用的方子，但是得有这个症候，人不但吃东西要吐，不吃东西老想吐，吐了才觉得舒服。吐不出去，这时候可以吃吐药，这是一点错误也没有的。

**脉紧如转索无常者，有宿食也。**

**脉紧，头痛风寒，腹中有宿食不化也。**一云寸口脉紧

什么叫转索无常呢？比方一条绳或铁索它都是起伏不平的，尤其他一转的时候，你的手指下就像按着转索似的，就是起伏无常，就是滑脉，这个脉是非常地紧，烟卷儿裹得挺紧就叫紧，从脉道的圆度上来看，按着挺禁按叫紧。一按着挺松弛就叫缓，紧和缓是相对的。如果不是烟卷儿而是绳索，绳索它是鼓的，一转手底下无常，一时棱儿到手指上它就有突出的反应，棱儿过去就凹一下子，就像平常所说滑脉如滚珠，就像珠子一个挨一个，一个挨一个，与转索是一样的情形。按现代话说，血液充实，上下流利，感觉血在手指来回走似的，那就是滑。

"脉紧如转索无常者"，脉紧而又"如转索无常"，你可知道（那就）不是紧脉，"有宿食也"。这几句话呀，按脉学大家说法，也很不一样。紧脉就是有宿食？不是的！它指的是：紧又像转索无常，那才是滑，才有宿食。这一类的紧脉，指着上面（的这种情形）说的，（实际上是滑脉）。

"脉紧，头痛风寒"，一般的表证也有这种脉；"腹中有宿食不化也"，里面有宿食也有这种脉。不是说"头痛风寒"则"腹中有宿食不化"，这是两个问题啊（无非这两种情况，都有

可能"脉紧")。

这种紧脉，像我们说的脉浮滑、脉浮紧，脉再数，头痛风寒也有这种脉。如果不头痛风寒，这个人无故有这种脉，则肯定有宿食。这是从两面来说这个话。他说头痛风寒有这种脉，腹中有宿食不化也有这种脉。不化在哪呢？在胃里呢。这条是光解释这个脉（紧脉）。到这我们把这一章讲完了。我把头一章给你们讲一点（编者按：《金匮要略》第一章"脏腑经络先后病脉证第一"，胡老实际在此讲述，为照顾《金匮要略》的原始顺序，编者将此部分讲述，移至第一章）。

# 五脏风寒积聚病脉证并治第十一

古人认为疾病的原因就是风寒，这是有问题的！研究古人的东西，咱们（只是）做个参考。不过一开始所说的五脏风寒，我们根据张仲景的书全面看，不像是他的手笔，因为他的辨证是"六经八纲"的方式方法，与这个不大相符，一个人著书他不能这一下、那一下，给自己找难题，这是不能的。我想这可能是王叔和所撰次。咱们（姑且）研究一下吧。

**肺中风者，口燥而喘，身运而重，冒而肿胀。**

古人对肺的看法，肺合皮毛，肺与外边的表是相合的，所以咱们研究肺痿肺痈，"风伤皮毛，内舍于肺"，外感表证影响肺，这是肯定的，当然，古人的认识、说法还是有问题的，是不是皮毛与肺就是这样一个关系呢？但这个规律是一定的，比如得了外感，气不得旁达，它就要都担负到肺上，那么这种毒素废物的刺激就要咳嗽喘，古人就这种现象说成肺合皮毛。那么认为肺中风，皮毛闭塞，就是表闭塞，那么这种邪热和气息往上冲，所以口燥而喘，这是必然的。咱们现在也说上呼吸道感染，感冒了，咳嗽、喘、口干舌燥，热不能外达，就往上逆，波及到肺，口燥而喘，肺中风要活看，古人管这个现象叫肺中风，古人说是中风，现在就叫感冒了。外感风寒波及到肺，古人称肺中风，因为喘属于肺嘛。

"身运而重，冒而肿胀"，这都说的水气，"身运而重"，身上动，身上沉，有停湿停水的情况；"冒"，眩冒的冒，水要停在上面，肺在上嘛，那么脑袋要眩冒，冒就是沉，身上要浮肿、肿胀。这说明什么问题呢？肺一方面与皮毛相合，另一方面肺主气，那么气受伤，津液就不行，津液不行就变成湿，变成水，古人是这种看法，这种规律是对的，可是这种看法值得研究，古人是这么种看法。古人说是肺合皮毛，肺主气，那么肺受了风邪，皮毛闭塞就要口燥而喘。肺主气，气不行，气受伤，津液不行，那就成为水气方面疾病的反应。

这是肺中风。

**肺中寒，吐浊涕。**

肺中寒，在肺痿肺痈篇讲过，"肺痿吐涎沫而不咳者，为肺中冷"，冷就是说有水，那么水不一定生在肺上，是由里往上，还是胃有停饮，冲逆波及到肺，所以古人叫肺中冷，在这一段上也说中寒，所以肺中冷者吐浊沫，这是当然的，所以用甘草干姜汤，你们翻开肺痿那一章里就可以看到。

这是两段，一段说肺中风，一段说肺中寒，中风、中寒要活看，就是伤风感冒影响到肺，里有寒波及到肺，就要吐浊唾就是涎痰浊沫。

**肺死脏，浮之虚，按之弱如葱叶，下无根者，死。**

"肺死脏"，什么叫做肺死脏？这是论脉，肺的真脏脉见，人要死的。五脏的脉不能独到寸口的，都要借助胃气。即使这样，五脏的脉不显出来。比如肺脉，古人这么看法，肺旺于秋，秋天的脉如毛，就是浮，可这个浮有缓和之气，看不出是个肺脉，如真看出肺脉了，那就没有胃气了，那就坏了，那就是真脏脉露出来。我们平时也是，平时这个浮，前面讲肺合皮毛，它就是表证啊，表证脉就浮，古人说这与肺有关系，古人之现象和看法是一致的。可浮里面总得有缓和之气，如果没有缓和之气了，就像前面讲的死脏啊。

"浮之虚"，轻按脉无力，谓之虚。"浮之"不是脉是浮脉，而是拿手轻按的意思，浮取这个脉很虚，但你稍一按，弱如葱叶，按着里面什么也没有，就像葱叶中空。"下无根者，死"，这是真脏脉，肺脉如毛，就是浮，真正浮到这个份上，非死不可。真脏脉，一点胃气不存在了。这个见于《内经》，文词不一样，说法差不多，我们可以看看《内经》里论脉，对照看看。

这是把肺说完了，说了中风、中寒，同时讲肺的死脏脉。

**肝中风者，头目眴，两胁痛，行常伛，令人嗜甘。**

古人说肝主风，那如果更中风邪，风太盛了，风太盛者动，头目眴。"头目眴"就是脑袋动，摇脑袋，古人说凡"掉眩"这个样子都属于肝，这也不一定，不过做个参考。

"两胁疼"，这在《灵枢》上有，邪在肝，两胁疼，我记得讲肝炎的时候讲过，胁在肝，两胁是肝的部位，它要痛。

古人说"风"是属热的，风为阳邪。肝主筋，热则筋缓，就是缓纵不收，所以直不起腰来，常常佝偻之状，筋松弛了。肝病，肝苦急嘛，古人说肝性情如木，肝属木，喜条达、疏泄，所以它一病了，就急，所以是疏泄的反面。因为这样子，所以欲食甘以缓之，这是生理上的一个良能。这是说肝中风。

**肝中寒者，两臂不举，舌本燥，喜太息，胸中痛，不得转侧，食则吐而汗出也。**《脉经》、《千金云》：时盗汗，咳，食已吐其汁。

"肝中寒者，两臂不举"，这个与上面对照就明白了，两臂不举是筋急，寒主收引，令筋拘急，所以两臂不举。

肝性咱们刚才讲了，肝性喜疏泄、条达。肝为寒郁，这就成了血瘀气滞的情况了，所以"舌本燥，喜太息"就是肝郁之象了。那么血有瘀滞，则"舌本燥"，咱们在阳明篇也讲了"口燥，但欲漱水不欲咽"，那就是口燥，是热在于血分、血瘀滞的这种情况。

"胸中痛"是寒气往上攻的一种情形，咱们讲胸痹篇讲过了，寒向上攻冲，所以胸中痛，以至于不得转侧。

"食则吐而汗出也"，肝病常常病胃，胃不和，食则吐。这个胃不和，按古人的看法是由于肝虚不能制胃，这个胃气强。咱们（六经八纲的说法）就说阳明病这套东西，大黄甘草汤不是食后即吐嘛，那是阳明病，阳明病要出汗，胃热，胃中燥。肝病常常影响到胃，胃不和，它就不能吃，一吃就要吐，同时要汗出，这个与《伤寒论》阳明病结合起来看就容易明白。

上面肝中风、肝中寒，在仲景的书里没有这个病，所以我说不是他的手笔，这是脏腑辨证对脏腑为风为寒的反应的看法。

**肝死脏，浮之弱，按之如索不来，或曲如蛇行者，死。**

肝死脏与刚才讲的肺死脏是一样的，就是肝脏真脉现见者死。我们平时看脉看不出真脉来，都有胃气在里面，如果没有胃气五脏脉不能独见，见者就死，没有胃气了。

"浮之弱，按之如索不来"，浮之就是轻取，轻取脉比较软、弱，稍微一重按"如索不来"就像绳索来那似的不动，本来肝脉是弦脉，弦脉，上、下端直而已，该动还是动，"不来"就是不动，只见肝脉之弦而不见胃脉之缓，这就是真脏脉，这是一种。

"或曲如蛇行"，像蛇行，肝脉的本来端直的现象没有了，也是真脏脉一种。

所以，这两种脉，肝病见之都要死。肝的真脏脉见了嘛。

**肝着，其人常欲蹈其胸上，先未苦时，但欲饮热，旋覆花汤主之。** 臣亿等校诸本旋覆花汤方，皆同。

底下提到一种病，叫"肝着"，"着"就是瘀滞，着者不动谓之着。

"其人常欲蹈其胸上"，咱们方才讲了，肝气喜条达，像春天的树的样子，很柔和条达。如果血瘀气滞，它就不条达了，那就郁闷得很。"常欲蹈其胸上"，"蹈"就是拿足去蹈，不一定拿脚去踩，拿手摁也可说是蹈，他（患者）愿意人拿脚踩踩才好，那么这就是气郁着之甚，是肝喜条达的反面，这就是气郁血结的情况。

"先未苦时，但欲饮热"，这个病（肝着）要是重起来，不光是欲人蹈其胸上，疼痛等症状也要发生的。在未苦的时候，只是有上头这样的情况，人但欲饮热，这说明什么问题呢？也是有寒的关系，寒能令气郁、血凝，这是寒造成的，所以人也愿意饮热。

旋覆花汤主之，旋覆花汤底下不有个小注吗？林亿他们说各本都是旋覆花汤，但是这个方剂不见，其实这个方剂在妇科里，后头的妇人杂病中，就是旋覆花、葱白、新绛这三味药。新绛拿红花代替就行，新绛现在很难得了。

也就是行气活血去瘀的药，可见治肝着还是对的，放在妇科可是不对了，讲到妇科要说一说，妇科里是说的"妇人漏下血崩"这类的情况，那再用行气祛瘀的药（旋覆花汤）是错的，所以那个方子（旋覆花汤）应该放在这儿，不应该放在妇科，等讲到妇科再讲这个方子。

**心中风者，翕翕发热，不能起，心中饥，食即呕吐。**

"翕翕发热"，这是中风证了。咱们讲过"太阳中风翕翕发热"，心中风，就是这种中风影响到心脏了，不是一下子中到心里面去了。古人说风主火，它是火脏，风又是阳邪，风火正能助其炎势，热，所以要翕翕发热。古人是这么个看法。热伤气，所以人也"不能起"。其实，（我认为）"翕翕发热，不能起"就是个表证，身上疼痛。在这儿呢，（古人）就说是热能伤气。

那么波及到心，心气一定虚。心虚者"心中饥"，心怎么饿呢？这不是说胃，《内经》中有这么一句"心悬，如病饥"，心里发空，心气虚嘛，就像心悬着，就像挨饿的滋味，如病饥。这是说的心，不是说的胃啊。心悬，就是悬饮、悬挂的"悬"，说的心气虚，心脏如悬的一种情况。说热影响到心脏了。心中风，怎么叫心中风呢？感觉心脏也由于热而至（致）虚，所以"心悬，如病饥"这么难受、这么空洞。

"食即呕吐"，胃也受热扰，也不能吃东西。

这是说心中风，心火再加上风热，就要翕翕发热，热能伤气，《内经》中一句话"壮火食气，气食少火"，这两句是什么意思呢？说胃这个脏器，喜温不喜寒，但大温不行，所以我们用药也是如此，一般的甘温之药，调理胃是最好的，大热反而食气。"气食少火"，就是稍稍的甘温能够养胃，胃生津液就有了气，古人说的"气"就指这个气。胃能化谷生津液，大热了，胃反倒不能吃了，而食气，这个火反而能把津液烤干了，"壮火食气"，所以，（大）热是不能吃东西的，食即呕吐。

**心中寒者，其人苦病心如啖蒜状，剧者心痛彻背，背痛彻心，譬如蛊注。其脉浮者，自吐乃愈。**

如果心要中寒，心是火脏，为寒所束缚，它这个热是内郁，不得放出，为寒所约束，热郁于内，所以才有下面的这种情况，感觉心如啖蒜状，热辣辣的，又热又辣，像吃大蒜的滋味，"心如啖蒜状"，热内郁而不得外出，如果再厉害，不光是吃大蒜的热辣感觉，而且还要痛，心痛彻背，背痛彻心，前后牵扯痛，就像虫子往来，蛊注，就是虫子往来，从前到后，从后到前往复不已而疼痛不止，是这么个比喻。

如果脉浮者，病有上越之机，"自吐乃愈"，自吐可以好病。

这个和前面讲的胸痹相仿，胸痹与现代心绞痛差不多，尤其有几个方子桂枝生姜枳实汤、（炙）甘草汤、（瓜蒌薤白白酒汤、瓜蒌薤白半夏汤、枳实薤白桂枝汤等），"心悬痛"就是现在说的心绞痛，这个心痛彻背、背痛彻心也是，所以这种药都用温性药，用的薤白、半夏、白酒、瓜蒌，瓜蒌虽不是温性药但也不是大苦寒的药。主要是薤白治疼痛。

**心伤者，其人劳倦，即头面赤而下重，心中痛而自烦，发热，当脐跳，其脉弦，此为心脏伤所致也。**

"心伤"，就说明不是由于风寒，既不由于中风，也不由于中寒，是由内伤所得，内伤使之心伤，那问题就多了去了，这是个概要的说法。

"其人劳倦，即头面赤而下重，心中痛而自烦，发热，当脐跳，其脉弦，此为心脏伤所致也"。心伤则心气必虚，心主火，心虚而阳易动，所以不禁劳动，一劳动颜面红赤，"下重"是什么道理？心气虚不交于下，上盛而下虚。

"心中痛而自烦，发热"，由于心阳上虚，肾阴从下往上攻，乘心阳之虚，肾阴动于下，所以"心中痛而烦，发热"。这个热不得下交，本来也不下交，让寒一攻（热）更在上面了。

"当脐跳"，脐跳者是水、水动之状。

"其脉弦"，弦是有水之应，有水则脉是弦的，脉弦、脉紧、尤其脉沉，都主水、主寒，这说明肾阴往上攻，肾主水，肾阴也就是水气往上攻。脐跳就是水上攻、水动的一种状态。咱们讲过苓桂枣甘汤治奔豚也是，"脐下悸者，欲作奔豚"，水动于这个地方。当脐跳，就是水动之状，和苓桂枣甘汤是一样的。脉呢，也应之弦，也是有水的脉。

这一系列的问题，全由于心脏伤所致之情况，稍有劳倦，即颜面发红赤，这是虚，一动就那样子；但下面不是，心气虚不能下交，古人是这么看：心肾两个脏器，心火交于下，肾阴交于上，这在卦上叫做地天泰，古人的观察，也是取自然界的现象，《内经》有言"地气上为云，天气下为雨"，云彩虽然在天上，可是它是由地上上去的，就是地气往上，然后它得返回来啊，那就是天气下降。所以，天虽然在上，但作用是在下面，所以八卦地天泰，地在上、天在下，这样才上下才通调，才对。我们讲的这段书正好是相反、满拧的，天地否，天气在上、地气在下，始终不沟通，这就坏了，就天地痞塞。这是根据八卦讲的。

那么水火呢，（古人）也这么看的，所以古人仰观天文，俯察地理，远取诸物，近取诸身，观察现象，所以水火也看得很清楚，说水火既济，水是"就下"的东西，火是炎上的东西，可是作用在哪呢，水得在上面，火得在下面才行的，比如烧茶，把壶放到火的底下那不行，火搁到水底下就行，水得在上，火得在下，这叫做水火既济。如果反过来，火在上面，水在下面，就是水火不交了，就不济，卦名叫不济。所以《易经》这个东西，有的时候也可看，他不是随便说的，是观察万物之像的一种体会。中医里头有些这个东西，古时候没有旁的科学嘛。

方才讲的心气虚，为什么肾阴往上跑呢？心气虚则不往下交，由于它（心）的虚，但肾不虚啊，肾趁着（心）虚它往上冲，可是心还不往下交，心火也往上跑，所以它们俩还是不济的现象。底下说，都是心脏伤所致了。

**心死脏，浮之实如丸豆，按之益躁急者，死。**

这和上面讲的真脏脉是一样。心脉，心旺于夏，夏天脉应该洪，洪大的洪，可是也不要过洪了，光是洪而没有一点缓和之气那就坏了，那就是所谓的真脏脉了。

心的真脏脉，"浮之实"，浮，就是轻手按着就实，实到什么份上呢？如丸豆，弹丸的丸，古人这个丸，就是弹弓的弹丸，就像弹丸和豆子那样坚硬，这不是好现象，一点缓和之气都没有了。"按之益躁急者，死"，你要使劲一按，那就更乱了，"躁急"，那是在手底下翻滚（的感觉），这个"洪"就是过了，没有胃气，所以这是心死脏。

**邪哭使魂魄不安者，血气少也；血气少者属于心，心气虚者，其人则畏，合目欲眠，梦远行而精神离散，魂魄妄行。阴气衰者为癫，阳气衰者为狂。**

"邪哭"就是无故的悲伤，这还是继上面的心气伤来讲的。人无故的悲哭，而使"魂魄不安"的话，这种情况都是"血气少也"，血不足以养心，血少，也使心病嘛，就发生上面这种情况。

"血气少者属于心"，血气少发生上面的病，这种病属于心，因为血脉通于心嘛。咱们以前讲的百合病，大家还记得吧，人魂魄不安啊，也就是血少，也属于心嘛，回头看看百合病就知道了。

由于心气虚，"其人则畏"，古人认为心是人的主宰，心为君主之官嘛，如果心气虚了，没了主宰、没有了君主，所以其人则畏，就畏惧而多惊多恐了。

"合目欲眠，梦远行而精神离散"，这都是"魂魄妄行"所致啊，都是由于心脏伤，这个伤是由于血少。

"阴气衰者为癫，阳气衰者为狂"，这个在《医宗金鉴》给改了，我看改的不对。阴气衰者为癫，"阴气"指什么呢？阴气指血分，就是血少的那个血。如果由于血气衰，而致心脏病为癫病，就指上面说的血少而致的这种病就是癫，无故悲伤、行止无常、不打不闹的这种病古人就叫做癫，这是由于血虚，即便有热也是虚热的形像，这是不能攻的。

阳气衰者为狂，"阳气"指的是津液，仲景这个书里阴阳老是这么说，一个指血分，一个指气分。津液属气分，这个气古人叫做阳。脉也是这样的，在血管内是属于血分，这个作用叫做营；那血管外属于气分，气分是什么呢？就是津液啊。像"饮食入胃"，在《内经》上就说是化生精气，精气就是精真之气，很可贵的一种养人之气，什么呢？就是津液，就是水谷化合物嘛！养人的这种东西。那么，脉里面的古人就叫做血，它的作用就叫营。出血管到组织细胞，营养组织细胞了。也有组织细胞返回的液体，废物的东西，都在组织间隙的那种东西，这个古人叫做气。

所以气在《内经》里说"如雾露之溉，遂谓之气"，并不是呼吸气的气。那么津液就属于气分，所以古人叫阳气。

如果因为津液虚、大便硬而发生阳明病就是狂，你看我们讲过桃核承气汤、抵当汤之类的都是"里实"了，所以那个为狂。《医宗金鉴》却是这么看的，他说阴气虚、阳必盛，那怎么能癫呢？后世都这么解释，于是就把这两个都给改了，不对的，仲景的书不那么看，（仲景）对阴阳的看法和后世的看法截然不同。

咱们在《伤寒论》讲过不少了，亡阳就是亡津液，你看桂枝二越婢一汤，"脉微弱者，此无阳也"，不是没有热，没有热给吃石膏那哪对啊?! 就是没有津液呀，所以不可发汗，发汗最亡津液。应该怎么办呢? 得用桂枝二越婢一汤，轻轻地解表药还得加石膏，这才讲的通，那要没有热还行啊? 后世医书对阳、阴看的过死，阴就是寒，阳就是热，这是不对的。

**脾中风者，翕翕发热，形如醉人，腹中烦重，皮目瞤瞤而短气。**

古人说脾主肌肉，脾中风者肌肉不和了，一定"翕翕发热"，这和太阳中风一样，桂枝本为解肌，"太阳中风，翕翕发热"，也是肌不和，这几段就从那里套出来的。

"形如醉人"，醉人什么样，就是呕吐、眩晕，都是停水之象。"腹中烦重"也是内有饮的情况，重就是有水了。那么这说明什么问题? 脾的功能古人看法是行津液、运输，脾病了，运输失职了，所以饮聚为水，不运输可不就这样。形如醉人，胃里停水就要吐，胃里有水脑袋就要晕，形如醉人是这么一种情况。

同时这水在里面"烦重"；皮目，皮就是身上的肉皮；目也是指眼皮说的，那么水来到外表，也就是说凡是水气在皮肤里面，它要瞤瞤而动。这个以后讲到"水气篇"里要讲到的，四肢聂聂动，那是皮水，即皮肤里面有水气，影响到皮目瞤瞤而动。

而水在胃里就使人短气，压迫着横膈膜，使得呼吸不利。

脾中风，脾主肌肉，它要发热、发烧，肌不和；脾主运输，脾病而运输失职，饮聚为水；水的部位不一样了，有的在里，有的在外，所以写的证候都是概括的说法。

脾只有中风，没有中寒，所以这一篇很不完全。

**脾死脏，浮之大坚，按之如覆杯洁洁，状如摇者，死。**

臣亿等详五脏各有中风中寒，今脾只载中风，肾中风中寒不载者，以故简乱极多，去古既远，无文可补缀也。

"脾死脏"，脾脉应该缓，应该弱，如果"浮之大坚"，轻按又大又硬，同时一（重）按，就是加力看脉内的情况，就像扣着个茶杯、酒杯似的，当然这是形容，并没有（茶杯酒杯）这么大。"洁洁"，就是中空、洁洁状，空空无物，光像在外面扣着这么个挺硬的东西，而且"如摇"，光晃荡如摇摆，这样子一点胃气不存在了，这是脾之真脏脉见，主死。

**跌阳脉浮而涩，浮则胃气强，涩则小便数，浮涩相搏，大便则坚，其脾为约，麻子仁丸主之。**

**麻子仁丸方**

**麻子仁**二升　**芍药**半斤　**枳实**一斤（去皮）　**大黄**一斤（去皮）　**厚朴**一尺（去皮）　**杏仁**一升（去皮尖，熬，别作脂）

**上六味，末之，炼蜜和丸梧子大，饮服十丸，日三服，渐加，以知为度。**

这是阳明篇抄下来的，抄到这块儿了。跗阳是候胃，咱们诊胃的病可以诊足跗阳穴。

"跗阳脉浮而涩"，浮主热，浮不一定主表，有时主热。胃热则强，所以浮则胃气强，就是胃里有热；

涩，津液虚为之涩，津虚血少脉为之涩，不流利。由于"小便数"，亡津液，脉应之涩，所以说涩则小便数，由于小便数、亡失津液脉才涩，它没当时解释，它就接二连三地就来了。

"浮则胃气强，涩则小便数"，浮是有热，哪儿有热？胃有热，诊的跗阳脉嘛，所以，"浮则胃气强"；涩是津液不足，津液虚。津液为什么虚？因为小便数，所以说"涩则小便数"。中间是含蓄的，没有明白地解释。

胃气又强，小便又数，而使津液伤，这两种问题结合到一起叫做"浮涩相搏"，那里面津液没有了，胃肠中干，大便一定硬，"其脾为约"，古人管这种证候叫脾约证。

这个脾约就是古人对脾的看法，认为脾是行津液的，为胃行津液，古人在这个地方是看不清楚的，饮食入胃，经过消化之后，它怎么跑到肺上了呢，古人搞不清楚，必须到肺接触空气，气的成分才完成，就是养人的精气才完成，光有水谷也不行，也得有氧，这个输送全身才有用，搁在一起叫精气。古人说是脾给输送的，那么胃里头干了，没有津液可输送了，这个脾受制了叫脾约。约者，穷也，无津液可输送，所以这个病（我认为古人虽叫脾约）并不是脾的病。由于脾约两个字中有"脾"，古人就算脾病，这是错误的。尽管错误（大学教材之中）脾约证现在又给加上了，对古人的麻仁丸，现在叫"麻仁滋脾"，来滋脾？这哪对呀！脾并不是干啊，它是无津液可输了，滋什么脾呀？不是滋脾，是滋胃啊。

你看这个药，它是小承气汤加的麻子仁，麻仁、芍药、杏仁都是滋润养液的药，同时也攻下，治阳明病嘛。不过这个阳明病是热轻，不是因为热结实于里，它不用大承气汤。而且（麻子仁丸证）虽然大便硬，人不感觉难受，现在的"习惯性便秘"都属于这种，没有热，老年人便秘也属于这种。所以麻仁丸这药是相当好的，好是因为不泻下，它做成丸子，每回吃得少，主药用的麻子仁，麻仁是个缓下药、滋润缓下，再做成丸子，不像光用承气汤那么猛峻，所以这个药长期服用对人无害，它没有下热的作用，因为里头没有芒硝。芒硝是寒性药，祛热。那么这个方子，咱们以前也讲过。

肾着之病，其人身体重，腰中冷，如坐水中，形如水状，反不渴，小便自利，饮食如故，病属下焦，身劳汗出，衣（一作表）里冷湿，久久得之，腰以下冷痛，腹重如带五千钱，甘姜苓术汤主之。

**甘草干姜茯苓白术汤方**

**甘草　白术**各二两　**干姜　茯苓**各四两

上四味，以水五升，煮取三升，分温三服，腰中即温。

脾，有个中风。肾，连中风都没有，中风、中寒都没有，所以这篇东西很不完全。

这提个"肾着"，肾着是照部位说的，腰是肾的部位，腰与肾没有关系。你们看经文就知道了，所谓"肾着之病，其人身体重"，身体重就是组织里有湿，组织里有水分，就身子沉。

"腰中冷"，地方在哪呢？在腰，所以在腰这个地方冷。水性寒，这是肯定的了，所以水在胃，当背部寒，背寒冷如掌大，就像巴掌那么大。背寒，都是胃中有停水。腰冷呢，这块儿有停水，所以说"腰中冷"，湿水之气都在这里。

"如坐水中"，冷的那个样子，就像坐在水里的那种情况，水指冷水说的。"形如水状"，有时也能肿点，就像水肿的样子，一般也有时不肿。

水气病，水哪来的？一般都是小便不利。小便不利影响水的代谢的关系，人都渴，这个（肾着汤证）正相反，"反不渴，小便自利"，它（肾着汤证）与一般的水气病不同，它的来头不是"由小便不利"而来的，小便反倒自利，"小便自利"就是小便频数，而且它也不渴，"饮食如故"，这个病胃里也没有水，病不在胃，所以饮食也如故。

"病属下焦"，这个病纯属在下焦。"身劳汗出，衣里冷湿，久久得之"，这个病怎么得的呢？由于身劳。看（仲景）这个书，古人说得这个病的人，是劳动人民多呀，因为劳动就易出汗，出汗就不能换衣服，汗浸湿衣服，衣裳就湿了，一凉它就冷呀，衣裳里面老是冷而湿，冷湿在这里面，如果你再出汗那么汗就出不来了。咱们讲的"汗出当风"得关节炎，这是一个道理啊：汗排出去，一方面排出热，一方面排出废物。冷湿在外头，汗就不得排出，不得排出它就在组织里面郁到那个地方了，当然（偶尔）一回是不要紧的，它搁个"身劳"，劳动人民天天这样，这就成问题了，久而久之这地方就"湿而为痹"嘛，汗老是出半截儿，要出，衣里冷湿了，汗就出不了，该出去的汗在皮肤里含下了，久而久之这地方就成了病了，这个病是这么来的。这有道理，咱们说的关节炎大概也都是这样来的。所以贪凉、饮冷，那么该出的汗不让它出来，一闭塞它就留在里头了，这不是一时而得，久久得之。

"腰以下冷痛"，腰以下又冷又痛，"腹重如带五千钱"，肚子前边啊，组织里面都有水气，不光是后腰，沉得就像带五千钱，古人花的是铜钱，五千钱也不少，也够沉的了，形容这个沉呢，就像带着五千钱。

"甘姜苓术汤主之"。可以用甘姜苓术汤这四味药来主治，这个方剂治这个病，确实有效，在临床上常遇到，有人说腰痛，你好好问问，腰较凉吧？四肢沉吧？假设有这个情况，用这个药准好使，我在临床上就遇到多少次。

所以治腰痛，也不能靠一个方剂来治，就是必须要辨证，这是中医最核心的问题。它是这个方子的适应证，你用上那一个方子，一点效也没有，甚至有害处。

甘姜苓术汤这个方子很好使，它是甘草、干姜加上茯苓、白术，白术我用起来不如苍术好，我用的时候搁苍术。甘草、干姜是温中祛寒的，同时这个药也治小便数，咱们讲肺痿，肺中冷，那个病有遗尿，小便失禁。它这个小便数也是这个样子，由于身上有冷湿，小便也打算把它（冷湿）排出去，但排不出去，虽然小便挺多，但病还是祛不了，所以古人用这个方子（甘姜苓术汤）就行了，一方面苓术排除水气，同时甘草干姜温中祛寒，这几味药协力一起就能治疗肾着病。

这个方子平时用的机会不少。如果再有血虚，你用甘姜苓术汤再配合当归芍药散，这个机会也有，既有这个病（肾着），同时也有贫血，可以合着用，这我都用过。

**肾死脏，浮之坚，按之乱如转丸，益下入尺中者，死。**

跟上面一样，都是五脏脉各有真脏脉，见真脏脉必死。

肾脉应该沉，肾主冬，冬脉如石，就是沉的意思。"浮之坚"，轻按这个脉就坚硬。"按之乱如转丸"，一按之，手底下脉的至数不分，而如转丸，硬得很。"益下入尺中者，死"，越往底下越厉害，下入尺中，尺以候肾，到尺中而坚，比按之如转丸更厉害，这就是肾之真脏脉见，主死。

到这里把五脏风寒讲完了，里头搁几个病名，一个叫肝着、一个叫脾约、一个叫肾着，脾约是从《伤寒论》阳明病篇里弄出来的。这些东西我想是后人搞的，不像张仲景的口气，暂不管它，当然也有值得参考的地方，像肾着的治法都挺好的。

**问曰：三焦竭部，上焦竭善噫，何谓也？师曰：上焦受中焦气未和，不能消谷，故能噫耳。下焦竭，即遗溺失便，其气不和，不能自禁制，不须治，久则愈。**

什么叫"三焦竭部"呢？三焦虚竭各有部位，所以叫"三焦竭部"。

上焦竭者，善噫，噫，也可以读作嗳，嗳气的嗳。嗳气、噫气是一样的。"上焦竭善噫",这是什么意思,这句话大概古医书准有的。"师曰:上焦受中焦气未和,不能消谷,故能噫耳",这个逗号点得错误了,应该是"上焦受中焦气,"到这里是个逗号,"未和,不能消谷,故能噫耳"。上焦受中焦之气,如果中焦之气不和,它就不能消谷,中焦是指胃说的,它不能消谷,就没有精气以奉上,就是供给上焦,所以上焦它虚。不能消谷,就能打嗝、嗳气,是胃虚的反映,就是胃不和造成的。

"下焦竭,即遗溺失便,其气不和,不能自禁制,不须治,久则愈"。不但上焦受中焦气,而下焦也禀气于中焦,中焦、胃是生命之本了,下焦虚竭,遗溺失便,二便失禁,这属于下焦了,但是它虽然如此虚衰,主要是由于胃不和,"其气不和"指的是中焦啊,也是中焦之气不和,有一句话叫"上虚不能制下",胃不和,就不能制约下焦的失禁。这有点五行的味道了,古人说胃属土,土可以克水,土虚了就不能制下焦了,"不能自禁制",就是上虚。

我们刚才说的甘草干姜汤或者甘姜苓术汤,这些方药与这个(病症)都有关系,甘草、干姜本来是健胃的药,能治小便失禁、遗尿嘛。甘姜苓术汤也能治遗尿,这个方是从甘草干姜而来的,甘草干姜都是治胃的药,这也通过临床(而得出)的实在情况。

"其气不和,不能自禁制",中焦不和,就是胃不和,就不能禁制,就失去了约束,所以二便失禁,(古人)是这么看的。"不须治",不是这个病不要治了,你不要治下焦,一般注家都搞错了,二便失禁这个病还不治?非治不可!但是不让你光治二便失禁,补下焦越补越不好,得中焦气和,不久就会好的,你得治中焦,用甘草干姜汤这类的药。所以这个地方啊,有的(注家)说这个病不用治,(我认为)二便失禁这病还不治?!

不让你瞅着下焦治，虽然虚竭在下焦，但其气不和是在中焦，你治中焦就行了。

师曰：热在上焦者，因咳为肺痿；热在中焦者，则为坚；热在下焦者，则尿血，亦令淋秘不通。大肠有寒者，多鹜溏；有热者，便肠垢。小肠有寒者，其人下重便血，有热者，必痔。

"热在上焦者，因咳为肺痿；热在中焦者，则为坚；热在下焦者，则尿血，亦令淋秘不通"，我们在肺痿讲过了，热在上焦者，肺受之，肺在上焦嘛，所以，因咳为肺痿；热在中焦者，胃受之，中焦就指胃说的，"则为坚"，胃热到相当程度，大便硬，就是阳明病；"热在下焦"呢，就是膀胱受之，就尿血，"亦令淋秘不通"，或者也能得淋病之类、甚至小便癃闭不通。这都是由于下焦有热的关系。

"大肠有寒者，多鹜溏"，大肠有寒，常常溏泻，平时溏泻大概都是大肠有寒；"有热者，便肠垢"，有热则得肠垢，古人把痢疾叫"肠垢"。

"小肠有寒者，其人下重便血"，这个"下重"不是"里急后重"那个下重，也是后重，这是脱肛，有寒了使大肠松弛，小肠本属火的，有寒移寒于大肠，是寒多虚，脱肛带血，这个"便血"就是下血、下重，指脱肛说的，脱肛下血；"有热者，必痔"，小肠本属火呀，心之腑嘛，如果再有热，火上加热，一定要移热于大肠而为痔疮。

这是就三焦及三焦所属的腑脏略略地谈一谈。

问曰：病有积、有聚、有谷气，何谓也？师曰：积者，脏病也，终不移；聚者，腑病也，发作有时，辗转痛移，为可治；谷气者，胁下痛，按之则愈，复发为谷气。诸积大法，脉来细而附骨者，乃积也。

寸口，积在胸中；微出寸口，积在喉中；关上，积在脐旁；上关上，积在心下；微下关，积在少腹；尺中，积在气冲。脉出左，积在左；脉出右，积在右；脉两出，积在中央。各以其部处之。

病有积、有聚、有谷气，这是怎么一个关系呀？"师曰：积者，脏病也"，最深，"终不移"，永远在那个地方，不移动；"聚者，腑病也"，浅，发作有时。脏是藏而不泄，所以那个地方有病，不动；腑不是，腑是川流不息嘛，时有时无，聚散无常，"辗转痛移"，痛无定点，一会儿在这一会儿在那。"为可治"，这个痛无痛点，聚这个病容易治，言外之意，积病不好治。"谷气者，胁下痛，按之则愈"，谷气，胁下痛，一按就好，它是气，"复发"，你不按，它又来了，这就叫做谷气，这就更没有问题了（不是难治的病），所谓谷气，就是现在的消化不良的情况。

"诸积大法，脉来细而附骨者，乃积也"，诊积的大法，论脉，"脉来细而附骨"，是积，都阻碍血，所以脉非常细，而且沉得厉害，前面说这是在脏病，深，非常沉，沉到什么程度呢？入附骨，使劲按，脉又细又沉，那么就是积病的脉应。

（脉的寸关尺与人体的）部位很有关系，底下说很很好，咱们一般看病诊脉根据这个是对的。

"寸口，积在胸中"，脉分三部——寸、关、尺。寸口指的是"寸"的部位，胸中有积，现于寸口；"微出寸口，积在喉中"，在寸口稍稍往上一点，微出于寸口，积在喉中。（脉）再往上，（病位）还是往上，也就是上以候上；

"关上，积在脐旁"，正在关上，积在脐旁；"上关上，积在

大医精诚万世师表

心下"，在"关上"稍稍偏上一点，积在心下，（关上）那在脐旁，（上关上）这在心下；"微下关，积在少腹"，稍稍的关往下一点，积在少腹；

"尺中，积在气冲"，气冲是个穴。尺中，最下面；

"脉出左，积在左"，如果左手见这个脉，那积在左边；"脉出右，积在右"，右手见这个脉，积在右边。这挺准的，你们可以观察；"脉两出，积在中央"，两手都有这个脉，积在中央。

"各以其部处之"，究竟这个积在哪呢？根据上下左右，各以其部处之，看看在寸、微出寸、关上、上关上、微下关、尺中，把部位搞清了，各以其部处之。寸以候胸中，如果左手见右手不见，就在左胸上，诸如此类，各以其部而来处理就对了。

这一章，后面部分挺好，后面讲诊积的脉法，不光是诊积，一切（疾病）都可以根据这个（来诊脉）。（我认为后世）配合脏腑之说根本是有问题的。（实际临床）就是上以候上，下以候下，左以候左，右以候右，这是对的。

至于三焦竭部也挺好。但五脏风寒与（仲景）他这个书呀（不吻合），我这么怀疑，不一定对，在张仲景的辨证没有这个（五脏风寒），就不像一个人（撰著）的东西，值得怀疑的，当然也有点用，有些部分我们还是应该知道的，也有用，也不是一点都没用。

下面的篇章就大了，痰饮、水气这些章节是很重要而且篇幅也大。

# 痰饮咳嗽病脉证并治第十二

这是个大章，主要讲的是痰饮咳嗽病，咳嗽原因很多了，主要是讲由于痰饮而发生的咳嗽病，主要讲痰饮。

**问曰：夫饮有四，何谓也？师曰：有痰饮，有悬饮，有溢饮，有支饮。**

痰饮之病，痰饮是个概况的说法，那么细分可以分四类，这四类饮是什么意思？"何谓也"，问的是名称了，世人都说痰饮有四，指什么说的呢？答曰："有痰饮，有悬饮，有溢饮，有支饮"。一种叫痰饮，一种叫悬饮，一种叫溢饮，一种叫支饮，有这么四种之分。

**问曰：四饮何以为异？师曰：其人素盛今瘦，水走肠间，沥沥有声，谓之痰饮。饮后水流在胁下，咳唾引痛，谓之悬饮。饮水流行，归于四肢，当汗出而不汗出，身体疼重，谓之溢饮。咳逆倚息，短气不得卧，其形如肿，谓之支饮。**

底下又深一层地问，四饮的名字虽然知道了，这四饮有什么不同呢？一个一个解释了：

先解释痰饮，"其人素盛今瘦"，本来从前很丰盛，人挺胖的，可现在瘦了，人身上的胖瘦主要在水分的多少，现在大家都清楚，人的体重水分大约占百分之七十几。津液不行，水不化，停在身体里不化，津液不行就无以充形体。人身上的形体里头水分多得很，中医里都叫津液。水不化津液，在里面停着，所以人瘦，形体上在组织里水分很少，以前挺胖的人现在瘦下来了，喝下去的水都流到肠胃里去了，"水走肠间，沥沥有声"，水从胃到肠，有水声了，这就叫痰饮。人喝水不变成津液充实形体，所以人原来挺丰盛的，逐渐消瘦起来，水跑哪去了呢？都流到胃肠里了，走于肠间，沥沥有声，这就是痰饮的一种症候，这种饮叫痰饮。这个水变成痰或者饮，痰饮要分别开，稠黏者谓之痰，稀薄如水谓之饮，搁在一起概言之"痰饮"，首一条就把"痰饮"部位、状态都谈了。

"饮后水流在胁下，咳唾引痛，谓之悬饮"，说饮后水不往胃肠去了，流在胁下，怎么叫悬饮？它悬于胁，在胁下悬着，古人起名字很有意思，就像悬在胁下似的，一咳唾就引着胁下痛，甚至胸胁全痛。悬饮与痰饮不同，饮是水流在胁下，要是咳唾，这个地方就痛，这叫做悬饮。

底下是溢饮了，"饮水流行，归于四肢，当汗出而不汗出，身体疼重，谓之溢饮"，还有一种水流行，归到体表，它说的"四肢"就代表外界体表了，主要在四肢，四肢感觉沉重，本来应该汗出而不汗出，这句话（的意思）大概溢饮，都是表证多，像咱们讲大青龙汤，"伤寒脉浮缓，身不疼但重，乍有轻时"，那个（大青龙汤）就是溢饮，"无少阴证者，大青龙汤发之"，这都是表证，本来当汗出，水气都在体表呢，一汗出则水气不能停蓄在这儿（体表），就随汗排除了。如果它不汗出，那就流到四肢皮肤肌肉，所以身体疼重。这种水气流到四肢的疼，（即）我们讲的湿痹之证，尤其四肢常疼。也感觉沉，风湿、风水这一类大概都有外邪。这叫做溢饮。咱们喝水都喝到肠胃里，而溢饮者则溢到外，往体表上来，溢者溢于外叫溢饮。

最后讲支饮，"咳逆倚息，短气不得卧，其形如肿，谓之支饮"，从下往上谓之"支"，支东西的支，支饮者，饮往上，这波及到肺，后面说有肺水，就指这个说的。饮冲逆于肺，所以"咳逆倚息"，咳，咳嗽；逆，上气谓之逆；倚，凭倚东西呼吸；息，一呼一吸谓之一息，那就喘了，靠着东西而不得平卧。气短，里有饮，支饮发生于胃，胃有水饮就气短，水饮压迫横膈膜嘛。要是平卧，往上压迫更厉害，坐着靠着某个地方，水就下呀，往上压迫得还轻点，所以他不得卧。"其形如肿"咳喘得厉害，脸大概也要肿的，这是咱们常见到，痰饮、哮喘、咳嗽多有这样的，眼胞起码肿，这就叫做支饮。支，由下以支上，饮往上冲逆，高到肺部，所以有咳逆倚息不得卧的反应。

上边文字别看很少，这一段要是考试的话，常出题。《金匮要略》里面最整齐的莫过于痰饮和水气，有四种，四种是什么样子？出题容易出，我记得考试出了多少回了，拿这个出题。这是就水的处所、在人身的部位及它的形象而分四类，底下就是与脏腑的关系了。

**水在心，心下坚筑，短气，恶水不欲饮。**

这不是说水饮跑到心脏里去了，不要死于句下。这是水饮涉及到心脏的证候，这段主要说是"心下坚筑"，心下坚还是胃，筑，就是悸、就是跳，筑筑然而动，跳得挺厉害，跳大都属于心脏，后世说水气凌心，心属火最怕水，涉及到心脏则心脏就要跳，当然这个水也在胃，我们看这一段就是上面的痰饮。

"短气"，胃里有水就短气，有水就"恶水"。我们想喝水，都是胃里没水，胃中干、口中燥。有水就是恶水，而不愿意饮。（水）往心脏里去，水克火了，所以水涉及到心脏，则恶水得很。

其实就是痰饮，痰饮往上，可以涉及到肺，就是支饮；也有时水气涉及到心脏，心跳动得厉害，古人就说关系到心脏了，"水在心"。

**水在肺，吐涎沫，欲饮水。**

"吐涎沫"，就是咳唾涎沫。水涉及肺了，一定要"咳逆倚息"，这里都是简单说的，光提个"吐涎沫"，痰，浓稠的痰叫涎，稀薄的痰叫沫，涎沫都来自于肺，与肺有关系，所以说"水在肺"，咳吐涎沫太多，伤津液，所以咽干口燥，也愿意喝水。这是"水在肺"，就是说"支饮"与肺有关系的。

**水在脾，少气身重。**

"少气身重"，里面有水少气，就是胃有水。

刚才说的水饮"饮水流行，归于四肢，当汗出而不汗出，身体疼重，"，一半说的是溢饮，一半是有痰饮的关系。脾主四肢，古人是这么看的，是就部位上说的，这个与脾有关系，碍及中气，中气归于脾，所以，水在里，碍及中气，所以"少气"，就是咱们讲的水停心下，有点水就短气，压迫着横膈膜；身重，就是组织里有水。由于脾主四肢，所以说"水在脾"，与脾有关系。

**水在肝，胁下支满，嚏而痛。**

这说的是悬饮，说的是部位。胁下嘛，胁下是肝的部位。

水在肝，胁下发支满，这是悬饮。

"嚏而痛"，上面说的是"咳唾引痛"，那么，打嚏喷也是引痛，意思是一样的，上面说那四种，这回波及到脏腑、五脏了，字句稍稍变化，一个意思。咳唾当然也引痛，打嚏喷也是引痛。

这就是上面所说的悬饮，悬饮部位在胁下，肝所主的部位，所以说"水在肝"。这和刚才讲的一样，并不是水跑到肝里去了。

### 水在肾，心下悸。

"心下悸"，错了，这肯定是"脐下悸"，它是属于下焦嘛，所以搁个"水在肾"，水在哪儿动，哪儿就跳，所以心下悸。这还是胃。脐下，在下焦这块儿动，应该是脐下。这是属肾，也是在部位上属肾，所以叫"水在肾"。

上述总而言之，这是两项：上面说四类（痰饮，悬饮，溢饮，支饮），底下又说五脏之水（水在心肺脾肝肾），其实是一个问题的两方面看。就水的形象、部位来说，是四类；就它的部位关系到五脏所主上说，又说涉及五脏的关系。其实是一个问题啊，你们好好看就知道了。这就是观点不一样了：站在五脏这方面来观察，五脏各有所主证，胁下肝所主，胁下有水的证候说"邪在肝"；那么咳唾涎沫……（音频缺失，中日录音版本皆缺失）。

### 夫心下有留饮，其人背寒冷如手大。

"夫心下有留饮，其人背寒冷，如手大。"这句话的逗号点错了，"其人背寒冷如手大"，这是一句话，它改成"其人背寒冷，如掌大"，这不像话！

心下有留饮就是胃，"留饮者"就是饮留而不去。换言之，就是胃里有水，水性寒，当胃的部位在背后（编者按：此句胡老的意思为：胃所对应的部位，为其背），觉寒冷，这是个自觉症，如掌大那么一块，是如掌大，手掌的掌。

上面说的五脏有水，也是各有征候的。这里则是说，水留在哪儿，哪儿就有征候，如留在胃，其人背寒冷如掌大。

**留饮者，胁下痛引缺盆，咳嗽则辄已。**一作转甚。

小注"一作转甚"是对的，"咳嗽则辄已"不对，"辄已"抹掉，用后面的"转甚"是对的，"咳嗽则转甚"。

这说的是悬饮。如果留饮留在胁下这个地方，那就是悬饮了，叫做胁下痛引缺盆。我们前面说"痛引胁下"，缺盆就是心口窝这个地方，也是在胁下这个部位，一个意思，不过是语词变化了。

要是一咳嗽，就更厉害了，"咳嗽则转甚"。咳嗽牵引这个地方痛，一咳嗽更厉害了，不咳嗽也感觉痛，十枣汤证就这个样子。

那么这讲的是什么呢，留饮留到胁下出现这样的问题。"痛引缺盆"，你别咳嗽、别喘气、或打嚏喷，这样子（咳嗽、喘气、或打嚏喷）痛得更厉害。（这些是）有时候留饮所在而发生的症候，他详细分析了一下。

**胸中有留饮，其人短气而渴，四肢历节痛。脉沉者，有留饮。**

"胸中有留饮，其人短气而渴"，这就是前面所讲的支饮了，肺饮，"吐涎沫、欲饮水"，这就是指肺饮，也就是支饮。

饮怎么跑到胸中去了？它由肺往上冲逆，水气波及到胸中，不是水跑到胸中了，跑到胸里那就是胸水了。古人的意思不是那个（胸水）意思。

水气往上冲逆，胸中有些证候发作，主要发作什么呢？就是咳唾涎沫，其人短气而渴，短气还是里面的水，心下有水啊。

这说的是支饮。"胸中有留饮，其人短气而渴"，到这里应

经方之术自有传承

该是句。"四肢历节痛。脉沉者，有留饮"是另一句。前后两句搁到一起就不像话了。

"四肢历节痛。脉沉者，有留饮"，这个文字是错综的。前面都是因有留饮，在什么部位而如何如何（夫心下有留饮，其人背寒冷如手大；留饮者，胁下痛引缺盆，咳嗽则转甚；胸中有留饮，其人短气而渴）。这块先提出"四肢历节痛"，就是四肢痛重，这光提个痛，没提重，当然也重了。这个指的是溢饮，如果脉沉者，脉沉是里面有水饮的脉象，"脉得诸沉，当责有水"，这就是有留饮，留饮留哪了？留到四肢了，留到四肢还不是溢饮吗，当汗出而不汗出。

**膈上病痰，满喘咳吐，发则寒热，背痛腰疼，目泣自出，其人振振身瞤剧，必有伏饮。**

这就是咱们说的"外邪内饮"的老年气管炎之类疾病。说"膈上病痰"不说膈上有饮，不像上面所说的"留饮在膈上"。这个地方呢，是病痰，但当时不显。那么，指的什么呢？就是指满喘咳吐，这个病发作起来，又满又喘又咳嗽又呕逆，咱讲的小青龙汤证就是这个东西：平时不显，反正这儿有痰，就是指咱们说的有痰喘。平时不显，但一得感冒、一天气变化，受了风寒就诱发，发作的时候就发冷、发烧，就是表证了。里面有潜伏的痰，或言之就是饮、就是水气，又遭受外邪了，就是外感了，那里面潜伏的痰饮在这时就起作用了。

外有风寒之邪、内有潜伏之饮，那么它一发作起来，不但发热恶寒，而且背痛腰疼，这一切都是表证呀，而使"目泣自出"淌眼泪、流鼻涕、打喷嚏、咳嗽都来了。

"其人振振身瞤剧"，身瞤剧可以有两个解释，一个是由于喘咳而身动得挺厉害，另一个是有水气也可以身振振欲擗地，里头有水饮也能够有这种症候的发生，筋惕肉𥆧。这个（其人振振身𥆧剧，）我也想它不是（水饮造成）。它说的是由于咳喘发作起来相当厉害，同时发烧、怕冷、身体疼痛，目泣自出。咳喘得厉害，身上是动的。咳喘这种病咱们在临床上经常见着，并不是由于水气而"动经，身为振振摇"。

这种病为什么叫伏饮呢？平时不显，可一发作它就显了，所有这种情况都像支饮似的，所以叫伏饮，伏饮者潜伏，它平时伏潜得像好人一样，只要别感冒、别到冷的季节。这在临床上很多啊，到时候能诱发它发作，一发作连同外感带痰饮的症候必中，就像他刚才（原文）所说的。

所以这个饮啊，如果很明显、平时也是能看得着的叫留饮；平时不显的叫伏饮。所以用的字眼（留、伏）也不一样。他说"膈上病痰"，换言之膈上有痰病，但平时不显，一发作起来满喘咳吐，发热恶寒，背痛腰疼，目泣自出，身𥆧重也相当剧烈，那么这叫伏饮，伏饮的意思就是平时潜伏，这个病很多。

（上面从开头至此）这都是原则上，饮有四，然后说影响到五脏的证候，也可以说水在五脏，（用所在脏腑）这样来看。另外呢，不但这样，水在哪儿哪儿就有一定的症候。总而言之，离不开这四种饮。就这么四种饮嘛，他反反复复地（说明），你这么（角度）观察也行，那么观察也行。你说留饮在胁下，那也可以，那就是悬饮；然后他又把饮，分留饮、伏饮。留饮是咱们当时一眼看得到的水饮；一种是平时没有而受风寒之邪发作，咱们就说"外邪内饮"这套东西，发作起来相当凶，所以伏饮古人也这么说：饮所在地方非常地深，平常不显。这都是想象的说法了，我们知道就是饮在这儿潜伏着。

底下继续讲，饮的来头也是不一样的。

**夫病人饮水多，必暴喘满。凡食少饮多，水停心下。甚者则悸，微者短气。**

"夫病人饮水多，必暴喘满"。这个"病人"大概都指伤寒病，这个书是《伤寒杂病论》嘛，都是大病，大病胃都不好，胃没整个恢复。虽然欲饮水，可以稍稍与饮之，在《伤寒论》讲了很多，依法救之，你给他一点一点喝，你别大灌，以水灌之亦喘，多喝水也一定要喘的，饮水要多，"必暴喘满"。因为胃不消化，不像好人的胃，（病人）饮多少都在胃里堵着、搁着，就满，心下就满；压迫横膈膜，阻碍呼吸就要喘。病人如果喝水，一次喝多了，必暴喘满，这种情况就是痰饮病。

"凡食少饮多，水停心下。甚者则悸，微者短气"。食少，还是食欲不振，胃里消化不良。假设少食而饮多的人，饮也会流到胃里。因为食少，胃还是弱了，弱了不但消化不了谷，水也不消化，所以水停在心下，停在胃里。如果厉害，"甚者则悸"，就是影响到心脏了，心要跳；"微者短气"顶轻了（编者按：即最轻了）也是要阻碍呼吸而短气。

这个在仲景的书里常引用这两个证候，短气、少气全是有水饮，我们以前也是这么讲的，在胃里有停水就短气，这是微者；厉害的就要心跳，所以心脏跳多有水饮的关系，所以水在心，筑筑然跳动，心跳得非常厉害。

食少饮多呀，可以发生两种情况，如果停水多那就是"甚"，甚者就要心悸；轻的话，即是水停在心下了，要短气。

**脉双弦者，寒也，皆大下后善虚。脉偏弦者，饮也。**

弦脉，主寒主饮主水饮、主痛、少阳脉，都是弦，一个脉主多种。

一般来说，饮脉弦，可是这个弦，限于一只手，大概右手

大医精诚万世师表

多。这什么道理？水属于气分。瘀血证，你们可以体会，凡是血证，脉不正常的现象都限于左边，不但脉限于左手，而且部位也在左边，咱们讲桃核承气汤证，少腹积结也偏左，你们遇到这个病可以按一按，小腹积结的部位偏于左边，这是古人的经验。据我观察，还是心脏在左边的关系。

血分大概都偏于左，气分偏于右。水属于气分，不是属于血分，所以在仲景的书中管它叫阳气。气属阳，血属阴。关于津液叫阳气，这与后世看法不一样。所以拿后世说法注《伤寒》、《金匮》常会搞错。

现偏弦，如果两个手都是呢，大概都是寒，为什么寒呢？都由于下之冲虚生寒，在这地方说"下"，下的是水。水饮虽有下之证候，但可不能遇到有水饮就吃泻药，十枣汤当然是下水了，后头我们讲很多了，不应该下如果下的话，不仅一只手弦了，两手都弦了，就变成寒了，虚寒的状态。

所以它是个倒装句，原文是："脉双弦者，寒也，皆大下后善虚。脉偏弦者，饮也。"

本来它应该这样的："脉偏弦者，饮也。脉双弦者，寒也，皆大下后善虚。"

脉偏弦，这是饮；脉双弦，搁后头就好了，这是寒。为什么变成这样了，就是由于大下后容易发生虚，虚极生寒嘛。

**肺饮不弦，但苦喘短气。**

一般的饮是多弦，但肺饮不弦。这个可以看出来，咱刚才讲的都属于肺饮，肺饮都有外邪的关系，它都是咳逆吐涎沫等等，所以就是浮而不弦了，但苦喘、短气，他怕你不明白，（特意标注：肺饮不弦，但苦喘短气）苦喘短气都是有外邪的关系。

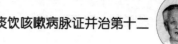

**支饮亦喘而不能卧，加短气，其脉平也。**

支饮与肺饮是一个，咱们前面也讲了，支饮也喘而不能卧，这不还是"内饮外邪"嘛，加上再短气，（支饮）它这个脉和肺饮一样，（支饮）它就是肺饮嘛，也有外邪，（支饮的脉）也不弦。

**病痰饮者，当以温药和之。**

这是另一节了，（和上面）不是一大块，他这个书都放在一起了。

病痰饮者，指"四饮"的第一个不就是个痰饮嘛，是痰饮都由于胃虚，胃虚才能停饮，胃要好就不停饮，所以痰饮大概都是胃不好，所以才停饮啊。

饮是性寒了，再虚，所以当以温药和之。痰饮不能随便吃泻药吧，应该以温药和之，这是原则上（的法则）。咱们平常治痰饮病，差不多都用温药，想法调理胃，胃不好痰饮病好不了。

**心下有痰饮，胸胁支满，目眩，苓桂术甘汤主之。**
**苓桂术甘汤方**
**茯苓**四两　　**桂枝**三两　　**白术**三两　　**甘草**二两
**上四味，以水六升，煮取三升，分温三服，小便则利。**

这个方子咱们讲过了，"心下有痰饮"，就是胃中有水饮。"胸胁支满"，胃有饮都是胃虚，寒饮乘着胃虚往上来，人感觉胸胁支满，从下往上谓之支，就是咱们感觉逆满。水往上冲呢，人脑袋就晕，"目眩"，就是头晕，眼花缭乱，就是眩晕。

"苓桂术甘汤主之"。这是我们常用的，为什么搁苓桂术甘汤呢？主要是胃虚，气挟饮往上冲，所以桂枝甘草治气上冲，另外加上苓术使水从小便走就得了，这也是所谓温和之法了，这药你看哪有寒药，都是温。这就根据痰饮上来的，这个在心下部位属胃，也是痰饮的一种了。

苓桂术甘汤在《伤寒论》里讲过了，它主要治胃水，胃有水就容易目眩、头晕呀，所以用药大概都有茯苓、术，茯苓、术都治头晕头眩、治心悸，尤其茯苓治心悸，也治头晕，但没有术和泽泻治晕更好。

那么这个方剂呢，茯苓、桂枝、白术、甘草，重用茯苓四两，桂枝、白术各三两、甘草二两。这个方子就是降气冲、利小便，给水找出路了，大概痰饮都由小便利之，另外搁温中健胃的药，你得看情形了。

**夫短气有微饮，当从小便去之，苓桂术甘汤主之**；方见上。**肾气丸亦主之**。方见脚气中。

"短气有微饮"你看这句话，就是根据前面讲的"水停心下，甚者则悸，微者短气"那句话来的。"短气有微饮"的这个短气不厉害，它不是"甚者则悸"，要是心悸那个水厉害。只是短气，不过有微饮而已。所以他这个书啊，你各个方面都得好好地看，要不然不好解释，没有他那一句话（水停心下，甚者则悸，微者短气），你解释起来就费劲，是吧，这句话就根据那句话来的。

饮应当从小便解除，去之，苓桂术甘汤主之，就是咱们上面说的，利其小便而去其微饮就可以；肾气丸亦主之，肾气丸也利小便。

对于利小便，祛微饮的作用，这两个方子是相同的，但两个方子应用不相同。苓桂术甘汤治的是实证，肾气丸是虚证。我们用的时候还要详细分证的虚实，该用哪个方子用哪个方子，各有不同的证候。

这个肾气丸也讲很多了，少腹不仁，小便频数呀，它也有治小便不利的时候，渴、饮多少而小便多少，这个情形大概都属肾气丸而不属苓桂术甘汤。苓桂术甘汤它是气冲。

根据药物来分析，肾气丸以地黄为主，大量用地黄，主有热烦之象，苓桂术甘汤没有。就利小便、祛微饮的作用，这两个方剂都有，但用的时候还是要选一个适应的方剂，该用哪个用哪个。所以我们对方剂必须弄清楚。

苓桂术甘汤证的目眩头晕，在肾气丸上很少见，（肾气丸）它没有术，术治胃停水的，那个（肾气丸）绝不治胃停水，为什么呢？大量生地，胃若停水吃那个（生地）不行。

这两个方剂要详细分，应用的范围并不是一样，就"利小便祛微饮"的作用相同，该用哪个方子用哪个方子就有效，用错了，不但没效，反而有害。哪个方剂都如此啊！


**病者脉伏，其人欲自利，利反快，虽利，心下续坚满，此为留饮欲去故也，甘遂半夏汤主之。**

**甘遂半夏汤方**

甘遂(大者)三枚　　半夏十二枚(以水一升，煮取半升，去滓)　　芍药五枚　　甘草(炙)如指大一枚（一本作无）。

上四味，以水二升，煮取半升，去滓，以蜜半升，和药汁煎取八合，顿服之。

"病者脉伏"，咱们说脉沉为有水，"伏"是沉得更厉害，水更重。古人说的脉伏，你推动脉管才能够摸得到，足见沉得更厉害，"伏"这个脉沉而且也是微细。脉伏，饮最重了。

"其人欲自利"，这个人希望泻下才好呢；而"利反快"，虽然下利，反倒畅快，不苦于下利，也就是说这个人脉伏、下利，但下利他高兴，一下利他感觉舒服。"利反快"，一下利的时候感觉心中畅快。

"虽利，心下续坚满"，可虽然他老这么下利，心下续坚满，坚满，摁着像石头那么硬，一般其他的结了（比这种结要轻），水要真结了，更硬得很。它不是水的本身，是它那块组织表现的症候。这就是：水要出去，生理上反应也有这些，下利，利反快。但是虽然下利，心下续坚满，还是坚、还是满，一点也不减轻。

这就是留饮不去，在哪儿不去？就是在心下不去。"欲去故也"这块有留饮不去，所以在病的机转上看出这个问题，人的身体本能上打算把它驱逐出去，所以下利，但自然良能达不到，虽然下利了，还是那个满法，就是"欲去而不能自去"这么个道理，这个地方讲得挺好，辨证辨得挺好。所以怎么样子呢？干脆得下水，用甘遂半夏汤主之，甘遂下水的力量相当凶了，咱们讲陷胸汤、十枣汤的时候讲过了。

这个方子用起来要千万注意，它有相反的药，甘遂不能跟甘草搁一起，他给搁一起了，但是他用蜜煎，蜜解药毒。这个方子不是特意用甘草，因为这个病挺急迫，心下老这么坚满，跟着个急迫的情况，所以甘草应该用。

这个方子我倒用过，一点不药人。我用它治过一个肝癌，腹水用这个药真好使，可这个人终究是死了，但活了挺长时间。半夏下气也利水，甘遂下水是没问题，两个搁一起呢，就治心下坚满。芍药甘草是治腹挛痛的，脚挛急不是芍药甘草汤吗？上面这么坚满，肚子也要发挛急，起码要拘急，所以他用芍药，或者也痛。假若心下坚满，二便不利，腹较挛急，拿手按也有抵抗，这个方子可用。不必痛了，痛更是芍药证。

芍药这个药咱们说它有收敛，但古人说它利水，这（我）在临床上没有很好地体会。但是我们治下利都用芍药，一是治腹痛，二是说芍药于下利有好处，可能是祛水分。在一般利尿药里面搁它（芍药）很少。——由于这些矛盾的看法，我们不敢确定它是一个利尿药，它治腹痛、治胀满是肯定的，芍药在这块用主要治腹胀感、发挛急、腹急。同时上面是心下坚满，它用半夏、甘遂。这个方子可用，我敢负责任，不会有什么中毒现象，我用过挺好使，只要是二便不利。

可是甘遂在临床上应用，它是毒药，对于咱们一般的肝病有腹水最好不用它，我们迫不得已用的时候，要加扶正的药，十枣汤就是，大枣大量用，才可以用十枣汤。当然但凡能不用还是不用好。因为治病若把胃气治坏了，再有腹水非死不可，活不了。甘遂是猛竣的泻下药，有毒，对肝更不好。虽然书上提到（的症状）像肝硬变腹水，心下坚满嘛。肝硬变腹水，尤其上腹部它往外，特别硬而满，还老是那样子不见消。也就因为这个，我遇到肝癌腹水我就给使上（甘遂半夏汤）了，效果还是相当好的，后来我治肝再没用它，因为开了这方子，药房不给你抓，甘遂反甘草，十八反都知道，你还得下注脚，不然的话药房不给抓。

**脉浮而细滑，伤饮。脉弦数，有寒饮，冬夏难治。**

我认为这两句话有问题。

"脉浮而细滑"，"伤饮"，就是没到"水饮"那种程度，就是咱们说的伤食了，仅仅是"伤于饮"，这个人饮得多，有些伤，为饮所伤，没达到水饮的程度，所以脉浮而细滑。这个细滑，究其实是水分多了，血液不会多的，所以血少脉细。但这个滑呢，血液里水分多脉也滑。所以说是"脉浮而细滑，伤饮"，这句话还有情可原，但这也不一定，不是脉浮而细滑就得伤饮，也不能这么看。

底下这个更成问题了，"脉弦数，有寒饮"，脉弦数起码就不对，脉弦数是个热象。别看脉弦有时主寒，但主寒它是寒实。脉弦是个太过的脉象。与数配在一起大概都是热，"脉弦数者风发也"，咱们讲的疟病都有的，那怎么能有寒饮?! 所以这里头我认为是有错误。而且"冬夏难治"让人不可解。拿脉定证也不是张仲景的说法，这恐怕是后人附进去的。底下是个正论，说十枣汤证。

**脉沉而弦者，悬饮内痛。病悬饮者，十枣汤主之。**
**十枣汤方**
芫花（熬） 甘遂 大戟 各等分
上三味，捣筛，以水一升五合，先煮肥大枣十枚，取九合，去滓，纳药末。强人服一钱匕，羸人服半钱，平旦温服之；不下者，明日更加半钱，得快下后，糜粥自养。

这是正论，上边那两句话可能从哪儿错放在这里，不好解释，咱们先搁在这儿留待以后再研究，我看它有问题。

"脉沉而弦"，脉沉，胃有水了；弦者主痛。弦脉啊，咱们讲过小建中汤证的脉弦，一方面主少阳，一方面主里急而痛。少腹急痛，腹急痛，脉也弦。"悬饮内痛"脉也弦。

"脉沉而弦"不是说脉沉在里，脉弦主水，注家都这么注的，我看不是这样的，一个脉沉就够了，脉沉就是有水饮，"脉得诸沉，当责有水"嘛。弦就是主痛，所以后面跟个"悬饮内痛"，"病悬饮者，十枣汤主之"，就像我上面说的悬饮证候，就用十枣汤没错。

十枣汤虽然看着挺剧烈，甘遂、大戟、芫花这三个药都是下水的峻药，也都有毒，但配伍的方法非常地好，"三味药，捣筛，以水一升五合，先煮肥大枣十枚"，肥大枣不是那个小枣，肥大枣十枚分量也不轻了，"取八合"，先把枣煮了，用一升五合的水，就是现在的一碗半水，煮剩八合，剩一半了，把这个滓子去了，然后把药末搁里面，强人搁一钱匕药末，赢人可搁半钱。"平旦温服之"，平旦就是一早，"不下者，明日更加半钱"，不让你一天连着吃，所以这个药剧烈，今天早上吃，吃了它不下，药还是不及病，第二天再稍加点。吃毒药应该这样的，这个地方都好，古人慎重的地方值得我们学习，不要一下子给人弄多少，当时治坏了，你傻眼了。一点点增加嘛。

"得快下后，糜粥自养"，不要连着吃了，就要喝稀粥，胃因"下"也受了伤。这是原书所讲，我就因为这个（糜粥自养），把大枣加大量，大枣我用过一斤，起码也要用半斤，我也不是搁药末子，我把几味药也都搁二三钱重，三钱我也搁过、二钱我也搁过，都行。大枣多，拿大锅、砂锅。一斤大枣也这么吃，搁大砂锅，小砂锅搁不下啊。那个枣不要有虫子，好好挑一挑，要把枣煮到什么份上呢，煮得烂熟，枣核枣皮都不要了，就留汤，这个汤很多了，连枣肉都搁里面，然后把药下到里头，煎一会，把药捞出来也不要了，拿枣汤子当饮，一会儿少吃点，一会儿少吃点，一"下"了就不要吃啦。

这个非常好，肝炎腹水我也这么用这个法子，太顽固的、用一般药不行的我就这么用。这于人没伤，吃来吃去，肚皮就发皱纹了，一发皱纹就要好了，很好，尤其（治）胸水最好使。它不是治悬饮吗，饮在上头，对胸水尤其有效，这我用过了多少次。所以本来是个毒药，因为大量用枣没问题，像现在我们（甘遂、大戟、芫花）用6克，一个药搁6克，问题不大的，先把大枣弄好了，把它搁里头，煎一会儿把药捞出去扔了，我治几个都挺好。

病溢饮者，当发其汗，大青龙汤主之；小青龙汤亦主之。

**大青龙汤方**

麻黄六两(去节)　桂枝二两(去皮)　甘草二两(炙)　杏仁四十个(去皮尖)　生姜三两(切)　大枣十二枚　石膏如鸡子大(碎)

上七味，以水九升，先煮麻黄，减二升，去上沫，纳诸药，煮取三升，去滓，温服一升，取微似汗，汗多者，温粉粉之。

**小青龙汤方**

麻黄三两(去节)　芍药三两　五味子半升　干姜三两　甘草三两(炙)　细辛三细　桂枝三两(去皮)　半夏半升(洗)

上八味，以水一斗，先煮麻黄，减二升，去上沫，纳诸药，煮取三升，去滓，温服一升。

"病溢饮者"，就有表证，水饮流到四肢当汗出而不汗出，就有表证了。他自己不出汗，当大夫的让他出汗。表证，所以当发其汗。

"大青龙汤主之"，大青龙汤起这个作用，发汗祛水气；"小青龙汤亦主之"，小青龙汤也有这个作用。但这两个方剂应用也不一样的。

大青龙汤这个药，不汗出而烦躁，它有石膏，起码他口舌要干，而且恶寒相当厉害，大青龙汤恶寒相当厉害，脉浮紧，口干甚至渴，它有大量石膏嘛。

小青龙汤则不然了，他不渴，口舌也不干，口舌干就不敢那么用热药了，口舌也不干，他有些肺饮状态，咳嗽、喘息等等，身上也浮肿，也有外感，就要用小青龙汤不能用大青龙汤。

所以这两个方，在发汗、祛在表水气的作用相同，可是这两个方子适用的证候是截然不同的，所以在临床上要注意，该用大青龙你用小青龙汤就糟了，该用小青龙汤你用大青龙汤也不行。

大青龙汤，咱讲过的是麻黄汤和越婢汤合方。越婢汤就是麻黄、生姜、大枣、甘草、石膏，麻黄汤是麻黄、桂枝、甘草、杏仁。（大青龙汤）这个方子在《伤寒论》里论的比这儿（《金匮要略》）要好，它说"太阳中风，脉浮紧，发热恶寒，身疼痛，不汗出而烦躁者，大青龙汤主之"，本来这是伤寒，却写"太阳中风"，太阳中风应该汗出，但他不汗出，脉浮紧，烦躁，身疼痛，它（大青龙汤）是根据越婢汤来的。

"风水，恶风，一身悉肿，脉浮不渴，续自汗出，无大热，越婢汤主之"。越婢汤这个方它是治汗出的，"续自汗出"。越婢汤治什么？后头有，它治水气，风水。那么本来应该是用越婢汤，尤其是冲着治水气，但是他没汗，越婢汤得有汗，没汗不能用（越婢汤）。他没有汗，所以和麻黄汤搁在一起。这也就是越婢汤应该出汗而不汗出，这个人发烦躁，这才能用大青龙汤。这地方我在讲（大青龙汤）方子的时候讲得很清楚，讲的时间也挺多，可以看看以前的讲的讲稿。

一般的注家不是这么说，他们说：这是又有中风证、又有伤寒证，营卫两伤，风伤卫，寒伤营，营卫两伤，我认为这是不对的。（大青龙汤）与麻黄汤不一样，虽然在证候上一样，脉浮紧，身疼痛，发烧怕冷。但是（大青龙汤）烦躁，麻黄汤是不汗出但不烦躁，这个（大青龙汤）本来应该汗出而不得汗故烦躁。所以原文字句用得相当的好，（大青龙汤）这个方子发汗非常地重，因为麻黄的用量大，麻黄又配伍了桂枝，这是个大发汗药；可麻黄与石膏配伍一起它治汗出，方才说的越婢汤它与石膏配在一起。（大青龙汤）它无汗加上麻黄汤了，搁上桂枝

了，搁上桂枝这麻黄就要大发汗，虽然有石膏它还是要出汗的。用麻黄的量用得特别大，人身上感觉特别恶寒，（大青龙汤）这个恶寒比麻黄汤的恶寒厉害。我头些日子得回感冒，没有那么怕冷的（编者按：胡老此意为：怕冷恶寒特别严重），我就吃一回大青龙汤。这个方子挺好使，发水气它也好。发水气也必须有大青龙汤证，没有大青龙汤证不行，起码无汗、口舌干、发烦躁，这都得有，甚至于身上疼。

那么小青龙汤呢？身上疼、发热恶寒这些症状都有的，但药非常地温，绝不口舌干燥，更不能渴，所以（大青龙汤、小青龙汤）这两个方剂必须要分清。小青龙汤麻黄用量相当小，才三两，是大青龙汤的一半，芍药三两、五味子半升、干姜、甘草、细辛、桂枝、半夏，小青龙汤汤主要治水气、治咳喘，五味子、干姜、细辛、半夏，这都是祛痰、下气、定喘、治咳的药，有这一系列问题当然用小青龙汤。（小青龙汤）它发汗没有大青龙汤发汗厉害，麻黄用得少了，但（小青龙汤）这个药偏温，真正有热吃上就坏，咱们治喘，假设真正是邪热特别重，你吃（小青龙汤）这个药就能吐血的，这个大家要注意。如果他烦躁，那你千万不要吃它（小青龙汤），吃它的话也得加石膏，小青龙汤而有烦躁症要加石膏的。

小青龙汤治溢饮，不如大青龙汤。所以他提出两个方剂都是以第一个为主的，虽然说"大青龙汤主之；小青龙汤亦主之"。溢饮以大青汤证为多，也有小青龙汤证，所以说小青龙汤也主之。上前那个苓桂术甘和肾气丸（夫短气有微饮，当从小便去之，苓桂术甘汤主之；肾气丸亦主之）也是如此，痰饮、头眩的方治，以苓桂术甘汤证为多，肾气丸证为少，所以把苓桂术甘汤搁前头，但是"祛微饮利小便"这两个方剂作用还是相同的，有肾气丸证的当然得用肾气丸。

经方之术自有传承

今天咱们讲到这儿吧，这一章太大。湿、饮、水气都是一个东西，都是水，那么他分成三章：前面讲的"痉湿暍"篇的那个湿，本章的痰饮篇的痰饮，后面还有的水气篇的水气。"湿"是专门对湿痹、风湿相搏的关节痛，搁在"湿"篇里；关于浮肿的这类病，或者里头肿，大概都搁在水气篇里；那么这篇则限于痰饮、咳嗽，搁痰饮篇里。这些东西（湿、水气、痰饮）都是一个。

（病因病机）这一点，在咱们中医里还是一个发现。西医不管你痰饮不痰饮，他也不注意这个，可这个（病因病机）我认为是很重要的事。中医有这么几项，水气，水；食，宿食；瘀血。这三个问题是所谓有病的主要原因。西医是注重病原体了，有什么病有什么病菌，假设人身体根本没毛病，不容易传染的。这毛病哪来的？就是吃，再一个就是不注意卫生，受外伤形成的瘀血，遗传的（原因）就更不用说了。有这些的关系，像我们讲的伏饮，你身上潜伏着水、食或者瘀血，外头有传染病就危险。这个很符合辩证法，外因通过内因（起作用）嘛。你看病菌还是外因，你身体真好，病菌在你身上繁殖不了的。你身体不好在哪呢？（古人认为是水、食、瘀血等病因病机）。所以咱们研究中医，这几个（水、食、瘀血）都是大分量，如水、食等，中医的泻下药也多，利尿药也多，这里头大家要研究都能研究出点东西；瘀血，就是阴虚吧，还是血分上毛病啊。

（水、食、瘀血等）这都不是外来的，就是身体上有了这些东西潜伏，减弱身体的抵抗力，外界的东西才能在你身上，有了合适的土壤它才能生存，古人有句话"物必先腐，而后虫生"，挺好的木头它不会生虫子的。我认为这是中医的很独到的发现，现在西医不注重这些，尽管谈血栓塞，对血栓的形成不像中医的看法，对于瘀血证他更不听，但中医在这方面有些很宝贵的东西。像我说的水气，把湿、饮、水气这三章集中搞一下，看水在人身上会有哪一些症候的发现，把它整理一下，要想投稿，不也是很好的文章吗？还是挺有用！瘀血也是，瘀血后头还有，尤其妇科更多讲瘀血。所以这几章我讲的较细致一些，还是挺重要。

**膈间支饮，其人喘满，心下痞坚，面色黧黑，其脉沉紧，得之数十日，医吐下之不愈，木防己汤主之。虚者即愈，实者三日复发，复与不愈者，宜木防己汤去石膏加茯苓芒硝汤主之。**

**木防己汤方**

**木防己**三两　**石膏**十二枚鸡子大　**桂枝**二两　**人参**四两

**上四味，以水六升，煮取二升，分温再服。**

**木防己去石膏加茯苓芒硝汤方**

**木防己**二两　**桂枝**二两　**人参**四两　**芒硝**三合　**茯苓**四两

**上五味，以水六升，煮取二升，去滓，纳芒硝，再微煎，分温再服，微利则愈。**

以上我们讲过关于痰饮、溢饮、悬饮的治疗，都略略举一些例子。底下又开始说支饮，关于支饮的问题，这一段就是。

"膈间支饮"者，这个支饮本来是胃停水，它往上冲逆，膈间支饮是胃停水冲逆于膈，所以叫膈间支饮，这个饮并不在膈，这个膈就指胸膈膜的膈，由于胃里水饮往上冲逆而及于膈，所以说膈间支饮。"其人喘满"这个水从下往上压迫横膈膜，涉及肺，即感觉胸满也喘。

"心下痞坚",它有两层意思,一方面说的是心下痞硬,是个人参证,是胃虚。凡是有水饮多有胃虚,坚比硬还尤其甚;一方面心下痞硬,同时有水结在里头,我们后头就讲了水气病的时候就有了,"心下坚大如盘,水饮所作",水饮结得厉害,更厉害则坚硬。"心下痞坚"就有两个问题,一个由于胃虚而心下痞硬,同时又有水结的关系,所以他搁个心下痞坚。

"面色黧黑",黧就是黑褐色,再加上黄、黑,面色发黧黑这是水之色,内里有水饮,面色呈黧黑。

"其脉沉紧",紧脉本来主实也主寒,和弦脉一样,也主饮。但这个主饮偏于实,就证候上说偏于实,所以紧和弦都是太过的脉。

"得之数十日,医吐下之不愈"就上面所说的,其人喘满,心下痞坚,面色黧黑,这全是支饮所作,这个病已经有几十天了,吐下都不好。"木防己汤主之"应该用木防己汤主之,木防己汤在后头有,回头我们再解释。

"虚者即愈"如果吃这个药,病偏虚,那么吃了就好;"实者三日复发",如果实,当时也能好,但三日后一定复发,再吃这个药就不好了,应该木防己汤原方子去石膏加茯苓芒硝汤主之,加茯苓祛水,加芒硝祛实。

我们来看看木防己汤,你看这里面人参大量的用,人参搁四两,它就是心下痞硬,由于胃虚停水,水往上冲逆,所以膈间有支饮。另外桂枝治气冲,它往上冲逆,所以桂枝降气冲逆,不让它往上。另外,木防己这个药祛水相当有力量,大量用能通利二便。石膏这个药不只是解热,我们常用它以为石膏(只能)解热,它也能稀薄痰啊,心下痞坚,说明水结的相当深,石膏它能稀薄这个痰,这是第一;第二石膏它也治喘满,看《神农本草经》就有,石膏也治喘满。木防己汤这个方子主要治水饮，心下痞坚和喘满是主要症候，没有喘满、心下痞坚，用这个方是没有作用的，中医治病就讲辨证。

这一章讲的相当细，同是水饮，单就支饮说吧，支饮的证候不同，拿西医观点说是水饮，水饮是病因，祛水饮不就治好病了吗？不行。有什么证候，就以针对证候的治疗来解决水饮的问题。"喘满、心下痞坚"，你非可这个药（木防己汤）不可，这个方药也祛水饮，得根据这种情况（喘满、心下痞坚）才能治，否则有害无益。（木防己汤）这个方子非常好使，所以我们只要有"其人喘满，心下痞坚"，像心脏性的水肿都可以治，不过得有这个证候，没有这个证候，不是遇到水饮就用这个药，那不行！一般支饮影响到喘满、心下痞坚，有这种症候出现，就可以用这个方药，这个方药常用，最好使了，药也简。

如果实，实就是大便秘结了，里头实，下不去，光用这个（木防己汤）祛水祛不掉，降冲气可以降，但水祛不了，还得加茯苓以利水，加强祛水的作用；同时用芒硝以泻之。

这两个方子（木防己汤，木防己汤去石膏加茯苓芒硝汤）本来是一个方子，我们用这个方子（木防己汤）的时候，如果这个人有心悸、心烦，可以加茯苓，茯苓后头有它的作用；大便再秘结可以加芒硝，这两个方子也可以合到一起用，这是所谓的"一方二法"了。

这讲的是支饮中的第一个。

**心下有支饮，其人苦冒眩，泽泻汤主之。**

**泽泻汤方**

**泽泻**五两　　**白术**二两

**上二味，以水二升，煮取一升，分温再服。**

这也是支饮，"心下有支饮，其人苦冒眩"，用木防己治吧，不行！

"苦冒眩"，冒者就是脑袋沉，如戴个重东西似的；眩者，眩晕，头晕目眩。这也是支饮造成的。根据这种情形（其人苦冒眩）而来祛饮，他用的泽泻汤。泽泻是个甘寒的药、入胃，它祛胃水；术更是了，咱们现在常说术健脾，（我认为）就是健胃，胃里有停水用术最好了。

治脑袋眩晕、水饮所作，大概利水的药有三种药：以泽泻最有力量，但泽泻性偏寒，如病并不是那么有热，还得配伍术，术是个辛温的药，苦温，温性祛水药，术祛胃水，也治头晕、治头冒。所以这两个药配伍起来，治疗"苦冒眩"。"苦冒眩"者，以冒眩为苦，那是相当厉害，眩晕得很。茯苓也治眩晕，但茯苓治眩方面，不如这两个药（泽泻、术）有力量，但茯苓它治心悸，这两个药（泽泻、术）都不能治，后头要有的。

所以中医治病不是说有水饮，祛水饮就行，你们看这个就知道了，所以读这个（仲景）书，非得在这上面（编者按：精细辨证而非粗略辨证，精细到什么程度呢？至少主要的病性、病位都要顾及才算及格，治病才会有效。而如果能更精细，方证药证皆与所致治病符合，那样则治病有效率达到巅峰）下手不可。同是治水饮，其人喘满、心下痞坚，用那个方子（木防己汤），用这个方子（泽泻汤）绝不行。那个方子（木防己汤）治什么？治水饮，也祛水饮；这个方子（泽泻汤）也祛水饮，可是非有苦冒眩不可。

所以仲景这个书啊，咱们研究古人所谓经方，法律森严，严得很！我们唯独在这上面（编者按：精细辨证而非粗略辨证）才能学会治病。现在咱们（很多医生）辨证只是辨个水饮，（认为）祛饮就行了，那治不了病！你看到现什么情形（你就用相应的方药），我还没讲完呢，底下你再看。

支饮胸满者，厚朴大黄汤主之。

**厚朴大黄汤方**

厚朴一尺　　大黄六两　　枳实四枚

上三味，以水五升，煮取二升，分温再服。

这个支饮，它是里实，饮不往下，气不下行往上去，支饮本来就往上，它明显胸满，你用上面的方子（泽泻汤、木防己汤）也不行。

厚朴、枳实这个药，咱们都说它消胀，它也能消食，也治停食停水，治食、水这种胀满，证属实，大便又不通，你得加大黄。所以，这就是小承气汤，把厚朴、枳实加量。这里有个问题，原方大黄的量太重，我们要用可不要这样用。

你们看看这个方剂，一剂是两付药，匀两次，古人的一两合现在三钱，你们看六两，三六一两八，一两八除二得九钱，我的天！九钱大黄给人吃，那不得泻得稀拉糊涂?! 所以古人的这个方剂分量，有些地方恐怕有错误。所以我们用这个方子，厚朴、枳实量再大点没问题，但大黄顶多用 10 克，三钱，一般 6 克就蛮好，绝对坏不了事。你要照（原方）这个分量用可是成问题的，一次九钱，三九 27 克太重一些，所以读古人书你不要死于句下。它就这么写的，这是错误的。

**支饮不得息，葶苈大枣泻肺汤主之。**方见肺痈中。

这就是逆满得太厉害了，痰饮充斥、压迫肺，这不能用小半夏汤来治疗。而是得祛痰，得用葶苈。古人用的葶苈下水，前面讲的十枣汤，芫花、大戟、甘遂都是下水的药，各个作用还是不一样。葶苈治上面，现在的说法是治肺水，水影响到肺，这时候下水用葶苈，甘遂、大戟、芫花全不行，虽然都是去胸这个部位的水。但是它（葶苈）特别在上，所以在肺痿里也提到了葶苈大枣泻肺汤。

"支饮不得息"，不得息者就是呼吸困难，这得赶紧用葶苈大枣泻其肺，泻肺就是泻肺里水、痰了，葶苈也是治水，也不是治旁的，但是它是"不得息"了。这又是不同了。底下讲的小半夏汤是治呕，（这种病症）你若用葶苈大枣泻肺行不行呢？那是不行的。很清楚，准不行！

我们辨证，既要辨病是怎么来的，同时就它反应的症候而来适应这个病进行治疗，你看都是"水饮"，水饮反应的证候不同，那就需要根据证候（的不同），选择祛水饮的（精细而非粗略的）方法来用祛水饮的方药。中医就是这样的东西，所以中医又好学又不好学，这个地方（精细辨证）非常细，只有从这下手，在临床上才能更好治病。

（编者按：此条文在小半夏汤条文之前，胡希恕先生讲课时，偶有疏漏，等讲了小半夏汤之后，才想起漏讲了本条文，故胡老立刻补讲。编者按《金匮要略》原著顺序进行编辑）

**呕家本渴，渴者为欲解；今反不渴，心下有支饮故也，小半夏汤主之。**《千金》云，小半夏加茯苓汤。

**小半夏汤方**

**半夏**一升　　**生姜**半斤

**上二味，以水七升，煮取一升半，分温再服。**

小半夏汤，就是半夏、生姜两味药。

"呕家"，胃停水人要吐，尤其支饮，它往上冲逆，人就要吐，吐出来胃就干了，干了就要渴。所以，呕家本渴。他吐出来水分，水出来了，胃就干了，他就应该渴。"渴者为欲解"，要是渴的话，呕就要好了，这是按一般的停饮呕吐的说法。

"今反不渴"，他呕吐之后，也渴，渴完了一会他就不渴了。

那就是有支饮，饮随吐随聚，饮从下往上，直上。这种支饮，要赶紧吃药，用小半夏汤。

你看看这个方子，半夏、生姜都祛饮，咱们说生姜散寒祛饮，半夏是降逆祛饮，也都祛水的。你看因其呕的水饮，用治咳满的法子就不行，（虽然）还都属于水饮（编者按：还需要更精细辨证才可以），可这药（虽治呕但也）还是祛水。

所以这一章讲的最细，我们必须得理解到这个地方（编者按：精细辨证而非粗略辨证），这个书才有用，那么我们才能会治病，痰饮是这样，其他病全是这样的，不是逮住一个因素就能把病治了。所以这说明中医与西医不一样，西医把病名掌握住，我就能这么治，好不好（另论），当大夫的责任是蛮对的（没有错误）；中医不行，有水饮，我治水饮不错吧，（光）不错可不行（不精细也治不好病啊）。如果病症是呕不是咳，那你治那个咳，不但治不好病反而有害，所以还得细辨。这得用小半夏汤。

所以中医的方药，不是凡是祛水饮的药就能治好水饮之病，不是那个事儿。（依次类推）旁的病都是这样啊。（本章节）这一回讲得特别细。

**腹满，口舌干燥，此肠间有水气，己椒苈黄丸主之。**

**己椒苈黄丸方**

**防己　椒目　葶苈**(熬)　**大黄各一两**

上四味，末之，蜜丸如梧子大，先食饮服一丸，日三服，稍增，口中有津液。渴者，加芒硝半两。

这就是我们前面讲的"素盛今瘦"那种痰饮，饮这个水呀，都走于肠间，它不生津液而充形体，所以人瘦；同时口舌也干燥，没有津液嘛。那么，水都在肠子里，当然这个人肚子非胀不可。

"此肠间有水气"，这指痰饮那一条，"其人素盛今瘦，水走肠间，沥沥有声谓之痰饮"。同是水饮，水饮的部位不同，也不能一样地治疗。（腹满，口舌干燥）它这个在肚子，所以这个方子（己椒苈黄丸）有治腹水的机会，如果大便干、腹胀满得厉害（的话），这个方子我都用了，挺好使的。

己椒苈黄方：防己、椒目、葶苈，全是利尿逐水的药物，伍大黄一起，使泻下力量从大便而去。大黄不仅利大便也利小便，所以吃大黄小便特别黄，因它有利小便的作用。这个方子也蛮好，腹水要是实证，无论什么腹水，有用（己椒苈黄丸）的机会，一点害处都没有。

我净用汤药（而不用丸药），这几个药它是等分的，我们用各10克就行，当然大黄可酌量，如果燥结厉害大黄10克也可以，不然的话，减其量大黄用6克就行。原书上是丸剂，如梧子大，很小了，先食饮服一丸，日三服，一天才吃三丸，可是稍增，逐渐增加。古人以知为度了，也就是大便通利了就不要再加了。丸药是治慢性病，所以它要缓治，我们在临床上要根据病情（而灵活处理），若慢性病用丸药也未尝不可了。

底下"口中有津液，渴者加芒硝半两。"这是胡说了，所以方子后面的加味，都是错的多。口中有津液，怎么还能渴呢？（我理解）大概是这么个意思，这个药吃了，慢慢地口中有津液，那就是恢复了。"渴者"，指原方啊（腹满，口舌干燥，此肠间有水气，己椒苈黄丸主之），不只口舌干渴，再渴加芒硝，（我认为）也用不着，芒硝当然是祛热。我认为这还是后人搞的，"口中有津液，渴者加芒硝"，没法解释，不要它。

**卒呕吐，心下痞，膈间有水，眩悸者，小半夏加茯苓汤**

主之。

**小半夏加茯苓汤方**

半夏一升　生姜半斤　茯苓三两一法四两。

上三味，以水七升，煮取一升五合，分温再服。

卒呕吐，心下痞，膈间有水，眩悸者，小半夏加茯苓汤主之

这个辨证更细了。"卒呕吐"，卒然间呕吐。有水饮呕吐，前面讲过可用小半夏汤；"心下痞"，停水也心下痞；"膈间有水"，跟上面一样，胃里停水往上冲逆，冲逆于膈间；"眩悸者"，既眩又悸。茯苓、泽泻、术都是祛水的药，茯苓治心悸。方才讲的泽泻汤治"苦冒眩"，茯苓也治眩，不如那两味药（泽泻、术）治眩更为有力，但那两味药不治悸，既眩又悸用茯苓最合适了。

你们看一看，小半夏加茯苓汤与小半夏汤就这么点出入（编者按：指细微的差异），所以，中医的方剂细微得很，经方是这样子细透了（编者按：精细辨证而非粗略辨证），后世的方子（相对而言）就没有这些（精细之处），你也看不出来这些（精细之处）。

是否心悸就得用茯苓？得水饮（的病机才行啊）。炙甘草汤也治心悸，那是血虚，血少不足以养心而心悸，那得用补药。一个症候不一定说明能用一种方药，如果是水饮的心悸，那肯定是茯苓证。所以这在辨证用药是最要紧不过的，可是现在咱们不讲这个（编者按：精细辨证而非粗略辨证）也很久了！现在一般的治病啊，真想到这么细的人，我认为不会不治病的。所以古人讲用药丝丝入扣，此之谓也，恰好啊。针对"卒呕吐，心下痞，膈间有水，眩悸者"，你要是（不用小半夏加茯苓汤，而是）用小半夏汤这心悸绝去不了，就是治一半丢一半，但坏

不了，大致还是对的。

假令瘦人，脐下有悸，吐涎沫而癫眩，此水也，五苓散主之。

**五苓散方**

泽泻—两一分　猪苓三分（去皮）　茯苓三分　白术三分　桂枝二分（去皮）

上五味，为末，白饮服方寸匕，日三服，多饮暖水，汗出愈。

"假令瘦人"，这也是前面所说的痰饮了，昔盛今瘦，所以瘦则水都在肠胃里，它不旁布津液，组织里缺少水，所以他瘦。

"脐下有悸"，水之动，也是根据部位的，脐下，这说明水在底下。"吐涎沫而癫眩"，痰饮在肠，水走肠间嘛，所以这个悸限于脐下。"吐涎沫"，就是胃有水，水往上冲，"而癫眩"，癫就是癫痫的癫，眩就是眩冒。这是说什么呢？这就是说羊痫风，一方面吐沫了，一方面眩冒、昏冒，这是由水造成的，"此水也，五苓散主之"。

五苓散这个利水药相当的重，它把群药集中到一起了：泽泻、猪苓、茯苓、白术。这里面的药治眩、治悸的都有，泽泻、白术治眩，茯苓治悸。猪苓利尿相当有力了，但是它治渴；泽泻也治渴，泽泻也是甘寒的药；桂枝治气冲，你像说"吐涎沫"、影响到头晕，都是水气往上冲逆，人的脑神经，受到水气的刺激，才眩晕啊。桂枝降气冲，还有诸药利水，所以这个水很容易就去了。我们对癫痫有五苓散证（的证型），这我也治过，有一个小孩还是我亲戚，我就用这个（五苓散）整个治好了，他从小隔些日子就犯抽，抽得吐涎沫。

"吐涎沫而癫眩"，他们旁的书给改了，把"癫"改"巅"，说是上面晕，晕谁还不知道是上边晕？还能脚底晕呀？把"癫"改"巅"是《医宗金鉴》改的，改错了！他（《医宗金金鉴》的作者可能）就没遇这种病，我遇到这种病拿这个药治真有效。癫痫不一定都是由于水，由于瘀血等其他问题都有的。如果（病机）是水，这水是从哪来看出来的呢？一个眩，一个悸、脐下悸，这都是水饮所作。所以这一篇痰饮篇，我们可以看出很多水饮所作的特殊证候。所以古人有句话，"怪病当问水"，水在人身上产生的证候反应相当的多，像最前面一直到这儿，有多少证候啊，这都是水饮的特殊（表现）。可是证候不同，祛水饮的药物不一样，整个方剂更不同。

所以这一章大家好好读读，自己也能看出来，方剂的应用细致得很。其中五苓散是常用的方子，《伤寒论》讲过了。这里不仅讲支饮，支饮为主，也讲了两条痰饮，像五苓散是痰饮。在这儿，关于水饮的概要都说了。

林亿在校对的时候又从外面征集了些方子，叫附方。这个附方挺好，《外台》茯苓饮，这个方子见于《外台》，在《外台》里面《千金》里面，有很多经方，据说都是张仲景的方子，但是在（仲景）他的书里没有，但是在旁的收集方药的书里看得到，这个茯苓饮就是其中之一。

**附方：**
《外台》茯苓饮　治心胸中有停痰宿水，自吐出水后，心胸间虚，气满，不能食，消痰气，令能食。

茯苓　人参　白术各三两　枳实二两　橘皮二两半　生姜四两
上六味，水六升，煮取一升八合，分温三服，如人行八九里进之。

这些话大概是《外台》作者写的，总而言之，心胸中有痰饮，有停痰宿水；"自吐出水后"，他恶心呕吐，吐的大概都是水；这时"心胸间虚，气满，不能食"这句话的标点有问题，应该是一句话"心胸间虚气满"，由于水吐出去了，所以他虚气满，总而言之，不应该在虚和气满中间有个句号，即不应该"心胸间虚，气满"。吐后了，水还往上攻，还继续有水气发满的情况，因此不能吃东西。

这个方子作用呢？能够祛痰饮令能食，胃喜燥不喜湿，胃虚容易停水停食，停水停食影响胃，不能吃东西。这个方子能健胃进食祛水。所以这个方子我们常用，一般的胃病常有这个情况，胃也比较虚，这里有人参，总而言之总有心下痞硬的情况；同时能祛"虚气满"，橘皮用量很少，橘皮只用二两半，还没生姜及其他大多数药物分量用的多。

这个方子我们在临床上可以自己随便加减来用，治一般的不能吃东西、有胃病，甚至于打嗝、嗳气，可以把橘皮加量。我们在后头篇章，到呕吐哕那一章里关于橘皮的应用说得非常清楚，橘皮的量有时候用的很重很重，有用到二两。所以本方橘皮用二两半，我们一般根据吐水，吐完不爱吃东西，感觉膨闷胀饱，吃这个方子（茯苓饮）、用这个分量（二两半）行的。如果真的胀满厉害，发闭塞，再打嗝、嗳气等，橘皮可以加量；同时要是恶心得厉害，还要搁小半夏汤，加上半夏。根据我们上面讲的，凡是呕吐水呀，祛水总是半夏生姜好，而（茯苓饮）它这个方子里没有半夏。我们经常用啊，人要是呕、再有哕逆、或者嗳气，不但橘皮加量还要加半夏则更好使一些。茯苓饮这个方子，我们一般治胃病，胃虚停食停饮而造成的胃不舒甚至疼痛都好使，这个方子虽然是林亿他们收集来的，但这方子还很有用的。

底下这一大段更精彩。

**咳家，其脉弦，为有水，十枣汤主之。**<sub></sub>方见上

底下继续讲悬饮。悬饮固然是疼，悬饮也有致咳的，"咳家其脉弦"，脉弦主少阳部位，悬饮也脉弦，这种情况属于悬饮。那么，这种咳，水在肺了，是支饮。

这一段，既有支饮同时也有悬饮，这时候赶紧祛水，十枣汤主之。

**夫有支饮家，咳烦，胸中痛者，不卒死，至一百日或一岁，宜十枣汤。**方见上

有支饮家，根据上面来的。"咳烦"，就是频繁咳嗽发作了，这属于支饮；但是"胸中痛"还是悬饮，悬饮内痛，这是承之上面来的。

那么这个很重，所以我们治痰饮咳嗽，要有胸中痛，这种饮都比较重，不突然间死去的话，虽然一百日甚至一年病不好，还得吃十枣汤。假设支饮牵连到悬饮而咳逆的话，非得想法祛饮不可，用什么呢？用十枣汤。这是针对痰饮咳嗽嘛，这里专讲咳嗽。

**久咳数岁，其脉弱者，可治；实大数者，死；其脉虚者，必苦冒，其人本有支饮在胸中故也，治属饮家。**

"久咳数岁，其脉弱者，可治；实大数者，死"，这是指一般（情况的各类证治），不光讲痰饮的咳嗽。这人咳嗽几年了，"其脉弱者可治"，咳嗽几年了的病人，人是虚了，脉应该弱，但脉弱病也没有突出反映，病久了则病气也比较衰，所以脉只是弱而已，这样没什么大问题，可以治。

"实大数者死"，我们治所谓的痨病，就怕遇到这个脉。实大数，新得的病不怕这个脉；久病人虚，脉反而而实大数，说

明这个病太甚，人虚病甚，就是所说的正不胜病，那非死不可。

这是就一般说的，不但咳嗽病如此，其他病也这样。假如一个人患慢性病，多少年了，脉虚不怕，甚至脉似有似无都不怕，人应该虚，人虚，病没有其他的进展，自然就是那种脉，还可想法补救，有法措手。就怕脉实，实大数，太虚病人你攻不行，一攻就死了，身体机能胜不了这个病，病已经胜了人体生理的生气了，所以非死不可。

**久咳数岁，其脉弱者，可治；实大数者，死；其脉虚者，必苦冒，其人本有支饮在胸中故也，治属饮家。**

"其脉虚者"，就是指"其脉弱者，可治"这种病人来谈的。

（仲景）他这书不好读就在这一点，必苦冒这是个倒装句，（应为"其脉虚者，其人本有支饮在胸中故也，必苦冒"；或者，"其人本有支饮在胸中故也，其脉虚者，必苦冒"）如果其脉虚者，这个人要是有水饮的话，一定苦冒。前面我们讲过苦冒弦。指久咳数岁，如果是支饮的话，支饮而脉可是虚的，可治。要是支饮，这个人一定要苦冒的。必字，是个倒装句。不是水饮的话，不苦冒。

"其人本有支饮在胸中故也"解释为什么苦冒呢？就是有水饮在里面，他一定要苦冒的。"治属饮家"，那就在根据治水饮的方法就能治疗的。它是承上启下的一段，是给底下说的。底下讲的是小青龙汤了。

**咳逆，倚息不得卧，小青龙汤主之。**方见上

这就是久有支饮的人，平时不显，那么风寒所诱发它就来了，来的是在《伤寒论》中讲的"心下有水气，或咳或喘"等这些病，甚至于"咳逆倚息不得卧"，那么人凭几而倚，靠着桌

子还行，但一躺下不行，水饮一躺下更往上压迫。

这在临床上遇到太多。它平时不显，遭受外感了，则外邪内饮，这就是小青龙汤证。这是简文了，没写太详细，因为小青龙汤前面讲很多了。"小青龙汤主之"。

这是根据上面久咳数岁（来的），（当然）这也（只是）举个例子，下面全是，不一定得用这个方子了。

**青龙汤下已，多唾口燥，寸脉沉，尺脉微，手足厥逆，气从小腹上冲胸咽，手足痹，其面翕热如醉状，因复下流阴股，小便难，时复冒者，与茯苓桂枝五味甘草汤，治其气冲。**

**桂苓五味甘草汤方**

茯苓四两　　桂枝四两（去皮）　甘草三两（炙）　五味子半升

**上四味，以水八升，煮取三升，去滓，分温三服。**

"青龙汤下已"，服青龙汤下后，上面说的"咳逆倚息不得卧"这类情况好转，"已"是下之后病就已的意思。可是，这个反应呢，"多唾口燥"。口燥就是吃小青龙汤的一种效验，在《伤寒论》里有，小青龙汤证里有痰饮本来不渴，吃完小青龙汤之后，渴者寒去欲解也。胃里的水没有了，痰饮病就是要好了，这是《伤寒论》里头的，口燥就是服小青龙汤后的一种效验。还有个相反的（症候）"多唾"，如果里面没饮了，不会多唾，仍然多唾说明这个饮没完全好，还有饮；但是有了效验了，有口燥了。所以青龙汤下已，咳逆倚息不得卧这种重的症候减轻了，但痰饮还有，也较轻，口燥了嘛。

看看脉吧，"寸脉沉，尺脉微"，寸脉沉者说明里有水，沉脉就是有水。不是说寸脉沉、尺脉不沉，尺脉也沉啊，比寸脉沉的更厉害了。一看脉沉，知里还有水；而尺脉特别微，是沉而微呀，微者，此无阳也，就是没有津液，在这块呢就是没有血，血少、血不足。

"手足厥逆"与"手足痹"应该联系起来看，由于血虚达不到四末，所以四肢厥而手足痹，痹者麻痹不仁，也是血少的一种反应。吃完小青龙汤后，人的虚相毕露，主要由于血少、血不足，所以手足厥而麻痹。

同时有些反映，"气从小腹上冲胸咽"，为什么气上冲？支饮的病常不是一下子就好的，当然开始时胃里的水没有了，（但可能）底下的水还往上来，反倒导致气上冲得挺急剧，气上冲与奔豚证差不多了，气从小腹上冲胸咽。这个气冲也就伴着水上冲。

"其面翕热如醉状"，由于服小青龙后，水是去了一部分，但胃里有热了，所以胃热则其面翕然如醉状，颜面就像喝醉酒那么红。

那么气上冲不是永冲不息，冲了，又回去了，水也就下去了，"因复下流阴股"，气不冲了，水也不往上而是往下走了。"小便难，时复冒者"，往下走了，又冲，气冲于上水也往上不往下，小便就难，这个人又感觉脑袋眩冒。

这都是水与气冲的问题了。吃完小青龙汤后，小青龙汤主要的证是解决了，但又出现这些现象，相当复杂，又虚、胃又有热、但主要还是气冲，气冲是最紧急不过的危症，时而气从小腹上冲胸咽，时而下流阴股，下来了，不那么冲了，然后又冲，水又上去了，水上而不下，小便难，时复冒。这些问题都说明气冲是当前之急呀，所以，治病从哪下手，从（患者）最不好的地方下手。这时候治气冲是要紧的，所以用茯苓桂枝五味甘草汤治其气冲。

这个方剂是在桂枝甘草汤基础上（发展的）。桂枝甘草汤在

《伤寒论》讲过了，它治气冲心悸的，桂枝甘草两味药。另外加上茯苓，茯苓治眩冒，当然这里面也有心悸。祛水，这里的冲气，是夹着水往上来，所以它搁茯苓。五味子治咳嗽大家都知道了。那么（桂苓五味甘草汤）这个方子就是降气冲、利水而治咳。在这里呢（前面有"久咳数岁"的背景交代），虽然是治气冲，还得兼治咳，所以他用桂苓五味甘草汤。

那么这个方剂倒不常用，为什么呢？它比较简单一些，只是气冲、小便不利而有咳嗽，可以用，但这个方子用的机会不太多。

**冲气即低，而反更咳，胸满者，用桂苓五味甘草汤去桂加干姜、细辛，以治其咳满。**

**苓甘五味姜辛汤方**

**茯苓**四两　　**甘草**三两　　**干姜**三两　　**细辛**三两　　**五味子**半升

**上五味，以水八升，煮取三升，去滓，温服半升，日三服。**

这地方好得很，这几段最精彩不过了。（前面讲过，青龙汤下已）吃了小青龙汤之后的反应，以冲气为最当前的关键，急其所急嘛，要治其冲。

吃了这个药（桂苓五味甘草汤）"冲气即低"，冲气低了，"而反更咳"，（再前面）吃了小青龙汤后，咳嗽、喘都很轻了，咳逆倚息都没有了。在这个时候又咳了，胸又满，这的变化（用方用药）了，用桂苓五味甘草汤去桂加干姜、细辛。根据（桂苓五味甘草汤）原方，没有气冲了，冲气即低嘛，把桂枝去了。加上干姜、细辛和五味，温中散饮以治咳满。

干姜、细辛之用，我们常不理解，说二者是大温性药，干姜细辛是大温性药，痰饮非温不治，前面也讲了，病痰饮者，宜用温药和之，真正的痰饮咳嗽，用凉药的机会不太多。五味子这药太敛，干姜、细辛是辛温而散的药，所以五味配合这个药（干姜、细辛）最好不过了。

既能祛饮，饮去满即消，所以他治咳满才加上干姜、细辛，那么这就变成苓甘五味姜辛汤：茯苓、甘草、干姜、细辛、五味子。这方子很好，我们在临床上遇到痰饮咳嗽或喘，我们用其他的解表方剂，（但用药之后）痰饮还有，就别连续发汗了，可以用这个方剂都挺好挺好。如果咳满挺甚，用这个方子也挺好。如果有气冲，还得搁桂枝。没有气冲了，可以搁这个（苓甘五味姜辛汤）。

**咳满即止，而更复渴，冲气复发者，以细辛、干姜为热药也。服之当遂渴，而渴反止者，为支饮也。支饮者，法当冒，冒者必呕，呕者复内半夏，以去其水。**

**桂苓五味甘草去桂加姜辛夏汤方**

茯苓四两　甘草二两　细辛二两　干姜二两　五味子　半夏各半升

上六味，以水八升，煮取三升，去滓，温服半升，日三服。

吃了上药，就是苓甘五味姜辛汤，"咳满即止"，咳嗽和胸满马上就好了。同时"而更复渴，冲气复发者"，变成这种情形啦，"冲气"又来了。这个冲气不是桂枝证所主的气上冲，这个气上冲指的是饮，水饮往上冲逆。

底下就解释这两句话（咳满即止，而更复渴，冲气复发者）。为什么"而更复渴"了？这是因为细辛、干姜为热药，"服之当遂渴"，吃这个药，他就要渴的。（因为）饮去了，它又是温性药。他要是渴了，就不能再继续用辛温的药了。

"而渴反止者，为支饮也"，吃这个药他当时渴，可不久就不渴了，跟前面讲的小半夏汤是一样的（呕家本渴，渴者为欲解；今反不渴，心下有支饮故也，小半夏汤主之）。呕，本来应该渴，可是他才吐完水他渴，过了（之后）他就不渴了，不渴了，所以他说是支饮。这一段跟小半夏汤那段一样，他吃的是辛温热药，是散寒逐饮的，饮去胃中干，热药发生作用了，他当时是要渴。可是这个渴不久就没有了，而"渴反止者"这是说明支饮没去。

"支饮者，法当冒，冒者必呕，呕者复内半夏，以去其水。"是不是真的呢，你要辨证啊。如果真是这样子，"法当冒"，支饮往上来，头一定要眩冒的。头眩冒，水往上来，人也必呕。那么要是呕，就加半夏就行了。半夏是降逆，止呕，它也是治水饮。（这些药）通通治水饮，没离开治水饮呐。

这就变成苓甘五味姜辛夏汤，不必搁桂苓五味甘草汤去桂加姜辛夏汤方，这太复杂了，就根据上面的苓甘五味姜辛汤加半夏，就是苓甘五味姜辛夏汤就行了，这（记忆起来）挺方便。我们由这个方子知道：冲气复发不是桂枝那个冲气复发，这（不是气冲而）是饮逆，所以呕。加半夏，不但治呕也祛水，所以恰好。

> 水去呕止，其人形肿者，加杏仁主之。其证应纳麻黄，以其人遂痹，故不内之。若逆而内之者，必厥。所以然者，以其人血虚，麻黄发其阳故也。
>
> 苓甘五味加姜辛半夏杏仁汤方
>
> 茯苓四两　甘草三两　五味半升　干姜三两　细辛三两　半夏半升　杏仁半升（去皮尖）
>
> 上七味，以水一斗，煮取三升，去滓，温服半升，日

三服。

"水去呕止，其人形肿者，加杏仁主之"，吃了这个药（苓甘五味姜辛夏汤），水就去了，也不呕了，"其人形肿者"，形肿就是身体有浮肿了，"加杏仁主之"，上面那个方子（苓甘五味姜辛夏汤）再加杏仁就行了。

为什么呢？底下解释了，"其证应内麻黄"，麻黄是祛水肿最好的药。应该上面的方加麻黄才对，"以其人遂痹，故不内之"，要照顾前面啊，还没有忘记那个人"手足痹"，痹是血虚，所以不能再用麻黄夺取津液了。"若逆而内之者"，内，念 na 也行，念 nei 也可以的，"必厥"，他本来就血虚，你再夺其津液，更使得血液虚，所以不但手足痹，而且必厥。"所以然者，以其人血虚"，根据头一条（青龙汤下已，多唾口燥，寸脉沉，尺脉微，手足厥逆，气从小腹上冲胸咽，手足痹，其面翕热如醉状，因复下流阴股，小便难，时复冒者，与茯苓桂枝五味甘草汤，治其气冲），回头照顾这个（手足痹），所以才不用麻黄而拿杏仁来代替。

杏仁在这个地方也是祛水的药，但是它（此处治疗）不是大发汗。这个地方就很好，我们不但对于药物更能有一些应用方面的认识，而且我们也知道（更精细的辨证）：如果这个人属于前头所讲的溢饮，溢饮要发汗，"大青龙汤主之，小青龙汤亦主之"，都是用麻黄呀，可是也有不可用的情况，这个人有手足麻痹，这是血虚，血虚不能多汗。那怎么办呢？所以就得想法用一个不大发汗的药而来代替，这个地方就好啊。所以在临床上，有时候也常闹错误，就是在（辨证的细微之处）这个地方。

到这里你们看看，前面哪一段讲的不是祛水饮呢？全是祛水饮而用药都是个个不一样啊。（随便举例）你看这个悸，用药是茯苓；眩冒，苦冒眩，用药是术和泽泻，这地方都让人深思啊，这都是水饮所作，但是用药都是不一样啊。

**若面热如醉，此为胃热上冲，熏其面，加大黄以利之。**

**苓甘五味加姜辛半杏大黄汤方**

茯苓四两　甘草三两　五味半升　干姜三两　细辛三两　半夏半升　杏仁半升　大黄三两

上八味，以水一斗，煮取三升，去滓，温服半升，日三服。

"若面热如醉"，本来胃热这点问题不大，在吃完小青龙之后的变化里以它最轻了（前面有"其面翕热如醉状"）。到后来这人仍然还有"面热如醉"，这是胃里面有点热，"热上冲熏其面"的一种关系，这时稍加大黄以利就可以了，但是治痰饮的原方还是一点不能变。咱们治痰饮咳嗽也是如此，他吃了药是有效的，那么根据一二证候的出入，就随原方加减就行了。你还给吃调胃承气汤啊？那是不行的，所以（治痰饮原方）加大黄就好了。

到这儿，就把这一大段讲完了，这段讲得非常精彩，你们要好好看看。当然不能说我们遇到这种病，一定是这个顺序。也不一定痰饮在一个人身上都要现这些证候。但是这里的每一个方剂都特别好使，尤其是后边几个方子相当好使。

你可知道，加大黄的这个方子（苓甘五味加姜辛半杏大黄汤方），也不只是通大便，有点热是肯定的，这是用药（大黄）的一个标准。也治咳嗽，祛痰饮，也起这个作用（而不只是祛热）。所以我们治痰饮咳嗽，真有大便干燥，也常常温药里面加大黄，"若面热如醉，此为胃热上冲熏其面"这是用这个药的标准，围绕的还是始终在痰饮这方面。

**先渴后呕，为水停心下，此属饮家，小半夏加茯苓汤主之。**方见上

这是最后做个总结了。"先渴后呕"，前面讲小半夏汤（呕家本渴，渴者为欲解；今反不渴，心下有支饮故也，小半夏汤主之），小半夏汤是"呕家本渴"，小半夏加茯苓汤是"先渴后呕"，这说明什么问题呀？这就说明喝些水不化，在这儿停着呢，"为水停心下"所致。一般人喝水，喝了之后就消化了，哪能就呕呢，所以呕者，全是停这里不往下。"此属饮家"，这不是临时的问题，这个人平常就是属于饮家啊。"小半夏加茯苓汤主之"，据上边所说的症状呢，就用小半夏汤就行了，加茯苓总是有心悸，他不提了，就是略言了。当然要只是先渴而后呕，他呕完了，渴一会就不渴，那就用小半夏汤也行了，要有心悸，当然要加茯苓。

## 本章小结

这一章也大，也相当细致。读这个书啊，你要空口读过，是一点用都没有，必须详细分析。他这个书啊，从《伤寒论》到《金匮要略》都这样子。你看痰饮拿现代话说就是一个病因，反映出来的（更精细的辨证）是各种各样。病因是一个，就是水嘛，祛水就好了吧？不行！中医辨证的精神就在这个地方：反映到一种什么情况（精细具体的症状），（就要寻找）适应这种情况的（更精细的）祛水办法。必须辨到什么地方呢？必须辨到方剂上，张仲景的这个书就是光看原则（大致辨证）不行，总得落实到具体上，就是方剂。你看上边说的全是水饮，可是治疗是不一样的，好好看一看。我今天讲得太多了，有些也讲得过粗一点。（仲景）他这个书不好读，话太简，文辞也相当古奥，文法特别曲折，不但要读，还要把它彻底搞清楚，这个书就有用了。

# 消渴小便利淋病脉证并治第十三

**厥阴之为病，消渴，气上冲心，心中疼热，饥而不欲食，食即吐蛔，下之不肯止。**

这是一个气血俱虚的病，由于虚，所以饮水自救嘛，也有个消渴症候。由于上边虚，所以下边的寒就往上冲，"气上冲心，心中疼热，饥而不欲食"。蛔就是蛔虫了，被寒所迫，也往上跑，一吃东西，连蛔虫都吐出来了，"食即吐蛔"。

半表半里的虚寒证候，不下利，但是若是误下，那可是利不止，误下虚其里了，本来人就有虚寒证候，误下可就下利不止了。这一段是《伤寒论》厥阴病的一个提纲，出在这个地方，也是说明消渴的各种不同（情况）。有一种（消渴）本虚，虚则引水自救，也有这么一种消渴。

由这一段可以看出来，古人说的消渴，当然是包括现在的糖尿病，可是不尽属于糖尿病。凡是渴，渴得特殊明显的，都列这里头了。厥阴病的渴，绝不是现在的"三多"这种糖尿病。他不能吃，所以"饥而不欲食"，与这个（现在所说"三多"糖尿病）是不相同的。但是古人写（消渴）这东西的时候，这也是一种，能够虚，致人于渴。

**寸口脉浮而迟，浮即为虚，迟即为劳，虚则卫气不足，劳则荣气竭。**

这段与上面是差不多的，寸口脉，咱们平时诊的脉叫寸口脉，桡骨动脉。"浮而迟"，这种脉应呀，浮一般也主表，也主虚，所以"浮即为虚"，在这地方浮脉主虚。脉迟，一般都是血不足了，所以说是劳，是虚劳的劳，所以"迟即为劳"。

"虚则卫气不足，劳则荣气竭"，"虚"指的是气，卫气不足；劳指血了，营气不足。营卫俱不足。营卫说明什么呢？就是身上的津液，在血管之内古人叫做营，血管之外叫做卫。这咱们以前解释过。

津液虚，营卫不利，也可以致消渴病的。这也是虚，津液虚。这一段在《医宗金鉴》说是应该搁虚劳篇，我认为搁这儿（消渴篇）还是有道理的，它就是说明渴各种各样，也有营卫气虚、津液不足（渴的类型）。

**趺阳脉浮而数，浮即为气，数即消谷而大坚—作紧，气盛则溲数，溲数即坚，坚数相搏，即为消渴。**

"而大坚"，这三个字要不得，这是衍文，把它划个括弧。"气盛则溲数，溲数即坚，坚数相搏，即为消渴"，这就说明是中消了，与我们现在说的糖尿病很相似。

趺阳脉以候胃，就是咱们说的脾胃脉，候脾、候胃，就是候消化系统，主要是胃。那么"趺阳脉浮而数"，《伤寒论》有"浮则胃气强"，脉浮是胃气挺盛，所以说"浮即为气"，这个气就指的胃气说的，就是胃气盛。

"数即消谷"，数主热，热能化食，就能消谷。"气盛则溲数"，胃气盛，小便频数。讲阳明病就有了，阳明病都是胃盛，排斥水分相当的迅速，大便硬，汗也多，小便也数。这都由于胃气过盛，不是正常的，有病，太过了，也是说胃不和了。

"溲数即坚"，小便一数，肠胃里的水分被夺，大便一定要硬。"坚数相搏，即为消渴"，由于水分的大量丧失，人脱水是要消渴，渴那是必然的，里头有热，水分被夺，就要发生消渴了。

这个消渴与现在的糖尿病的说法大不相同，糖尿病是个西医病名，古人不知叫糖尿，这个病就是咱们说的三多证了，能吃、能喝、小便也多，叫做"三多"。这种病西医说是内分泌的问题，属于新陈代谢里头的一种疾病，但是致病原因现在西医也是没有一定的说法。换句话说，也就是还没有搞清楚，说法也很多，（比如）有些说是遗传，遗传的总是占一方面的，那么续发的也有。古人当然更不知道糖尿病了。古人的消渴是广义的，凡是渴得厉害的病症都搁在消渴这一门了。所以说有几种不同，这又是一种。

**男子消渴，小便反多，以饮一斗，小便一斗，肾气丸主之。**方见脚气中

"男子消渴"，（有人）总是说肾虚了，（我认为）就是下焦虚。下焦虚，应该小便不利，为什么"小便反多"？这就是（因为）下焦虚，小便失于收摄，是由于组织上尤其括约肌驰纵，没有收缩力了，所以"小便反多"。

由于小便多，丧失水分，他一定渴，所以"饮一斗，小便也一斗"，他必然要消渴。"肾气丸主之"。

这些（症状）说得很像现在糖尿病的证治。但是我们临床要注意，古人讲辨证，真正由于下边小便失禁而有这种糖尿病，（肾气丸）这个方子好使，这个方子是恢复下焦的机能，它使"小便失禁"恢复正常，底下不那么去水了，他的渴当然会好。但是真正的糖尿病有这种证候的很少。不要以为这差不多，能喝、小便也多，这是糖尿病的一种症候，遇到这种就这么治，这是不对的。

我们总是要弄清楚，由于小便失禁（的肾气丸证）造成的

消渴，它能用（肾气丸），不然的话不要随便用。消渴病大概都多热，那么这个（肾气丸证）是治阴虚证的（编者按：胡老所云"阴虚"，此处并非教材所言"阴津虚"，而是阴证且虚证之义）。

这又是（消渴的）一种，由于小便失禁，丧失水分，人要渴的，古人他又立了这么一条。还有一种：

**脉浮，小便不利，微热消渴者，宜利小便、发汗，五苓散主之。**方见上

也有一种，由于小便不利（而造成消渴），五苓散咱们讲过了，由于小便不利，废水不得排出，也造成消渴。我们身上老需要水分的营养，人身上的水分占的比重最大，可是废水没用，它需要新水，可是旧水不去，新水无法吸收，那么，它就渴。渴就大量喝水，喝到肠胃里头存储着，小便不利嘛。喝得太厉害了，就发生水逆，下一节就说明这个问题。这也造成一种消渴。

由于小便不利，里有停水，表热不除，他发烧，脉也浮。《伤寒论》里面很多条文讲这个问题。当然这也是一种。这种（情况）非利小便不可，利小便而同时解表，方中有桂枝，用五苓散。"利小便发汗，五苓散主之"，用旁的方法不行。

真正的糖尿病遇到这种症候的极少，我没遇到过，我的岁数也不算太小（编者按：胡希恕先生讲课时，年龄已经年逾八旬），一般人遇到的更少。要是遇到（这种情况）可以这么用，要真遇到是小便不利、脉浮发热而消渴，可能用五苓散也对头的。但是，看西医内科也能看出来，糖尿病现这个类型可以说没有。

所以古人的消渴的范围相当的大，包括了糖尿病，这个

（脉浮，小便不利，微热消渴者）肯定不是糖尿病，要是验尿的话，可能没有尿糖，验血血糖也不会高，这又是一种。

肾气丸与五苓散，就证的外观看，都可以叫消渴，古人没法确定糖尿病的范畴，所以凡是这个都叫消渴。那么底下捎带着说说水逆证。

**渴欲饮水，水入则吐者，名曰水逆，五苓散主之。** 方见上

这是接着上文说的，从这几句话（能看出）与消渴病没有关系，其实它就是接着上面，也是渴得不得了。"渴欲饮水"就是指着上边，他小便不利，不管怎么喝，还渴。他喝的水都留于胃，你再喝，喝到一个相当的程度，就是"水入则吐"，这也叫做水逆。古人给起了个病名叫"水逆"，五苓散主之。

**渴欲饮水不止者，文蛤散主之。**

**文蛤散方**

**文蛤** 五两

**上一味，杵为散，以沸汤五合，和服方寸匕。**

文蛤这个药有两种说法：一种说的就是带有纹的这种蛤，叫文蛤；还有一种，古人把五倍子这个药名也叫文蛤，《医宗金鉴》说文蛤应该是五倍子，这个（我）不敢说是对不对。考察文蛤就是花皮的那种蛤，也治消渴。五倍子是一个收敛止渴的药，在《医宗金鉴》书上说试验过用文蛤没什么效，用五倍子很有效。是否这样子，我没有试验过，有这么个说法。

"渴欲饮水不止者"，没有其他的症候，可以用文蛤来止渴。文蛤这个药，止渴还是相当有力量。它就一味药，做成面，"以沸汤五合，和服方寸匕"，就是用咱们说的白饮和服了。

文蛤治渴欲饮水不止者，《伤寒论》里头的五苓散条文的文

蛤散（伤寒论 141 条：病在阳，应以汗解之，反以冷水噀之，若灌之，其热被劫不得去，弥更益烦，肉上粟起，意欲饮水，反不渴者，服文蛤散；若不差者，与五苓散。……）是不对的，搁文蛤散那是不行的，"意欲饮水，反不渴者"那个不能用文蛤散，而且那个他明明还有外感。

那么，"渴欲饮水不止者"，这也是一种，渴欲饮水，怎么喝也不止，这还不是消渴吗？我们在治糖尿病的时候，文蛤可以加入。（也是）我们用的一种滋阴解热解渴的药物。他渴得厉害，可以加文蛤。我们现在药房里用的文蛤，就是带花纹的蛤，跟牡蛎差不多，牡蛎就解渴啊。

这一章一方面讲消渴，一方面讲小便利、淋。这个（仲景书上的）淋病与现在说的淋病有些出入的，古人可以说没有多少像后来说的这种后世的淋病，后世的淋病叫做瘙淋，在现在我们国家没有多少了，资本主义国家多得多。古人说的淋，就是小便淋沥，艰涩不通，所以本章题目标的"消渴，小便利淋"两种，小便利、小便淋沥不通，不是咱们现在所说的瘙淋。瘙淋是一梅毒传染的一种淋病。

古人说的（病因病机）不过是风、火等的说法，以至于把结石淋都搁里头了。你看后头就是：

**淋之为病，小便如粟状，小腹弦急，痛引脐中。**

古人叫做石淋，石淋者就是膀胱结石。"小腹弦急，痛引脐中"，疼得相当厉害。"小便如粟状"，里头有小块，如粟状，这个就是我们现在讲的膀胱结石或者肾结石，都属于这一类的，古人把这个叫石淋。

**跌阳脉数，胃中有热，即消谷引食，大便必坚，小便**

即数。

这个是个重复，跟上面第三节"趺阳脉浮而数，浮即为气，数即消谷（而大坚）；气盛则溲数，溲数即坚，坚数相搏，即为消渴"。几乎是一样的，就文字稍稍变化变化。

"趺阳脉数，胃中有热"，就是咱们说的胃气强，那么它就能消谷饮食，大便一定要硬的，胃中燥嘛，小便即数。胃热，它排斥水分，所以多汗，小便也数。那么，就变成消渴病了。

这还是说消渴。这一章很短，前后条文有紊乱之处，（可能）也有丢的（条文）。前面说的几种（消渴），像营卫不利的渴，里头就没有提出来什么特殊的治法。所以这里头有些简缺。那么这一段就是重复，就这么把方才的第三条又搁到这儿了。所以我们知道还是那个第三段。

仲景这个书啊，稿子不是一次（整理撰就），也有把这个稿子逮着一看，文字稍稍不同又搁这儿了。所以王叔和搜集的时候，他搜集过多少个本子，当然意思还是一样的。

**淋家不可发汗，发汗则必便血。**

凡是丧失津液的病，都不能发汗，尤其有热，下焦有热，津液丧失的多，不能发汗。发汗一定伤于阴血而要便血的。

**小便不利者，有水气，其人苦渴，瓜蒌瞿麦丸主之。**
**瓜蒌瞿麦丸方**

瓜蒌根二两　茯苓三两　薯蓣三两　附子一枚（炮）　瞿麦一两

上五味，末之，炼蜜丸梧子大，饮服三丸，日三服。不知，增至七八丸，以小便利，腹中温为知。

"小便不利者，有水气"，这跟五苓散是一个道理，小便不利，影响水代谢而发生障碍，旧水不得排除，新水就不能吸收，也造成一种消渴，"其人苦渴"，"苦渴"就是渴得厉害了。"瓜蒌瞿麦丸主之"，五苓散证是阳性证，这个（瓜蒌瞿麦丸）偏于阴性了。

瓜蒌瞿麦丸里头有附子，这个方剂的主旨近乎肾气丸。瓜蒌根、薯蓣是滋补的药，瓜蒌根解渴，薯蓣健胃生津液，瞿麦、茯苓都是利尿的，加上附子，振奋沉衰的机能。（本方证的病机）它总是下焦虚而使小便不利了。小便不利是由于机能沉衰的关系，机能沉衰也能影响到小便失禁，前面的肾气丸就是（这样的病机），所以这个方子近乎肾气丸。肾气丸也是搁些滋阴解热的药，另外搁利尿药加附子。（瓜蒌瞿麦丸）这个方子跟（肾气丸）那个方子配伍的法子大致相同。不过，瓜蒌瞿麦丸更偏于解渴，它搁了瓜蒌根，没有搁生地、麦冬这些药。

冲这个方子后头的说明，应该有腹中寒。为什么呢？你看看底下说的方后"上五味，末之，炼蜜丸梧子大，饮服三丸，日三服。不知，增至七八丸，以小便利，腹中温为知"。"腹中温为知"也就是有效了，以前的腹当然绝不是温的。（瓜蒌瞿麦丸证）它也是下焦有寒，下焦有虚寒的这么一种类似肾气丸的方子。它在这主要的还是治消渴。

所以这个次序前后是错综了，谈谈淋，又谈谈治消渴的法子。

**小便不利，蒲灰散主之，滑石白鱼散、茯苓戎盐汤并主之。**

**蒲灰散方**

蒲灰七分　滑石三分

上二味，杵为散，饮服方寸匕，日三服。

**滑石白鱼散方**

滑石二分    乱发二分（烧）    白鱼二分

上三味，杵为散，饮服方寸匕，日三服。

**茯苓戎盐汤方**

茯苓半斤    白术二两    戎盐弹丸大一枚

上三味。

这不是一般的小便不利，大家要注意，它跟题目"小便利淋病"有关系，这属于淋的小便不利，就是小便艰涩，甚至于小便的时候疼，这就是指淋说的。

我们看看这个方子就可以看出来：

蒲灰散的蒲灰这个药有止血作用，也有利尿作用。淋病总是炎症，不是癃淋。炎症，小便相当痛苦，也有时候有血，所以他搁蒲灰散。所配伍的药搁滑石，滑石消炎利尿也止痛，滑石是黏滑药，挂了个黏滑面儿，减轻摩擦，也止痛。滑石也性寒，有消炎止血利尿的作用，（滑石）它配合蒲灰，蒲灰是有止血的作用。

滑石白鱼散也是（这样的），里头不用温性药，滑石就是利尿解热，乱发这个药也止血也利尿，就是人发烧灰存性。看看利尿的药物，与我们一般的利尿药不一样，里头都有治血分的利尿药，这个方子乱发和上面方中的蒲灰都是的。白鱼就是咱们吃的这种白鱼，鲤鱼就是能祛水利尿，总是利尿艰涩的药啊。

茯苓戎盐汤，戎盐是矿物中的青盐了，不是食盐，弹丸大一枚，咱们吃的食盐没有那个大呀。这个盐（戎盐）是成块儿的。茯苓、白术这两个我们都知道是利尿药。盐，能够软坚，咸寒，性也寒，在这里头也起消炎软坚的作用。

这三个方子，也都是在淋病，小便困难艰涩（的情况下），可以择一而用之。这是一般在淋病里面所谓通用方了，这些方都简单。这不是咱们所说的一般利尿药了。

**渴欲饮水，口干舌燥者，白虎加人参汤主之。**方见中暍中

这个也搁错了，这句话应该搁前头的。（本篇章）底下都是治小便淋漓不利的，他举出了几个方子，完了又搁一个治消渴的方子。

白虎加人参汤对糖尿病我们常用，这个方子相当的好使，就是上面所讲的中消，这个方子就治这个（渴欲饮水，口干舌燥。中消糖尿病）。但是在这儿一搁，就看不出来（治消渴）了，只说"它渴欲饮水"。我们一般治糖尿病，这个方子最常用不过了。

（白虎加人参汤）这里头可以加味，在《温病条辨》里头的增液白虎汤，不用加龙骨，龙骨没什么用，牡蛎可以加。生地也不必加。

在白虎加人参汤里，我常加瓜蒌根、牡蛎，这瓜蒌根、牡蛎解渴的力量相当强，有时候也加麦冬，大量加麦冬也可以。糖尿病里要是真正属于有热，有多饮、多食、多尿的情况，这个方子十有八九是要有效的，没有效的很少，这你们可以试一试。这个方子在治糖尿病里面是个主方，它搁在这里了，就看不出来它是个重要的方子了。所以我说这一篇内容又少，错误还是相当多的，次序前后就不对。

**脉浮，发热，渴欲饮水，小便不利者，猪苓汤主之。**
**猪苓汤方**
猪苓（去皮）　茯苓　阿胶　滑石　泽泻各一两
上五味，以水四升，先煮四味，取二升，去滓，纳胶烊

消，温服七合，日三服。

这个是治淋的，古人对于淋、泌尿系感染。都搁在一起了。小便利，是一类情况，像肾气丸是小便利，里面有消渴的这种情况。小便淋，又是一类情况，淋沥不通，"淋"不是咱们现在说的淋病，古人说的淋的范围也是相当广的，把小便艰涩疼痛都搁里头了，像结石也搁里头了，把那（结石）也算淋病里面的一个主要症候了，当然里头的治疗不净是治结石的。

猪苓汤，在泌尿系方面是最常用的方子。首先发热，一般泌尿系感染都发烧、都发热。看看猪苓汤的药物，尽是消炎解热的药，这里头不搁术，猪苓、滑石、泽泻都是寒性利尿药，尤其是泽泻，还有止渴的特能，所以以它为主药，泽泻一般用的还是多一点。另外搁阿胶，阿胶既止血同时也养阴。在有个方子里，甘遂配合阿胶也祛瘀。也就是在泌尿系感染若有血，咱们现在说潜血了，甚至于血尿的情况它都治。

这个方子对一般的淋病，或者是泌尿系感染，应用的范围最广、最好使。但是我们要加味，常用的加味的药就是生薏仁，大量用，要用 30 克。生薏仁这个药，也是寒性的利尿药，不但有消炎作用，还有排脓的作用，炎性有化脓的机转也都好使，同时这个药有缓痛的作用。尤其泌尿系感染用这个法子，百试百验，这是临床常见的病，吃了药就好，比用其他的药都好使。如果热得比较重，撒尿也疼得比较剧烈，可以稍加大黄，大黄不要多加。

大黄这个药有几种用途：一、大黄通大便，通大便也能使其他脏腑的炎症也撤销，远离脏腑的炎症也可以撤销；二、要小量用大黄的话，它就走前阴，所以吃完大黄，小便特别黄，说明走前阴。它通利二阴，你要小量用，大便不泻，可以说它就走前阴了。所以（如果大黄加在猪苓汤或其他方剂等目的并非泻下）大黄不要超过3克，一般用1克、1.5克，2克，顶多3克，不要过一钱，这很好使，这是最常用的药啊。

## 本章小结

这一章到这儿讲完了。这一章虽然少，但是回头总结起来，消渴的各种病也是应有尽有的，挺全面的：由于小便不利的这种消渴，就是五苓散证；由于小便失禁，用肾气丸；由于一般的渴，光是渴，没有其他的证候，就用文蛤散；如果真正的渴甚，小便也多，口舌干燥，就用白虎加人参汤。至于其他的，你像厥阴病那种消渴等等，种类也挺繁多的，本篇基本都概括了。还有因为不利的这种渴，大概也都近于上面的这些治疗办法。瞿麦丸和五苓散是一致的，也就是阳性证用五苓散，如果用阴性证，尤其是少腹寒的这种小便不利，要用配伍附子的方剂，这也只是举个例子，所以说是"要略"。在一种证候里头再有变化，你自己再作加减化裁了。

至于淋，在这也可以看出来，挺简单。淋病不是现在咱们说的那种瘴淋，瘴病资本主义社会是很多的，（仲景书上的讲淋的）这些药都不行，现在这种病用西医治疗很容易了，打注射针就行了，就是青霉素就行，那是一种梅毒传染。在中医治法呢，用猪苓汤也有作用，但是要搁驱毒药。咱们以前的方剂里面有大败毒、小败毒，不过那药也没有什么大用，太霸道，把人吃的虚得不得了，也用不着（大败毒、小败毒），其实就用猪苓汤加减也可以的。

（本书说的淋）这个不是那个（梅毒淋）病，这个就是小便艰涩疼痛，把泌尿系的感染都归纳里头了。以至于石淋，也就是结石也归入淋病。对于结石的治疗也不外乎利小便，猪苓汤也治，五苓散也治。但是如果他疼得厉害，就大量加生薏仁就对了。加生薏仁、大黄治结石病，我有过一些例子，五苓散加生薏仁、大黄我也用过，猪苓汤加生薏仁、大黄我也用过，都好使。他如果渴，偏于热用猪苓汤；脉浮有些偏于表证的，就用五苓散。

这一章它是很小了。

经方之术自有传承

# 水气病脉证并治第十四

　　水气病是一个大章，痰饮、水气，以至于前面讲的痉湿暍中的那个湿，咱们说痰饮和水气都是一回事。全是水，就是轻重、形态不一样，所以古人把它分成这么几种。最轻的是湿，所以说风湿关节痛等，它里头是有湿，你看不出来，但确实有。那么痰饮，有痰饮、悬饮、溢饮、支饮四种，主要注重支饮。所以，把痰饮与咳嗽搁一起了，它影响到呼吸系统嘛。痰饮不是水了吗？也是水啊，痰饮也是水，湿也是水，不过湿比水轻而已。水气病也相当重要。

　　**师曰：病有风水、有皮水、有正水、有石水、有黄汗。**

　　**风水，其脉自浮，外证骨节疼痛，恶风；**

　　**皮水，其脉亦浮，外证胕肿，按之没指，不恶风，其腹如鼓，不渴，当发其汗；**

　　**正水，其脉沉迟，外证自喘；**

　　**石水，其脉自沉，外证腹满不喘；**

　　**黄汗，其脉沉迟，身发热，胸满，四肢头面肿，久不愈，必致痈脓。**

　　水气病有五种，有一种叫风水、有一种叫皮水、有一种叫正水、有一种叫石水、还有一种叫黄汗。底下要解释了。

　　"风水，其脉自浮，外证骨节疼痛，恶风"，什么叫做风水？又有水肿，又有外感，就是这么一个情形。"其脉自浮"，浮为在表，就是得外感。"外证骨节疼痛"，得外感，身体疼痛了，同时有表病，就是恶风、恶寒。所以既有水气，没说肿，其实是肿的，讲的是水气嘛。但是又有外感的症候，脉浮，骨节疼痛，恶风寒，就是《伤寒论》讲的太阳病了。

"皮水，其脉亦浮，外证胕肿，按之没指，不恶风，其腹如鼓，不渴"，皮水也在外，水在外所以脉也浮。"外证胕肿"，它的外证反应是脚肿，胕肿就是脚肿；"按之没指"，你一按，有坑儿；它没有表证，它不怕风（编者按：皮水是否为表证，这要看如何对表证定义。如果把单纯发汗而解的证定义为表证，则皮水是表证；如果把脉浮且恶风定义为表证，则皮水不属于表证）；"其腹如鼓"，里头也没有水，按之像擂鼓皮，一按，里头是空的，肚子里没有东西，其腹如鼓，不是说是肚子胀，如鼓就是中空；"不渴"。

"当发其汗"，它是综合上面两段，风水固然得发汗，它有表证。皮水呢，水在外，也应该由外解。所以这两种水，都应该发其汗。这就把风水、皮水的形状、治疗原则都说了。

"正水，其脉沉迟，外证自喘"，正水就是指上面的心下部位，就是当胃的部分。这地方有水，它往上压迫，呼吸困难，其证则"外证自喘"。凡是有水，脉都沉。那么脉迟者，水性寒。凡是里面有水，脉大概都沉迟。

"石水，其脉自沉，外证腹满不喘"，石水也在里，不过是在下面。"其脉自沉"，脉沉也是有水的一个脉应。"外证腹满不喘"，（石水）它与正水不同，石水是水在底下，石水的腹满，不是（类似皮水的）其腹如鼓，实在（编者按：的确之意）是满，但是它在下面，影响不了呼吸，所以不喘。

这就把正水、石水说明了。正水、石水都是水在里头，所以脉都沉。正水要喘，可是它靠上，压迫横膈膜，所以影响呼吸，它要发喘；石水它靠下，就是肚脐以下，古人叫做石水。

它在下边，但是它影响不到喘。这交代得很清楚啊。

"黄汗，其脉沉迟，身发热，胸满，四肢头面肿，久不愈，必致痈脓"，黄汗这个病，它也虚，也是水气病，所以脉也自沉。同时由于虚，脉也迟。"身发热"，水郁外，老不解除，它发热。"胸满"，黄汗在后面所讲说到有气上冲，所以胸中也疼，胸满。"四肢头面肿"，四肢头面都肿。黄汗这个病呢，老出汗，而热不退，这病说明了正不胜邪。一般出汗都不应该发热，要是发热的话，尤其表虚、正虚，"邪"反倒留那块儿了，而"正"跑出去为汗了。这个热，它"久不愈"，一定要伤人的血分，而为痈疮之变。黄汗病很少见，不过也有，我在咱们这个医院我就遇到。这几个类型（的水气病）我都遇着过，后头要详细讲的。

这一段把水气病五种，风水、皮水、正水、石水和黄汗，底下还是继续来说明。

**脉浮而洪，浮则为风，洪则为气，风气相搏，风强则为瘾疹，身体为痒，痒为泄风，久为痂癞。气强则为水，难以俯仰。**

**风气相击，身体洪肿，汗出乃愈，恶风则虚，此为风水。不恶风者，小便通利，上焦有寒，其口多涎，此为黄汗。**

"脉浮而洪"，这要讲风水了。"浮则为风"，有外感、外邪，就是风邪了，浮就是外感风邪的一种脉应；"洪则为气"，这个洪是气，气是指津液、精气。

咱们讲过中风脉缓弱，缓弱是什么道理呢，它丧失体液了，津液少了，所以《伤寒论》有"太阳病，发热恶寒，热多寒少，脉微弱者，此无阳也"，脉微了，阳没有了，阳指的就是津液。

"洪"是（与脉微弱）相反的，它是津液充斥。津液就是水分，古人一般叫精气。根据（的理论）哪来的呢？由于饮食，吃东西吸收来的，它不是光在肠胃里，血管要吸收啊，吸收之后往身体各部分输送。在血管里头的时候，古人管它叫做血，色红嘛，变赤则为血；它到组织细胞就渗出来，就是饮食的一种营养成分了。出了血管就不红了，古人叫做气。那么营与卫也是这样的。就是说在血管里血的作用古人叫做"营"，血管外的液体的作用古人叫做"卫"。合营卫气血而言，古人统称为精气，精气古人认为是养人的精真之气，最宝贵的。精气是哪来的，是胃生的。胃生了，血管吸收，吸收来了，就输送全身。

它（精气）在外表的时候，风邪使脉浮，气呢，想要对付风邪，人身体是要起抵抗，所以麻黄汤脉浮紧，那也是"洪"之类了，它那一点津液没丧失，所以洪比紧还厉害，血管里头充斥的"气"更多，"气"不是呼吸气那个气，就是体液、就是津液，根据《内经》说叫做精气。

"风气相搏"，在表证的时候，风邪与人的精气相搏斗，也就是：邪要往里头伤人，精气打算发汗，把风邪排出去，这在《内经》里讲得很清楚。

"风强则为瘾疹"，如果风强气弱，风胜于气，就发生瘾疹，瘾疹就是现在说的荨麻疹之类的东西，你不挠它，它不出来，你一挠，一大块。"身体为痒，痒为泄风"，古人管它的名叫泄风，"久为痂癞"，你挠了，变成伤，留疮，变成痂癞。

"气强则为水"，如果气特别强，那它就变成水了，"难以俯仰"，它是指支饮之类的病。如果表邪未解，气相当强，气根本就是水，那么停于内就是支饮，难以俯仰，就是咳喘上气，俯仰是相当困难的。

前面这两段（"风强则为瘾疹，身体为痒，痒为泄风，久为痂癫"，"气强则为水，难以俯仰"）就说有的时候风强，有的时候气强，有两种病，这都是前面讲过的。这是古人的看法，要拿现在的病理、生理来研究，这成问题的。

前面这个瘾疹，它说"风强"，那里头也有湿，也有水，但是水轻，它不肿，只是邪风而已，咱们就说是瘾疹。外边有风气，但是其间也有水气，水比较轻，才发生瘾疹。水气要是重呢，它就得"外邪内饮"这种支饮病。你看咱们讲的小青龙汤的支饮，它也有表证，但饮是存在的，那么在这一段就属于"气强"，气强则为水，难以俯仰，就指这个（小青龙汤证之类）说的。

"风气相击，身体洪肿，汗出乃愈，恶风则虚，此为风水。""风气相击"，这两个实力相当；"身体洪肿"，就是外边要发生水肿，这就所谓风水了；"汗出乃愈"，发生风水了当然得出汗才能好；"恶风则虚"，人特别恶风了，那是表虚，这就叫做风水；"此为风水"，风水大概都表虚。

"不恶风者，小便通利，上焦有寒，其口多涎，此为黄汗"。不恶风，小便也不少，那么这种水肿是由于"上焦有寒"。上焦有寒也指着有水说的，水在上焦，所以"其口多涎"。上焦指胃的上方而言了，上边也有停水，所以其口多涎，这一类就叫黄汗。

这个解释不清楚啊，后边有（解释），到后边回头看就清楚了。以"恶风不恶风"来辨别黄汗与风水的一个主要的不同点。可黄汗并不是这个简单，不是说口吐涎就是黄汗啊，后边还有详细的解释。

这一段它主要是说明风水，同时也说说黄汗：黄汗不关乎外边风气，它纯粹是由内发的病，所以搁个上焦有寒，它不恶风，它也不是由于小便不利造成的水肿，与下边讲的里水也不同的。他把特殊的情形说一说，但是他没详细解释黄汗。

**寸口脉沉滑者，中有水气，面目肿大，有热，名曰风水。**

**视人之目窠上微拥，如蚕新卧起状，其颈脉动，时时咳，按其手足上，陷而不起者，风水。**

风水也是症候有些出入不同，风水在人身的反应并不都是一致的，所以风水（的症状）前后有些矛盾，有的时候说渴，有的时候说不渴，有的时候说身疼，有的时候说不疼。身疼也好、不疼也好，都是风水，这个我们到（涉及）水湿（章节）再来解释。

"寸口脉沉滑者"，前面说风水是脉浮，这个说脉沉滑是"中有水气"，里面有水气。

"面目肿大，有热，名曰风水"，这个"有热"哪来的，是有外邪了。意思是，里头先有水气，那么遭受外邪，也容易发生风水这种病。它与上面所说（风气相击，身体洪肿，汗出乃愈，恶风则虚，此为风水）就像不同似的，其实没有关系的，那个是讲风气相击而形成的风水，这个讲的是这人本身里头有水气，又得了外感，那么也能够发生风水。这是一小节。

"视人之目窠上微拥，如蚕新卧起状，其颈脉动，时时咳，按其手足上，陷而不起者，风水。"这是就风水的外证来观察的，视人的眼胞有些肿，发雍肿，就像蚕新卧起的那么一个形状。颈脉动，就是脖子两侧的动脉也动。这是什么呢？这还不就是外感的一种情况嘛。"时时咳"，时时地咳嗽，也就是咱们说的上呼吸道感染了。"按其手足上，陷而不起者"，这也是风水。

所以风水这个症候啊，你不能把它固定出来。总而言之，既有水气又有外邪，就叫做风水，身上肿的这种病就是风水。这种病的反应呢，也是千奇百怪的，不是个个都一致的。

太阳病，脉浮而紧，法当骨节疼痛，反不疼，身体反重而酸，其人不渴，汗出即愈，此为风水。恶寒者，此为极虚，发汗得之。

渴而不恶寒者，此为皮水。身肿而冷，状如周痹。

胸中窒，不能食，反聚痛，暮躁不得眠，此为黄汗。

痛在骨节，咳而喘，不渴者，此为脾胀。

其状如肿，发汗即愈。然诸病此者，渴而下利，小便数者，皆不可发汗。

"太阳病，脉浮而紧，法当骨节疼痛，反不疼，身体反重而酸，其人不渴，汗出即愈，此为风水。"这个咱们讲过了，《伤寒论》大青龙汤证就是。那么"太阳病，脉浮而紧，法当骨节疼痛"，在一般的外感上说，要是脉浮紧那应该是太阳伤寒了，骨节应该疼痛。那么，有水气的时候它"反不疼，身体反重而酸"，只觉得酸、重、沉。咱们讲《伤寒论》的时候有"伤寒，脉浮缓，身不疼，但重，乍有轻时"，那也是风水啊，所以用大青龙汤发之。这节讲的类似那个（大青龙汤证），但是脉稍稍不同。本节所讲搁个脉浮紧（大青龙汤搁个脉浮缓），那么这个里头停水了，它常常关节不那么疼，不像一般的外感（那样法当骨节疼痛），这也是风水的一种。所以风水有疼的、有不疼的。也是"汗出即愈，此为风水"。"恶寒者，此为极虚，发汗得之"。风水一般不太恶寒，如果恶寒特别厉害，这是极虚之候，这都由于发汗使之然，就是发汗发得太厉害了。

"渴而不恶寒者，此为皮水。身肿而冷，状如周痹。"前面说皮水不渴（皮水，其脉亦浮，外证胕肿，按之没指，不恶风，其腹如鼓，不渴，当发其汗），这儿又说皮水"渴"，（和刚才所讲证同而症状有异）也是一样。凡是没有外邪而身肿者就叫皮水。皮水有的时候渴，有的时候不渴。那么如果渴，发汗就要注意了，渴就是不能发汗啊，不渴就可以发汗，（皮水的可发汗、不可发汗原则）风水也是如此。"身肿而冷，状如周痹"，此为皮水还没讲完呢，应该到这（才算完整的一小节）。"身肿而冷"，皮水如果它不肿，就不叫皮水了，身上全肿，可是冷，水性寒嘛。"状如周痹，"周痹就是全身之阳为寒湿所痹，与这种病是差不多的，就是寒湿痹于外。咱们讲寒湿的时候说阳为寒湿所痹，周痹了，全身都这样子，它指身肿而冷说的。到这儿是一段，讲的是皮水。皮水于风水（的区别），就是没有外邪。底下讲的是黄汗。

"胸中窒，不能食，反聚痛，暮躁不得眠，此为黄汗"。这对黄汗的解释就比较清楚一些了。聚痛指的是胸中窒、满、痛，窒是觉得里头憋得慌，而且也满、也疼，聚痛，聚就是满的意思。"暮躁不得眠"，一到晚上反倒厉害，不能够睡，这种情况，"此为黄汗"。黄汗这个病总是在胸胁这方面反应比较多。

"痛在骨节，咳而喘，不渴者，此为脾胀"。这个"脾胀"是错的，应该是"肺胀"，没有"脾胀"这个病名。"肺胀"前面讲过了（上气，喘而躁者，属肺胀，欲作风水，发汗则愈；咳而上气，此为肺胀，其人喘，目如脱状，脉浮大者，越婢加半夏汤主之；肺胀，咳而上气，烦躁而喘，脉浮者，心下有水，小青龙加石膏汤主之），它说如果"痛在骨节，咳而喘，不渴者，此为肺胀"。这在痰饮里头也有，就是"外邪内饮"造成的咳而喘。"痛在骨节"，身上也疼，"不渴者，此为肺胀"。废水它不渴。所以水影响肺，胃里头不是那么热，所以它不渴。这就是所谓的肺胀，小青龙汤、小青龙加石膏都属于这一类。

"其状如肿，发汗即愈。然诸病此者，渴而下利，小便数者，皆不可发汗"。肺胀的肿，也是要发汗即愈的。"其状如肿"，如肿者不是真正肿，尤其外邪内饮的小青龙汤证，总是眼睛像要肿似的，这个多有，但是身上还不是（肿）。"然诸病此者，渴而下利，小便数者，皆不可发汗"，这是很要紧很要紧的。

**里水者，一身面目黄肿，其脉沉，小便不利，故令病水。假如小便自利，此亡津液，故令渴也。越婢加术汤主之。**方见下

除那五种水（风水、皮水、正水、石水、黄汗）之外，另有一种叫"里水"，在这说水的原因不一了：这个水（里水）是由于小便不利、发之于里而来的。"一身面目黄肿，其脉沉"，脉沉就是里有水，主要是"小便不利，故令病水"。这是针对"风水"说的话，风水不是风气相击嘛（风气相击，身体洪肿，汗出乃愈，恶风则虚，此为风水），那么这个（里水）呢，由于小便不利而发生的水，所以起名叫做"里水"。这个里水面目不但肿，还比较黄，蒸发日久，这种水大致大多指的是我们现在的慢性肾炎这种水肿。

"假如小便自利，此亡津液，故令渴也"。假如小便自利，外边没有其他的外证、没有其他的外证，则不会得水肿的。那么小便自利呢，这是亡津液，只能病渴而不能病水。要是病水呢，也可以用越婢加术汤主之。所谓里水，是冲着病的原因说的。由于小便不利而发生的水肿，这叫里水。

这一节很重要！在《医宗金鉴》给改了，改的我认为没有道理。他把这"里水"改成"皮水"，不对！大家要注意，里水，不只是身肿，里头有腹水也一样治。肾脏炎很多这种情况，

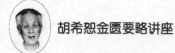

外边也肿，里边也肿，主要的是小便不通，这我在临床上也治过，越婢加术汤非常好使，它不单能治外边的水肿，也能治里边的水肿。可是这东西（编者按：疑似指后面所说，越婢加术汤能治肾脏炎腹水而不能治肝硬化腹水）现在我也闹不清楚。肾脏炎的腹水，用这个方子百发百中，你们要是遇上的话尽管试验。肝硬变的腹水就不行，我倒没这么试验。那时候在红楼呢，一个住院的病人，来咱们这里住院，他就是挺厉害的肾脏炎的腹水，后来他们找我会诊，我就开了越婢加术汤，吃了就好了。后来又有肝硬变的腹水，他们试验就不行，他们说这方子（越婢加术汤）也不好使啊。这东西奇怪，肾脏炎的腹水，吃越婢加术汤非常好使，但是肝硬变的腹水就不行。他们（在病房的医生）试验的（患者）有很多人了，我还没试验，但他们告诉我我知道了。

这一段很重要，它特别提出里水。里水我认为是一个最大的眼目，给改个皮水是没有道理的。当然越婢加术汤也可以治皮水，但是要有渴，这个方（越婢加术汤）不行，那就得用防己黄芪这一类的，这个它用来发汗。越婢加术汤，麻黄六两，现在我们用起码也是六钱，以公制来计算就是 18 克了。这个方子很好。里水不光在这儿提，后头还提。里水很有道理，《医宗金鉴》他们都给改成了皮水，我认为是有问题的。

里水这一段挺重要，里水是由于小便不利而发生的水肿。所以"里水者，一身面目黄肿，其脉沉，小便不利，故令病水。假如小便自利，此亡津液，故令渴也。越婢加术汤主之"。这个说明它（里水发生的原因是）由于小便不利，就原因上说里水（里水病因在里不在外），不是说在那五种水之外还另有里水，不是的。这一段，有些大家都给改了，里水说是皮水，（他们说）里水哪有用麻黄发汗的道理啊？说得挺合乎道理，（我认为）其实不对！这个（里水或越婢加术汤证）正是说明肾脏炎的这种浮肿。

一会儿呢，底下就有五脏的水了，水在五脏，你看唯独"肾"，肾水是小便一点不通，它这个（病因）纯粹由里边来的。那么外边呢，络脉空虚，所以里头（编者按：似指外边络脉之里头？）有停水。哪虚往哪去，皮肤络脉就是潜在的毛细血管，那个地方空虚，水就往那来，就变成外边的浮肿。里边也是腹水。

对越婢加术汤我很有经验，我不断地用这个方药。我们在临床上，尤其肾炎并发腹水，外边浮肿得相当的厉害，用这个方药非常好使，你们可以用用试试，我在临床上不断用的，可是麻黄量小不行，（原方中麻黄六两）六两就相当于现在说的18克，我们不用搁那么重，起码要搁12克，所以原文中的"里水"还是对的，这是冲着原因说的，冲着风水说的（拿里水的"原因在里"和风水的"原因在表"进行对比）。风水咱们前面讲了，风气相击，外边既有表邪，同时有水气，这两方面结合起来，叫风水。里水是冲着那个风水（的对比）来说的。

水气篇下边有些地方讲得不好，讲得不好的地方大概不是原书的（原文）。后来就论脉，这大概是王叔和搞的。不过这一篇相当重要。

**趺阳脉当伏，今反紧，本自有寒、疝、瘕，腹中痛，医反下之，下之即胸满短气。**

**趺阳脉当伏，今反数，本自有热，消谷，小便数，今反不利，此欲作水。**

里有水，胃气都是虚衰的，所以趺阳脉当伏，就是沉伏了。趺阳脉候胃、候脾，脾胃气虚，趺阳脉应该伏才对。里有水，全由于脾胃之气虚。那么也有不然的，这两段它就说不然（例外的，也就是脉当伏而不伏，一是脉反紧，二是脉反数）。

"今反紧"，它底下解释是这么个道理，这个人"本自有寒、疝、瘕、腹中痛"，有积寒、疝气、癥瘕。疝咱们讲过了，疝气那个疝；瘕就是一个痞块，癥是永远固定的，瘕就是时有时无的这种痞块。这就说明既有寒又有水气这种关系。疝气前面也讲过了，寒疝，疝气里头也有有水的。你看咱们前面讲附子粳米汤都是（这样），"腹鸣切痛"，腹鸣是什么呢，就是既有寒气又有水。所以这个人根本有这个病，凡是寒疝这类的病，里面的水是不能下的。那么大夫呢，"医反下之"，一下，寒和水气反倒往上攻，所以"胸满短气"，这就真的变成水了，要作水证了。这都指里边的水，这是一小节。

"趺阳脉当伏，今反数，本自有热，消谷，小便数，今反不利，此欲作水。"底下它又说了，跟上边一样也是说里水，那么也有一些不是（脉当伏）的。"今反数"，脉反倒数，数是主热了，"本自有热"，这个热应该"消谷，小便数"，这是一般的有热。"今反不利"，（热则应该小便频数，而实际上）小便不利，这种热是什么热？咱们前面讲过，这就是小便不利影响外边的热不除，这么而造成的脉数，这就是五苓散证啊。由于小便不利，表不解啊。表热不除，那么脉也数。它不是像一般有热，（一般）有热就能消谷，大便硬，小便数。（而本条所讲的热）它是这么一种热：由于小便不利而热不除，这是"此欲作水"，你赶紧得利小便，不然的话，时间长了水越积越多，也欲作水。

这两种情形造成的里水，在开始阶段，脉不是那么（如一般的里水那样）沉伏的，一个紧一个数。所以水的成因也不一样，反应（的脉舌症状）也是不同的，不止于脉了。

经方之术自有传承

寸口脉浮而迟，浮脉则热，迟脉则潜，热潜相搏，名曰沉。

趺阳脉浮而数，浮脉即热，数脉即止，热止相搏，名曰伏。

沉伏相搏，名曰水。沉则脉络虚，伏则小便难，虚难相搏，水走皮肤，即为水矣。

这段是有问题的，本来很好懂的事情，它用这个脉，就把你说糊涂了。

这恐怕不是张仲景的口气，怎么讲呢，脉说得也不对头啊。尤其"寸口脉浮而迟"，"趺阳脉浮而数"，没有这个脉！人身上的脉，心一动，全身的脉亦动，没有寸口脉迟、趺阳脉倒是数的，哪有哪个事情啊?! 所以这根本就是错误的。

尤其他的说法也是别扭的，"浮脉则热"，浮脉主热咱们当然都知道；"迟脉则潜"，潜者就是潜伏不足了，脉迟在仲景论脉常说血不足。那么，浮是有热，血又不足，血热与不足相搏，血是越来越不足，所以热伤筋脉。（而原文说"热潜相搏，名曰沉"）这两个结合起来，它名之为沉。名之为沉不是说的脉了（名曰沉，不是说"沉脉"）。本来说的是脉浮而迟，那么它不能变成沉脉了，这个沉脉也是指不足，什么不足？血不足，你看后头就有了，它底下这条到后头说"沉则脉络虚"，脉沉就是络脉虚，不是指的脉（"沉"不是指"沉脉"而是指"虚/不足"）。所以它拿脉这么一说，说玄了，反倒让人不懂了。

"趺阳脉浮而数"，趺阳是胃脉，"浮即为热"咱们都知道；"数脉即止"又不好讲了，数脉即止就是小便不利的这种数脉，这个"止"指小便不利说的。可是这么地（来表达），你哪能懂啊，没法懂！"热止相搏，名曰伏"。伏指小便难。

"沉伏相搏，名曰水"，沉伏相搏一定要有水的，什么道理呢，底下解释了，"沉则脉络虚，伏则小便难，虚难相搏，水走皮肤，即为水矣。"它说"沉"就指络脉虚，就是血虚了，血虚，外边毛细血管更虚。"伏则小便难"，伏就指小便难，也就是说"数脉即止"。它这个东西你没法理解，你到后头（才能看出）很清楚的事情，就是络脉虚，小便不利，里头停水。

里头停水，外边虚，"邪之所凑，其气必虚"，这是中医很要紧的理论。这块儿虚，水就往虚的地方来，外边就浮肿了，这是说的"皮水"的道理。可是用前面的脉那么一说，你就糊涂了：本来是说"寸口脉浮而迟"，底下说"名曰沉"，沉不是指的脉啊，这么一讲，意思没法理解呐。"趺阳脉浮而数"，底下说"数脉即止"，你怎么讲啊？他也没提到小便不利呀，到最后才提。主要的是由于小便不利，它讲的皮水，络脉空虚，那么水停在里头不得排出，由于体表络脉虚，它尽量往体表上来，水走皮肤，它就变成水了。这就是说的"皮水"一般的成因，都是这个道理：表虚，里头又有水，水的来源总是由于小便不利、小便难。

这是一段。他这几段讲的都是有问题的。

**寸口脉弦而紧，弦则卫气不行，即恶寒，水不沾流，走于肠间。**

**少阴脉紧而沉，紧则为痛，沉则为水，小便即难。**

"寸口脉弦而紧，弦则卫气不行，即恶寒，水不沾流，走于肠间。"这是说营卫不利于外。营卫是什么呢？咱们前面讲过，就是所谓的精气啊，也就是我们饮食入胃吸收的液体，液体在血管里头其色赤，古人叫做血；出来血管，古人叫做卫、叫做气。血在血管里的作用就叫做营，血管外边气的作用叫做卫。这是古人对营卫气血的看法。那么假设精气不走于外边了，不变成津液，而走于肠，就变为水。所以"里水"有由于营卫不利造成的（一种类型）。这一段主要说明这个（类型）。

可是未必然"脉弦而紧"，弦而紧是伤寒脉浮紧、浮弦浮紧这种脉，营卫不利，卫气不行，不一定得脉弦而紧，它这个指的是伤寒，所以"即恶寒"嘛。不得汗出，在营卫这方面它不得去陈的，来新的，里边不继续生了，不能够为津液而再往外来了，那就要走到里头为水，就是由于营卫不利而造成的里水。这段（原文）讲得不怎么好，不一定得脉弦而紧。后边（的文章）有一个"气分"，那个解释比这个好一些。

"水不沾流"，我们平时中医不是讲气化嘛，水通过三焦，三焦是"决渎之官，水道出焉，下输膀胱"。沾流的这个沾，以水"浸"之谓之沾，泡也叫沾，再不然"濡"之，润浸的意思。营卫这个气，你看不到，它说是水，所以叫做"沾流"。"水不沾流"则是失去平时的常规，走于肠间，就变成腹水，是这么个样来说（解释）的。这是由于营卫不利而造成"水不沾流，走于肠间"，这是一种（类型）。

还有一种是少阴，"少阴脉紧而沉，紧则为痛，沉则为水，小便即难。"少阴是肾脉，说的是肾病了。"紧则为痛"，这个痛指的是腰痛，所以肾有病，腰要痛的。"沉则为水"，肾病总是由于小便不利，肾病腰疼，它要停水的。下焦水不行了，就是咱们说的地道不通了，"小便即难"，而为水。所以肾脏有病，可以直接影响到里边的水。

"里边的水"（里水的形成）据这两段来解释，一个由于营卫不利于外，水不沾流，走于肠间造成的；一个由于肾病，腰痛、小便难而为水。这两个都是指里边的水，上边那个（水走皮肤，即为水矣）指的是皮水。

**脉得诸沉，当责有水，身体肿重。水病脉出者，死。**

"脉得诸沉"，也指里边的水。风水，脉自浮了，那又另当别论了。皮水，脉也浮，水壅在外嘛。里边水在里头，所以脉是沉的。脉得诸沉，当责里边有水。凡是里有水，脉都沉，身体既肿也沉，组织里头有水分，它就沉（身体沉）。那么水积多了就肿，肿就是水肿、浮肿。

"水病，脉出者死"，水病要是真正的"里水"病，脉要是浮（的话），那坏了！是正不胜邪了，正气往外暴露，水还在里头，正不胜邪，那非死不可。

"脉得诸沉"都是说的里水，这在临床上是很有用的。我们要是真的遇上脉浮再快的这种腹水那是危险了。（里水）一般说都是沉，不怕脉沉的几乎没有脉，脉没有也没有关系，所以伏沉而绝这也都应该的。

**夫水病人，目下有卧蚕，面目鲜泽，脉伏，其人消渴。病水腹大，小便不利，其脉沉绝者，有水，可下之。**

这是说可下的里边的水，它是概括正水、石水而言的，上边的胸水、下边的腹水。

病水的人，"目下有卧蚕，面目鲜泽"，这全是有水的一个要症。

"脉伏"，是有水的脉应。脉沉、脉伏，脉伏比沉还厉害，沉伏嘛，伏脉就是沉脉的甚脉，比沉脉还沉，叫做伏。

"其人消渴"，水一点都不能够变成津液了，水整个在里头，所以人要消渴。

这都是指实证，这人消渴，所饮的、所有的水都伏在里头，而不生津化液，所以人反倒感觉水的营养没有，生理上反应就是消渴，老想喝，渴得厉害，所以不赶紧下水是不行的。

经方之术自有传承

"病水腹大",就是现在说的腹水,腹要大得很。这都是说水的实证有这种情况。

"小便不利,其脉沉绝",脉沉绝就是说伏象了,沉,脉非使劲推动按才能有一点儿,就叫伏。沉,几近乎绝,就是沉之甚也,这是有水,可以下之。

不是说凡是腹水都要下,但是这样的腹水是可下的。不下的话,人不行,水一点都不化气,所以人的消渴不止,肚子受不了,所以这是可下的腹水证。

**问曰:病下利后,渴饮水,小便不利,腹满因肿者,何也?答曰:此法当病水,若小便自利及汗出者,自当愈。**

这段很好,这说明什么问题呢,"病下利后",下利是胃肠的一个病,病下利后,胃气未复的时候,由于下利丧失津液,这个人想喝水,想喝水要少少给,你要大量给水,如果小便再不利,胃消化水的能力还是不行的,所以这里头非有留饮不可。我们讲痰饮的时候也讲了。

"腹满因肿者,何也?"肚子也有水了,满。外边也肿了。胃气未复,所以外边络脉还是不够实的时候,血液从哪儿来的呢?从胃来的。胃是水谷气血之源。胃气未复,要是喝水,如果小便不利,有了腹满,或者外边有浮肿,这是怎么回事呢?是故作问答的方式。

"答曰:此法当病水,若小便自利及汗出者,自当愈。"像这种情况,依法非病水不可。如果小便自利或者汗出,不至于病水,这没什么大问题。

那么,这一段说明什么问题呢?就是说明,尤其里面的水,与胃的关系最切。大概都是胃虚,胃气虚衰才有腹水。所以,我们可下,非实证不可下。假设不应下而伤其胃,这个水不会去的。尤其胃气一坏了，非死不可。

这一段的意思非常广泛：第一，水病，尤其里水，胃气就是虚。那么治疗呢，当然有可下的机会又另当别论了，一般说不要破坏胃气，（否则的话，）越使胃气虚衰，水不会好的，所以这是示人以警戒之意。他写这么一段，看着没什么大意思，其实很重要。所以咱们治水总是要顾虑胃气。

底下讲了半天，在五脏各方面也影响有水，既分五种的水，下面就拿脏腑来解释。这个（心水、肝水、肺水、脾水、肾水）解释的还是比痰饮那个（水在心、肺、脾、肝、肾）解释得好。

**心水者，其身重而少气，不得卧，烦而躁，其人阴肿。**

"身重"者就是组织里头有水气，它身子沉。"而少气"者，里头水自下以迫上，压迫横膈膜，这人少气，水在里。由于少气，所以"不得卧"，一卧，水更往上迫，他要是站着、坐着，水就下，不往上压迫，还轻一些。所以要是里水往上压迫的甚，都是不得卧，咱们讲小青龙汤时讲过了，咳逆倚息不得卧，就是有支饮，饮也是水。

"烦而躁"，心是阳脏、火脏，心阳之火为寒水所困，所以烦而躁。

"其人阴肿"，心火不能下交，那么它阴肿。

这段说明什么问题呢，它是辨证的问题。古人认为心、肾两个脏器是有关系的。心火不能下交，要病水的；肾水不能上济，要病火的。所以总得水火既济，人的身体才会安和，这是古人的看法。这就是心火气衰，发生水气病，突出的表现，下边肿，"其人阴肿"，这也有点儿道理，心脏病的水肿大概都在底下先发生。

**肝水者，其腹大，不能自转侧，胁下腹痛，时时津液微生，小便续通。**

这说得最好，这就是肝硬变腹水。"其腹大，不能自转侧"，就是腹水。

"胁下腹痛"，胁下是肝的部位，当然是胁下痛，牵连到当间的地方也痛，都是指上腹说的，很清楚指的是肝硬变腹水。

"时时津液微生"，由于肝水不在胃里头，所以胃还能生津化液，但是肝病也会影响胃，时时还津液能微生，不像脾胃病一点都不生，它还微生啊，尤其小便也续通，因为它也不是肾。肝硬变腹水是这样，不是小便一点也没有，但你要是吃剧烈的药，小便可就一点也没有了，影响到肾脏了。不然的话（不吃剧烈的药），它小便老有，但是少而已，"续通"嘛。

这正是说明肝硬变腹水。这一段说得很好。

**肺水者，其身肿，小便难，时时鸭溏。**

这是一个辨证的问题，古人认为肺合皮毛，所以"风伤皮毛，内射于肺"。那么假设因肺而发生的水肿，身非肿不可，因为皮毛是在外边。肺是水之上源嘛，肺主气，通调水道，下输膀胱，古人是这么看的，它有这个作用。

那么因肺病而造成的水病，所以小便不通，"小便难"，水道发生障碍。"时时鸭溏"，古人说肺与大肠为表里，肺病容易影响到大便溏。其实呢，我们辨证上说，小便难，大便溏。拿现在西医的看法为代偿作用，就是水谷不和。但是古人看这个现象还是一点不错的，说的肺和大肠为表里，它们互相有关系。

那么整个还是辨证啊，遇到这种水（肺水），无论它怎么发生、哪儿发生的，是怎么一种水肿，肯定与肺有关系，这是古人的看法。

**脾水者，其腹大，四肢苦重，津液不生，但苦少气，小便难。**

这也是辨证。因为腹乃脾所主。脾水，腹要大的，就是要有腹水。脾主四肢，所以四肢要苦重，特别沉。

因为脾胃是一家，脾胃气虚，津液不生。咱们前面讲的肝水也是腹水，肝水还津液时时微生，虽然也影响脾胃，但脾胃不是根本的本病啊。真正要是由脾胃上而来的水肿，则"津液不生"。

"但苦少气"，水在里面，所以水盛了一定要少气的。"小便难"，上边都说小便难。脾水者，小便难；肺水者，小便难；肝水者，小便续通，尤其肝病说小便续通，不说小便一点儿没有。你看，肾水它就不是（小便续通）了（而是小便一点儿也没有，"不得溺"）。

**肾水者，其腹大，脐肿腰痛，不得溺，阴下湿如牛鼻上汗，其足逆冷，面反瘦。**

这个是"不得溺"，所以古人说肾是地道，地道不通，水是一点也没有，尿是一点也没有，它不得溺。

"其腹大，脐肿"，古人看脐以下是少腹，这是肾所主，所以肚脐是要肿的，也就是说腹水在肚脐以下严重。肚脐肿，在腹水的情况下我们常看到，也就是下边腹水厉害，肚脐努努着往外，要是太突出了，这个腹水就不好治。

"腰痛"，肾病嘛，腰要痛的。"不得溺"，肾是主水的，它要是病了，是没有尿的。

"阴下湿如牛鼻上汗"，寒水越下越重（编者按：越往下越重，而不是越用下法越重），所以在阴下这个地方湿，水都渗于外，就像牛鼻子上的汗似的。

"其足逆冷"，是说阴寒下渗，手不那么逆冷，足是逆冷的，是寒饮在下焦的一种情况。

"面反瘦"，水气一点不能济上，所以面反倒瘦。

这是说的肾水。凡是这类情况，无论这水是怎么发生的，它都是肾水，腰痛、脐肿、没有汗，尤其下边阴寒得厉害，说这是一种肾水。至于治疗在这里也没提。那么这种情况，叫我看它只是里水，小便不利，就指"不得溺"，这个还是挺有关系的。

底下，在治疗上有个总则。

**师曰：诸有水者，腰以下肿，当利小便；腰以上肿，当发汗乃愈。**

"师曰：诸有水者"，就是指上边五脏所病之水说的。

"腰以下肿，当利小便"，腰以下肿，水有下趋之势，应该顺势利导，当利其小便；

"腰以上肿"，水有外出的这种机制（机转），"当发汗乃愈"。

这也不光治水是这样子，治一切疾病也都应该这样。总而言之，要因势利导。这个病，上边身肿了，水要上越，但不是要吐，人的出汗都在上体部，所以太阳病也是，它要由广大的上体部出汗，所以头项特别强痛，因为水气都在上边。（诸有水）这个病的趋势，也反映这个（规律），假若上边肿，水有外越的情况，所以应该因势利导要发汗。这是个原则，挺重要的。

**师曰：寸口脉沉而迟，沉则为水，迟则为寒，寒水相搏，趺阳脉伏，水谷不化，脾气衰则鹜溏，胃气衰则身肿。少阳脉卑，少阴脉细，男子则小便不利，妇人则经水不通。**

经为血，血不利则为水，名曰血分。

"寸口脉沉而迟"，沉是有水，迟是有寒，我们就寸口脉的诊查，得知寒水相搏于里。寒水相搏于里，胃气准虚衰，就是脾胃虚衰，所以趺阳脉当伏。

趺阳脉气衰，水谷不化。"脾气衰则鹜溏"，古人认为脾输送津液，脾气衰则不能输送津液了，所以人要鹜溏，大便要拉稀的。

"胃气衰则身肿"，这是前面我们讲过的，胃气一衰，不能化谷，血液、津液就枯竭，那么外边，尤其络脉非虚不可。既有寒水相搏在里，而胃气再虚，络脉不足，水非往外走不可，所以说胃气衰一定要身肿的。这个（胃气虚）影响络脉，不是说经脉太实，它是虚啊。咱们说胃气虚，谷气不行，影响血少，四肢厥冷，都是离心脏远的地方（厥冷，因为血少）。络脉也是一样，经血也是虚，但是络脉是更虚，所以水就往虚的地方来，哪个地方虚就往哪个地方去。不是说络脉虚则经脉就不虚，经脉也虚啊，但是不到（络脉虚）那么个程度。络脉是空虚啊。

所以里头有寒水相搏于里，如果是脾气衰，那么大便要稀，就是下利了；如果是胃气衰，那么水谷不化，津液不生，影响（而形成）津虚血少了。血少，尤其突出地表现在毛细血管上，那要（血）特别少，水就趁着表之络脉虚而聚于皮表而不去，它往那块去，"邪之所凑，其气必虚"，那么这就是影响到了身肿。

"少阳脉卑，少阴脉细"，这是什么道理呢？十二经脉都是受气于胃，所以胃是水谷之海。十二经脉也就是血管了，也都得来源于胃。胃气一衰，少阳的脉也不足。"卑"，就是不足；少阴的脉也细，细也是不足，细是血不足。这个少阳指的是什么，不是指足少阳了，指的是手少阳三焦。"三焦者，决渎之官"，这是《内经》上的话，"水道出焉"，水道顺着三焦而下输膀胱。三焦虚，水道不利。少阴脉也虚，那就影响肾了，地道不通了，所以男子一定是小便不利，妇人则经水不通。

"经为血"，经水还是血了。"血不利则为水"，这个地方大家要注意了，血不利变成为水，这是错的！血不利影响发生水（血不利，则影响水不通），这不光是女人（有这种现象，男人也可以"血不利则为水"），咱们前面讲的属于肝硬变的腹水，也是与血分有关系的。

古人把水肿，尤其是里边的水，分为血分和气分。气分纯粹由于营卫不利；血分，由于先病血而后病水。先病血，这个"血"指什么，就是瘀血。血不利，也影响水不通，尤其门静脉这个地方最重要了。肝硬变（的治疗应该血与水并治）要是只利水，是能把这个腹水消去，但是病可完全好不了，总而言之还要祛瘀，古人有用鳖甲煎丸药的经验，大黄䗪虫丸这个药也很好使，所以要坚持用，是有效的。要是血分的水肿，你光利尿解决不了问题。它是先病血而后病水，那么这种的水，叫做"血分"。这个（血分之水）不光妇人有，男人也有的。要看是怎么一种水肿，像我们说的肾脏炎的那种水肿，纯粹是气分，所以那个（肾脏炎水肿，既气分之水）发汗利水就可以好，肝硬变的腹水（血分之水）就不行（必须祛瘀利水并治）。

**问曰：病有血分水分，何也？师曰：经水前断，后病水，名曰血分，此病难治；先病水，后经水断，名曰水分，此病易治。何以故？去水，其经自下。**

（编者按：中日录音中，胡老似把此段讲解合并到前段讲解之中，而并没有单独讲解此段）

底下这段没什么大意思，我可以讲一讲，这一段肯定是后人所附进来的。

问曰：病者苦水，面目身体四肢皆肿，小便不利，脉之，不言水，反言胸中痛，气上冲咽，状如炙肉，当微咳喘，审如师言，其脉何类？

师曰：寸口脉沉而紧，沉为水，紧为寒，沉紧相搏，结在关元，始时当微，年盛不觉，阳衰之后，营卫相干，阳损阴盛，结寒微动，肾气上冲，喉咽塞噎，胁下急痛。医认为留饮而大下之，气击不去，其病不除。后重吐之，胃家虚烦，咽燥欲饮水，小便不利，水谷不化，面目手足浮肿。又与葶苈丸下水，当时如小差，食饮过度，肿复如前，胸胁苦痛，象若奔豚，其水扬溢，则浮咳喘逆。当先攻击冲气，令止，乃治咳；咳止，其喘自差。先治新病，病当在后。

这是问先生，病人"苦水"，病人的水病很清楚。样子呢？面目身体四肢皆肿，小便又不利。你给他诊脉，不说是水的病，反说"胸中痛，气上冲咽，状如炙肉，当微咳喘"，（患者的真实情况）如师所言，那么患者的脉是怎么个脉呢？

底下师曰，说他这个病，"寸口脉沉而紧"，沉是有水，紧为寒。由于"沉紧相搏，结在关元"，有寒、水相结在关元那个部位。这个病不是一朝一夕了。"始时当微"，开始的时候，他不察觉，尤其年盛、年富力强的时候更不在乎，"阳衰之后"，年事稍长了，古人是这么个看法，年事稍长则阳衰阴进，都是这样子啊。"营卫相干"，营卫不相协调了，阳越来越损，阴越来越盛。"结寒微动"，就是结在关元的寒水之气，这个时候略微动了，肾气也上冲了。"肾气上冲"不是仲景的话，是后世注家的。"喉咽塞噎，胁下急痛"，这是气冲，气上冲咽喉，这是根据奔豚气的看法，说咽喉发堵塞，胁下发急痛。

那么这个医生要是不错治呢，也到不了现在这个情况。"医以为留饮而大下之"，其实它是气上冲，气往上冲，你要吃泄药的话，"气击不去"，气与下药相冲击，那个（气上冲的）病除不了的。后来一看"下"不好，就"重吐之，胃家虚烦"，咱们前面《伤寒论》讲过，用吐法，胃丧失体液、津液，要发烦热的，所以"虚烦"，虚者指吐伤津液，胃中燥要发烦，所以"咽燥欲饮水"，"吐"伤胃液最厉害。

"小便不利，水谷不化"，胃气虚了。"面目手足浮肿"，胃虚了，它总是要发生水证，以前就有寒水结于关元，胃一虚，外边就要肿了，就是前面讲的那个道理了，不重复讲了。那么大夫看了有浮肿了、有水了，这才看明白，又用"葶苈丸下水"。葶苈丸前面讲过了，就是葶苈大枣泻肺汤弄成丸药。"当时如小差"，吃这个药的时候就像好一点，可是"食饮过度，肿复如前"，当时好只是一时的。水肿是有这种情况的：要是用攻击药，当时是好一些，但是胃气已经虚了，那也是错的（治法），过后还是要复来的。

"胸胁苦痛，象若奔豚"，气（上冲）总是没治呀，主要的矛盾在这里呢，"胸胁苦痛"，气老往上攻嘛，形象就像奔豚病似的，上冲胸咽。"其水扬溢"，由于气冲，水气更厉害了，则"浮咳喘逆"。浮指的浮肿说的，尤其面目总要浮肿的。逆指的是上气而逆。就是因为气上冲，夹水气上冲，所以要浮肿，也要咳喘而逆。

那么这个时候应该要抓主要矛盾，"当先攻击冲气令止"。冲气一止，一切都好了。"乃治咳；咳止，其喘自差。先治新病，病当在后"。新病指什么呢，是指大夫误治出来的情况，就是气上冲得厉害，这是新病。老病就是结在关元，这是老病了，然后再慢慢治。

这一段，丝毫没有意思，拉杂不休，这个句子的文章也不像张仲景的话，它这四六句都是南北朝晋以后的文字，所以你们念古文就知道了，韩愈起八代之衰嘛，到这个时候，都是

四六句，你看他这文字排列得全是，没有什么意思。

这个（病症）像什么呢？就像前面讲的痰饮篇，服小青龙汤后的那系列辨证差不多。先治气冲，这个也是这样子。是从那里（服小青龙汤后系列辨证）套出来的，所以，这篇肯定是后人所附的。当然，还不是王叔和（所附），王叔和还不这么笨。这篇文章的这一段，一点意思也没有。你们回头想一想，这个病就是学生这么问：这个人（患者）本来当时就是个水病，很清楚，面目、四肢、身体皆肿，小便又不利。（学生问老师：）你给他看病，你怎么说那些（胸中痛，气上冲咽，状如炙肉，当微咳喘）呢？（老师他）就解释这一段。没有什么大意义的。不应该搁这个地方。我想，这一段都是后人所附。冲着文章、冲着意义，在水气篇里都没有什么必要。

底下讲具体治疗了，很重要。

**风水，脉浮，身重，汗出恶风者，防己黄芪汤主之。腹痛加芍药。**

**防己黄芪汤方** 方见湿病中

"腹痛加芍药"，不要！这是后人添的。"风水"，虽然提个风水，这（防己黄芪汤）真不是风水，你看看后头这个方剂就知道了，主要就是表虚，"身重，汗出恶风"。表虚就恶风，尤其黄芪剂（的表虚），黄芪是实表的。表虚到极点了，恶风非常敏感，在临床上要注意。特别恶风的大概是黄芪证，表不固，所以"汗出"。

"身重"，没说身肿，发展到后来也会肿的，但是以重为主，重者多湿，就是皮肤肌肉多湿，身上觉得沉。

为什么"脉浮"，水在表，湿在表，本来在风湿里头提到这个方子。病在外，脉就浮。并不认为是表证，这个纯粹有表虚，表虚则水气都来外表，聚于皮肤而不去了。实表就能治，这个方子纯粹是实表。（编者按：笔者理解，防己黄芪汤为里证而非表证，所谓"表虚"，乃是"里气虚证"而产生"表虚之症状"，并非"表证之虚证"。胡希恕先生认为防己黄芪汤为皮水）

防己黄芪汤，见前面"痉湿暍"篇章里头的"风湿"，就是桂枝汤去桂枝、芍药，加木防己、白术、黄芪，就是利尿，实表。因为没有表证所以去桂枝。主要是用黄芪，黄芪加上姜、枣，健中补胃而外以实表，是补中益气的一个办法。另外，用白术、防己祛水，是这么一种治疗，这没有表证啊。

到后头附方《外台》"防己黄芪汤"说得非常好，我们再详细解释。虽然说是风水，因为它的证候像风水一样，也恶风、也脉浮、也汗出，实际上它是不是风水。风水要发汗的，所以这个要注意（防己黄芪汤不发汗，所以说其非表证）。

**风水，恶风，一身悉肿，脉浮不渴，续自汗出，无大热，越婢汤主之。**

**越婢汤方**

**麻黄**六两　**石膏**半斤　**生姜**三两　**大枣**十五枚　**甘草**二两

上五味，以水六升，先煮麻黄，去上沫，纳诸药，煮取三升，分温三服。恶风者，加附子一枚，炮；风水加术四两。《古今录验》

这是真正的风水。"一身悉肿"，这个不是光重了（防己黄芪汤以身重为主），身上都肿了，脉也浮。

"不渴"，这个"不渴"不是多余的话。要是渴就不能发汗，不渴则正应该发汗。这个渴，前面也讲了"病诸此者"，凡是渴而小便数者或者下利，绝不可发汗（然诸病此者，渴而下利，小便数者，皆不可发汗）。发汗丧失人的津液。

"一身悉肿，脉浮，恶风，续自汗出"。继续老出汗，汗多，是有内热的关系。底下它紧接一句话，"无大热"。无大热，不等于没热。大热指的什么呢？指身大热，阳明病，法多汗，身大热，蒸蒸发热。（越婢汤）它不是那种（阳明病的身大热）发热，那种发热是阳明病了。

（越婢汤）它既有表，内里也有热，所以说无大热，但是续自汗出。汗出是由里往外蒸的，里头有热，所以用越婢汤。越婢汤外解表内清热，有大量石膏啊！

风水，脉浮，恶风 [甚]，汗出，（无热）身重，防己黄芪汤主之。

风水，脉浮，恶风，续自汗出，无大热，一身悉肿，不渴，越婢汤主之。

你看这两段，所以我们得在临床上辨证。看着样子都像风水。防己黄芪汤的恶风是非常地厉害，纯粹是表虚，由于表虚，没提外边肿，但是（提到身重）肌肉里头停湿，身上特别重。所以这两段不能等同看，这很重要。都搁个风水，头一个（防己黄芪汤）风水是形像风水啊，其实是皮水；第二个（越婢汤）是真正的风水。

越婢汤这个方子也是常用的方药。"恶风者加附子一枚"，这要不得，这都是后人加的。"风水加术四两"，也不对，这是《古今录验》那个书上说的。（越婢加术汤）那是里水，前面咱们讲过了（里水者，一身面目黄肿，其脉沉，小便不利，故令病水。假如小便自利，此亡津液，故令渴也。越婢加术汤主之）。由于小便不利而造成的身肿、里头腹水，用越婢加术汤。越婢加术汤不一定的是风水，越婢加术汤外边没有表证。这一条（风水，恶风，一身悉肿，脉浮不渴，续自汗出，无大热，越婢汤主之）一定得是风水。

前两段都是说风水，但是风水也不限于越婢汤一个方子，后头还要有。这两段很相似，在临床上千万要注意。如果没有热，而且恶风相当甚，就是特别敏感。我遇到过（防己黄芪汤）这个病，就是在夏天，比较热的天，屋子关得非常严实，一点风患者都受不了，这个情况我是有亲身体会。那纯粹是表虚，你千万不要用麻黄剂，那是黄芪剂。所以这两段看症候在书上写的都差不多，实际是不然的。

**皮水为病，四肢肿，水气在皮肤中，四肢聂聂动者，防己茯苓汤主之。**

**防己茯苓汤方**

**防己**三两　**黄芪**三两　**桂枝**三两　**茯苓**六两　**甘草**二两

**上五味，以水六升，煮取二升，分温三服。**

这个说皮水，皮水不是（只有）一种治法，而是各种不同。如果"皮水为病，四肢肿"，水气就在皮肤里，皮水嘛，是这样子。如果"四肢聂聂动者"，要用防己茯苓汤。

"四肢聂聂动"是什么意思？是有水气在皮肤里，如果再有气上冲，水气相击，要微微动，"聂聂动"就是微动的一个状态。如果只有水，没有气上冲，它不会动的。所以桂枝配合茯苓，就治筋惕肉瞤、肉跳，那是桂枝、茯苓结合在一起就有这个情形，桂枝治气上冲，茯苓祛水。那么这个方子（防己茯苓汤）也是这个道理，它是桂枝甘草做基础的方子。防己、黄芪、桂枝、茯苓、甘草，它是桂枝、甘草治气上冲。大量用茯苓六两，它也祛水，但是治肉动，尤其与桂枝配伍。

这个方子以防己、茯苓祛水，黄芪实表。因为皮水都是络脉虚，黄芪这个药既能补中，又能实表，所以补中益气要用黄芪的。表不实，水气不去。假设这个方子不用黄芪，我们用桂枝、甘草、防己、茯苓，当时也能消肿，不是不能消肿，但是马上就回来了。（因为）它还虚着呢，水去还来，你非得根本上解决，不虚了，水在（络脉）里头站不住了，把水祛掉病就马上好了。

所以治皮水，（防己茯苓汤）这个方子还是一个主要的方子。那么在临床应用如果没有四肢聂聂动，也没有气上冲的情形，或者说没有桂枝甘草证，我们用上边的方子——防己黄芪汤，也不是不可以的，也治这个病（无四肢聂聂动的四肢肿之皮水），你要看情形啊。如果有桂枝甘草汤证，又有表虚，有皮水的情况，就得用本方防己茯苓汤了。所以得辨证，防己茯苓汤主要得有四肢聂聂动的症状，用防己茯苓汤这个方子特别好使。

**里水，越婢加术汤主之；甘草麻黄汤亦主之。**

**越婢加术汤方**见上。于内加白术四两，又见脚气中

**甘草麻黄汤方**

**甘草**二两　　**麻黄**四两

**上二味，以水五升，先煮麻黄，去上沫，纳甘草，煮取三升，温服一升，重复汗出，不汗，再服。慎风寒。**

越婢加术汤前边讲过了。甘草麻黄汤搁在这个地方有些问题，咱们不得不讨论。用甘草麻黄汤可以治风水的，不能治里水。小便不利造成的水肿，不利小便，只是用甘草麻黄汤是危险的事，我恐怕这一段都是错误的。大家的注解都这么注了。

这个（甘草麻黄汤）主要还是治风水。

风水有自汗出的，续自汗出，里头有热，它要汗出，用越婢汤就是这个道理；

假设（风水）不是汗出，喘而急迫，无汗，这类的风水用甘草麻黄汤是对的。

所以这一段很成问题，一般注家都是敷衍了事就过去了。据我的研究，甘草麻黄汤在里水的时候，也就是有小便不利为主的这种水气病，叫我看是用不得的。如果小便不利，水停在里，不先利小便，攻表是没用的，有时还激动水气，造成很多的问题。

所以据我看，这段有问题，留在这个地方大家谈论。据我看（甘草麻黄汤）它是治风水的，是治风水无汗这种类型。这个书错误是有的，所以到这个地方应该拿出来大家讨论讨论。甘草麻黄汤，是无汗而急迫可用的方子，用甘草缓急。喘、无汗的这种水肿，有用甘草麻黄汤的机会。

前面我们讲的里水的情况，"一身面目黄肿，其脉沉，小便不利，故令病水"，这叫里水。用越婢加术汤是没有问题的，要用麻黄汤成问题的。（里水）用越婢加术汤，不用越婢汤，要越婢汤而加术，兼利尿嘛。这书的条文里有很多这样的情况。单独这一节它用甘草麻黄汤，我越寻思越觉得不对头，各家可没像我这么解释。但我觉这是成问题的，搁这块大家讨论讨论。甘草麻黄汤纯粹是发汗的，"温服一升，重复汗出"。一升不出汗，你再服就要出汗了。"不汗，再服"，它要让患者发汗嘛，所以（甘草麻黄汤）治小便不利的里水是成问题的。

**水之为病，其脉沉小，属少阴；浮者为风，无水虚胀者，为气。水，发其汗即已，脉沉者，宜麻黄附子汤；浮**

者，宜杏子汤。

**麻黄附子汤方**

麻黄三两　甘草二两　附子一枚，炮

上三味，以水七升，先煮麻黄，去上沫，纳诸药，煮取二升半，温服八分，日三服。

**杏子汤方** 未见，恐是麻黄杏仁甘草石膏汤

这一段都挺好的。

"水之为病，其脉沉小，属少阴"，少阴之为病，脉微细，细就是小，这个脉比较而言就是沉，不那么浮，这是少阴病。那么少阴病也在表嘛，所以风水也可以发生少阴病，不是不可以发生少阴病。"属少阴"就是这种水气病属少阴。

"浮者为风"，只是浮，就是前面讲的风水。"无水虚胀者，为气"，也有虚胀的，这在临床上我们也常见，看到它发肿，但是摁着没有水，不像水一摁没指、有坑，它没有（坑儿），这是虚胀，是气，气当然不能发汗了。

"水，发其汗即已"，凡是水肿，发汗就可以好病了，无论是少阴，还是太阳病的这种风水。"脉沉者宜麻黄附子汤"，脉沉，就是沉小了（水之为病，其脉沉小，属少阴），那个属于少阴病，得用少阴的发汗法子，少阴的发汗法子就得在发汗药里加附子，麻黄甘草加附子，这是麻黄附子甘草汤，咱们在《伤寒论》少阴篇就有了。

"浮者宜杏子汤"，杏子汤在本书上没有、不见，那么各家的说法就不一样了。这个书（《金匮要略》）上说恐是麻黄杏仁甘草石膏汤，那么在《医宗金鉴》他们说就是麻黄甘草汤加杏仁。我认为这些说法都不对的。《伤寒论》上有，这说明是大青龙汤，回头你们翻《伤寒论》，"太阳伤寒，脉浮缓，身不疼，但重，乍有轻时，无少阴证者，用大青龙汤发之"。"无少阴

证"，少阴证它脉沉小，那得用麻黄附子甘草汤。这一段就针对那个来的，所以如果脉沉小，这是少阴病，大青龙汤用不得。大青龙汤是越婢汤与麻黄汤合方，里头也有杏仁，古人或者管它叫杏仁汤也不一定啊，这是无从考据的。但是，我们就风湿这种病，根据《伤寒论》又有"太阳伤寒，脉浮缓"这么个条文，"脉浮"它是属于风湿、属于风水，所以我们说大青龙汤比较合理。甘草麻黄汤加杏仁，那不叫方，加杏仁就能治的话，那么甘草麻黄也能治风水啊，如果是身疼痛，那更应该用大青龙汤。

这种风水，有两个讲法，有一个是身不疼痛，有一个是身疼痛的。那么如果身疼痛，这种风水用大青龙汤更好，它本来就是要身疼痛的；就是不疼但重也可以用，根据《伤寒论》条文所讲。

我想大青龙汤合理。麻杏石甘汤治不了，麻杏石甘汤不能够治水气的。还不如用越婢汤治水气呢。

这一节原则上讲得很好，所以风水不是只是阳性病，少阴病也有的，这里提出来"属少阴"，与这个（阳性的）风水区分，所以说（阴性的风水）属少阴，其实就是风水而陷于少阴病，也得发汗。水都得发汗，在表嘛，不过它（阴性的风水）发汗得用麻黄附子甘草汤，与阳性病的发汗的方法不一样。阳性病得用杏子汤，杏子汤是个疑问，大家的说法不一，我认为是大青龙汤比较好。

**厥而皮水者，蒲灰散主之。**方见消渴中

这一段大家的解释也是千奇百怪的。

"厥"，厥者无汗，四肢厥就是血少。"皮水"也是应该发汗的，"厥而皮水者"不可发汗，只能利尿。但厥无汗嘛，这个

（厥而皮水）应该用利尿的法子。

这里用蒲灰散，大概总是有热的，蒲灰、滑石两种药前面讲过，都是利尿药，都是偏于治热，那么这种"厥"不是寒厥。

注家有这么解释的：说厥就是逆，皮水逆了。这是药丸解释了，说是水出来了，拿蒲灰散外敷，我认为（这种解释）是大成问题的。陈修园、《医宗金鉴》都是这么解释的，我认为不是这样的，它没说外敷，"蒲灰散主之"还是指内服药，就是利小便。

凡是水气病，无论风水、皮水，当然不是一个治法了。你像我们前面讲的防己茯苓汤是桂枝甘草为基础，也是解表的办法。当然也有用麻黄的机会，也不是没有。

但是要是厥，这是血虚，你不但麻黄不能用，桂枝也不能用，所以必须利小便、只能利小便。蒲灰散也是举其一例而已，当然在临床上还有其他利小便的法子来治水肿。

底下讲黄汗了。

问曰：**黄汗之为病，身体肿**（一作重）**，发热汗出而渴，状如风水，汗沾衣，色正黄如柏汁，脉自沉，何从得之？师曰：以汗出入水中浴，水从汗孔入得之，宜芪芍桂酒汤主之。**

**黄芪芍桂苦酒汤方**

**黄芪**五两　　**芍药**三两　　**桂枝**三两

上三味，以苦酒一升，水七升，相和，煮取三升，温服一升，当心烦，服至六七日乃解；若心烦不止者，以苦酒阻故也。一方用美酒醯代苦酒

"以汗出入水中浴，水从汗孔入得之"这一句话恐怕有一个错误，我们在讲历节的时候有，"汗出入水中，如水伤心"，讲

的历节痛又搁这儿了，这恐怕是注家搞的。

黄汗这个病，"身体肿，发热汗出而渴"，有热嘛，形状像风水，但是表现是不一样的。

"汗沾衣，色正黄如柏汁"，这与风水是大不相同，它出黄汗。"脉自沉"，虚，黄汗病也是虚病，尤其是表虚。

从何得之？那么底下是"汗出入水中浴，水从汗孔入得之"，因为我在临床上遇到过这个病，知道这句话（汗出入水中浴，水从汗孔入得之）不一定是对的。我遇到两个，都是女的。尤其黄芪芍桂苦酒汤说治疗黄汗病，它更不是这么（汗出入水中浴，水从汗孔入得之）得的，恐怕这句话是有问题的，咱们可以搁到这。就算是张仲景的话，这也是略举一般，也不是说这种（黄汗）病都得汗出入水中得的，这也是概括不了的。

这个（黄汗）病宜黄芪芍桂苦酒汤主之。为什么呢？主要是黄汗病丧失体液太厉害了，丧失体液以致"渴"，津液亏损得厉害，这个时候不能再让它出汗了，虽然还是要用桂枝这类的药，它老气上冲嘛，但是要加苦酒。苦酒就是醋，酸收啊。黄芪是补虚，桂枝、芍药调节营卫，桂枝治气冲，芍药育阴。桂枝芍药这两个搁在一起，对调节营卫还是起作用的。但是其他的热药都不敢搁了，姜、枣都不要用了，不能让患者再出汗了。桂枝汤方剂中的一般甘温药都不能要了，另外加上醋，醋就是使它不出汗。你们看看方后的说明就知道了。（当心烦，服至六七日乃解；若心烦不止者，以苦酒阻故也）吃这个药，开始要烦，烦的道理呢，就是不得出汗，（服药前）他老出汗，（服药后）一不出汗他就烦的。服至六七日，烦才解。"若心烦不止者，以苦酒阻故也"，烦就是因为苦酒阻止汗出（才造成的）。

这个方子主要是外调营卫、补虚实表，同时止汗。这个方子很好使，我遇到过一个病人。但是，若是不渴，还是要用桂

---

**胡希恕金匮要略讲座**

枝汤加黄芪。这一段，应该搁第二段，正证、正治在下边这段。这段是黄汗久不治，丧失体液太多，人已经渴，所以，赶紧治标。急则治其标，就是不让他出汗了。但基本上呢，还得实表，调其阴阳，调其营卫，还是用黄芪桂枝芍药。

看看底下这个大段，讲得非常细。

黄汗之病，两胫自冷；假令发热，此属历节。食已汗出，又身常暮卧盗汗出者，此劳气也。若汗出已反发热者，久久其身必甲错；发热不止者，必生恶疮。

若身重，汗出已辄轻者，久久必身瞤，瞤即胸中痛，又从腰以上必汗出，下无汗，腰髋弛痛，如有物在皮中状，剧者不能食，身疼重，烦躁，小便不利，此为黄汗，桂枝加黄芪汤主之。

**桂枝加黄芪汤方**

桂枝　芍药各三两　甘草二两　生姜三两　大枣十二枚　黄芪二两

上六味，以水八升，煮取三升，温服一升，须臾饮热稀粥一升余，以助药力，温服取微汗；若不汗，更服。

"黄汗之病，两胫自冷；假令发热，此属历节"，黄汗与历节病有个不同之处，主要是在两胫发热和自冷。黄汗病两胫自冷，它是水气病，水气就下，下边特别厉害，两胫要冷的；历节不是的，历节它发热，"假令发热，此属历节"，历节也出黄汗。所以开始这一节，就是历节、黄汗一个主要鉴别点。

第二节，"食已汗出，又身常暮卧盗汗出者，此劳气也"。不是荣气，是"劳气"，劳气就是虚，虚劳之气，它这个病（黄汗病）是虚的。"食已汗出"，吃完饭就出汗，"又身常暮卧盗汗出"，就是夜间一躺下也老出汗，黄汗是这样子的。那么这种汗，不是有热，不是纯粹有热的关系，这是劳气，就是虚。

"若汗出已反发热者，久久其身必甲错"。汗出已，反倒发热，这是个不好现象。一般要是出完汗都不发热，一方面出汗一方面还发热，说明人的精气外泄，邪气在里头老留着，咱们在讲表证的时候讲过这些问题，就是正不胜邪，就是虚。"发热不止者，必生恶疮"。我们出的汗都是精气，人的热反倒留于内，这久而久之一定伤及血脉的，开始是瘀血证，其身甲错；再久而久之，热不止还要生恶疮。这都是说明黄汗的，黄汗是这个样子。搁个"若"，（说明除黄汗之外的）一般的病也是这样子，也不例外，它像个泛论似的，但是它主要的是针对黄汗。

"若身重，汗出已辄轻者，久久必身瞤，瞤即胸中痛"。它说如果身子沉，身子沉说明什么呢？停湿停水嘛。"汗出已"，出完汗之后，水（所停之水）能去一部分，感觉轻快，这说明他有水气。黄汗是老出汗嘛，出完汗觉得像好一些似的，其实正说明他身上有水气。"久久必身瞤"，黄汗虚，虚则它常气上冲，气上冲有水气，身上一定要动的，肉一定要瞤的，就像我们前面"四肢聂聂动"是一个道理，没有气冲它不会动。"瞤即胸中痛"，一瞤就是有气上冲了。气上冲，胸中一定要痛的，气冲于上嘛。黄汗病有几个重点，一是出汗，一是发热，一个身肿痛，这是三大证候，所以它是一条条的分析，这非常地好。

"又从腰以上必汗出，下无汗"。由于气上冲，水气也携着气上冲，所以上边出汗，下边没汗。"腰髋弛痛"，水气往下边厉害，冲腰，髋就是胯，就是外边这个胯。这个地方又没力气又疼，"弛疼"，"弛"是松弛的弛。"如有物在皮中状"，老觉得从腰髋以下这个部位，里头像是有虫子爬似的，什么呢？水气。就是虚而水气占据不去，就是这么一种病。要是更厉害的话，"剧者不能食，身疼重"，剧者，由于气往上冲，里头有寒水、湿气，那么他就不能吃东西。身既疼也重，它有表证，重就是有水，疼就是营卫不利。"烦躁，小便不利，此为黄汗"，做个总结，上边这种情况就是黄汗的证症。

"桂枝加黄芪汤主之"，这是证治。桂枝汤治营卫不利，解外，也治身疼，但是它（桂枝汤）去不了黄汗，非加黄芪不可，表虚嘛。桂枝汤不但治身疼，也解热了，它（患者）老有虚热。

这两种病人我都遇到过，黄汗病值得我们研究，到底是什么病？我查不少西医书，也查不出来。我治头一个黄汗病就用桂枝加黄芪汤，我用这方子相当好使。她这个人啊，是哈尔滨的女患者，她爱人在哈尔滨的一个医院，也是一个挺有名的大夫，她在西医院诊断说是肝硬变，这个人面目属于黧黑，有点褐黄色，但是给她查，没有黄疸。她来这儿我给她看，开始我也没注意这个黄汗，她说是肝硬变，拿了不少检查的东西，她的爱人是个大夫，我就给她当肝病治，越治她越疼，腰疼得厉害。她住在西郊，来一趟挺困难，一步不能走，得人架着，那天我看她腰那么疼，我就奇怪了：肝硬变哪有那么疼的，我看她的领子，一翻，是黄色的，我说你出黄汗吧，她说对了，她说我得这个病就出黄汗。后来不治肝了，我给她吃桂枝加黄芪，很快就好了，颜色都变了，黄汗解决了，后来这人好了。

那么黄汗究竟是什么玩意？这值得研究。你说这黄哪来的，是这个汗？中医看这个汗，为热证，色变了。那么阳明病那么样的大热，汗也不黄啊，所以这值得研究。黄汗病我是遇到了，遇到这么个（桂枝汤加黄芪证的黄汗）病，同时前面讲的桂枝苦酒汤（类型的黄汗病）我也遇到过，这个患者就是渴，我就给他桂枝芍药黄芪苦酒汤，他吃就好了。

所以这两个（类型的黄汗）病我都遇到了，但是这个黄汗病，黄是从哪来的呢？这个人我还真给他（做了）检验了，他也是黄疸，指数都不高，你说这黄哪来的，这值得研究，西医也搞不清。我问过西医，西医说这个病少见。是少见，我的确幸运，遇到这么两个病，一般人恐怕都还没遇到。这个黄哪来的呢，可（黄汗）确实是这样子，与这个书上说的大致都差不多，尤其腰、腿疼得很突出，出汗，是有些发热。所以（黄汗）这个病是有的，我遇到两个（黄汗）病人后就再也没遇上，（那两人的）病历都没有了，但是我有些记录。因为"文化大革命"以后，病历全没了。所以，黄汗这个病值得研究。你说黄汗的这个黄怎么来的，奇怪！我治的头一个患者，就是桂枝加黄芪汤，确实肝硬化，她的脾也大，但是她吃了药，黄汗基本解决了，而且她腰不疼了，后来她自己来了，也不用人搀，的确是好了。

　　师曰：寸口脉迟而涩，迟则为寒，涩为血不足。

　　趺阳脉微而迟，微则为气，迟则为寒，寒气不足，则手足逆冷；

　　手足逆冷，则荣卫不利；荣卫不利，则腹满胁鸣相逐，气转膀胱，荣卫俱劳；

　　阳气不通，即身冷，阴气不通，即骨疼；

　　阳前通，则恶寒，阴前通，则痹不仁；

　　阴阳相得，其气乃行，大气一转，其气乃散；

　　实则失气，虚则遗尿，名曰气分。

　　底下讲气分，这一节很不好理解。

　　"寸口脉迟而涩，迟则为寒，涩为血不足"。他说诊查寸口脉，就是桡骨动脉了，迟而涩，迟是为寒，涩是血不足。诊寸口，直到这个人有寒而血不足。

　　"趺阳脉微而迟"，诊趺阳脉，看他的胃，微而迟，"微则为气"，就是胃气虚，所以脉微，"迟则为寒"。"寒气不足"，就是概括上边寸口脉和趺阳脉。寒气不足，"寒"为有寒，"气"就是胃气不足，还有一个血不足，就是概括寸口脉和趺阳脉而言的寒气不足。是三个意思，寒、胃气不足、血不足。认为这样子，血不足是荣卫不利。"手足逆冷"，它又有寒、胃虚、血又不足，当然要四肢厥冷，血达不到四末，所以手足逆冷。

那么手足逆冷说明什么呢，就是"荣卫不利"。荣卫不利于外，津液整个在里头，而为水，所以"腹满胁鸣相逐"。肚子胀满，胁鸣，它是往上冲了，腹满胁鸣。相逐就是寒和水气相逐。要不搁个"相逐"是什么道理？荣卫不利于外，手足逆冷；寒水之气相搏于里，腹满胁鸣相逐而气转膀胱。"气转膀胱"，就说明它不是下输膀胱，气转膀胱就是气在小腹与上腹这个地方时上时下的意思。主要的是荣卫虚竭了，"荣卫俱劳"就是营卫俱虚竭的意思，这个劳就是虚劳的劳。

"阳气不通，即身冷"，阳气指着胃说的，胃气不行所以身冷。"阴气不通，即骨疼"，血凝滞，也不通，所以骨疼，这是古人的一种看法。身冷、骨疼是个表证，它说身子所以冷，骨节所以疼，这是由于荣卫之气不利，不利就是外边还是有外邪了。

"阳前通则恶寒"，阳前通这句话很不好解释。阳通照理说不应该恶寒了。这个尤在泾解释得相当好，他说阳前通，阴失去阳了，阴失去阳必然要恶寒的。他这个解释不是冲着阳字下手，阳前通，阴没通啊，阴没通，阴失去阳了，不是要恶寒吗，这是尤在泾的解释，旁人还没有那么解释的，我认为他的解释还是很有道理的。"阴前通，则痹不仁"，阴前通了，可是阳呢？郁而不行，阳就是指胃气，所以咱们讲的胸痹那条就是了，阳微寒痹，它要是麻痹不仁，没有阴，阳可是光在那待着，滞而不行，它要麻痹不仁。

必须得怎样呢？阴阳二气，是相辅而行的，总得"阴阳相得，其气乃行"，这个说明什么，说明治疗呢，那么也就是说，我们通阳怎么办呢，就得治津液以通外，它就指着麻黄附子细辛这个方药说的。那么桂枝汤我们讲了很多了，甘温养液的方药。你要只是用桂枝去芍药汤，能够通荣气，不能通卫气。"阴前通"、"阳前通"都是指着用药，你只是用麻黄附子细辛汤可以通其阳气治津液，但是更恶寒，阴不通嘛，阴失去阳，它不更恶寒？你要只是用桂枝去芍药汤调营卫，那么养营气，营通而卫不通，它要麻痹不仁的，所以这（两个方单独用）都不行。讲治疗的这两句话，就指下边的方子（桂枝去芍药加麻黄附子细辛汤），总的来讲，既要通阳也要通阴，两个方子就得一起用，这"阴阳相得，其气乃行"。"其气乃行"是指什么说的，寒水之气乃散的意思。"大气一转，其气乃散"，就指寒水之气。

"实则短气，虚则遗尿"，如果这个病要是实，吃这个药，则失气，出虚恭；如果这个病虚，要遗溺。

"名曰气分"。这个病主要的问题，是由于荣卫不利造成内有寒水。营卫不利（荣卫不利。编者按：荣卫与营卫同义，下同）还是有外感的问题。所以诊寸口和趺阳，我们知道它是外边营卫不利，血虚有寒在里面，诊趺阳又知道胃气也虚，也是有寒。寒气不足这么一种问题，所以在内有寒水之气相逐，腹满胁鸣相逐气转膀胱；在外又有表证，荣卫不利身冷骨痛。那么里面造成的水气病，主要源于营卫不利，所以它说气分。

这一段冲着血分说的。那么治疗，既要通阳解表，也要用桂枝调营卫、解肌那种办法。没用整个桂枝汤，还是阳气不足了，把芍药去了。"虚则遗溺，名曰气分"，就应该（马上接上）底下桂枝去芍药加麻黄附子细辛汤主之，就应该接这个啊。《医宗金鉴》说的是对的。

气分，心下坚大如盘，边如旋杯，水饮所作。桂枝去芍药加麻辛附子汤主之。

**桂枝去芍药加麻黄细辛附子汤方**

桂枝三两　生姜三两　甘草二两　大枣十二枚　麻黄　细辛各二两　附子一枚（炮）

上七味，以水七升，煮麻黄，去上沫，纳诸药，煮取二升，分温三服，当汗出，如虫行皮中，即愈。

"气分，心下坚大如盘，边如旋杯，水饮所作"这是衍文，不要。"桂枝去芍药加麻黄附子细辛汤主之"就接着上边的气分，这是对的，因为什么呢？"心下坚大如盘"是另一段的，是枳术汤，是底下那段。所以这个书错的地方也很多。

这段文章倒好解释。这种治疗的办法，你搁他那文章一起看不很清楚，那么我们怎么理解呢？根据药物咱们来分析一下，这个方药是两个方子合起来，一个是桂枝去芍药汤，一个是麻黄附子细辛汤。

桂枝去芍药汤是治气上冲，上实下虚，胸满脉促嘛，"腹满胁鸣"说明有冲气。营卫不利用桂枝去芍药汤是很对的；麻黄附子细辛汤是少阴病发汗的药，麻黄附子细辛治水气，所以在少阴篇里头，"少阴病始得之，反发热，脉沉者"。少阴病一般不发热，反发热而脉沉，脉沉就有水，所以用麻黄附子细辛汤，认为它是少阴病，非配合附子这类药不可。搁细辛干什么？就祛水。那么这个（麻黄附子细辛汤）就是发表祛水。我们从（桂枝去芍药加麻黄附子细辛汤）这个方剂上可以看得出来，这个方剂一方面祛里头的寒水之气而解表，同时也调营卫治气冲。那么既有桂枝去芍药方证，又有麻黄附子细辛汤证，所以把两个方合起来治这个病。

那么我们对这个病怎么理解呢？这个病就是：第一胃虚，

胃虚要有水气啊；二是有寒，虚寒在里，外边遭受外邪，所以它陷在内里头，有腹满胁鸣相逐气转膀胱这种水气病，外表又有身冷骨痛表证，它是陷于阴证，陷于少阴病。那么怎么治啊？

根据方剂的组合，恰好适应这两个方面，一方面调节营卫养阴，养阴就是养血了，用桂枝汤为基础；一方面也得祛水气，解表让它出汗啊，用麻黄附子细辛汤。这样来解释我认为还是充分的，这个叫气分。总而言之，由于荣卫不利于外，那么荣卫之气不行，里头也为水气，所以叫做气分。这种气分，根据上面这种病的情况，可以用这个方子（桂枝去芍药加麻黄附子细辛汤）来治，这个方子也是表证的方子，既是表不解没有汗，但是又有桂枝去芍药证、气冲胸满这种情况，可以用这两个方子合起来。

你们看看底下，这个解释也可以，说"上七味，以水七升，煮麻黄，去上沫，内诸药，煮取二升，分温三服，当汗出，如虫行皮中，即愈"。虫行皮中，营卫不利得厉害，发汗很不容易，非用大力的附子也出不来汗，如虫行皮中，咱们在《伤寒论》讲了，一是说它是久虚，老像虫子爬似的，它出不了汗。那么它这个（桂枝去芍药加麻黄附子细辛汤证）也是这样子，它是虚，所以只是用麻黄是不行的，得用大力的附子才能使它发汗。要从辨证上说，四肢厥冷、身冷骨痛，这纯粹是少阴病的情况，所以要用加附子这种法子。

这一节在文章里头不很好理解，各家对"阳前通则恶寒、阴前通则痹不仁"的解释有问题，甚至于都不解释，唯独尤在泾的解释我认为还是挺合适的。

**心下坚大如盘，边如旋盘，水饮所作，枳术汤主之。**

**枳术汤方**

**枳实**七枚　　**白术**二两

大医精诚万世师表

上二味，以水五升，煮取三升，分温三服，腹中软，即当散也。

"心下坚大如盘"，就是胃停水。"边如旋盘"，旋盘这东西咱们不知道（具体指什么），上边说如旋杯（心下坚大如盘，边如旋杯，水饮所作），也有（注家）后来改的覆杯，杯子扣着这么一大块。旋盘，早先的粉磨坊里有叫旋盘的，就是旋凉粉的那种东西，总而言之有边棱的，所以这一段的"心下坚大如盘，边如旋盘"，"边"很明显，很像肝硬变的那种腹水，摸的话有边，有边缘可以触摸到，一般水不会结成这样，很像肝硬变的那种情况。所以枳术汤，它是祛水病相当地好！枳实这个药，是起攻坚破结作用，也消胀。大量加上术，当然是起作用的。我们治肝硬变腹水，不可攻的。这个方子单用的机会是少的，我们把它搁到旁的方子里（一起用），还是常用的。"心下坚大如盘，边如旋盘"，旋盘我们不知道（具体指什么），但"边"如旋盘，这个"边"，总是拿手能够触摁到的，触摁到的这种水肿，指的是里面说的，一般的光是水肿，不会摸到的。恐怕是指的肝硬变说的。

### 附方：

《外台》防己黄芪汤　治风水，脉浮为在表，其人或头汗出，表无他病，病者但下重，从腰以上为和，腰以下当肿及阴，难以屈伸。方见风湿中

《外台》说得很好，"防己黄芪汤：治风水，脉浮为在表"。我刚才说的（防己黄芪汤证）不是风水，它这个（《外台》）说（防己黄芪汤证）也叫风水，由于脉浮是在表嘛。可是有这样一种情况，"其人或头汗出"，所以我们头一段（风水，脉浮，身重，汗出恶风者，防己黄芪汤主之）说是汗出，这个汗出不是

像越婢汤那个汗（风水，恶风，一身悉肿，脉浮不渴，续自汗出，无大热，越婢汤主之），而是"其人或头汗出，表无他病"，它（防己黄芪汤）不是真正表证，表无他病就是没有身疼等等这种情况。可见这个所谓风水（防己黄芪汤：治风水），它不是很明确的表证的那种风水，这样解释挺好。

主要的呢，"病者但下重"，水气就下嘛，下边重。"从腰以上为和"，腰以上都蛮好的，像没病一样，为和就是如平。"腰以下当肿及阴"，腰以下尤其腿，往上肿及阴，就是前阴了，那么腿是"难以屈伸"。冲着这个说法，（防己黄芪汤）纯粹是皮水，它没有表证，可是古人就着形象像表（而说风水），所以对防己黄芪汤（的理解），这一节可以给我们做参考。假设我们遇到水肿，从腰以下肿，以致不能屈伸，那么我们用防己黄芪汤。看着像风水，可不是风水啊，它没有外感的证候，所以（防己黄芪汤）与越婢汤是绝对不一样的。所以这一段我认为它虽是附的，但可以给我们做个参考。

# 黄疸病脉证并治第十五

黄疸也是个证了，肝胆疾患等一切发黄都概括在内了，古人专就这个"黄"而讨论，这一篇就讨论这个问题。

**寸口脉浮而缓，浮则为风，缓则为痹。痹非中风，四肢苦烦，脾色必黄，瘀热以行。**

"寸口脉浮而缓，浮则为风，缓则为痹，痹非中风；四肢苦烦，脾色必黄，瘀热以行"。（有的版本是这样的标点符号，我认为）这个分号不要的，它是接着下来的。

"脉浮而缓"本来是中风脉了，太阳中风脉浮缓，那么浮是在表，就是"浮则为风"了。中风的缓是由于中风汗出丧失津液，所以脉按之才缓弱，那么这个呢，它说不是（由于丧失津液），"缓则为痹"，虽然脉是浮缓，但是这个缓不是由于汗出而脉缓弱，这是由于湿痹的关系啊，痹指的湿痹说的。你们回头想一想，在《伤寒论》（187 条）上，"伤寒脉浮而缓，手足自温者，系在太阴。太阴当发身黄，若小便自利者，不能发黄"，在《伤寒论》阳明篇、太阴篇都有这一段。它这（寸口脉浮而缓，浮则为风，缓则为痹）是指那个（系在太阴）说的，本条的"脉浮而缓"，不是太阳中风自汗出脉浮而缓。（本条的"脉浮而缓"）它是伤寒，没有汗，这个缓就由于里头停湿，津液反不充于外了，所以脉也缓。这在《伤寒论》反复说了，大青龙汤"伤寒脉浮缓，身不疼，但重，乍有轻时，无少阴证者，大青龙汤发之"，跟这是一样的，就是湿。它这个（本条的"脉浮而缓")就说明缓不是太阳中风自汗出（而造成）表丧失体液（从而）脉按之缓弱，这个缓（本条的"脉浮而缓"）是由于里头停湿，停湿在里，津液就不充于外，所以本条的脉是这样的原因造成的缓，所以说"缓则为痹"，痹不是中风了，它特意绕个弯说这话。

"四肢苦烦，脾色必黄"，这是简单地说，本来系在太阴，太阴就是里头有湿，那么如果再有热呢，湿热相郁它一定要身发黄的。但是，（必需还得）小便不利，它（才能）身发黄；如果小便自利，它就不能发黄。这（些详细的辨证，由于是要略，所以）都略去了，因为这是在《伤寒论》里讲过的东西。所以就"四肢苦烦"，就是"手足自温"的一个互词，在《伤寒论》里，说"手足自温者，是为系在太阴"。四肢苦烦就是四肢苦烦热，与"手足自温"是一个意思。这说明里有热，既有湿又有热，如果小便不利一定发黄的。古人说这个发黄与脾有关系，所以说"脾色必黄"。认为脾属土，土色是黄的，古人是这么个看法，这也是个辨证的意思了。那么（我认为）究其实这个黄不关乎脾的事，也不关乎脾色的事，这是古人这么说，是那个时候（当时人的认识）了。那么我们现在研究它，心里头要明白，它就是郁热在里，它要发黄的（编者按：此条原文中有"瘀热"之说，笔者认为，此瘀热恐非后世所云"血瘀有热"之简称的"瘀热"，可能是"郁积为热"的简称，故文中径以"郁热"，而把血瘀之热界定为"瘀热"）。

这一节就是说太阳伤寒，手足自温脉浮缓，它系在太阴，是里有湿，所以它才说缓（本条的"脉浮而缓"），不是太阳中风那个浮缓，本条的"缓"不是由于汗出、津液被夺而缓，是里头停湿，津液自然不充于体表了，所以它缓。这一节看看《伤寒论》好懂，不然的话很不好懂。

趺阳脉紧而数，数则为热，热则消谷，紧则为寒，食即为满。

尺脉浮为伤肾，趺阳脉紧为伤脾。风寒相搏，食谷即眩，谷气不消，胃中苦浊，浊气下流，小便不通，阴被其寒，热流膀胱，身体尽黄，名曰谷疸。

额上黑，微汗出，手足中热，薄暮即发，膀胱急，小便自利，名曰女劳疸；腹如水状不治。

心中懊侬而热，不能食，时欲吐，名曰酒疸。

"趺阳脉紧而数，数则为热，热则消谷，紧则为寒，食即为满"。它是一大段，到这儿没止住，这是一大段中的一小节，先讲到这也可以的。诊趺阳脉，趺阳脉是脾胃脉，以候胃、候脾，都诊趺阳。"紧而数"，脉紧而且还快。数是胃有热，"数则为热"，那么胃热它就能消谷了。但是"紧则为寒"，紧则为寒你看下边就知道了，"趺阳脉紧"，紧则为寒，胃有热怎么又有寒啊？这是指脾说的，脾虚有寒，就是停湿不行。脾虚停湿就不能化谷，所以"食即为满"，这是一个冒语，这个没说完的。这一段主要说谷疸，谷疸首先胃有热能吃，但是脾虚反而食者不消。

底下又接着说，如果"尺脉浮为伤肾，趺阳脉紧为伤脾"，你看"趺阳脉紧"就是指的上面说的。食而不消，是停食了，蕴热，有发生黄疸的可能，但是小便自利，就不能发生黄疸了。所以（前面诊完趺阳脉紧而数）再诊尺脉。诊尺脉浮，这个书前面讲了，"浮者在前，其病在表"，我们诊脉，浮在寸位，在关以上，寸至关这个部位上是在表，如果浮在关以下，关以后，在尺中，那么此为在里。所以说"尺脉浮为伤肾"，尺脉浮，这个热、这个邪热伤及到肾脏，所以尺脉浮而寸脉不浮。"趺阳脉紧为伤脾"，根据上边（所说）趺阳脉紧是寒，就是脾伤不运而寒停湿在里了，所以说"趺阳脉紧为伤脾"。

"风寒相搏"，就是脾肾俱伤之意，风伤肾，寒伤脾，这两个结合起来就叫"风寒相搏"，就是脾肾俱伤。

脾伤，就不能消谷气，所以说"谷气不消"，谷气不消里头蕴湿，再一吃东西，再一有热，湿热往上蒸腾，脑袋就晕，咱们讲水饮的病，头晕多是水饮。湿热更容易晕眩，所以"食谷即眩"，它由于什么呢，由于"谷气不消"，这是个倒装句，"谷气不消"应该在"食谷即眩"前。

"胃中苦浊"的苦浊这两个字用得相当的妙，这个浊，既有湿也有热，所以以湿热为苦，当然心中烦也都概括了。这种浊气，就是湿热、浊热之气，就是"谷气不消"，配合它有湿，它往下走（"浊气下流"），下走如果小便通，那就是由小便把浊气泄出，也不至于发黄的。那么小便不通，它是热伤肾。"小便不通，阴被其寒"，这个"阴"指里，就是寒湿之气都在里头，伏里了而不得泄出，那么热也只到膀胱，"热流膀胱"，也不得越，小便不利嘛，这跟我们前面讲的发黄是一样的。"身体尽黄"，热与湿郁在里，一身全黄了。这种黄哪来的呢，就由于谷气不消，所以叫做"谷疸"。古人认为发黄疸，有一种是谷疸，谷疸就由于脾胃的关系，能食而不消，那么谷气不消就蕴热，如果再有湿，湿热郁于里而发黄。这种黄由谷气所致，所以叫做谷疸。

"额上黑，微汗出，手足中热，薄暮即发，膀胱急，小便自利，名曰女劳疸，腹如水状不治。"这又一节了。上边的谷疸由趺阳脉至以下那么一大段，头一个讲趺阳脉，说胃热脾寒，那是个冒语，那不是一段，那全是说的是谷疸。这一节说的是女劳疸。

"额上黑"，古人认为水色黑，肾主水，肾伤者额上黑，这是肾气伤的一个症候；"微汗出"，有表和，无病，不是由外来的；"手足中热，薄暮即发"，凡是血证这种热都是在夜间，咱们讲"热入血室"，它是白天非常地安静，但到夜间谵语，如见鬼状。那么这个也是，薄暮以后手足中热，这是咱们说的血分热，血蓄热了；"膀胱急，小便自利"，这不有瘀血？膀胱急就是膀胱急结，膀胱那地方觉得憋得慌，也叫急。那么小便不利就是蓄水，小便自利这是有血，这就是瘀血。"名曰女劳疸"，这一切都由于不节制房事，女劳而致，所以叫做女劳疸。这是先由于肾气伤了，所以首先额上黑就是肾气伤的一个反映，肾气伤总是伤在肾的血脉，它是这个意思了，其实后头还要详细解释的。古人说的黑疸就是一个血性的黄疸。咱们讲的《伤寒论》有那么一段，"太阳病身黄，脉沉结，少腹硬，小便不利者，为无血也。小便自利，其人如狂者，血证谛也，抵当汤主之"。跟这个参考（来看）的是一样的。那么这个没有到狂（其人如狂）那个地步，所以后边治疗也不用抵当汤。如果这个病甚至于"其人如狂"，那是瘀血很明显的纯瘀血证。瘀血证也有发黄的，所以咱们讲《伤寒论》的抵当汤证，是发黄证，"身黄，脉沉结"。古人说的女劳疸就是血性黄疸，它不是由于胆道受阻碍而发生的。咱们说的溶血性的黄疸，中医说都属于瘀血这一类。这种黄疸是有的，我就遇到很多，这种黄疸的确要是"腹如水状不治"。腹如水状的，水状指的水气，前面讲的石水那类的，就是有腹水了。那么这种有腹水（的血瘀发黄）是女劳疸，它是肾气衰，一点也不能够行水了，所以非死不可。古人是这么个看法。那么根据临床，黄疸并发腹水的确是预后多不良。这个我有经验，遇到很多，大概都没有好的，尤其这种黑疸，面目黧黑的黄疸，大概好的是没有。西医也知道这种黄疸。这是说的女劳疸，女劳疸实质就是血性黄疸。"腹如水状不治"，到这块是一节。

"心中懊憹而热，不能食，时欲吐，名曰酒疸。"嗜酒人的湿热内蕴，就是湿热在里头，他老喝酒嘛。里头有湿热所以心中懊憹，懊憹，烦而且发热。湿热在里，他不能吃。里有湿，他老要吐，里有水，咱们讲的小半夏汤都是这个（症状）。"名曰酒疸"，这种黄疸大多由于嗜酒所致，所以叫做酒黄疸。

那么上边说的，黄疸有三大类，一个是谷疸；一个是女劳疸；一个是酒疸。

**阳明病，脉迟者，食难用饱，饱则发烦头眩，小便必难，此欲作谷疸。虽下之，腹满如故，所以然者，脉迟故也。**

"阳明病，脉迟"，这个脉迟是个不及的脉，主寒，主虚，那么这个说的还是寒。"阳明病"这就指阳明病的外证了，发热不恶寒、多汗出。但是脉迟，虽然阳明病热候是有了，但是里有寒，里有寒指的停水说的，水性寒所以脉也应之迟。

"食难用饱"，阳明病本来有热，热能吃，但吃饱不行，一吃饱，它就要"发烦"，胃里头有湿，有湿它就不能够化谷，所以湿停在那儿就发烦，跟上边的谷疸一样的。"头眩"，脑袋晕，为什么？停湿、停水，所以"小便必难"。小便通利（的话），就不停湿停水，头也不眩晕。所以小便必难，就冲着头眩说的。可见这个"脉迟"是里头有寒湿这类的东西了。

"此欲作谷疸"，现在这个人虽然不发黄，这是要做谷疸，跟上面（所说）是一样的。那么遇到这种病人，虽然没发黄，你要加小心他要发黄，这是欲作谷疸的一种情形。

但是这种病只能利小便。"虽下之，腹满如故"，这个人当然腹满，腹满是由于脉迟，里头停湿停水，里头不实嘛！咱们讲阳明篇"脉迟"那个讲得很清楚了，可以回头看一看。那时候不能用泻药的，"虽下之，腹满如故"，所以然者，就由于脉迟，还是有寒。那么这时候只能利尿，"当于寒湿中求之"就是这个意思。

这一段其实很有意思，我们在临床也常遇到这个事。这个人没发黄呢，但是一系列的症候，是要发生谷疸的，这个时候你发汗、泻下都是错的，如果脉迟，你就是利小便就好了。

**夫病酒黄疸，必小便不利，其候心中热，足下热，是其证也。**

底下就是酒黄疸的治疗原则的问题了。它说酒黄疸是湿热在里，如果小便自利，湿热有去路，随小便就去了，就不能够发黄。所以嗜酒发黄都由于小便不利，一定要小便不利才能发黄啊。喝酒的人很多，怎么不都发黄啊？小便畅利，它不会发黄的。要是小便不利的湿热在里，一定要郁而为黄。

那么酒疸的症候是什么样子呢？主要的就是有热，"其候心中热，足下热"，尤其热在下边、心中，这就是酒疸之为候也，就是酒疸的一个要征。心中发烦热，足下也热，就是小便不利。

**酒黄疸者，或无热，靖言了了，腹满欲吐，鼻燥，其脉浮者，先吐之；沉弦者，先下之。**

酒黄疸一般说都是心中热、足下热，也有不那么热的，就是热不显了。说话也"了了"，"靖言"应该是"了了"，靖言了就是了了的意思。这个"靖"字，本来治理谓之"靖"，治国安天下，治安搞好了，治理好了就是"靖"。它搁个"靖言"就是言语治，就是言语没病而了了：明白，不说胡话，就是说心中没有热的一种意思。

"腹满欲吐，鼻燥"，腹满者，里实的证候；欲吐者，湿热壅逆往上，所以它欲吐；"鼻燥者"，里有热也。

"其脉浮者，先吐之"，其脉浮，病有上越之机，所以寸脉特别浮，那么应该先吐。

"沉弦者，先下之"，沉为在里，沉弦就是里实，弦跟紧是一样的，沉紧、沉弦就是偏于里实，那么这个要下。

总而言之，酒黄疸是以热为显著症候，所以心中热、足下热，那么这个热，当然当攻。看这个病机了，它要脉浮，病有上越之机，所以要先吐；脉沉弦就是偏于里实，那么要下之。

**酒疸，心中热，欲呕者，吐之愈。**

这就更清楚了，酒疸，心中热，心中烦热得很，它温温欲吐，要打算吐，那你就应该顺其势而吐，吐之就好。治病最要紧的总是要顺势利导嘛。生理机能上就有这种反应，我们就根据这种反应来用药就没错的。所以，病得其所和者愈，你看，咱们发汗的表证也是，病就要从表解，解不了，所以发生太阳病的一系列证候。那你就顺其势而发汗就对了。要是"下之"就为逆。黄疸也是一样，酒黄疸是热，热在人的机体、机能上也找出路。要吐，就是吐之准好。不要吐而你强吐，是不行的。那就得下之。当然，也要观察脉了。脉浮者，先吐之；沉弦者，先下之。这都在原则上讲的。

**酒疸下之，久久为黑疸，目青面黑，心中如啖蒜齑状，大便正黑，皮肤爪之不仁，其脉浮弱，虽黑微黄，故知之。**

酒疸本来脉浮，应该吐之是对的，下之为逆，所以病不解。（酒疸下之）这是误下了，"久久为黑疸"，那么酒疸下之后，一定不好，要是日子长久了，就变为黑疸，这在《千金》、《病源》里头都谈了，黄疸久了都要变黑疸的。事实上也确是这样子，咱们在临床上黄疸若是久不了，就慢慢变成鰲黑的状态。这是错治、误治，更使之变黑疸，所以"目青面黑"，这是黑疸的一种外观了。

"心中如啖蒜齑状"，就是说烦热盛，咱们吃葱蒜感觉辣、灼热的情况，当然心中也懊恼。酒疸就是心中热，应该吐之，你反下之，那么热不去。心中如啖蒜齑状者，说明热更深了。

"大便正黑，皮肤爪之不仁"，这都是瘀血证了。"大便正黑"，应该很清楚，明明白白就是潜血了。"皮肤爪之不仁"，皮肤不知痛痒，瘀血证常造成这个问题的。这都是有瘀血。

"其脉浮弱"，怎么知道它是误下该吐的酒疸呢，从这儿就看出来了，"其脉浮弱"，下之后其脉还浮但是已经弱了，（脉）弱了，下伤中气了。

"虽黑"但"微黄"，黑中还透点黄，所以知道是下酒疸而为黑疸，不是女劳疸，女劳疸是一来就黑，额上黑，这（下酒疸而为黑疸）与那个（女劳疸）不同。

所以"故知之"，这是由于有此脉和证，还有黄底了，它是由于误下酒疸而变成的。

其实黑疸、女劳疸都是瘀血的问题，你看他就得很明白"大便正黑，皮肤爪之不仁"，这纯粹是瘀血证，所以说女劳疸、黑疸同属于血性的一种黄疸。

**师曰：病黄疸，发热烦喘，胸满口燥者，以病发时，火劫其汗，两热所得。然黄家所得，从湿得之。一身尽发热而黄，肚热，热在里，当下之。**

"病黄疸，发热烦喘"，这是表热，热在表。发热，烦而喘，热往上壅逆了发喘，这是表证之为候了，热在表。"胸满口燥"，就热在里。这是表里俱热了。

那么一般的黄疸为什么有这些证候？"以病发时，火劫其汗"，这源于病发的时候，黄疸一般的初发也都是有表证来得多，你火劫发汗，大夫发汗，他用非法的法子，以火劫而大发其汗，这在《伤寒论》里讲了很多。"两热所得"，本来有表邪，它是个热，又以火济之，这是两种热。有两种热的结果，所以表里俱热，就是上边的情形，（他这是）答复这个问题。

"然黄家所得，从湿得之"。既发黄，就得有湿，没湿是不足以发黄的。一般黄疸全是从湿所得，这条的"病黄疸"也是有湿。那么现在这个病呢，（接着）他是讲治疗辨证了。"一身尽发热而黄，肚热，热在里，当下之"，"一身尽热"是阳明病的一个证候了，"面黄"（编者按：胡老对此条文读作"面黄"，其他《金匮要略》版本多为"而黄"）就是黄疸也外显露了，"肚热"就是腹热了，腹里头也热。那么这是热在里了，那没问题，"当下之"。这个当下，不是用承气汤，后边有，茵陈蒿汤等等，这个主要应该用大黄硝石汤，后头有的。

那么这个由于误治，黄疸初起的时候误治，所以（由）表里俱热变成里实的这种证候，当然既有黄，它也有湿，不是没有湿的，它底下搁个插句，"然黄家所得，从湿得之"。那么这个发黄也不例外，它也有湿，没湿它不足以发黄的，但是它热太盛，热盛的意思是纯粹变成阳黄了。


**脉沉，渴欲饮水，小便不利者，皆发黄。**

从（前段）"师曰"以下，都是说发黄的原因，各种发黄的不同。

"脉沉"为在里，"渴欲饮水"为有热，就是里边热而饮水，小便再不利，就是热不得越，水不得泄，必发黄，"皆发黄"。这是说脉沉，如果里有热，渴欲饮水，小便再不利，要有这种（情况）的病人，虽然现在不发黄，将来也必发黄。

**腹满，舌痿黄，躁不得睡，属黄家。**<sub></sub>舌痿疑作身痿

"腹满，身痿黄，躁不得睡，属黄家"，"舌痿黄"是身痿黄，后头有个小注，"舌痿疑作身痿"，这是错字，是"身痿黄"不是"舌痿黄"。

"腹满"就是实，腹满，躁不得睡，这是里实之为候了。"身痿黄"就是黄，浅、不艳，不是身黄如橘子似的，这就是黄之初作的时候、初染的时候，这黄不清楚，就叫做"身痿黄"。这也是属黄家。当然冲着这个说法也可下之，这在言外了。腹满，躁不得睡，身已经见有痿黄。

**黄疸之病，当以十八日为期，治之十日以上瘥，反剧为难治。**

"黄疸之病，当以十八日为期"，这是古人的经验之谈，没有什么深远意义，黄疸大概在十八日前后可以愈了，治之十日以上，要是治之得当就可以有效；"反剧为难治"，依法治疗反倒加剧，这个黄是不好治的。

那么后世注家不这么讲。（他们注解说）十八日，土旺于四季，前面我曾经略略讲过。四季最后十八天都是土旺之时，土旺以十八日为期，所以说当以十八日为可愈之期，这太牵强附会，我想不是这种意思。这只是古人的经验之谈，里头没什么深意。我们在临床上实践也确实是这样，黄疸治疗要开始用药就有效，那么黄疸很快就会好的；（如果）吃了多天也没有效，反倒加剧，那么这个黄疸是难治的。这是经验之谈，这不是以土旺十八日为期，说不通啊。

怎么叫土旺十八日呢？它是一季里头，根据天干地支来的，尤其地支。

从亥时起，亥、子、丑，亥子丑就是水盛的时候了，寒水的时辰。这个丑是第三个，就是土，丑土；寅卯辰，寅卯就是木，木之后是辰，辰就是辰土；巳午未，未土；申酉戌，戌土。十二地支，三个算一季，最后那个地支都是土。

所以古人有四季，春属木，夏属火，秋属金，冬属水，没有土，土呢？土旺于四季。有几种说法，这是一种。四季多的天数，十八天，十八天乘四季不就是七十二天吗，一季里头三个月，三个月去十八天不也七十二吗，所以金木水火土各占七十二天，搁在一块就三百六十天，它是这么算的。

这东西合理不合理呢，这肯定是个玄学了，这没什么可考虑的东西。既或就是这样子，土旺于四季十八日，那么得黄疸是脾就得以十八日为期吗？也不是的，它估计也是七十二天嘛。所以这个讲不通的，古人有那么个说法，一般注家都这么讲，其实这个没有什么深远意义。

现在西医讲什么病，有个周期性，没有什么深远意义啊。那么在中医呢，喜好解释。为什么以十八日为期呢？他要解释了，你看咱们讲的伤寒，七八日是要紧的关头，（疾病假若要）好的就在这时候好了。为什么呢？他要解释，阳数七阴数六，这是他导出的这个东西，这种解释对不对呢，当然值得怀疑，这个（十八日为期）也是一样的。古人倒不解释，这是后人解释的。

这是很有经验的一个说法。我们现在黄疸型肝炎也是如此，要是治疗十几天黄反加剧，你又没治错，这个黄是不好治的，这肯定。我在临床上所见的很多啊。

疸而渴者，其疸难治；疸而不渴者，其疸可治。发于阴部，其人必呕；阳部，其人振寒而发热也。

"疸而渴者，其疸难治；疸而不渴者，其疸可治。"这都是就黄疸的轻重、治之难易来分析的。"疸而渴者"，渴就是有热了，津液也伤了，热深，正已经虚，这种黄疸是不好治的。"为难治"，可不是绝对不能治。

"疸而不渴者"，虽热而不深，而且正也无伤，这没有什么问题的。

在临床也是这样的，遇到黄疸不管怎么厉害，他不渴，那么这种黄疸比较好治。黄疸而渴，它本来是湿热的病，按理说不应该渴的，他要是渴，热也盛、津液也伤得厉害，所以他是不好治的。

"发于阴部，其人必呕"，这个阴阳是指表里说的，发于阴部就是湿盛于里，那么其人必呕，里头停湿、停水嘛，人也就呕。

"阳部，其人振寒而发热也"，热盛于表，热盛于外，阳部是指的表说的。发于阴部是湿盛于里，湿盛于里其人必呕。发于阳部，就是热盛于表，其人一定是恶寒发热，振寒就是恶寒的意思。

那么到这儿，在原则上大致都讲得差不多了，底下要讲具体治疗了。

谷疸之为病，寒热不食，食即头眩，心胸不安，久久发黄，为谷疸，茵陈蒿汤主之。

茵陈蒿汤方

茵陈蒿六两　栀子十四枚　大黄二两

上三味，以水一斗，先煮茵陈，减六升，纳二味，煮取

三升，去滓，分温三服。**小便当利，尿如皂角汁状，色正
赤，一宿腹减，黄从小便去也。**

这个在临床上是最常见的了，"谷疸之为病"，它也发寒热，
但是不能吃东西，之所以不能吃东西，咱们前面讲了，虽然能
吃但是食而不化，一吃，不但蕴热，而且里头本来有湿，脑袋
就要发晕。

"心胸不安"就是我们曾讲的"胃中苦浊"了，在这儿搁
个"心胸不安"，与胃中苦浊可以合着来理解，"心胸不安"就
是烦、恶心，也是苦浊的意思。

"久久发黄"，这个说得很好。谷疸不是当时就发黄。黄疸
型肝炎有的是这种情况。开始时，发寒热，都当感冒治。所以
我就遇到很多的病人（对我诉苦）说"给误诊了，感冒治来治
去发黄了"。其实也不是误诊，那个时候（谷疸之初未发黄时，
状似外感）的确也是看不出来，再发汗。（那时候）中医发汗是
错吗，也不错，那没什么问题的（因为那时的确有外感的可能，
所以，也不能说是完全的误治）。但是那时候它是不发黄，久久
才发黄，很长的时间一点点地黄来了。

这个谷疸，"茵陈蒿汤主之"，茵陈蒿汤是最常用的方药，
它祛湿热的，解热利湿，也利小便。栀子解烦热，也祛黄；大
黄是下湿热的，也祛黄。药物挺奇怪，黄色的药都祛黄，怪有
意思的，你看黄芩、黄连、黄柏、栀子、大黄、茵陈蒿、黄芪，
是黄色的药都治黄。（茵陈蒿、栀子、大黄）这几个药都治黄，
但各有不同。如果里不实，不能用大黄。茵陈蒿是最常用的药，
既能利小便祛湿，同时也治黄，所以它这个药最平稳。烦得厉
害必须加栀子，所以栀子不是个吐剂，你看这里就不说吐了，
所以《伤寒论》里头凡有栀子都是吐的时候服，那是错的！回
头在这儿你看，一个也不说吐了，栀子不能使人吐，我们也常

用，没吐过一回。那么这三个药在治黄里头是最常用的，不是说大便一点不通，稍稍的腹微满，大便不稀就可以用。

但是我们治黄，中医讲辨证。如果这个人有恶心，尤其肝炎、黄疸型肝炎胸胁满或疼，有柴胡证，要配柴胡汤是比较好的，我们经常用大柴胡汤配这个（茵陈蒿汤），很好使。没有那些证（柴胡证），它只是发黄，有茵陈蒿证用茵陈蒿汤是对的。但是有其他症候呢，配伍着用更好。

那么这三个药"以水一斗，先煮茵陈，减六升，纳二味，煮取三升，去滓，分温三服。小便当利，尿如皂角汁状，色正赤，一宿腹减，黄从小便去也"。这个"腹减"指的腹微满，有大黄嘛，腹微满而不是大满。腹微满，心中懊憹而发黄疸，小便不利，用这个方子（茵陈蒿汤），肯定是没有错的。

**黄家日晡所发热，而反恶寒，此为女劳得之。**

**膀胱急，少腹满，身尽黄，额上黑，足下热，因作黑疸。其腹胀如水状，大便必黑，时溏，此女劳之病，非水也。腹满者难治。硝石矾石散主之。**

**硝石矾石散方**

**硝石　矾石**(烧)**等分**

**上二味，为散，以大麦粥汁，和服方寸匕，日三服。病随大小便去，小便正黄，大便正黑，是候也。**

这说的是女劳疸的治疗了。"黄家"就指黄疸这个病家。"日晡所发热"是里有热了，这是阳明热，属阳明。那么阳明病是但热不恶寒，"而反恶寒"，女劳疸它反恶寒，它虚啊。"此为女劳得之"，不是阳明病里热的关系了。

"膀胱急，少腹满"，膀胱急就是膀胱感觉胀满的意思，急就是少腹急结。底下有个"少腹满"，少腹也硬满，这说明是有瘀血的问题，你看这儿它没提小便不利，女劳疸常常小便自利。膀胱急，少腹满，不是蓄水，它是由于蓄血，就是瘀血证。

"身尽黄"，一身尽黄，而"额上黑，足下热"，它热在下焦，所以足下特别热。"因作黑疸"，所以黑疸与女劳疸还是一种了，"额上黑"它叫做黑疸。

"其腹胀如水状"，腹胀就像里头有水似的，如水状就像同水气病腹水的样子。那么"大便必黑"，大便黑说明是潜血了。"时溏"，但是大便不干。"此女劳之病，非水也"，这个腹胀虽如水状，但是，不是一般的水气病，这是女劳之病，不是水。"腹满者难治"，假设是女劳疸而腹满，这是肾气已败的一个症候，是难治疗的，"硝石矾石散主之"。只能用硝石矾石散。

为什么搁硝石矾石散呢，在这儿你就看出来，女劳疸、黑疸，全是说血性的黄疸，就是瘀血证的黄疸。那么为什么不用抵当汤呢？虽然膀胱急，少腹满，小便自利，大便也色黑，瘀血是肯定的，但是其人不如狂，所以（硝石矾石散）它不用水蛭、虻虫峻烈的祛瘀药，它用硝石、矾石这两味药。矾石这个药，妇科常用为坐药，虽然也祛湿祛热，同时也有祛瘀的作用，你们看《本经》上有的，不过祛瘀的力量不强。硝石就是咱们说的芒硝、朴硝，是下热的。（硝石、矾石）这两个药是偏于下热，祛瘀力量轻，而下热的力量重。假设这种的黄疸要是其人如狂的话，那当然是这个方子（硝石矾石散）不行，可以考虑用抵当汤或抵挡丸。

"上二味，为散，以大麦粥汁，和服方寸匕，日三服。病随大小便去。"你看看底下解释，绝对是瘀血病了。"小便正黄，大便正黑，是候也"，吃这个药（硝石矾石散）之后，大便正黑就是瘀血下去了，这就是药有效的一种症候。（硝石矾石散）它也祛瘀，它的力量没有抵当汤那么厉害，瘀血不那么顽固。（硝

大医精诚万世师表

石矾石散证）寻常（通常的症状）就是大便黑、便溏，就有是潜血，所以人也不发狂，当然用方子呢，不能用桃核承气汤、抵当汤那么重的祛瘀药，只能用硝石矾石散。

**酒黄疸，心中懊侬，或热痛，栀子大黄汤主之。**

**栀子大黄汤方**

**栀子**十四枚　　**大黄**一两　　**枳实**五枚　　**豉**一升

**上四味，以水六升，煮取二升，分温三服。**

"酒黄疸，心中懊侬"，前面讲过了，或者灼热而且还痛，"栀子大黄汤主之"。栀子大黄汤，就是栀子豉汤，加枳实、大黄，这个方子比茵陈蒿汤，攻的作用稍稍重一点，祛热的作用，也重一点。用栀子豉，栀子豉是解烦、解热，这在前面也讲过，另外它不但用大黄，还用枳实，枳实是消胀祛满的。

所以它（栀子大黄汤）以栀子为主了，这里头没有搁茵陈蒿，所以这个方药偏于下热。酒疸就是以热为主。"心中懊侬"，心中热，足下热，这个它（栀子大黄汤证）说的"热痛"，热痛冲着肝区灼热痛，或者胆（热痛），那么有用这个方子的机会。

（栀子大黄汤）这个方子也常用。这个方子解烦的作用比茵陈蒿汤强，它有豆豉。茵陈蒿汤偏于小便不利、腹微满，而热烦没有栀子大黄汤明显。栀子大黄汤以热烦重，甚至于痛，但是不像茵陈蒿汤那么小便不利、腹微满。如果黄、烦躁得厉害，我常把这两个方子合起来用，也挺好使，也就是栀子大黄汤再加茵陈蒿，这常用。临床上你得自己斟酌。

**诸病黄家，但利其小便。假令脉浮，当以汗解之，宜桂枝加黄芪汤主之。**方见水气病中

经方之术自有传承

　　"诸病黄家"，黄家之得，从湿得之，大致都小便不利，依法"但当利其小便"。但是"假令脉浮"，它有表证，那就"当以汗解之"，用桂枝加黄芪汤。

　　假设这种发黄，是脉浮、发热、恶风、自汗出这一类的发黄证，这种表证就是中风型的，在桂枝汤的基础上，这种在表的发黄，我们可以用这个方子（桂枝加黄芪汤）。

　　假若没有汗，那么还用麻黄连翘赤小豆汤，这个书（《金匮要略》）没提，《伤寒论》提了，可以联系起来。

　　我们在临床上讲，假若遇到表证的黄疸，就是发热、怕冷、头痛等情况，那么有的是桂枝汤证的类型，就是太阳中风的病型，可以用桂枝加黄芪汤，可见黄芪这个药它是祛黄。假设要是无汗的那个病型，用麻黄连翘赤小豆汤，那也得用麻黄剂。麻黄连翘赤小豆汤在《伤寒论》有，回去可以看一看。

　　但是在表证时候的黄疸咱们很少见，但是这种治疗你得知道啊。因为到咱们手里（接诊）的时候，大概那个表证都过去了，这些年我还没遇到一个表证的黄疸。一般黄疸大概都是我们前面所说的茵陈蒿汤、栀子大黄汤这些证型，实际它们是泻下剂，也利小便，栀子这个药就是利小便。古人研究栀子说它一方面下小肠之火，一方面也利小便，它下火解烦。

**诸黄，猪膏发煎主之。**

**猪膏发煎方**

**猪膏**半斤　　**乱发**如鸡子大三枚

　　上二味，和膏中煎之，发消药成，分再服，病从小便出。

　　这有语病，这里头大概有简文，不能说"诸黄"都用这个方子。

假设这种黄疸，里头有热不可下，用这个方子是可以的，不能说诸黄都要用它。

猪膏就是猪油，就是所谓的大油，这个药是润燥解热，猪膏的确解热，早先银匠炉那真是火盛啊，尤其到夏天这些工人受不了，到这伏天的时候都喝猪肉汤，有解热作用，同时它润燥。大便干但是不可下，那么这时候有用这个方（猪膏发煎）的机会。

乱发，是通利水道的，同时也多少有点祛瘀作用。前面咱们讲过。所以这两个方子合起来，润燥通二便。假设这种发黄二便不利而又不可下，就是偏虚了，那么可以用这个方，有用这个方的机会。在古人医案上有，多日不大便，小便也不利，这种发黄是人极虚弱了，有用这个方子治好的。我们在临床一般用的机会不多，这么虚的人很少见，也不能说没有。

**黄疸病，茵陈五苓散主之。**一本云茵陈汤及五苓散并主之。

**茵陈五苓散方**

**茵陈蒿末**十分　　**五苓散**五分　　方见痰饮中

**上二物和，先食饮方寸匕，日三服。**

这就是根据上边"诸病黄家，但利其小便"，这也是常用的方子。五苓散，咱们前面讲过了，无论是有水逆、小便不利、发热，都是五苓散证。如果有五苓散证，脉浮而有黄，发生黄疸，那么用五苓散加茵陈蒿就行了，也就是茵陈五苓散。

茵陈蒿用的量在茵陈五苓散里最重了，它是茵陈十分、五苓散五分。我们要用呢，用汤剂是可以的。（茵陈五苓散）茵陈的量为什么大呢？你看茵陈蒿汤里的茵陈量并不太大，祛黄的药多。茵陈五苓散里祛黄的只是茵陈一味，所以茵陈的量要多用，茵陈蒿末十分，五苓散五分，茵陈蒿为五苓散的二倍。我们用茵陈五苓散可用汤剂，不用散剂，就是那几个药都搁个 10克，桂枝搁 6 克，茵陈蒿可以搁一二两都可以。这个方药也常用，只是（此种黄疸）必须包含五苓散证，这是要紧的。五苓散证是什么证呢？脉浮、发热、小便不利、消渴、或者水逆等等，很多了。要合乎五苓散证而发黄，那么可以用茵陈五苓散。

**黄疸腹满，小便不利而赤，自汗出，此为表和里实，当下之，宜大黄硝石汤。**

**大黄硝石汤方**

**大黄　黄柏　硝石**各四两　**栀子**十五枚

**上四味，以水六升，煮取二升，去滓，纳硝，更煮取一升，顿服。**

"腹满，小便不利而赤"，小便赤都是里热，咱们辨证（有这样的依据）所以"小便清者，知不在里，仍在表也"，里热，小便一定赤。腹又满，小便又赤，腹满是里实，小便赤是里热。里实热啊。

"自汗出"，就是"阳明病法多汗"的自汗出，里热蒸的自汗出。表没病，就是里实，那得下之。（大黄硝石汤）它比栀子大黄汤、茵陈蒿汤重。你们看看这个药，既有大黄又用硝石，比较而言是有点大实大满的样子，腹满得厉害，热也厉害，可以用这个方子。它不只用栀子，还用黄柏，热也明显。那么茵陈蒿汤、栀子大黄汤都是泻下剂。茵陈蒿汤是最平稳不过；栀子大黄汤是泻下力量稍重一点，它下宿食的嘛；大黄硝石汤是最重的。我们在临床遇到这种（大黄硝石汤）的黄疸还比较少，但这个也的确有，这个方我都用过。如果真正又实又热而发黄疸，这个方子可以用，此方也可以加茵陈蒿，如果小便再不利，加点茵陈蒿还好。

这个药很重了，你们看看，"上四味，以水六升，煮取二升，去滓，纳硝，更煮取一升，顿服"。顿服，这个药量了不得啊，大黄、黄柏、硝石各四两，各四两一顿吃，你想想这量多重啊，古人一两合现在三钱，四两就是一两二了，这太重了，我们要用的话，不要用这么重。我们用就是三煎，大黄、硝石各10克就可以了，黄柏、栀子都可以各10克，就蛮可以了，大实大满都可以治。这个人特别烦、小便赤、大便秘结。这种黄疸不是没有，但是少，我们平时遇到的还是茵陈蒿汤、栀子大黄汤这类比较多。

**黄疸病，小便色不变，欲自利，腹满而喘，不可除热，热除必哕。哕者，小半夏汤主之。**方见痰饮中

虽然发黄，"小便色不变"，里头没热啊。"欲自利"，自己老要自利，湿盛啊，失去收涩它就要自利。

"腹满而喘"，这个腹满，是没有热的满，是虚满。这个喘，不外乎湿冲逆于心下而作的喘。"不可除热"，它没有热，用泄药是不行的。言外的意思，可以用茵陈五苓散之类方药。

"热除必哕"，你若一用苦寒下药，胃中寒一定要哕。"哕者，小半夏汤主之"，哕者，治的是误治了，误治的救治方法是用小半夏汤。小半夏汤并不治黄啊，它没提治黄。用小半夏汤治哕逆，小半夏汤也祛湿祛水。

上边的"小便赤"（小便不利而赤）说明是积热，这个"小便色不变"说其是有寒。在辨证过程，小便有时候也很重要，这个时候虽然"欲自利，腹满而喘"，像是实证，这也容易照实证而吃下药的，所以它才特别提出。如果"小便色不变，欲自利，腹满而喘"，这说明湿盛，湿盛逆满于心下，它也要发喘的。这种（情况）祛湿，于寒湿中求就对了。应该利小便，

不应该吃泄药。要是吃泄药发生哕逆之证了，那你赶紧吃小半夏汤救其胃，救其哕逆。

**诸黄，腹痛而呕者，宜柴胡汤。**必小柴胡汤，方见呕吐中

"腹痛而呕"是柴胡证了，诸黄要现柴胡证，吃柴胡汤是没错的。但是只用小柴胡汤那还不如小柴胡汤合用（祛黄之方），看看怎么用。

腹痛而呕，要是呕不止那种心下急，用大柴胡汤治；要是只是腹痛而呕，没有心下急，呕的也不那么甚，那么完全是小柴胡汤证，可以用小柴胡汤。但是这里头你要观察，解黄的药没有啊，大概这个都偏于茵陈五苓散。我们寻常用的，都是小柴胡汤合用茵陈五苓。你看虚实，就是（如果）不可下，发黄都是小便不利的多，我们用茵陈五苓配合小柴胡汤，这也常用的方剂。如果它是大便不通，而有腹痛而呕，就是大柴胡汤证，那么大柴胡汤证里有实热，你要配合茵陈蒿汤或者栀子大黄汤是对的。我们在临床上常那么用。这里也特别提出柴胡剂。

**男子黄，小便自利，当与虚劳小建中汤。**方见虚劳中

"男子黄"，它的意思啊，暗含治女劳疸。如果"小便自利"，这是说明虚，"当与虚劳小建中汤"。虚劳小建中汤，各家的说法不一了，那么都说是小建中汤，因为在虚劳篇里有小建中汤。

我以为应该用黄芪建中汤，这个黄芪祛黄，小建中汤拿什么祛黄，是吧？这个虚劳小建中汤，我想它指的是黄芪建中汤。它搁个小建中汤，所以大家都说是小建中汤。我看小建中汤不如用黄芪建中汤。

如果发黄、小便自利，这就不能再利小便了，是不是？这

大概都是中虚，中虚不能制水，小便频，小便自利，那么应该用补中益气的法子，就是用黄芪建中汤，我认为是好的。这个做参考吧。这个书说是虚劳小建中汤，注家也都说的是小建中汤，但我以为应该用黄芪建中汤。在临床上用黄芪建中汤治黄疸的机会并不少，真正中虚、发黄，黄芪它治黄嘛。

底下有附方。

**附方：**

**瓜蒂汤　治诸黄**。方见暍病中

**《千金》麻黄醇酒汤　治黄疸。**

麻黄三两

上一味，以美清酒五升，煮取二升半，顿服尽。冬月用酒，春月用水煮之。

"瓜蒂汤，治诸黄。"它提出来了，酒黄疸脉浮，或者酒黄疸欲吐，都要用吐法了，大概都是指用瓜蒂汤。但也不是"诸黄"都用，这有问题的。这还是林亿他们抄来的，从外边抄来的了，它附这么个方子。当然它是有可吐（的机转），才可以用吐法。

《千金》又有个方子，"麻黄醇酒汤，治黄疸"，这都可以做个参考。它就是麻黄一味药，"以美清酒五升，煮取二升半，顿服尽。冬月用酒，春月用水煮之"。这个见于《千金》，麻黄也的确祛黄。但是没有表证，用麻黄一味这个东西，值得考虑，不要随便用。我刚才说凡是黄色的药都有祛黄作用，麻黄连翘赤小豆汤它那个表证用麻黄也就是这个意思。至于《千金》说麻黄醇酒汤，我没用过，用这个方子值得考虑，不像那瓜蒂汤。瓜蒂汤，它是真正欲吐者吐之，书上也有。麻黄一味药治黄我没试验过，但是与其用麻黄一味药，莫如用麻黄连翘赤小豆汤，这都是在表证的时候。

# 本章小结

好了，我们今天就把一章讲完了。这章还不错，这章前面分析得很清楚，它主要把黄疸，按古人的看法分成三种，有谷疸、女劳疸、酒疸。黄疸的原因呢，古人认为是郁热在里。什么叫郁热在里呢，就是热郁于里不得出来。郁什么郁啊，总于湿郁，所以必小便不利，或者是不出汗，才有这种（黄疸）情况。

那么治疗还是要辨证了。可下之，它有几个方子，一个茵陈蒿汤，一个栀子大黄汤，一个大黄硝石汤。大黄硝石汤这个药重一些，非大实大满不要这么用；还有一个硝石矾石散，硝石矾石散这个药我也用过，没有效，大家的说法儿也不同。我遇到黄疸，就是女劳疸，就是所说"额上黑，腹如水状"，有好几个，我开始用这个药（硝石矾石散），没有效，所以这个药也值得考虑。我遇到几个是这种黄疸病并发腹水，据西医都是说肝胆管的病，这种病西医说也是预后不良，没有一个好的。也都黑，好多都是日久黄不去都变成黑了。

# 惊悸吐衄下血胸满瘀血病
# 脉证并治第十六

惊就是惊慌的惊；悸，心悸；吐血衄血下血，这就三种了；胸满瘀血，四种病。这章讲得不够细致，它主要是在讲吐衄下血病，惊、悸、瘀血讲的都不完全。

**寸口脉动而弱，动即为惊，弱则为悸。**

这是讲惊悸的脉。惊则气乱，气乱则脉动，所以它说"动即为惊"。这个"动"啊，不但脉动，胸腹也动。人要发惊，气就乱了，所以脉也就是跳突不稳，就动。"动"就脉上说主惊。

如果脉弱，我们以前讲很多了，它是个不足了，血虚脉弱，不足以养心，心气虚则悸，所以弱脉主悸，"悸"就是心跳了，就是心悸这个"悸"。

头一段就是说惊、悸的脉应，这是就一般情况而言的，也有特殊的情形。所以，脉动主惊，脉弱主心悸。

**师曰：尺脉浮，目睛晕黄，衄未止。晕黄去，目睛慧了，知衄今止。**

这个说衄之为病，病之进退的一种症候的反映。

尺脉浮者是里有热。脉的浮沉，浮主表，沉主里。在三部上来说，寸、关、尺三部，关以前就是寸至关部位，主表，"脉浮者在前，其病在表"，这也都是这个书的前面（脏腑经络先后病篇）里的。"浮者在后，其病在里"。这个浮主热，尺脉浮者

经方之术自有传承

是里有热。

"目睛晕黄"，咱们说的月亮风圈，月晕而风嘛，这就是目睛，眼睛的晕，就是沿着黑眼珠那块发黄，叫晕黄，就像月亮晕那个样子，它是形容，说目睛要有晕黄，这是瘀血之为候。里气有热又复有瘀，所以衄是未止的，就是瘀热还在嘛。

"晕黄去，目睛慧了"，这是瘀热没有了，衄当然也就止了。无论是（何种）亡血，这是拿衄来举个例子，衄、吐、下血，都是有瘀血的问题，瘀热要是没有了，血就可以止住了，这都是说的一般的情况，不是说是病都这样的。

**又曰：从春至夏衄者，太阳；从秋至冬衄者，阳明。**

衄、出血啊，都是阳络受伤，在古人（是这么个）看法。不是表阳，就是里阳，就是：不是太阳就是阳明。

春夏的时候，主外嘛，升发啊，这时候的衄，大概都属于太阳，属于外，属于表，就是阳络有伤。

那么，从秋至冬要是衄呢，这是一个阳明之络有伤。这也是一个约略之词，也不是一定的，而且这个话也不像仲景的话，只做个参考吧，这个在临床上是不可靠的。

衄，有在阳明、有在太阳为候的不同。那么春夏的时候常是太阳经之络伤；秋冬常是阳明经之络伤，络就是细血管，这段话，在张仲景书里不像他说的话。

**衄家不可汗，汗出必额上陷，脉紧急，直视不能眴，不得眠。**

这条在《伤寒论》的禁汗的条文里头已经有过，亡血者无汗，"衄家"是久失血的人，那是不可发汗的，如果强发其汗，再夺其津液，血液更伤。衄血是上边虚，从头部老出血，如果这时候再夺其汗，那么这块儿"额上陷"，就是肌肉要塌陷。肌肉的丰满靠津液充斥，咱们前面讲过。人的津液、血液虚，不充形体，人整个要赢瘦的。这在前头讲了很多很多了，要是局部也是一样的，颜面老出血，老衄血的人，衄家不是偶尔出血，是常出血，他面部的液体本来就少，如果再发汗，夺其血，肌肉非塌陷不可。

脉也紧急，脉失去柔润就紧急，一点柔润的样子没有了，它就紧急。目系呢，也由于失去血液的营养，也不滋润了，所以"直视不能眴"。"眴"，是指眼睛活动，它不能眴啊。那么心血亏，而"不得眠"。

衄家不可发汗，那么其他的亡血，当然也不可发汗。凡亡血均不可发汗，这也是举一个例子。

**病人面无色，无寒热。脉沉弦者，衄；浮弱，手按之绝者，下血；烦咳者，必吐血。**

衄、吐、下血的脉应也是不同的，这条是分别说这个脉应。

"面无色"，这是亡血的一个外证，前面虚劳篇讲很多了，面无血色、面色白、面色薄，这都是"面无色"的同义语，又是亡血的一个症候了。"无寒热"就是没有外邪。病人无故的面无血色，又无外邪，肯定是亡血家了。

"脉沉弦者，衄"，沉弦者，虚劳的样子。弦本来是有余的脉，就是"弦者为减"那个弦，像按着鼓皮似的，外边脉道硬，里边是中空的，沉弦者是虚劳的现象。"衄"，都指的是久衄，虚劳病的一种反映，所以久衄虚劳，所以脉才沉弦。

如果有上面亡血的反映，就是面无血色，又没有外感的情形，肯定是亡血了。亡血，或者衄，或者吐，或者下。如果脉沉弦，是久亡血的人，大概是衄，这是一个虚劳的现象。你们看看虚劳篇，脉沉弦者是虚劳的脉常有的（脉证之一）。他们有给改的，他们把"沉弦"改为"浮弦"、"浮弱"改做"沉弱"，不对，你们看看就知道了。

"浮弱，手按之绝者"，这是骤然间失血太多，浮弱者就是芤脉，脉是浮的，一摁里头没有，弱。"按之"，你再使劲按没有了。这是亡血、大失血的样子，这是大下血造成的。"下血"，下血的量多了啊。

"烦咳者，必吐血"，烦咳，这是肺病了。吐血，大概都是肺疾患为多，所以这是必吐血。

这全是从"病人面无血色，无寒热"而谈的，面无血色是亡血的一个外证，再没有寒热，没有外邪，肯定这是亡血了。亡血有各种不同：有久衄亡血的，有一种大下血的，也有一种肺病而咳血的，叫做"吐血"，烦咳者，指咳血，就是肺病的那种吐血。

**夫吐血，咳逆上气，其脉数而有热，不得卧者，死。**

吐血这个病，就是上面所说"咳逆上气"，咳嗽不止，而且气有上无下，谓之上气。"其脉数而有热"，这是邪气盛，就是肺热盛。"不得卧"呢，这是正不胜邪，正虚而邪盛，所以他活不了的，要死，这是死症。

这很值得我们注意，在临床上吐血，吐血的脉都应该是不及的脉，上面所说"浮弱"、"手按之绝者"或者"沉弦"，这类脉要是吐血（的话）无论怎么失血都是不要紧的，这是应该的：人吐血虚，脉也虚。那么这个（条文所说的）则不然了，"脉数而有热"。我们在临床上遇到这么一个咳血的病（人吐血虚，但脉不虚），那是相当危险，而且尤其到"躁不得卧"（的时候，更危险）。不得卧就是躁，躁扰不安，就是邪已胜正、正不胜邪的一个征候了，所以非死不可。我们对于失血的人，脉急数都不好，尤其久病，像肺病的失血，到这个情形不死的太少了，这很准确，在临床上大家都可以体会。

**夫酒客咳者，必致吐血，此因极饮过度所致也。**

嗜酒最伤肺不过了，嗜酒而咳者是肺受伤了，那一定要吐血的。道理就是饮酒太过所致的，所以酒对肺是最坏了，不能够过饮，不能过量饮，否则一咳嗽就容易导致吐血。

**寸口脉弦而大，弦则为减，大则为芤，减则为寒，芤则为虚，寒虚相击，此名曰革，妇人则半产漏下，男子则亡血。**

这一段在虚劳篇里讲过了（对比：虚劳篇文字"脉弦而大，弦则为减，大则为芤，减则为寒，芤则为虚，寒虚相击，此名曰革，妇人则半产漏下，男子则亡血失精。"），那个（原文）"男子则亡血失精"还有"失精"两个字。

"寸口脉弦而大"，弦脉本是有余的脉，在这说"弦则为减"，减者，没内容谓之减，就是我们按脉虽然弦，但是里头没东西，没东西就像按鼓皮里头是空的，可是外面硬，它与芤脉浮大中空还是不同的，它是弦，以弦脉为基础的，所以说弦者为减。

"大则为芤"，脉又弦又大，但是脉虽大也没内容啊，有外无内，像葱叶子似的，也是中空的。

这两个脉都说的是中空之脉，不过是既硬又大，所以说"弦则为减，大则为芤"。那么"弦"怎么又变成"减"了呢？所以弦者为寒，弦脉主寒，这个寒指虚，虚而生寒；那么"芤"是血虚了，那么这两个脉（弦芤）同时出现，所以叫"寒虚相

经方之术自有传承

击"，就是"寒虚相搏"的意思，那么这种脉叫做"革"。

妇人要现这种（革）脉叫"半产漏下"，男人现这种（革）脉叫"亡血"。这里讲的是亡血证，所以它搁个亡血，没搁失精，不是讲的虚劳了，这前头讲过。

**亡血不可发其表，汗出则寒慄而振。**

衄家不可发汗，是泛言亡血，是亡血都不可发汗，一样的。如果发其汗，本来就亡血，那么汗再夺其体液，人虚极了，虚极就转变为阴证，所以叫"寒慄而振"。咱们讲的虚寒证，寒哪来的，虚极就寒，人生化的机能没有了，一片寒。

**病人胸满，唇痿舌青，口燥，但欲漱水不欲咽，无寒热，脉微大来迟，腹不满，其人言我满，为有瘀血。**

这一段讲瘀血了，瘀血的征候是："病人胸满"，唇舌全是血华显现之处，我们看人，西医（和中医一样）也看眼睛啊，靠外边的这种黏膜，全是血液显现的地方，血液要是没有毛病，是光华显然，好看。

"唇痿"，就是血不荣于唇；"舌青"，你们看肝病常是舌青，起码舌头边是咱们说的瘀斑，这是瘀血的一个征候，唇痿舌青都是瘀血的反映。由于血液又虚，所以我们遇到血虚不一定都得补，你也可以祛瘀，祛瘀则推陈致新，瘀血去了，自然血液就恢复了，你越补越坏，瘀血不去，你白补。唇痿说明血虚的样子，但是有瘀血证也常唇痿，尤其舌青是判断瘀血很准确的一个征候。

"口燥"，口干舌燥是有热象，有热，要是里热他要喝水，所以阳明病口燥欲饮，则稍稍与饮之，和其胃。可是（本条为）血分有热，就不是（口燥欲饮）了，有瘀血的时候常有热，"但欲漱水不欲咽"，他愿意漱水，这个热不在阳明胃，而在血分里头，所以这也是瘀血的一个为候，这在阳明篇里讲过。

"无寒热"，不是有外邪。

"脉微大来迟"，"脉微"者，咱们说气不足者脉微，这在《伤寒论》里头讲了，阳气不足，脉微就是液微，体液微。阳气就是津液，津液就是包括血液和体液，就是津液、血液都属于阳气；"大"，有外无内那个大，它是指芤脉；而"来迟"，头两个脉"微、大"是瘀血造成的，有瘀血所以血液也虚，"来迟"，血不足，气也发滞塞。这在临床上常说，血瘀气滞就发生这种脉。

"腹不满，其人言我满"，这说明少腹急结这个症候。他本来不满，（但）他是感觉"满"，里头有瘀血。所以咱们讲"少腹急结"呀，古人用字（急结这两个字）用得相当好。他那块儿（少腹）确实也不是像咱们说的腹胀满，也不是有疾患，即也不是有咱们说的那个癥瘕积聚（的疾患）。他就自己自觉得那块儿"急"。急者，他们日本（医家）有个形容，就像大人穿小人儿衣裳似的，就觉着这块儿难受，憋得慌。"急结"这两个字，觉得有所结滞。搁个"急"字，"急结"这两个字的意义，日本（医家）拿小孩衣裳打比方挺好，挺有意思。（对普通医家来说，的确）没法解释，李东垣他们解释就是不宽快，不宽畅，这也解释不出来啊，就觉得里头又憋得慌又自觉胀，但在外边呢，没有（胀），不是真胀，所以这两句话（腹不满，其人言我满）就解释这个（少腹急结）。

病人本来肚子不满，在外面瞅着看都没有（胀满的症状），但他就说满，就说"急结"。这个地方，古人对症候起的名称都有深意，咱们讲这个"急结"就顺口讲过了，其实这个（腹不满，其人言我满）就解释这个东西（少腹急结）。"腹不满，其人言我满"，主诉的病人他不能说出"急结"来呀，他不懂得"急结"（这个专业术语），他本来"不满"就说"满"，（因为）他觉得膀胱部分，就是血室这个地方，他觉得"满"，那么这也是有瘀血的一个要征，"为有瘀血"。

**病者如热状，烦满，口干燥而渴，其脉反无热，此为阴伏，是瘀血也，当下之。**

还有一种（瘀血），我们前面说（有种瘀血是口不渴）"口燥但欲漱水不欲饮"，也有渴的（类型的）瘀血证。这一段讲这个（渴的类型的瘀血）。病人像一般发热一样，"如热状"，人就发热嘛，烦而满，口也干燥，也真渴，那么这似乎有里热的样子。但是"其脉反不热"，脉没有滑数（等热证之脉），"此为阴伏"，这也是一个瘀血证。在《伤寒论》上有，（257　病人无表里证，发热七八日，虽脉浮数者，可下之。假令已下，脉数不解，合热则消谷喜饥，至六七日不大便者，有瘀血，宜抵当汤。）发热七八日，虽脉浮数者，可下之。——要是真正里热，脉也不浮，所以"脉浮数"，像在表似的，但是说明多日之热不去，主要是在瘀血，这可以下。但是先没拿祛瘀血的药物来下，而是先用承气汤了，但是下之不解，他说"合热则消谷善饥"，这是实证也有瘀血证，那是（《伤寒论》上的）又一段。

那么这一段呢，他说"烦满，口干燥而渴"，也烦，也觉满，这个"满"和上面说的"腹不满而自己觉得满"是一个意思。那么这类的情形，像有里热，像是阳明内热的样子，但是没有那个（热）脉，脉不大、不滑、不数，这是热伏于阴中。阴就是指阴血说的。"是瘀血也"，这也是瘀血的证候，瘀血的证候反映的并不是一样的、千篇一律的。"当下之"，下其瘀血，热也没有了，瘀血也除了。

那么以上都讲的是原则的东西，由惊、悸、衄血、下血、吐血，以至于瘀血，或者讲其脉，或者讲其证。那么底下呢，就应该具体治疗了。头一段就（让人）不好明白。

**火邪者，桂枝去芍药加蜀漆牡蛎龙骨救逆汤主之。**

**桂枝救逆汤方**

**桂枝**三两（去皮）　**甘草**二两（炙）　**生姜**三两　**牡蛎**五两（熬）　**龙骨**四两　**大枣**十二枚　**蜀漆**三两（洗去腥）

**上为末，以水一斗二升，先煮蜀漆，减二升，纳诸药，煮取三升，去滓，温服一升。**

火邪，在《伤寒论》上有的，"114条：太阳病，以火薰之，不得汗，其人必躁。到经不解，必清血，名为火邪"，其实伤寒、金匮这两书是一个整体，没分开啊。所以这里又提"火邪者"。

那么"火邪者"是什么样的证候呢，他说太阳病本来是应该发汗，那么"以火薰之"，以火薰之要是不得汗的话，"其人必躁"，这个躁就是精神不安，就是"惊"。这讲的是治惊。"到经不解，必清血"，这种血是由火所造成的，所以管这种病叫"火邪"病，他没得汗呀，表证还在，所以还用桂枝汤，但是加些龙骨、牡蛎和蜀漆祛饮治惊。

那么这一段看不出来有"惊狂"，还有一段也是《伤寒论》上的，专就方剂来说了，你们看看《伤寒论》火邪那里头，"112条：伤寒脉浮，医以火迫劫之，亡阳必惊狂，卧起不安者，桂枝去芍药加蜀漆牡蛎龙骨救逆汤主之"，根据这个治惊狂的方子，（判断出本方证是）怎么个情形呢？

"伤寒脉浮"，病在表，应该发汗才对呀。那么大夫"以火

经方之术自有传承

"迫劫之"，迫劫之就是逼使大汗出，由于汗出太多，病必不解。"亡阳"，就是大汗，亡津液。"必惊狂"，这时候里头勾动里饮，伴着气上冲，往上，影响胸腹动，而其人如狂。所以伤寒"加温针必惊也"，这都是一个意思啊。"卧起不安"，应该用桂枝去芍药加蜀漆龙骨牡蛎救逆汤。

（火邪者，桂枝去芍药加蜀漆牡蛎龙骨救逆汤主之。）那么（《金匮要略》）这一段搁个火邪，是概括（《伤寒论》上的）两段的意思。这个火邪是什么呢，就是因为火来劫这个病，而病没好，那么到后来可要便血的，这叫火邪。

同时用这个方子的意义，一定有惊狂，它治惊，这个书（《金匮要略》的本章：惊、悸、吐、衄、下血、胸满、瘀血病脉证并治第十六）头一个就是惊，惊狂在《伤寒论》也有这么一个，"伤寒脉浮，医以火迫劫之，亡阳必惊狂，卧起不安者，桂枝去芍药加蜀漆龙骨牡蛎救逆汤主之"。所以"火邪"这两字呀，它概括面挺广，不但说一个火邪证，（另一个惊狂病，也能治啊。）火邪证也得用本方，因为它表没解，用桂枝去芍药来解表。为什么去芍药呢，这咱们前面也讲过，就是腹虚上实，气冲得厉害，芍药多少有些敛的（作用），所以把它去了。脉促胸满嘛，胸满得厉害，往上冲厉害呀，用桂枝去芍药汤，就是桂枝汤证，如果气冲胸满为候者，要把芍药去了，用桂枝去芍药汤。

他又有惊狂，惊狂有两种原因，一种就是神识，咱们说就是精神方面的证候了，龙骨牡蛎就是安神定志的药，治惊。可就原因说呢，恐怕这里头有痰饮，所以搁蜀漆，蜀漆祛痰饮。也就是说因为非法治疗，勾动痰饮。所以古人说"怪病应当归痰饮"，疯狂、癫、惊、狂里头常伴有水饮、有痰饮的问题，所以既加龙骨、牡蛎，又加蜀漆。如果没有痰饮，蜀漆可以不用，这个方子就是桂枝去芍药加蜀漆牡蛎龙骨救逆汤治惊狂。

治惊狂还有一个方子，就是桂枝甘草加龙骨牡蛎汤，是心悸，气上冲得也厉害。方子是桂枝甘草汤的基础，即桂枝甘草两味药，同时加龙骨、牡蛎。你们看看《伤寒论》都有的。这里随便举了一个例子，搁"火邪者"三个字，惊狂的发作大概都由于火攻的多，这段主要说的治惊。

**心下悸者，半夏麻黄丸主之。**

**半夏麻黄丸**

**半夏　麻黄**等分

**上二味，末之，炼蜜和丸，小豆大，饮服三丸，日三服。**

心下悸，也多种多样，这也是举一个（例子）。心下悸，有水饮所致者。我们讲水气篇里头、痰饮篇里头也有，心下有水气，"甚者则悸，微者短气"，水饮轻的话，这个人短气，水饮厉害了，一定要心悸的。那么"心下悸者，半夏麻黄丸主之。"心下悸，就说明水饮多，厉害。

如果心下悸是由于水饮而来，心下悸不一定是水饮，炙甘草汤就是血虚心气不足，也心悸啊，我们用复脉汤，就是炙甘草汤。（本条半夏麻黄丸证）这个呢，专指水饮所作。半夏、麻黄这两个药都祛水。麻黄在这儿不是为发汗，用的是丸药嘛——半夏麻黄丸。半夏下水，但是它不泻，下气祛水。麻黄呢，散寒祛水，要做成丸药服，它不会发汗的。

可是（半夏麻黄丸）这个方子，在临床上应用的机会不多。这个（方子的使用指征）一方面心下悸，另一方面是人有些浮肿，那这个方子大概可以好使。

麻黄它祛水气，不但能祛里边的水，也能祛外面的水。如果心下悸而有些浮肿，用半夏、麻黄做丸剂用，也可以的。我们一般用苓桂术甘汤、苓姜术甘汤、苓桂枣甘汤，都治心下悸，所以治心下悸的药很多了。这也是随便举个例子。

这个地方也说明这个书过于简略了，恐怕不是全有（全面）的。你看上面治那个"惊"也只是一节，"桂枝去芍药加蜀漆牡蛎龙骨救逆汤"。治"心下悸"呢？也就是这一节，是有水气、有痰饮的一种心下悸，再就没有（其他更全面地证型）了。可见这个书（《金匮要略》），原来未必然就这么简单，这个书是有些损失的。我们要是根据前后各篇，把"心下悸"集中起来研究一下也好。"惊狂"这个病，是不多，但是也不限于火攻。像我们讲的百合证也是精神不正常，但它不是惊狂。惊狂，我们在《伤寒论》里讲过，像桃核承气汤、抵挡汤，瘀血证也能致惊狂，其人如狂、其人发狂嘛，瘀血证也有致惊狂的。

所以他这个书啊，都没说全。原先我有个心思啊，我打算把《金匮要略》各章里头不够全面的地方补充一些，写个东西。现在这个事儿我办不了了，岁数不行了，应该做的事儿还有的是，我这精力也是不行，你们都可以做一做。比方这一章吧，惊狂不限于火邪了，也把它提出来，这很有用！就说咱们不想给人家看，自己学习（也挺好的）呀。（你们）自己应该翻翻书，找一找、写一写，也挺好的。那么心下悸，更多（可以补充的）了，也可以把这个补充一下。我（精力）不行了，我原先打算过了，哎呀，这阵儿晚了，事情太多了，我这精力不行了。

这是两段，惊、悸的治疗，具体的治疗举了这么两个例子，当然是不够概括了。

吐血不止者，柏叶汤主之。

**柏叶汤方**

柏叶　干姜各三两　艾叶三把

上三味，以水五升，取马通汁一升，合煮，取一升，分温再服。

吐血不止，这话挺含蓄，就是用其他的（治疗仍）吐血而不止者，再不然就是"大吐血不止"。吐血不止如果吐血的量大，很容易虚脱，马上就可以死人的。所以这时候必须讲止血之道，这个方子也就是止血相当有力量的方子。

他所用的是柏叶汤，柏叶汤柏叶、干姜、艾叶这三味药都是止血药，而且尤其用"马通汁"，马通汁是什么呢，就是马粪。马粪要是有湿的更好了，那少搁点水就行。就是干马粪也行，拿开水把它泡一泡，然后拧这个汁子，叫马通汁。这个书上没详细写，不要不信这个事情，我原先不信的，有一个老大夫，治吐血专用它，非常好使。这我亲眼见到的。他就用柏叶汤，不过，这个方给患者吃，除非是危急的证候，一般的（轻症）不用，马粪一煎，味儿难闻的很。可是病人到那个（危急吐血）样子，他也希望吃。我亲身目睹一个老大夫用这个药。尤其加上阿胶，这是《千金方》里头的，把这个方子更加阿胶，治"内崩吐血不止"，就是血吐得厉害。内崩者，就是经络、血管崩了，吐血不止，加上阿胶更好。

所以，这个方字不要轻看，如果大吐血，或者救急，可以用。马通汁必须用，这个方子就这样子（配伍）。以水五升，马通汁一升，合煮，就煮上边那三味药，取一升，分温再服。为什么分温再服？也是马粪的味儿不好，喝多了怕人家吐，分成两回吃。本来顿服也可以的嘛。

我还见着（吐血重症）病号，这个病号有吐血的毛病，我给他治，他就提他吐血最厉害的时候，哪个哪个大夫给他治的，他说那个大夫搁马粪，不搁马粪血就止不住，一搁马粪就止住。我问他大夫在哪儿，他说那大夫住得很近，就在前门外。我特意拜访那个老大夫。这个病号就领我到那老大夫那儿去了，我就瞅着老大夫给他用，那真好使，吃了就止。那个大夫不出名，就是用几个秘方。这个东西（柏叶汤）他也叫秘方，其实不是，这是《金匮要略》里头有的。可是这个病号后来不大吐血了，我就不让他吃了，他吃这个东西（柏叶汤），胃老过不来这个劲儿。

**下血，先便后血，此远血也，黄土汤主之。**

**黄土汤方** 亦主吐血、衄血

甘草　干地黄　白术　附子(炮)　阿胶　黄芩各三两　灶中黄土半斤

**上七味，以水八升，煮取三升，分温二服。**

黄土汤，也是止血相当有力量的一个方药。"先便后血"，先下来大便，大便之后才见着血，这个血不是痔疮之类的，离肛门都远，所以说"此远血也"，这都是内脏出血，大概都是比较严重的出血，不像近血。近血是痔疮出血了，下边要讲到。

这个方子主要用黄土，黄土就是灶心黄土了，现在我们用这个东西（灶心黄土）比较困难，我平常用煤球儿（烧制黄土）就行，就是烧过的煤球儿（编者按：胡老所云煤球，为黄土混合煤末而成。笔者理解，烧过的煤球儿，亦即"煤球烧过的黄土"）。因为柴灶现在很难找了，药房里头他们还有灶心黄土。

这是个收敛性的止血、止呕药，尤其吐血用它更好。如果没有灶心黄土，用煤球儿这种黄土也行，不过得多用，反正主要还是黄土嘛。古人用这个灶心（黄土），不是说它温了、热了（用其温性），它是坏东西没有了（有消毒之效）。经久的灶膛里头的黄土，它是消毒的，所以更好一些。黄土就它的性质来说，是个收敛药，对于哪一方面呢？对于吐或者是出血，所以它有止呕、止血的作用。我们用黄土，多是大量用，他这个（黄土汤）也是大量用，用的是半斤了。我们平时用，就用几两，那么现在 1 两是 30 克，起码要用 2 两，也就是 60g。不要（把黄土和其他药）搁一块煮，先煮黄土，把它煮几开，然后把它澄清了，上面的水非常清亮，渣滓就不要了。拿这个水煎药就行，我净这么用。

黄土配伍地黄和阿胶，止血力量相当强。另伍以甘草、白术，就有理中的意思。甘草、白术，调中和胃。黄芩呢，凡是出血的人，都有些烦热，这是所谓治标了，所以搁点儿黄芩。主要的还是附子，附子这个药能够亢进机能。哪个机能？像远血大概都是血管渗血或者脏器、组织渗血。渗血就是失去收摄了，这是机能沉衰了，附子就能够恢复这些（沉衰）机能。所以附子这个药是个好药，但是它性温，如果没有阴证的反应，你不要用。

（黄土汤）这个方子我们可以看出，它是个附子剂，有一种阴寒证候的反应。搁甘草、白术，恐怕是偏于溏泻。另外，人羸瘦的不得了，久出血，脉也微，甚至于恶寒。用这个方子，很好。

（黄土汤）这个方子与芎归胶艾汤是对待（可作对比）的，都是止血有力的药。芎归胶艾汤没有附子，它不治阴证。这两个方子，只有阴、阳之殊，止血的力量都相当好的。我们上面讲的柏叶汤，是大出血，以马上止血为主（偏重治标而不重治本）。（黄土汤）它与（柏叶汤）那个方子还是不同的。用这个方子（黄土汤）能止住血了，就不必用柏叶汤了。

在我们经常用的止血药里头，芎归胶艾汤偏于治热，所以大量用生地，里头有四物汤嘛，白芍、当归、川芎的量都不重；黄土汤偏于治寒，虽然也有生地，但生地的分量并不大，同附子的分量一样，所以它是有阴寒的证候的反应。两方的不同点在这里。所以我们在临床上要注意区别来用。如果是一种阳证、热证而出血，要用芎归胶艾汤，那个方子也很好使；假设要是虚的厉害、阴寒的证候的反应，要用黄土汤，这个方剂止血也相当有力。这些方子我都常用，所以我也能够理解它们。

远血、近血之分别，远血就说明内脏出血了，这是个慢性证的样子，所以有点阴虚（编者按：胡老此处所云阴虚，当特指阴性、虚证，而非后世所云"阴液虚"）的样子。

**下血，先血后便，此近血也，赤小豆当归散主之。**方见狐惑中

这（段话）没什么大问题，这就是一般的痔疮出血。先血后便，也下血，到大便的时候，先下来的是血，血之后才是大便。血就在肛门那块，就是痔疮，所谓痔漏之血。

所以，叫近血。近血者，近于外，近于肛门。这个病不要紧，一般用赤小豆当归散主之，这也可以做汤，我也常用。

上次我一个侄子来，他有痔疮，血出得厉害。他动手术之后，还老下血，这就是所谓的近血。我就让他吃赤小豆当归散、当归芍药散这两味方药。这药很好，吃上就起作用。因为赤小豆这个药，是祛湿热的，痔疮总是湿热之为患，所以用这两味药好使。

**心气不足，吐血，衄血，泻心汤主之。**

**泻心汤方**亦治霍乱

**大黄**二两　**黄连**　**黄芩**各一两

**上三味，以水三升，煮取一升，顿服之。**

心气不足，不要当成是虚，不是虚，这个不足是指心悸、心烦之类讲的，"不安定"，有人把"心气不足"改为"心气不定"，也是可以的。孙思邈就给改了，在《千金》上就是"心气不定"。"心气不定"什么意思？也讲不出来，就是心烦、悸。

这个方药都是寒性药，有炎症，上边充血，使之心跳，或者另有其他的炎症。人是颜面潮红。无论是吐血、衄血，以致于下血，泻心汤都治的，这个方子很好。在临床上，血症现（泻心汤）这个方证的很多很多，但是如果没有心烦、心悸，上面的热不重，这个方子不行。

一般用（泻心汤）这个方子，有两种用法：一种是泻下大热，一种则不是泻下大热。

不让泻心汤泻下大热，则大黄不要搁里头煮。这我常用，分量可以根据这个（原方分量）用，就拿水冲冲，冲一会儿，用这个水来煎药，这就不大泻。就是高血压，这个法子也都常用。只要是上焦有热，上焦有热表现的证候是什么呢？颜面潮红即脸红、唇红、心烦、心悸，这是黄芩、黄连的症候，用这个方子就好使。

为让泻心汤下热：热真盛，大黄可以搁里头一起煮，就是大黄、黄连、黄芩（一起煮）。大黄的量很重了，你们看看，说顿服啊，古人一两，就是现在三钱。大黄二两，这就多了，就是现在的六钱了，也就是18克啊。我们不要用这么重。要是为这治血证，大黄我们一般用顶多也不能超过10克。一般用6克就行了。黄连、黄芩各3克就行了，黄芩我们多搁点也没关系，黄芩跟大黄一样的分量，用黄连这个药现在（分量要）少，可以搁3克。全好使啊。尤其是小儿没有虚寒证，小儿的鼻衄、吐血，（泻心汤）这个方子最好使了，我常用，这方子最常用不过了。

所以他提出个"心气不足"，这不是虚证，这很重要啊。心烦、心悸，是上焦有热，这种的（上焦有热的）吐血、衄血，用泻心汤都好使。"亦治霍乱"，那就不一定行了，霍乱篇讲没有它（泻心汤），这是后人添的。

## 本章小结

那么到这儿啊，把这一篇讲完了，讲完了你们看一看缺什么？

瘀血证一个没有，头前辨证他讲一点，可治疗呢，没有。虽然没有，你们就按我方才所说的，你们自己可以补充一下子。

瘀血证，像桃仁承气汤、抵当汤，疟疾篇里头的鳖甲煎丸，在虚劳篇里头讲的大黄䗪虫丸，都是祛瘀的药啊，它们各有不同的证候。我们后边还要讲大黄牡丹皮汤，肠痈也是瘀血啊，有脓当下脓，不脓当下血，下血下什么血，瘀血啊。此外在妇科里头通经活血全是去瘀血。

我以前本打算讲这个东西（瘀血专论），后来也没讲，这个你们可以准备准备。祛瘀的这种方剂，不只桃仁、丹皮、水蛭、虻虫是祛瘀药，当归、川芎、生地等等咱们说补血的药也全是祛瘀药。你看咱们讲的当归芍药散，"妇人腹中诸疾痛，当归芍药散主之"，为什么提个妇人呢？妇人容易有瘀血啊。

我们说的这种补血药，主要是祛瘀，不过也是起强壮作用。你们看那《本草》就有，生地《本草》说也解血痹，血痹是什么，瘀血嘛，不过生地它也起强壮作用。而且要有寒热之辨，生地是强壮祛瘀、性寒解热，咱们说"祛血分热"也算对的，主要它也祛瘀啊，不过它起强壮作用。

我们在临床上遇到患者，不虚、有瘀血，你就不要用强壮药，咱们自然就用水蛭、虻虫、䗪虫、桃仁、丹皮都可以啊，你也得看他的具体证候了。要是虚，有瘀血证，你用攻破不行，就得用强壮的祛瘀药。有热，用生地这一类的；有寒，用当归、川芎这一类的，都是祛瘀啊。所以你们要好好研究这一章。

那么张仲景这个书（或者）是真正遗失了，或者他是故意（省略）的，这两者都有可能。他故意（省略）什么？瘀血证讲在各处了，他就不在这儿讲了，像我说的全是啊。对于瘀血证，你们根据他这个书集中写一下。桃仁承气汤证、抵当汤丸证、大黄䗪虫丸、桂枝茯苓丸、牡丹皮汤、当归芍药散、小温经汤等等全是。把这些血证系列方剂分出来，哪个是补血的温性祛瘀强壮方，以生地为主的（方药就是）强壮解热祛瘀啊，把他们分成门类。研究东西是得这样子，（要多）自己下手。像我这么讲当然也不能说没有意义，但没有自己下手有利。像我说的这个（血证系列）你们自己下下手，凡是祛瘀药把它集中了（分类分专题研究），那我保证比王清任搞的血证还要好（当然各有特色了），也是很有用的。我原先打算写，现在我老觉得时间不够，不是不够，一天干不了多少，不耐劳了，这个事（撰写各证专题）怕做不完了，你们可以搞，写一写。我们讲这个书的时候，也这样子：看哪个里头过简，根据这个题目，咱们根据旁的，再集中写一写，时间长了是有用的。

我自己现在就恨自己，在年轻的时候，不爱发表东西，这也是个毛病。光心里头有，手都没赶上去。一方面研究一方面用这点儿功（撰写专题文章），是最好了，不难的！都在这，《伤寒论》、《金匮要略》书里头，再找些后世医家的东西也可以啊。你看咱们上面讲的柏叶汤，孙思邈加阿胶，很有道理。但他不加生地，为什么？因为（柏叶汤）这是温性药，柏叶、干姜、艾叶都是温性药。患者他是虚寒的，虽然不到阴证，但是虚寒。可以搁阿胶，不能搁生地。所以后世方子也有好的，不是没有好的。把它都集中起来，写点东西，我认为是很有意义的，做笔记，就算也不给人家看，对你自己亦大有裨益啊。

# 呕、吐、哕、下利病脉证治第十七

**夫呕家有痈脓，不可治呕，脓尽自愈。**

在《伤寒论》厥阴篇里头，有个厥利呕哕，跟这差不多，呕吐哕下利在这儿列到杂病里，在《伤寒论》里那不也是治杂病嘛，怎么能是厥阴病呢?! 而且文字也很相似，不过这一章论的比较详细。

"呕家有痈脓"，就是呕吐带脓的话，那里头就有痈。"不可治呕"，能吐脓就是里头有痈，在生理方面愿意把脓排出，排出当然得从官口，在上边总是要由吐而出。那么这时要是治呕，脓就搁里头了。依法应该排脓。"脓尽自愈"，脓要是没有了，都排出来了，呕自然就好了。

咱们常用的排脓方药，在肠痈那篇里头有排脓散、排脓汤，大黄牡丹皮汤也排脓，冬瓜子排脓。咱们平时用的桔梗、贝母、生薏仁，都是排痰、排脓的，咱们讲到痈疽的时候再详细谈。

凡是呕家，要见着有痈脓，你就不可治呕，呕正打算要排脓，那你就（用方药）帮着机体排脓就好了，用药也应该这样子（顺应机体良能）。脓排尽了，呕自愈。这跟《伤寒论》是一样，也有这么一条。

**先呕却渴者，此为欲解；先渴却呕者，为水停心下，此属饮家。呕家本渴，今反不渴者，以心下有支饮故也，此属支饮。**

呕吐，伤人胃液。"先呕却渴"，呕完了他渴，这是胃液已伤，胃中干，他就渴。那么胃中渴，可见水吐完了，那么呕也是要欲解。这是说饮家这种呕，是先胃有饮，他就呕。呕之后，饮去了，胃中干，他就渴。渴的时候，呕就要止，所以"此为欲解"。

"先渴却呕者，为水停心下"，那么开始他渴，渴就想喝水了，水喝到相当程度，胃里头积水了，那么他就要呕，这是先渴而后呕者。道理就是胃消化水的力量差，水停在胃里头，所以就要呕，这是水停心下。我们一般治呕，常用降逆祛水的办法，也就是祛胃中停水，这也是一种呕的原因，呕的原因很多了，后头都有啊。所以他说"此属饮家"，这一类的呕都由于胃停水，就是都属于饮家，饮家就是指的痰饮了，咱们前面讲过的。

"呕家本渴"，凡是有水饮的这种呕，要是把水吐完了，胃中干，他就要渴，本来是应该渴的。"今反不渴者"，呕完了，他不渴，这就是"以心下有支饮故也，此属支饮"。支饮是从下往上，随吐随聚。咱们前面讲过支饮，那么支饮要是厉害了，水饮冲逆于肺，就要咳嗽、喘。支饮在痰饮之中是最重的，当然也是饮家，支饮也是饮，不过支饮的重证，它还不像一般的有水饮那样吐完了就渴，（支饮重证）它开始也渴一点，渴完了他就不渴了。咱们讲的苓甘五味姜辛夏仁汤，你看前头咱们讲痰饮篇里头有，就是有支饮的关系。他先吃苓甘五味姜辛汤，这是个热药，吃了应该渴，那么今渴反止者，为支饮也（咳满即止，而更复渴，冲气复发者，以细辛、干姜为热药也。服之当遂渴，而渴反止者，为支饮也。支饮者，法当冒，冒者必呕，呕者复内半夏，以去其水。桂苓五味甘草去桂加姜辛夏汤方）跟本条这一段是一样的，所以这个书总要前后看一看。一般的水饮不至于这样子，唯独支饮（特殊），支饮这个饮是重的，也说明胃特别虚。

问曰：病人脉数，数为热，当消谷引食，而反吐者，何也？师曰：以发其汗，令阳微膈气虚，脉乃数，数为客热，不能消谷，胃中虚冷故也。脉弦者虚也，胃气无余，朝食暮吐，变为胃反。寒在于上，医反下之，今脉反弦，故名曰虚。

这是故做问答，说明胃虚寒而呕吐的这种情况。

"病人脉数"，数是热，热是杀谷消食。胃喜温不喜寒，胃要有热呢，咱们讲阳明病，在《伤寒论》里有，"中风者，能食"，风就是热，说明胃热。

那么数即是热，依法应该"消谷引食"，应该嗜食才对。"而反吐者，何也"，那么现在这个人也脉数，而反吐是什么道理？那么底下就是师曰，答复这个问题。

"以发其汗，令阳微，膈气虚"，这由于在表证阶段发汗太过，发汗太过表并不解。咱们讲桂枝汤里头就有了，发汗应该微似汗出才好，要是大汗淋漓，病必不除。这条（以发其汗，令阳微，膈气虚）就是发汗太过。"令阳微"，阳微咱们讲过很多了，"脉微，此无阳也"，阳微的阳就是阳气，就是津液。由于发汗丧失津液太多，所以阳已微。

"阳微，膈气虚"，怎么搁个"膈气虚"呢？因为汗的来源，发生于胃，谷气嘛！咱们前面也讲过，汗者谷气也，它是由胃消化之后，变成精气再出而为汗。汗出太多，丧失津液，津液丧失的主源还在心下，就是胃这个地方，所以说"膈气虚"，膈气虚就是胃气也虚了。

"脉乃数"，不是因为虚而数，原先就有热，这个热是邪热，所以才发汗，发汗大汗出而热不除。指的就是上边这个数（病人脉数，数为热，当消谷引食），这个数是客热，不是胃有热。由于发汗太过，这个热没退，脉还是数。这个"数"是一个客热，不是胃热，因为它不能消谷。胃反倒由于汗出得太多而虚，虚极生冷，怎么叫生冷啊？不光胃虚，胃虚则客气就乘之入胃，这指的是饮、水饮，水饮性寒嘛！胃中虚，冷凑之，所以他说"胃中虚冷"。那么胃虚有饮他就吐，是这么个道理。

底下还有一段详细的解释，挺好。

**脉弦者虚也，胃气无余，朝食暮吐，变为胃反。寒在于上，医反下之，今脉反弦，故名曰虚。**

"脉弦者虚也"，弦跟紧一样，本来主寒，那么说是"虚"是怎么个道理呢？底下有解释："胃气无余，朝食暮吐"由于胃虚，就没有余气而来消食，宿食不化，所以"朝食暮吐，变为胃反"。那么，脉为什么弦呢？虚应该脉弱啊，"寒在于上，医反下之，今脉反弦，故名曰虚"。根本以前就是上有寒，医生以为是实而下之，下之，本来就寒，更使其寒，由于下而虚其胃，所以，寒盛虚也盛，虚更使其寒。所以，脉还是更弦。所以，这个弦是虚，"虚"是这么来的，本来寒盛，医以为是实热而下之，使之脉更弦，可是胃虚了，所以说"弦者为虚"，意思是这样的。"今脉反弦"，所以管它叫虚，其实是寒。

这里提到"胃反"，具体的说明，后边还是有的，现在咱们先接着往下讲。胃反，纯粹是胃虚有寒。

**寸口脉微而数，微则无气，无气则荣虚；荣虚则血不足，血不足则胸中冷。**

这就解释上面"发其汗，令阳微膈气虚"，就解释这个。

"寸口脉微而数"，微则无气，气就属于津液，指的精气说的。精气，附和着营卫而说的。我们吃了东西，血管吸收进来营养，拿现在话说就是食物的营养成分。吸收的营养，古人管它叫作什么呢？叫精气，最养人的至真之品，所以叫作精气。

那么，精气在血管里头，古人叫作血，其色赤者为血。血的这种精气的作用，叫作营。出了血管外，就叫作气，气的作用叫做卫。这就是营卫气血的道理。

这段就说的这个。由于发汗太过，阳气虚，所以，脉应之微。微者无气，无气则精气虚，血液也虚。所以，先是营气虚，营气虚血液不足。血不足，胸中血少，所以胸中冷。血的作用是，血不到四肢则手脚就凉，胸中血少，当然胸中也冷。这就是解释"阳微膈气虚"的道理。随便有这么一节。当然，胸中冷、胃寒，也要吐啊。

**跌阳脉浮而涩，浮则为虚，涩则伤脾，脾伤则不磨，朝食暮吐，暮食朝吐，宿谷不化，名曰胃反。脉紧而涩，其病难治。**

"胃反"在呕吐里面是比较而言最重了。在这是单独一段来解释。

跌阳脉是脾胃脉，以候脾胃，浮而涩，这个"浮"指浮而无力，所以说"浮则为虚"。咱们常说跌阳脉浮还是胃气强呢，那个浮是浮而有力。本条这个浮而涩的"浮"，是浮而无力。

"浮则为虚"，什么虚？胃气虚；"涩则伤脾"，涩是津虚血少，由于脾有所伤，不能够行津液，所以脉涩。脾胃俱伤，胃虚脾伤，不能消化水谷，他这里只提"脾"，其实胃也含到里面了。"脾伤则不磨"，古人说消化，脾是起主要作用的，所以说"脾伤则不磨"，是个古人的错误看法。这个脾不是属于消化系统的。古人一看都有一个脏、一个腑，胃是个腑，也得有个脏，古人就看脾挨着胃，所以说胃是脾之腑。关于消化（系统）上的脾是关系重要的一个内脏，所以"脾伤"了就不能消化水、不能消化饮食，这叫"不磨"。

"朝食暮吐，暮食朝吐"，不能够消化饮食，所以早晨吃的晚上要吐，宿食不化嘛，停食，它不消化，到时候得把它吐出来才行。那么晚上吃的早晨吐，这就是"宿谷不化"，吃的东西停到胃里头不消化。这是脾胃俱虚的问题了，关于这种（的病症）叫"胃反"。

"脉紧而涩，其病难治"，胃反这种的病，如果脉紧，紧是邪实、邪盛，像太阳伤寒脉紧，这个紧都是实证。脉涩是虚了，津血不足嘛。邪盛正虚，这种"胃反"是不好治了，"其病难治"。事实上什么病都这样（邪盛正虚则难治），不光是胃反。

"胃反"搁到现在是什么病呢？咱们在临床上也常遭遇这种病，像胃下垂就是这种病，胃下垂要是厉害的，他几天要吐一回，吃了东西在胃里头消化不良，它是胃筋弛纵所以下垂，胃的胃筋弛纵往下，它运转的功能都不够。所以吃的东西都停着，停到一个相当程度，就要吐了。那么这种古人叫做胃反，厉害的早上吃晚上吐，晚上吃早上吐，也有几天吐的。那么后边就是治法。要是脉太紧，邪太盛而正已虚，所以这个就难治。

**病人欲吐者，不可下之。**

"欲吐"并不是真吐了，就是要吐、喜欢吐，以吐为快而不得吐，就像我们讲那个瓜蒂散说"温温欲吐，复不能吐"。那么这种情况，千万不要下。欲吐者，病就有越出之机啊。治疗应该顺势利导，用吐法就好了，千万不要下。

对于"吐"，到这个地方是在原则上讲了很多，发作的原因也略略说，有水饮的、有胃虚寒的、也有胃反这类重一点的呕吐，这个也是脾胃俱虚了。

然后，在临床治疗上，它提出几个要点。第一个有痈脓不可治呕，那就要排脓，脓尽自愈。那么最后呢，讲吐是要治呕的，假设病人欲吐者，那你不可治呕，你可以顺其势而吐之。

中医治病这个（顺势利导）很重要啊，要顺势利导，就是适应生理的机能，古人根据辨证留下的规律，这很好。我们在临床上不光是一个病，万病都是这样的，像咱们说表证，表证病人就要出汗，你不可下。

底下他讲到哕了。

**哕而腹满，视其前后，知何部不利，利之即愈。**

"哕"这个证就是干呕，不过它是其声连连。干呕就是有声无物谓之干呕。那么哕与干呕怎么分别啊？哕就是干呕连连不断，不是一声，是连连不断的，古人叫做哕，干哕嘛。

哕大概都是虚证多，但是也有实证，头一节就是说这个（实证）。哕而腹满，这个腹满指的是实满，他拒按。"视其前后，知何部不利，利之即愈"，那你看看他，前后就是指大小便，是大便不利，或者小便不利，都影响到哕，不往下通，就往上逆。

（哕而腹满）这个腹满不是虚满。腹满当然在少腹了。如果是大便不利，这个腹满是要拒按的；要是小便不利，这个他没详细说，因为这些问题在《伤寒》都讲了，《金匮》是讲在《伤寒》之后啊，以前《伤寒杂病论》都是在一个书里头，也是先伤寒后杂病。这在伤寒里都讲了，在这里头就是略提，不那么详细说了。所以注家对于这些，都认为这不是错，就是简略（而已）；也有这么说的，其实他（仲景）是故意的，因为那部分在《伤寒论》里头都讲了。

其他虚证的哕，他没提，后头具体治疗上有。底下就讲呕、吐的具体治疗。

**呕而胸满者，吴茱萸汤主之。**

**茱萸汤方**

**吴茱萸**一升　　**人参**三两　　**生姜**六两　　**大枣**十二枚

**上四味，以水五升，煮取三升，温服七合，日三服。**

咱们前面讲桂枝治气上冲，而吴茱萸是治水上冲。水往上冲逆，所以他呕嘛。水本来停在胃里，"呕而腹满"，这就指上腹，水往上冲逆，所以上腹比较满，甚至于胸满。这个就是胸满了，"呕而胸满"。水由心下向上冲逆，所以，要是呕、胸满，说明水气上冲，那用吴茱萸汤主之。吴茱萸汤这个方药最常用不过了。由于水上冲有很多症候，胸满是其有所反映的一个症候。底下也有了，一会儿再讲。这个方剂，是以吴茱萸为主的，吴茱萸一升，一升就是一茶杯，人参三两，生姜六两，大枣十二枚，吴茱萸它治水气上冲，有治呕镇痛的作用，那么加上大量生姜，它更能治呕了。凡是胃停水，胃虚的多，所以他搁人参、大枣，就是补胃之虚了。

那么（吴茱萸汤）这个方剂一方面治标，治其水气上冲这个呕，他用吴茱萸、生姜；一方面胃老虚，还是停水，所以从根本上恢复胃，他用人参、大枣。这个方应用很多，等底下讲完咱们再多讲讲。

**干呕，吐涎沫，头痛者，吴茱萸汤主之。**方见上

水气往上冲，吐涎沫是一个症候，头痛、头晕全是，尤其头晕最多见了，不过这个书上没有。我在临床上通过实践经验，很多的头晕是吴茱萸汤证，可是得恶心，起码得恶心啊，吐不

吐也得恶心，一动了就要吐。

我们讲过很多了，胃停水，头晕、头眩、头冒，都是水气冲击大脑的问题。吴茱萸汤啊，治水往上冲得最厉害（这种证型）。所以现在临床上的美尼尔氏征，很多是吴茱萸汤证，这临床上你们可以试验。这人头晕得厉害，不敢动，一动就要吐。呕是个要紧的症候，呕是吴茱萸汤的一个主症，如果（再有）头晕或者痛，都可以用吴茱萸汤，吐涎沫这是它的症候。

所以（吴茱萸汤）这个方剂，不但治胃，胃痛它也治啊，吴茱萸汤治胃疼也挺好。但是吴茱萸是个大温性药，利于虚寒，不利于实热。我们在临床上考虑这个人有热，尤其是实热，吴茱萸可要小心慎用。虚寒的，无论是头痛、头晕、吐涎沫，以至于胃疼但是有呕，都可以用，都好使。在临床上这个方子最经常用了。

**呕而肠鸣，心下痞者，半夏泻心汤主之。**

**半夏泻心汤方**

半夏半升（洗）　黄芩三两　干姜三两　人参三两　黄连一两大枣十二枚　甘草三两（炙）

上七味，以水一斗，煮取六升，去滓，再煮，取三升，温服一升，日三服。

呕而肠鸣，水气不是只在胃，在肠子也有，所以（下面）腹鸣、肠鸣，上面呕吐，这也是有水饮了，同时心下痞。在半夏泻心汤里头，心下痞有两层关系，一方面是胃气虚，心下痞硬，是人参证，方中有人参嘛；另一方面，是黄芩、黄连的心下痞，是泻心汤证。（两种痞）半夏泻心汤兼而有之。在《伤寒论》里头常说心下痞硬，痞硬也不只是人参证，但凡是人参证一定心下痞硬；同时也存在黄芩、黄连证的心下痞。

（半夏泻心汤）这个方子不但治呕，也治下利，因为黄芩、黄连是治下利的药。苦药之中，唯独黄芩、黄连、黄柏都是燥药，它们苦燥，所以能够祛水，能够止利。（半夏泻心汤）这个方剂寒热并用，一方面胃虚有饮，用半夏、干姜祛饮；搁人参、甘草、大枣，补胃之虚；另外搁黄芩、黄连，解烦解痞，当然这个病有时候有烦躁。临床上心下痞、烦躁、呕吐、肠鸣和下利，（半夏泻心汤）这个方药都治。但是"痞"不只是泻心汤的痞，有时候是痞硬，痞硬就是人参证了。痞硬，也包括心下痞。

（半夏泻心汤）这个方子也常用，甘草是三两，我们再多搁，就是甘草泻心汤，搁四两，也可多搁到五、六两，五、六两现在说就是五、六钱了。去干姜加生姜就是生姜泻心汤。这三个方子在治疗上差不多，全治呕而心下痞和下利。你们看看《伤寒论》对照一下就知道了。甘草泻心汤前面讲过，狐惑病中它治"蚀于喉者，甘草泻心汤主之"，甘草加量，就能够治口疮，挺有意思。你要不加量（甘草）就不行。（甘草泻心汤）也是咱们临床上常用的办法，但是治"呕而肠鸣"这是一致的。

寒热错综之证，用药可以寒热错综来用，一点无误。所以现在的（有些学识浅的人）看到开的方子，又有黄芩、黄连苦寒药，又有干姜、半夏辛温燥药，他不明白。其实古人之所以这样配伍，是因为病就是寒热错综的。既上边有热，下边的确有寒，水气在肠鸣里流走，就是虚寒嘛。

**干呕而利者，黄芩加半夏生姜汤主之。**
**黄芩加半夏生姜汤方**
黄芩三两　　甘草二两（炙）　　芍药二两　　半夏半升　　生姜三两
大枣二十枚

**上六味，以水一斗，煮取三升，去滓，温服一升，日再，夜一服。**

干呕而利者，本来黄芩汤治太阳少阳合并的下利，既有太阳病的发热、头疼，也有少阳病的口苦、咽干，它是治热利的。黄芩汤，就是黄芩、甘草、芍药、大枣四味药，叫黄芩汤。

黄芩汤治下利，如果黄芩汤再同时干呕，加上半夏、生姜，（黄芩加半夏生姜汤）它是这么一个方剂。"干呕而利者，黄芩加半夏生姜汤主之"。这个方子也是常用的，黄芩汤是个祛热的解热剂，在下利也常用这个方子（黄芩汤、黄芩加半夏生姜汤）。

芍药对下利是起作用的，所以古人说它是收敛药，也是从这儿看出来的，其实芍药它不是个收敛药，芍药它是解热、解热治腹痛。

腹痛下利有热，可以用黄芩汤。同时又有呕，可以加半夏、生姜。

**诸呕吐，谷不得下者，小半夏汤主之。**

**小半夏汤方**

半夏—升　生姜半斤

**上二味，以水七升，煮取一升半，分温再服。**

"诸呕吐"，就是凡是呕吐。里头有水饮，所以"谷不得下"。胃里头有水，吃不下东西去，吃下去也是吐出来。所以这一类的大概都是胃有停水的关系，用小半夏汤主之。

小半夏汤就是半夏、生姜两味药了。这两个药都是祛水的，止呕。半夏下气祛水，生姜呢？也是降逆治呕，也祛水，同时有些散寒作用，水性寒嘛。

小半夏汤单独用的时候少，我们一般临床上都搁到旁的方剂里头用，你看上边的黄芩加半夏生姜汤里头也有小半夏汤，我们平时用的小柴胡汤里头也有小半夏汤，所以它（小柴胡汤）也治呕。小半夏汤常常是与旁的方剂合着用的机会多，单独用的机会少。这个书特别单提出来，说治呕有半夏、生姜这一类的方药，专治水饮类的呕，不是水饮的呕没效。

**呕吐而病在膈上，后思水者，解，急与之；思水者，猪苓散主之。**

**猪苓散方**

**猪苓　茯苓　白术**各等分

**上三味，杵为散，饮服方寸匕，日三服。**

这段是治饮家的一种呕，挺有意思。"呕吐而病在膈上"，凡是呕吐都在上头，都在膈以上，就是水往上，上膈，水往上冲逆。水本来在膈下，在胃里头的，要呕的话就往上，上于膈才呕吐。

呕吐完了，"思水者，解"，这前面咱们讲了，呕吐，胃中停水都去了，同时胃中干，干就要渴，那么想水喝了，呕要止了。"急与之"，那么赶紧给点水喝。为什么？和其胃啊，少少与饮，以和其胃嘛。

"思水者"，虽然急与之饮，还不解渴，还想水喝，这只给他水喝可不行了，只给他喝，水停了他还是要吐的。"猪苓散主之"，这个好，这是一个根本解决的法子。这是恶性循环：渴，喝多了，就要停水，停水还要呕，呕完了水去了，还要渴，这就是属于恶性循环，往复不已。那怎么办呢？

有一个治法用猪苓散主之。猪苓散解渴去水，不让水停下，同时它能解渴，不那么傻喝了，他自然就不至于再吐了。猪苓散也只是举个例子，后边还要讲，像茯苓泽泻汤等有的是治此类病的方药，全是这一个手段，又解渴，又祛水、祛饮，使呕不复发。猪苓散是以猪苓为主药的。猪苓是祛水之中，解渴是最突出了，有解渴的作用。猪苓散这个方子，猪苓、茯苓、白术全是利尿祛水的，可是猪苓解渴（非常突出），那么里头有点水它去了，不渴了你也不想喝了。这个治疗手段是最妙不过了，一般人想不到这个时候还利尿，其实这是最常用的手段，后头还有。这是一个例子，我们知道假设遇到水饮这种呕吐，呕吐完了再渴，渴他要喝水，他往返不好，往返复作，这时候你得想彻底的治疗（方法），得用止渴利水的法子，那么猪苓散是一个例子，后头茯苓泽泻汤也是（此类治法），比（猪苓散）这个方子更常用了。

**呕而脉弱，小便复利，身有微热，见厥者，难治，四逆汤主之。**

**四逆汤方**

**附子**一枚(生用)　　**干姜**一两半　　**甘草**(炙草)

**上三味，以水三升，煮取一升二合，去滓，分温再服。强人可大附子一枚，干姜三两。**

"呕"咱们前面讲了很多，（几乎）全是水气往上冲，往上来才呕，所以病在膈上嘛。水往上来，它不往下，小便不应该利。"小便复利"，小便反倒利，利就是频数。"脉弱"，又"见厥"，这是虚了，这是阴寒的一个征象了。那么身呢反有"微热"，这都是不好现象，这个身微热，正是虚阳外越，就是古人说的阴阳绝离之象，虚阳都往外跑，那么里头是真寒，所以脉弱，又见四肢厥冷。

那么可见这个人的"呕"（呕而脉弱），不是一般的呕。

"呕而脉弱，小便复利"，上呕吐，下溲数，是个虚脱的样子，不是一般水饮的那个呕。所以症候所现的也不一样。呕而小便复利，这是虚脱的样子，所以底下说"难治"。

这些症状是相互矛盾的：要是一般水饮那种呕，小便不应该利；要是真正虚寒，也不应该有热。有热是危笃之证，虚寒内盛，那么有点阳气它浮于外，这是最不好了，所以是最难治的一个病，也只有用四逆汤温中救逆这一法。

四逆汤主要是温中，温就是温胃，胃气恢复一点，人的生命还可以望其生，否则没有其他的办法。这个地方仲景的书说得相当好，（危笃之证）这不是随便（按后世方就能治疗的），咱们现在见着脉微、肢厥，就用独参汤，这害人透了！这个（虚寒危证）寒性药一点也不能用，人参是微寒，哪能用呀。这个（虚寒危证）就得温中，恢复胃的机能，胃气一败就死了，恢复一分胃气，就能够保持一分生机。

那么吃这个药（四逆汤），脉弱、厥，恢复了，呕吐、溲数自然就好了。否则是没有其他的法子，所以搁个"难治"，还搁个"四逆汤主之"。这个（虚寒危证）要用普通治呕的套方，那非死不可，用前头讲的小半夏汤可不行的。

四逆汤咱们讲很多了，就是附子、干姜、甘草，这个方本来是从甘草干姜汤来的，加附子。凡是虚寒、阴寒重证啊，都用生附子，生附子有力量。像炮附子制附子力量都差了，所以古人都搁生的附子。现在我们用这个药，只能用川附子，生的不给你，生的认为有毒，不过（熟附子）要多用一点，（这个情况）用一枚熟附子没多大用，起码要搁个五钱六钱。它这一枚分成三付，那一付很轻了，所以非生附子不可。咱们现在用制附子，一付也得搁个五、六钱，四、五钱的样子。

呕而发热者，小柴胡汤主之。

**小柴胡汤方**

柴胡半斤　黄芩三两　人参三两　甘草三两　半夏半斤　生姜三两　大枣十二枚

上七味，以水一斗二升，煮取六升，去滓，再煎，取三升，温服一升，日三服。

小柴胡汤是个解热剂，同时是个健胃止呕剂，我们方才说的小半夏汤就包含在小柴胡汤里头。小柴胡汤里头有人参、甘草、大枣多种健胃药，同时又有半夏、生姜治呕，加上柴胡、黄芩也是个解热剂。"呕而发热"，这是柴胡证剂啊，当然要用柴胡汤。

"呕"是多种多样的，也有半表半里有热、心烦喜呕的这种呕。这种的呕绝对有烦、热烦；那么四逆汤的呕，也不是一般的呕，是阴寒内盛，就是咱们说的里阴寒证，有上吐下泻（的症状），不是大便泻，而是小便失溲，这是机能陈衰；那么也有水饮的呕，前面讲的几个都是的。

胃反呕吐者，大半夏汤主之。《千金》云：治胃反不受食，食入即吐。《外台》云：治呕心下痞硬者。

**大半夏汤方**

半夏二升（洗完用）　人参三两　白蜜一升

上三味，以水一斗二升，和蜜扬之二百四十遍，煮取二升半，温服一升，余分再服。

"胃反"是要呕吐的，但并不是随时老吐。假设胃反呕吐甚者，可以用大半夏汤。大半夏汤与小半夏汤不一样，大半夏汤不但用半夏下气止呕，同时是胃虚了，胃反主要就是胃虚，脉浮而涩嘛，浮则为虚，涩则伤脾。胃反，脾胃虚。脾胃虚得用甘药来补脾胃，主要就是补胃，所以用人参和蜜。甘药不用甘草、大枣，而是用蜜，很有道理。蜜不像甘草、大枣，甘草、大枣是壅腻。另外，患者他呕，呕不用甘药，所以不可服建中嘛。脾胃虚不用甘药不行。蜜虽然是甘药，但有些润，不是往上壅。所以用蜜。这个用药（的细腻之处）也是值得我们学习的。假设需要用甘药来安中补胃，配合人参，你不要搁些甘壅的药，像甘草、大枣，虽对胃有好处，但都壅腻，饴糖更是不行了。那蜜是可以的。所以这种（"脾胃虚而呕吐甚"之大半夏汤证）就用人参、白蜜和半夏，"胃反"就是由于中虚而呕吐。

此方是这么样的煎法，以水一斗二升，白蜜是一升就是现在一茶杯。和蜜扬之二百四十遍，这倒是无所谓，在水里头把它搅和匀就行了，把蜜和水搅和匀。煮药取二升半，温服一升，余分再服，这也是一煎三付。

这是胃反，如果呕吐挺厉害，（而且有胃虚的情形），这是治胃反呕吐的法子，但并不是专治胃反的法子。

**食已即吐者，大黄甘草汤主之。**《外台》方又治吐水。

**大黄甘草汤方**

**大黄**四两　**甘草**一两

**上二味，以水三升，煮取一升，分温再服。**

临床上也有谷道不通就是大肠不通，热壅于上而呕吐。他不吃就不吐，吃完了就吐。这是不通于下，谷道不通，大便不通，而且有热，热往上壅，所以一吃东西，热壅于上，所以吃完就吐。这用大黄甘草汤主之。甘草缓其急迫，吐也是很急迫的，吃了就吐嘛。大黄通便下热。

胃反，吐而渴欲饮水者，茯苓泽泻汤主之。

茯苓泽泻汤方《外台》云：治消渴脉绝，胃反吐食方。有小麦一升

茯苓半斤　泽泻四两　甘草二两　桂枝二两　白术三两　生姜四两

上六味，以水一斗，煮取三升，纳泽泻，再煮取二升半，温服八合，日三服。

这也是治胃反的常用方子。前头有"思水者，猪苓散主之"，这个"吐而渴欲饮水者"和那个一样，所以前后看看就知道了。

胃反，到时候他吐，吐完了他也渴，"欲饮水"，那么要是任由他饮，饮到相当的时间他还是要吐，所以这个病好不了。这个方跟用猪苓散是一样，不过这个方证（茯苓泽泻汤）比猪苓散厉害，吐的也不像猪苓散那么轻，茯苓泽泻汤吐得较重，所以用药也较重。

胃反，胃的消化不良，里头容纳液体这种东西，你看咱们吃的东西到胃里头，都变成粥糜状态，不住下走，在胃里头蓄积到相当的程度，就要吐出来。那么治这个病，在西医来讲都讲洗胃，把这东西洗出来，可是虽然洗出来，但是胃没有恢复啊，完了还是要停蓄的。所以古人对治这个（胃反）的法子很有意思，这（方子茯苓泽泻汤）是其中的一个。一方面也祛水，用猪苓、茯苓、泽泻这些祛水的药，同时也用些健胃的药，像白术、甘草、生姜都是温性健胃，甚至有的时候搁人参。要是胃恢复了，就不会再停水，所以既讲治标又讲治本。

这个方子（茯苓泽泻汤），跟我们常用的茯苓饮，这类的方子来治胃反，都挺好的，也就是对胃下垂、呕吐，或者现在西医所说的胃肌弛缓、胃扩张这种隔些时候就要吐的病。

茯苓泽泻汤主要治胃反，吐之后他渴。渴，就非想法得让

他不渴才行，茯苓泽泻汤的用药有五苓散的意思，桂枝、白朮、泽泻、茯苓，虽然没有猪苓，但五苓散它本身就治渴，一方面治渴，一方面利尿。他不渴了，把这水也祛了，就不再继续停水了，病当然就好了。同时停水就是因为胃不好，他又搁些温中健胃的药，搁白朮、甘草、生姜就是这意思。所以这个方子也是常用的方子，我们不但治胃反，治一般的胃病，呕而渴，这个方子也可以用。同时你看这个方子的药物，也治头晕，因为有大量的泽泻、茯苓。

**吐后，渴欲饮水而贪饮者，文蛤汤主之。兼主微风，脉紧，头痛。**

**文蛤汤方**

**文蛤**五两　**麻黄**　**甘草**　**生姜**各三两　**石膏**五两　**杏仁**五十枚 **大枣**十二枚

**上七味，以水六升，煮取二升，温服一升，汗出即愈。**

这个错了，你们也能看出来。"吐后，渴欲饮水而贪饮者"，怎么能用文蛤汤呢？文蛤汤是发汗药，在后边看看这方子，文蛤、麻黄、甘草、生姜、石膏、杏仁、大枣，所以错了。前面消渴篇说渴而贪饮者，应该是文蛤散。《伤寒论》的五苓散有这么一条（141 条：病在阳，应以汗解之，反以冷水噀之，若灌之，其热被劫不得去，弥更益烦，肉上粟起，意欲饮水，反不渴者，服文蛤散；若不差者，与五苓散。寒实结胸，无热证者，与三物小陷胸汤，白散亦可服。），说病发于阳，本来应该汗出，而以水噀、灌之，拿水喷、拿水浇啊，那么使热被劫不得去，人更烦得厉害了，因为表不解，热被冷水所劫而不得出，就是不得出汗。肉上粟起，意欲饮水，反不渴者，服文蛤散。他说用文蛤散，事实上应该用文蛤汤，因为表不解嘛。

所以这两段弄颠倒了，不知是抄写（的错误），还是原先王叔和整理稿子的时候搞错的，这肯定是错了。吐之后，渴欲得水而贪饮者，你再给发汗就没有道理了，当然应该是用文蛤散主之。文蛤汤这个方药，它兼主微风，就是兼主有表证，脉紧而头痛。（但是，文蛤散证"吐后，渴欲饮水而贪饮者"里头）没有微风、脉紧、头痛的脉证啊。

这是说方剂的作用，能解表，也能治头痛，而且脉紧，就是不得汗，这些作用正是五苓散那节（谈到的），你们看一看，对照对照，就知道这个是错了（吐后，渴欲饮水而贪饮者，应该是文蛤散主之；渴欲饮水而贪饮，微风，脉紧，头痛，应该是五苓散主之）。

"吐后，渴欲得水而贪饮者，文蛤散主之"，文蛤散就文蛤一味药，它是止渴，止渴后，他不再喝了，吐也可以好的，不至于再发，跟我们利尿是一样的（因为水饮而致渴，可用利尿祛水之法治疗）。假设里头渴，贪饮得利害，只是用利尿解渴的法子不行，有用文蛤散的必要。

这里用文蛤汤是错的，文蛤汤这方子跟大青龙汤差不多，但是麻黄没用那么重，石膏也不那么重。文蛤汤就是大青龙汤去了桂枝，加了文蛤，它这跟大青龙汤就差这么一点。大青龙汤有桂枝，没有文蛤。那么文蛤汤搁文蛤，当然是能够止渴了，但是主要还是发汗剂。从底下这个煎法也看出来了，上七味，以水六升，煮取二升，温服一升，汗出即愈。所以（文蛤汤）这是发汗药。

这人已经胃中燥，吐完了渴而且贪饮，你再发汗，再夺水，还行吗?! 这明显错了。但是有些注家乱改，像《医宗金鉴》就是这么给改的，他改为"吐后渴欲得水而贪饮者，脉紧，头痛，文蛤汤主之"，他这么给改了，把脉紧头痛放到文蛤汤之前。其实后头这个（"微风，脉紧，头痛"）就说文蛤汤这个方剂的作用。旁人也有这么给解释的，我认为是有问题的，咱们作为参考吧，你们回去看看这两段，把《伤寒论》五苓散那一节看一看。

**干呕，吐逆，吐涎沫，半夏干姜散主之。**

**半夏干姜散方**

**半夏　干姜**各等分

**上二味，杵为散，取方寸匕，浆水一升半，煮取七合，顿服之。**

干呕，吐逆，吐涎沫是什么意思啊？是干呕，或吐逆，或吐涎沫，三者的其中之一，而不是三者的组合，即不是干呕而吐逆，或者干呕而吐涎沫等等。这都说明胃里头有停饮，用半夏干姜散主之。

半夏干姜散比小半夏汤的温中力量强，胃寒停饮比较重一点。半夏干姜散就是小半夏汤中生姜换成干姜，这也是胃有停饮的一种治疗，与小半夏汤差不多，干姜、生姜所差别的是：干姜性比较热而温，也就是说小半夏汤证如果胃偏于寒一点而有饮，也就是偏于寒饮，可以用半夏干姜散。

半夏干姜散也表现吐涎沫，这个吐涎沫与吴茱萸汤吐涎沫类似，但是这个（半夏干姜散证）没有脑袋疼，没有头晕。吐涎沫也说明胃寒有饮，理中汤也吐涎沫、吴茱萸汤也吐涎沫，这都是胃寒、胃虚寒，半夏干姜散把生姜换成干姜，也是这个道理，他胃里头不但有饮而且寒，所以用半夏干姜散。

但是这几个方子要有分别的：理中汤有人参，不但寒还有虚，所以吐涎沫，同时有心下痞鞕；吴茱萸汤也吐涎沫，但又影响脑袋，头痛、头晕。所以这几个方子单就一个症候相似，但整个症候就不是了（不相似），所以我们辨证，不能抓住片面的一点，要整个的看。

病人胸中似喘不喘，似呕不呕，似哕不哕，彻心中愦愦然无奈者，生姜半夏汤主之。

**生姜半夏汤方**

半夏半斤　生姜汁一升

上二味，以水三升，煮半夏，取二升，纳生姜汁，煮取一升半，小冷，分四服，日夜一服。止，停后服。

"彻心中"就是全心中、通心中，就是整个心里头。"愦愦然无奈"，就是闷、烦闷，简直无可奈何，烦闷而乱。"愦愦"本来是心烦乱，所以"似喘不喘，似呕不呕，似哕不哕"，也不喘，也不呕，也不哕，可是难受啊，这几个兼有之，就像是要喘，胸总是逆满烦乱，恶心的厉害，总而言之还是恶心的厉害。搁个"似喘不喘"，的确不是喘；"似呕不呕"，也的确不是呕，可是也就像要呕的样子；"似哕不哕"，也不是哕，那是什么样子呢，底下一句话解释了，"彻心中愦愦然无奈者"，折腾得厉害，就是烦心、逆满、愦乱，简直是无可奈何。用生姜半夏汤主之。

生姜这个药在这看出它的作用了，生姜、半夏两个药很相似，生姜有健胃作用，就是（适用于）胃虚有饮。小半夏汤是以半夏为主药的，生姜半夏汤是以生姜为主药，所以生姜半夏汤用生姜汁一升，这很多了，古人一升就是现在服药的一碗，一小碗。所以你看看把药味一变化，就起到了这么不同的作用。所以用药啊，如果不根据古人得出的结论，是没法掌握的。还是这两味药，大量用生姜，又能治这种情况（病人胸中似喘不喘，似呕不呕，似哕不哕，彻心中愦愦然无奈），否则只能治呕，治胃中停水而呕。

那么这个（生姜半夏汤证）呢，跟"呕"又不一样了，"似喘不喘，似呕不呕，似哕不哕，彻心中愦愦然无奈者"，不好拿语言来形容，古人也形容不出来，所以他才这么写。就是心中烦闷，简直说不出来的那种难受，整个心都那样子，所以他用生姜半夏汤。这个地方我们要注意，要是胃特别不舒服，就是恶心的厉害，生姜非多搁不可，你看咱们后世医家动辄就搁生姜三片，不行啊，真正得多搁，你就得多搁。所以咱们遇到人恶心的难受，那生姜就得多搁；呕吐得厉害，半夏多搁。

**干呕，哕，若手足厥者，橘皮汤主之。**

**橘皮汤方**

**橘皮**四两　　**生姜**半斤

**上二味，以水七升，煮取三升，温服一升，下咽即愈。**

干呕，或者是哕，哕者就是干呕频繁而连连不断，以至于手足厥。气往上逆也阻碍气机，气机受阻也手足厥冷，就是胃气不行，也影响手足厥冷。这是，不搁半夏，搁橘皮行气，气一畅，厥逆也就好了，哕也就好了。

橘皮这个药，也是个下气的药，要不它怎能治咳嗽呢。同时它也健胃进食，食欲不振加橘皮就好使。咱们现在分陈皮、青皮，古人都叫橘皮。橘皮配合生姜，生姜不但能够治呕，也治逆气，它也降逆，健胃降逆，它祛饮祛水。橘皮是行气，也下气，行气也降逆。所以这两个药配合起来偏于行气，偏于下气。所以干呕哕，影响到手足厥者，橘皮汤主之。这个方子很好使，真要是由于气逆而使厥逆者，这个药吃了就好。

你看底下它的煎煮法就有，上二味，以水七升，煮取三升，温服一升，下咽即愈，这个药吃下就好。

**哕逆者，橘皮竹茹汤主之。**

**橘皮竹茹汤方**

**橘皮**二升　**竹茹**二升　**人参**一两　**甘草**五两　**生姜**半斤　**大枣**三十枚

**上六味，以水一斗，煮取三升，温服一升，日三服。**

这个厉害，（橘皮的用量太厉害了）你看橘皮用多少啊？用二斤啊，这个分量拿现在来说可大了，就是三付药的量也相当重。这个"哕逆者"是相当重了，在《三因方》上他说这个"哕逆连连，自可惊人"，不断，干呕不断，惊人的很，所以他搁个"哕逆者"，就是哕逆频繁不去，那么这橘皮得大量使用。橘皮对哕逆看起来是有相当疗效的一个药；加竹茹，竹茹也下气，咱们治咳嗽也用。另外，健胃，这种哕都由于胃虚气逆，胃本来是来纳气的，它应该往下走，可是它往上，就是胃虚，它不纳气啊。所以一方面用行气下气的药，同时也用健胃的药，用人参、甘草、大枣这些温性的药，用橘皮、竹茹、生姜来降逆治哕。上六味，以水一斗，煮取三升，温服一升，日三服。

我提出的这些（不同的看法），回头看一看，像文蛤汤和文蛤散的关系，五苓散那条你们也对一对。另外所讲的橘皮、半夏的作用也要注意，橘皮有健胃作用，胃不好、食欲不振，用橘皮比较好。同时，哕古人都认为是虚，那么胃虚可以用二斤橘皮，可见橘皮没害处。但是后世可不是这样看，后世认为橘皮破气，都不大量用。

真正遇到临床常见的心下逆满、打嗝，但是，不是旋覆代赭石汤证，大概都是橘皮汤证。橘皮得多用，我用橘皮量多就根据这一条，你要用个三钱、五钱不起作用，我常用一两，用30克橘皮，有的人看到就很奇怪，其实一点都不奇怪，你要这样（大量）用病人马上就舒服。所以橘皮它不是破气，哪是破气啊，胃虚哕逆不止，你还能破气？破气还行啊？橘皮不是破气，后世把这个东西都说错了（后世认为橘皮破气），有些地方咱们要注意，根据这个书好好看一看。

**夫六腑气绝于外者，手足寒，上气，脚缩；五脏气绝于内者，利不禁，下甚者，手足不仁。**

该讲下利这一部分了。

六腑，为阳，行阳于外。假设"六腑气绝于外"的话，就是无以温体表了，所以"手足寒"而"脚缩"，脚缩就是《伤寒论》所说的"蜷卧"那个意思，冷的厉害。阳上虚，阴寒从下往上攻，所以他同时也"上气"，这个上气说的不是喘，这个上气就是呕、哕的情形，就是气逆。凡是阳虚都是上边，寒就从下往上来逆迫，所以他就上气。手足寒、脚缩是连在一起的，就是手足逆冷，蜷卧，弯着腿，这是冷的厉害。同时，由于寒气从下往上攻，所以他上气呕逆。

五脏是藏阴于内，如果五脏气绝于内的话，那么就无以守阴液了，所以"利不禁"。如果利更甚的话，当然影响到形衰，以至于手足不仁，手足不用。泻得厉害了，形衰，手足也不用。

这一段在下利差不多是个总纲。

古人他是这么个看法，认为六腑，行阳于体表，所以六腑气绝了就无以温体表，所以手足寒而脚缩，寒气上逆，同时还发作上气、呕、哕这个情况。五脏是藏阴于内，如果五脏气绝，就不足以养阴液，所以利不禁。阴液就不守了，就失去守了，厉害的话就手足不仁。这是说下利与脏气是有关的，这是古人一种看法，大家做个参考。

**下利，脉沉弦者，下重；脉大者，为未止；脉微弱数**

者，为欲自止，虽发热不死。

"下利，脉沉弦"，沉为在里，弦为里急，就是里急后重。腹里拘急脉也弦，说明这个下利有里急后重，是热利，所以他说"下重"，下重就是里急后重的简词。

"脉大者，为未止"，痢疾，这儿整个说的是痢疾，就是热利了。脉大是邪盛、热邪盛，所以这个痢疾、这个下利，不是要休止的状态，还继续往前进展。

"脉微弱数者，为欲自止"，脉数本来是有热，那么热利脉数，看不出欲自止的样子了。微弱数者，虽然数，但是脉现微弱，微弱是邪衰的一个征候，痢疾很快就要自愈了。真正的热利，脉越大越滑越数则越坏。脉微弱，因为下利伤人最厉害，平常不是有这么一句话"好汉架不住三泡屎"嘛，下利则虚人，脉应该弱细，不应该太过。所以脉微弱，说明人是弱了，但是邪也衰了，虽然脉数还发热，但这个利不要紧，为欲自止。

"虽发热不死"，虽然脉数还发热，但是脉数与脉微弱一同出现，邪气已衰了，微弱的时间不会久的，所以他不至于死。

下利要是脉滑数，热不止，痢疾发热不止是最危险了。古人说，奇恒痢（编者按：见《医学实在易》卷三）就有这么一个，发热不止者死，疼痛不止者死，不能够吃东西的死。但是虽热而脉微弱，那么这种热很快就可以止的，虽然现在还发热，脉还数，这不会持久，不要紧。所以说肯定是利"为欲自止"。

这里论说的脉都很好，临床都挺有用的。

**下利，手足厥冷，无脉者，灸之；不温，若脉不还，反微喘者，死。少阴负趺阳者，为顺也。**

这一段说的是阴寒下利。下利，手足厥冷，以至于无脉，这是一种虚脱的样子，无脉是心脏衰绝。那么这时候病可以好可以坏，得赶紧灸之。如果胃复，手足温则可以好的。要是不温，脉也不还，胃气已败了，而再微喘，反微喘就是气脱于上，非死不可了。

那么这一段的寒利与上边的热利是个对待的，所以下利之病有阴有阳，有虚有实，这个（下利，手足厥冷，无脉）是虚寒下利。

底下这句话"少阴负趺阳者，为顺也"是衍文，加这么一句没什么大意思。（不过）解释是好解释的。趺阳是胃脉，少阴是肾脉，古人认为土不能制水，水泛滥成灾而才下利不止。如果趺阳胜了少阴，那么在利症是个顺候，这也指的阴寒下利说的。但是这一句搁这儿没什么大意思，《伤寒论》也有这么一句，你看整篇与这一段好像没有任何的关系呀。而且现在咱们诊病也不像古人的遍诊法，遍诊法见《内经》，咱们诊寸口是《难经》的诊法，现在咱们都是诊寸口。张仲景这个数大部分诊寸口，有时候提起来少阴、趺阳，都是说明病的道理。所以这一段我认为是衍文，就是多出来的，没大意思，与前后都不相属，你看看下边就知道了。

**下利，有微热而渴，脉弱者，今自愈。**

"下利不渴者，属太阴，以其脏有寒故也，宜服四逆辈"，咱们讲太阴篇里头讲过了。所以下利，我们首先要看这个人渴不渴，就是口舌干不干。如果渴，这是热；不渴就是寒，就是太阴病的下利。

这个有"渴"，这是个热利，可虽然是个热利，但是微热而脉弱，这个热不厉害，只有微热，而且脉也弱，说明邪已衰，这个热没大问题的。"今自愈"，下利快好了。这都是指热利说的。

要是热利，（而见）脉微弱，这都是好现象。虽然他渴，还是有热，但所反映的脉证，都是邪气衰的反应，所以病就要好了。

**下利，脉数，有微热，汗出，今自愈；设脉紧，为未解。**

"下利，脉数"，和那个下利而渴是一样的，脉数说明是热，渴也说明是热了，那么"下利，脉数"说明是有热邪，是热利。但是身有微热而汗出，说明表和呀，病已经由表解了。

"今自愈"，所以虽然现在脉数，看这个病的情形，是由外解了，就是热越于外了，所以身微热汗出。如果是身大热、汗出，那是阳明病的症候了，（阳明病）那个热还是挺厉害的。"微热，汗出"，身上微热而漐漐汗出，微微有汗，这是好的现象，病由外解了，所以肯定这个下利是要好了。

假设下利脉数，而且还紧，这个紧是实啊，既有热，邪也实，这为未解，这个痢疾就往前进展了。

**下利，脉数而渴者，今自愈；设不瘥，必清脓血，以有热故也。**

"下利，脉数而渴者"，下利，脉又数又渴，说明里头有热，那么这个怎么说"今自愈"呢？这一段的意思，与上面说说的意思不一样了。这段说明这个人平时不戒慎饮食，内里头有宿食、有热，那么常常的因为下利，热随着下利而解，这也很是常有的。也就是说，平时不戒慎饮食，里头蕴热，现在下利。这个下利不是痢疾，这就指着现腹泻。他一下利，寻常积累的积热（就排出去了，所现的腹泻常常）有好的。这我们常见在临床上常见。

"设不瘥"，他这个腹泻假设不好，那要变痢疾，"必圊脓血"啊，那么之所以然，是因为热不去的缘故，没有因为下利而热随之去，还是有热。

这种病在临床很多见，先腹泻，后变痢疾。那么有的人腹泻两天就好了，没有变痢疾，这就是"下利，脉数而渴者，今自愈"，这种热由下利而解了。这是指热利，阴寒下利就没有（今自愈）这个事。

所以这一段的解释大家要注意，与上面那段解释不一样。假设要是不解，正因为这样的有热，一定要变痢疾的，必清脓血。这种类型的病在临床常常看见的，有的时候是先腹泻，过两天变成痢疾了，患者他自己有时候会说："我先是腹泻，大夫没有给我治好，我吃了几付药反倒变成痢疾了"。其实不是这回事儿，是里头的热挺厉害，不能够因为下利就解除，一定要清脓血。

**下利，脉反弦，发热身汗者，自愈。**

这也是一段。下利我们前头讲了，脉不应该弱才对，而"反弦"，弦脉与紧脉一样是实脉。看起来，脉反弦说明这个痢疾不像好的样子；但是症候为"发热身汗者"，这个症候同上面一样，有表解之机会。

那么身汗发热，这个脉弦马上就能下去，所以这是一个"自愈"的表现。这在临床也很多见的，无论是脉紧、脉弦，这种下利都比较重，一般都是发烧没有汗。假设身上有微热，再自汗出，大概病都要好了，这是表和了，由表解了。

所以咱们治痢疾，开始没有汗，那么有的时候得用发汗剂，用葛根汤，就是这个道理。但是假如没有表证，就不要用解表药了。

**下利气者，当利其小便。**

"下利气"的意思，一方面下利，同时出虚恭（放屁），下利并气一同排出，这很常见的。大便并不太多，但噼里啪啦很响，尽是下的气。这类的病大概都是水谷不别的时候多，这都是水泻，"当利其小便"，就可以好的。那么后面也有不利小便的治法，真正有点虚寒，可以吃收敛、温中药。

**下利，寸脉反浮数，尺中自涩者，必清脓血。**

"寸脉"是寸关尺的寸，寸以候外。"寸脉反浮数"，说明下利正在进展呢，就是外邪挺盛，所以脉浮数。

但是"尺中自涩"，尺以候里，关前以候表，关下以候里。但是看"尺中自涩"，血虚，邪高于外，而血虚于内，这种下利一定清脓血，血分有所丧失了。这样的高热，血分丧失。什么道理呢？一定是脓血便、脓血痢疾的这种症候，脉证就这个样子。

热利如果脉又浮又数，而尺中特别的虚涩，那么阴分有伤，热挺高，这肯定是便脓血的痢疾。

**下利清谷，不可攻其表，汗出必胀满。**

下利，如果他清谷，清谷就是便谷，古人把如厕叫作清，清是个动词，就是大便。所便的是什么呢？完谷不化叫清谷。这说明胃不但有寒而且虚，他不能杀谷，就是不能够消化水谷，所以下来的东西都完谷不化，这说明是虚寒啊。那么虽然有表证，不可攻表，如果再汗出，膈气更虚了，所以一定要胀满的，这个胀满是虚胀、虚满。

这在《伤寒论》都有，如果下利清谷有表证，也要舍表救里。这都要用四逆汤这类的方药和办法。

**下利，脉沉而迟，其人面少赤，身有微热，下利清谷者，必郁冒，汗出而解，病人必微热。所以然者，其面戴阳，下虚故也。**

"下利脉沉而迟"，这是里寒，脉沉、迟这种下利。"其人面少赤"，脸有点热象，面发红，身反而"有微热"。

"下利，脉沉而迟，其人面少赤，身有微热，下利清谷者"。这是针对脉来的，本来是脉沉而迟、下利清谷，这是里虚寒的下利。但是这个人面色赤、身有微热。

这就是所谓"怫郁在表"。怫郁在表是什么意思呢？就是要从表解，也就是说：有表证，想从表解但达不到发汗的样子，所以面红、身上有微热没有汗。古人管这个叫怫郁在表，就是要解表而解不了。

阴寒下利反而阳气怫郁在表，说明这个病有欲从表解的机会。可是，虚寒的下利，要是表解一定要发生瞑眩的。

底下这句话就说明自愈的时候发生瞑眩状态。"必郁冒，汗出而解，病人必微厥"（编者按：胡老读作"病人必微厥"，但是其版本为"厥"字），这几句话就是他要自解的时候，"郁冒"，就是昏冒，咱们现在的话说就是近乎休克，当时人事不知，出一身汗，这病可就好了。那么这个人呢，本来他四肢不冷，这时候他四肢微厥。四肢微厥，郁冒汗出，这都是瞑眩状态。要是久病、虚病，无论是自愈，或是吃药中病而好病，常常发生这种瞑眩状态。瞑眩状态挺吓人，当时这个人昏冒、不认识人、直出汗，看着挺危险的，手脚也凉了，这不吓人嘛，可一会都好了，瞑眩过去了，整个病完全好了。

"所以然者，其面戴阳，下虚故也"，为什么有这些症候的反应呢？就由于"其面戴阳"，其面戴阳说明病有欲表解之机会，准要自己出汗而解，可是人要是不虚是不会有这种情况的，

"下虚故也"，他有下利清谷的虚证。那么这个病要是自愈（或治愈）啊，非发生瞑眩状态不可，就是郁冒汗出，其人微厥。

这（瞑眩）在临床上也是容易遭遇的。不光病人（自愈）有这种反应，我们给他吃药也容易有这种反应，那么就得告诉病家了，有这个反应不要害怕，（对于瞑眩的处理），乱折腾这个病（瞑眩）未必然就好，要是（对于瞑眩的处理）不折腾马上就可以好了。这个瞑眩的状态也是各种各样儿的，这在《伤寒论》讲得多。

**下利后，脉绝，手足厥冷，晬时脉还，手足温者生，脉不还者死。**

"下利后"，就是下利已止了，可是没有脉，"脉绝"，手足也厥冷，看这样子是虚脱的样子，那么要好好观察。"晬时"就是周时。如果"脉还，手足温"，这说明胃气复了，那么这个人没有问题，他就是由于泄利太甚，人太虚了，虽然下利止，他的胃气没有恢复，才发生这种脉绝的情况。那么如果他恢复（脉绝变脉还，手足厥冷变手足温），就没问题了。如果"脉不还者"，那是胃气已衰、胃气已败，那就始终也不会脉还，非死不可。

所以阴寒下利这个病，咱们所讲的少阴病篇里很多啊，霍乱病篇里也有。这人下利，由于精气丧失太厉害了。那么，下利止了，虽然丧失精气，但是假如胃气没败，它能恢复的，虽然脉绝，就是没有脉了，那么它可以恢复。（请注意，这里的）"下利止"根本不是病好了，它是无可排泄了，身上的津液脱尽了，那么这个止，根本而言病就没好，那纯粹是个虚脱的样子。（假如胃气已败，）那非死不可，它不会恢复的。所以在临床上这种情形也是有的。

下利，腹胀满，身体疼痛者，先温其里，乃攻其表。温里宜四逆汤，攻表宜桂枝汤。

**四逆汤方**方见上。

**桂枝汤方**

桂枝三两(去皮)　芍药三两　甘草二两(炙)　生姜三两　大枣十二枚

上五味，㕮咀，以水七升，微火煮取三升，去滓，适寒温，服一升。服已，须臾，啜稀粥一升，以助药力，温覆令一时许，遍身漐漐，微似有汗者益佳，不可令如水淋漓。若一服汗出病差，停后服。

这段也见于《伤寒论》。

"下利腹胀满"，腹胀满是太阴病的表现。下利，腹不应胀满，下利有所损嘛，反而胀满，说明是虚。那么虚，已经腹胀满了，当然还有别的证候，"腹满而吐，食不下，自利益甚"，这是太阴病。"下利腹胀满"这个胀满是虚胀、虚满，同时他也不能吃东西。

那么这种的下利，虽然"身体疼痛"，"身体疼痛"是表证了，也不要先救表，应该"先温其里，乃攻其表"，这是定法了。本来它是表里并病，既有表证，又有里证。如果里证是虚寒，则须温补这种措施。那你不要先攻表，要舍表先救其里。如果表里并病，里是实证须攻，你看太阳阳明并病，那是先解表后攻里，这都是定法。虚，你得先救，你不救（虚），一攻表，里必虚了。所以这一段，把《伤寒论》（所讲的表里救治先后之定法）整个拿出来了。"腹胀满"，这是一个例子了，那么如果"下利清谷"，身体疼痛，也是先救里。下利清谷是里虚寒的一种下利，跟这（腹胀满）是一样的。

"温里宜四逆汤，攻表宜桂枝汤"。为什么？此下利只是身疼痛，这个表证并不是实证那个样子，由于先下利，里头那样的虚，这个时候没有用麻黄剂发汗的情况。下利，津液有所损失。

桂枝汤的应用，总是以津液有所损失为先决条件。所以无论是"发汗后表不解"、"下之后表不解"，这个时候只能用桂枝汤，不能用麻黄汤。

但是表里合病同时发生的，既下利又有表证，这个时候你看脉的情形，脉实者可以发汗，可以用葛根汤。（表里）并病则不行！并病是先有表证，过了一个阶段，传里而发生里病，这个讲的都是传里之后了。那么在表证的期间，后来又传里而为下利腹胀满这种虚证，没有再用葛根汤的机会了，就是没汗也不能用。我们要注意，并病是表里先后发作的，合病是表里同时发作的，（合病也有可能）一点没虚，而且脉也应实。

所以桂枝汤在太阴病篇有这么一段，"太阴病，脉浮者，可发汗，宜桂枝汤"。其实不是真正的太阴病，也就是表里并病，但是脉浮，脉浮而没有力量，脉浮虚、脉浮缓这种脉浮，不是脉浮紧，也是要用桂枝汤，也不能用葛根汤。

在临床上要注意，下利有表证，这是在合病阶段，同时发作，非先解表不可。

解表方剂有几种，葛根汤、桂枝汤、还有白通汤，白通汤就是人有少阴病的外观，"脉微细，但欲寐"的这种情况，这种情况也得解表。用普通的药解表不行，得用亢奋药，所以用葱白配合干姜、附子这类的法子。

应该多看看《伤寒论》，下利是一大篇，由热痢虚寒反复叙述，这于我们学治下利还是有用的。底下就是一个具体治疗了。那么他说四逆汤和桂枝汤，这两个方剂就用不讲了，以前讲很多了。

**下利，三部脉皆平，按之心下坚者，急下之，宜大承气汤。**

这一段好得很。"心下坚"是个实证，准拒按。其脉平，"三部脉皆平"，下利的脉一般说呢，要是没有心下坚，脉平，问题不大。心下坚而脉平，肯定是实。那么为什么"急下之"呢？这与吴又可《瘟疫论》是一样的。这个"下"不能再结实了。

胃这个地方坚，它结实了，说明这个病了不起啊：一方面下，一方面结。结者自结，下者自下。一方面泻肚，一方面胃里头凝固起来了，结实了，就是"胃家实"这种反应来了。这说明这个病来得相当猛啊，不加以急治，危险得很。所以我们治病，这个病最容易给人耽误。"心下坚"，不只是心下坚，也疼，拿手按它，更拒按。

这个要注意，有一种痢疾就这样。这个我遇到过，还是个老太太，就是陈慎吾（编者按：陈慎吾先生乃伤寒大家，曾任北京中医学院伤寒教研室主任。陈老与胡老为医界挚友）的母亲。这个老太太（的痢疾）还不是新得，我给她治的时候，痢疾已经一个多月了，我一看她那样子，（就觉得）不行。她脉还偏迟，但是舌苔那个重啊，干得不得了，我让陈慎吾，我说你摸摸她的胃口，陈慎吾刚刚一摸，老太太就叫唤啊。她拒按，她就心下坚。后来我说：得了，干脆吃大承气汤。陈慎吾心中打怵。我说不要紧，我说虽然药是猛药，你给她少量服，频服，你观察啊，（因为患者是你）自己的妈妈呀，你一宿别睡觉，一会给她吃点，一会给她吃点。就这么地（频服），这个药吃了她也不泻，后来把全剂吃完了才泻，泻什么？净是干巴巴的蛋子（燥屎）。我第二天去，她告诉我说，弄了个木桶，他们南方人，福建人，她们有恭桶（便桶），她说就听着钢当钢当响（拟声词），就那样了。所以这个痢疾厉害，应该急下之，宜大承气汤，没有什么可以疑虑的。

不是咱们现在说，大承气汤治痢疾，这是糟践人，你得辨证啊，这是一种（下利）。其脉平，心下坚，坚且痛，急下之，宜大承气汤。下利不应该结实，吴又可说是瘟疫，这个病厉害。这是边下、边结，一方面下、一方面结。这样则津液也快丧失，结实也太厉害。如果津液丧失到家了（殆尽），人虚下来了，那结实就没办法（治疗）了，大承气汤没法用，那就坏了。所以病实人虚，下之也得死，不下更得死，这就把人耽误了，所以他搁个"急下"。

**下利，脉迟而滑者，实也。利未欲止，急下之，宜大承气汤。**

还有，从脉上来看。

"脉迟"，在《伤寒论》里也有这么一段。脉迟，本来是个不及的脉，是为虚为寒，上边不是有"脉沉而迟"（下利，脉沉而迟，其人面少赤，身有微热，下利清谷者）吗？

"脉沉而滑者"，脉迟与滑同时见，这个"迟"说明正是实，实到相当程度，它阻碍气机，脉不流畅，不那么快了，迟而滑，这是实。不可轻视，利不是要止的样子，"急下之，宜大承气汤"。

**下利，脉反滑者，当有所去，下乃愈，宜大承气汤。**

这一段（脉反滑）与上面那一段（脉迟而滑）就差一个迟，脉也滑。"下利"，脉不应该滑，"反滑者"是里头实。"当有所去，下乃愈"，一攻就好，"宜大承气汤"。

为什么不说急下呢？它只是脉滑，还没到脉迟的程度，脉迟说明正有欲虚的表现，那你再给延误，就不行了。那个（脉迟而滑，急下之）实得比这个（脉反滑）厉害，里头这个实啊，已经阻碍气机了，所以脉也不那么流畅了，这得急下。

底下主这段（脉反滑者，当有所去，下乃愈，宜大承气汤）虽然滑，但是没有那种情况，也得下，但不是那么急。

所以张仲景的辨证是极有分寸的。旁人在这里头搞（整理编撰仲景遗著），搁的东西都那样（所增与附方值得我们高度警惕，恐非仲景之意），你看头一章脏腑经络先后病，那个文章与他（张仲景）这个不一样，就是论脉论证也不一样啊，所以那一看就知道不是他（张仲景）的。五脏风寒积聚篇里头也有很多不是他的东西。所以这个书经过王叔和收集、整理一番，大概后来又散失了，它不像《伤寒论》那么比较更完整一些。所以这里后人附的东西也不少。这几段说得相当好。

**下利已差，至其年月日时复发者，以病不尽故也，当下之，宜大承气汤。大承气汤方。**见痉病中

这是说休息痢的了，下利本来已经好了，那么到某年某月某时，它又复发了，这就是病毒没尽的关系，那非攻不可。这种事情也是常见的。咱们在临床上，遇到痢疾，一般都喜欢用乌梅这类酸敛东西，常常一开始就用这种收敛药。那么，利也好了，但是不久又反复了，这也是说明休息痢的一种。尤其热痢的开始，据我的观察没有补法，补法很少啊！都是该攻不攻，把病毒遗留到里头了，早晚都是祸。就是痢疾不再发，也能为其他的祸患。这段就是啊。

他说"下利已差"，里头很有含蓄，也有自己没治，患者他也就是（自己）好了。再不，自己吃些烧鸡蛋之类，这都是一种补法，当时也好了。但是不久又复发。复发之后，你要是不

泻，一半时病也不好啊，这也依法当下，宜大承气汤。

大承气汤我们也不必太迷信，不必非大承气汤不可，我们要看情形了。如果恶心、胸胁满，那大柴胡汤就行。那么要是即或没有柴胡证，调胃承气汤啊，最常用的药之一，也有大黄、芒硝，但是没有厚朴、枳实，它不那么大胀大满。如果胀满得厉害，大承气汤是非用不可的；不那么胀满，用调胃承气汤就行。我们不一定非得用大承气汤不可，但真正大实大满还得用的。

这个书的证候总是不全，因为在《伤寒论》里头都有，所以在这儿就随便一说，休息痢当下，也是说用大承气汤（这是随便一说啊）。大承气汤证当然是大承气汤，没有大承气汤证，下之就可以的（不一定非得大承气汤），就是随证而施了。大承气汤方在痉病里头，咱们已经讲了。

**下利谵语者，有燥屎也，小承气汤主之。**

**小承气汤方**

**大黄**四两　**厚朴**二两(炙)　**枳实**大者三枚(炙)

**上三味，以水四升，煮取一升二合，去滓，分温二服。**

得利则止

凡是谵语，都是胃不和、有燥屎，没有其他的问题。这里用小承气汤，说明胃不和、发谵语、有燥屎，一般是小承气汤。没有大的潮热，没有其他的非得用大黄、芒硝不可（的突出症状），用小承气汤可以和其胃，也能治谵语。

小承气汤比大承气汤差不少，虽然有厚朴、枳实、大黄，但是没有芒硝。大黄没有芒硝，解热力量就差。小承气汤证没有潮热，假若热得厉害，还要加芒硝；没那么胀就搁调胃承气汤，厚朴、枳实去掉；如果又胀又有热，实得都厉害，可以用大承气汤；只胀而没有那么大的热，可以用小承气汤。

**下利便脓血者，桃花汤主之。**

**桃花汤方**

**赤石脂**—斤（一半剉，一半筛末）　　**干姜**—两　　**粳米**—升

上三味，以水七升，煮米令熟，去滓，温七合，纳赤石脂末方寸匕，日三服。若一服愈，余勿服。

这也见于《伤寒论》少阴篇，"下利便脓血者，桃花汤主之"，（如果不辨证而根据这句话来用桃花汤）这是有问题的。它说明的（特定）意思就是：久便脓血的下利不止，确实变成阴虚证候（编者按：胡老说说"阴虚证候"，乃是特指"阴证、虚证"，而非后世"阴液虚证"），才可以用桃花汤，不然的话不要用它。

便脓血这种下利，十有八九都是实证，用桃花汤的机会相当的少。那么病得相当久了，的确是有滑脱的样子，那么你看吧，此人绝对没有热象，这时候有用桃花汤的机会。桃花汤还是好药，但是我们一般遇到痢疾，不要（不假思索、不加辨证）就用它，这个不好的，（如果误用，把病邪）关到里头，要出毛病的。

桃花汤这个方药，赤石脂一斤，一半把它剉了，当饮片就是煎，一半筛成细末，单独搁，要另服。干姜一两，粳米一升。桃花汤它主要用赤石脂这一个药，是收敛（作用），那么稍稍加点温药干姜，所以非虚寒不能用，（得是虚寒型的）滑脱的这种便脓血的痢疾。

"三味，以水七升，煮米令熟"，就是米熟汤成的意思。然后"去滓，温七合，内赤石脂末方寸匕"，单独预备一半的赤石脂筛末，一斤赤石脂，用半斤煎，另半斤留着单吃，一回吃方

寸匕，拿着现在说，就是不到 3 克。"日三服，若一服愈，余勿服"。所以这个药收敛止泻的力量相当大。

**热利下重者，白头翁汤主之。**

**白头翁汤方**

**白头翁**二两　**黄连　黄柏　秦皮**各三两

**上四味，以水七升，煮取二升，去滓，温服一升，不愈更服。**

这又是一段。"热利下重者，白头翁汤主之"。可见上段"下利便脓血者，桃花汤主之"的下利，不是热利，而是久利不愈的病。真正热利便脓血，里急后重，那用白头翁汤。

白头翁这个药，是我们最常用的药之一。白头翁、黄连、黄柏、秦皮这四味药都是苦寒药。可是，苦寒都有止痢的作用。苦寒的药，不一定都是涌下，有的是起收敛作用。这几个药全是收敛，有止泻的作用，尤其是白头翁。白头翁这个药还多少有点止血的作用，止痢、止血，所以对脓血便有好处。

但是"下重"，就是里急后重，只是用白头翁汤（有点欠缺）。通过临床，还是加大黄好。原书中白头翁二两是错了，白头翁应该搁三两。"不愈，更服"，这个药不像桃花汤，即便多服也没有问题的（桃花汤若一服愈，余勿服）。

那么真正里急后重，要加大黄好；若是血便，要加阿胶。咱们遇到的痢疾有的是，尤其急性痢疾，下来的东西就是血汤，这种痢疾用白头翁加甘草阿胶比较好，大黄可以不加。真正的血便，不一定有里急后重。病菌感染的这个痢疾不好治，大便就像秫米饭的米汤那个样子，红的，那里头其实都是血。这种痢疾也是热痢，用白头翁加上甘草、阿胶比较好，这个我也用过。

本段说的是一般的热利下重，可以用白头翁汤。如果里急后重得厉害，里急后重就是蹲肚，就是自下，这类的大概都要搁点大黄，书上没有（说要加大黄），这是根据我临床实践的体会。

**下利后更烦，按之心下濡者，为虚烦也，栀子豉汤主之。**

**栀子豉汤方**

栀子十四枚　香豉四合(绵裹)

上二味，以水四升，先煮栀子得二升半，纳豉，煮取一升半，去滓，分二服，温进一服，得吐则止。

"下利后"，利好了，这人"更烦"。下利，他就烦。那么下利好了他还烦，说明里头还有热。但是按心下，没有实，不是心下坚，而是"心下濡"，里头没东西，"为虚烦也"，所以用栀子豉汤就可以了。这个"虚烦"不是真正的虚衰那个"虚"、不是咱们所讲的虚劳那个虚，这个不是"虚衰、虚劳之虚"。

栀子豉汤也是苦寒药，（这里的"虚"）它对应着承气汤说的，胃家不实而已，不是真正的虚，所以管这个也叫"虚烦"。栀子豉汤治烦，还是相当好的，心中懊恼，烦得无可奈何，吃这个药挺好使的。用栀子、香豉两味药，其实这药不是吐药，"得吐则止"（恐怕）没有（这种现象），我常用这个药，一点也不吐。

**下利清谷，里寒外热，汗出而厥者，通脉四逆汤主之。**
**通脉四逆汤方**

附子大者一枚(生用)　干姜三两(强人可四两)　甘草二两(炙)

上三味，以水三升，煮取一升二合，去滓，分温再服。

"下利清谷"，"而厥"，四肢厥冷，这是所谓"里寒"了。但是反有"外热，汗出"，外热就指的汗出说的，身上多少也有些微热。那么根据条文的意思就是"里寒外热"。

真正下利清谷又厥逆，这与前面讲的"其面戴阳"是两样的（下利，脉沉而迟，其人面少赤，身有微热，下利清谷者，必郁冒，汗出而解，病人必微热。所以然者，其面戴阳，下虚故也），"其面戴阳"那是在上头。表证要出汗，都要从上头出汗、上半身出汗，所以表证自然有气上冲啊。

而本段"里寒外热"，这个热不是在表，颜面当然还是苍白色，它不是浮阳戴面，不是要从表解。它这个"汗出"，的确脱汗，这是虚脱的样子。凡是真正的阴寒重证，而外边再有点热，这都是所谓无根之火了，这都危险，虚阳外散的意思，所以赶紧用通脉四逆汤。通脉四逆汤就是四逆汤，又加重了附子、干姜这些温性亢奋药，就是四逆汤。你们看看这个方子就可以看出来。

附子用大者一枚，"附子大者"这个药的分量大于一般的附子，大的附子特别重。干姜一般可用三两，强人可以加四两，所以这两个药（相对四逆汤原方）都加重了，那么可见这种虚脱非得以温中（方药）恢复胃气为第一，不然的话是不能行的。另外，附子有亢奋作用，所以咱们现在的话说，附子强心，有强心作用。

那么下利清谷，四肢厥冷，同时再汗出不止，这种热不是真正的热，这是虚脱的样子，所以赶紧用通脉四逆汤来挽救。

**下利肺痛，紫参汤主之。**

**紫参汤方**

**紫参**半斤　**甘草**三两

上二味，以水五升，先煮紫参，取二升，内甘草，煮取一升半，分温三服。疑非仲景方

这个有问题的。"下利肺痛"难解释，而紫参也不是治疗肺痛的。紫参在《本草》上看，是苦寒药，它的治疗近似柴胡，它也治心腹坚、邪气积聚，同柴胡差不多。可是它通利二便，也利小便、也通大便。

可见"下利"也是一种自下（利），就是痢疾那一类的，用紫参配合甘草来治疗。"肺痛"不可解，恐怕这里头有问题，有错简。

那么这个方子治热痢，有里急自下这种情况，可以用。


气利，诃梨勒散主之。

**诃梨勒散方**

**诃梨勒**十枚（煨）

上一味，为散，粥饮和，顿服。疑非仲景方

诃梨勒，它治虚胀冷气，起这个作用。虚胀，里头有冷气。这种"气利"需要用这种收敛药。诃梨勒是收敛药，它治虚胀冷气。

我们前面"下利气者，利其小便"，那么本段"气利"用诃梨勒散。

病是有虚实之分，一般"下利气"，分解它就行，就是使之水谷一别就好了（下利气者，利其小便）；如果里头是虚寒的情况，可见这冷气出虚恭排出也觉得冷，那么这应该用温性的诃梨勒散。

到这儿就讲完了，底下又是两个附方。


**附方：**

**《千金翼》小承气汤** 治大便不通，哕数谵语。方见上

它这是对的，"哕数"者，就是哕逆得相当厉害，这跟我们前面说的"视其前后，知何部不利，利之而愈"是一样的。如果大便不通，哕逆频数，再"谵语"，那当然可以用小承气汤了。小承气汤是胃不和而谵语，正好用它啊。同时这个哕逆就是由于谷道不通的关系，你吃它就可以好了。

其实前面都有了，就是病哕，视其前后，知何部不利，利之而愈。《千金翼》提出这个方子是对的。通大便不是随便就可以用小承气汤的，要有谵语才可以用。

《外台》黄芩汤　治干呕下利。

黄芩三两　　人参三两　　干姜三两　　桂枝一两　　大枣十二枚　　半夏半升

上六味，以水七升，煮取三升，温分三服。

《外台》有个黄芩汤。这个黄芩汤与我们前面那个四物黄芩不一样，这个可以起名叫六物黄芩，近乎半夏泻心汤这类方药，黄芩、人参、干姜、桂枝、大枣、半夏。

那么这个方药当然是健胃止呕，它有人参、干姜（健胃），半夏止呕；同时也解烦，它有黄芩。这个方虽然没有黄连，但有黄芩。黄芩、黄连，我们前面讲白头翁汤知道，它们都是治下利的，解烦止利。

所以这个方子一方面补胃治虚，用人参、干姜、大枣这些药，同时有半夏、干姜又能治呕，有黄芩也能治下利，所以它"治干呕下利"。这是在《外台》上有这个方子，这个方子与半夏泻心汤差不多。那么今天就讲到这儿了，附方没什么大意思。

# 疮痈肠痈浸淫病脉证并治第十八

这一章讲疮痈，就是一般所说的疮痈。还有肠痈，咱们现在说的阑尾炎也属于肠痈这一类。浸淫病，就是平时说的黄水疮。疮痈它是两种，痈是痈，疮大概是金疮，里头有金疮嘛。这一章是这么几种病。

**诸浮数脉，应当发热，而反洒淅恶寒，若有痛处，当发其痈。**

这就是一般疮痈的脉证。"浮数"，就是表有邪，脉浮而数嘛。依法"应当发热"，"而反洒淅恶寒"，这是痈脓之变。前面咱们讲肺痈，你们看看，桔梗汤不就是吗（咳而胸满，振寒脉数，咽干不渴，时出浊唾腥臭，久久吐脓如米粥者，为肺痈，桔梗汤主之）。桔梗汤证它是脉数，振寒，这是有脓的反映，它（不是常规的热证）不发热。

这就是古人说的疮热，它在内里头，外面不发热，而反恶寒。这就是一般发疮热的一种反应。"若有痛处"，假设身体有哪个地方疼，肯定那地方要发痈，"当发其痈"。

**师曰：诸痈肿，欲知有脓无脓，以手掩肿上，热者为有脓，不热者为无脓。**

这就是疮痈发红肿的阶段，看看有脓没脓的一种诊断的法子。"诸痈肿"，一般的痈肿都在内。古人那时候是从外边看的，现在容易了把它割开看看。欲知有脓或无脓，就拿手"掩肿上"，就是抚按肿的地方。如果要是有热，那就是有脓，如果抚按肿的地方没有热，那就是还没化脓。

这两节都是指的一般的疮痈说的。

**肠痈之为病，其身甲错，腹皮急，按之濡，如肿状，腹无积聚，身无热，脉数，此为肠内有痈脓，薏苡附子败酱散主之。**

**薏苡附子败酱散方**

**薏苡仁**十分　　**附子**二分　　**败酱**五分

**上三味，杵为末，取方寸匕，以水二升，煎减半，顿服。小便当下。**

"其身甲错"前面我们说过了，在虚劳里头的大黄䗪虫丸证有这种证候，"其身甲错，面目黧黑"，这是有瘀血的一种症候。那么在中医看，肠痈起码也是有瘀血的问题。

"腹皮急"，"腹皮"就是肚皮，拿手按，虽然比较拘急，但是按之非常地柔软，"按之濡，如肿状"，就像有肿状似的。这说明虽然外头腹皮有些弦急的样子，但是按里头很软，就像有所肿的样子。"腹无积聚"，那里头没有抵抗的东西。"腹无积聚"这句话是两种意思：一种说它是虚证；一种说它已经化脓了，里头没有痞块的那个样子。

"身无热，脉数"，外边没有热，脉也数，跟我们前面讲的是一样的。脉数，应该有热，但是痈脓都是脉数无热的，"此为肠内有痈脓"，这是有痈脓的一种反应。

"薏苡附子败酱散主之"，薏苡附子败酱散附子用量非常轻，它不是准陷于一种阴虚证（编者按：胡老说说"阴虚证候"，乃是特指"阴证、虚证"，而非后世"阴液虚证"）而用附子的。痈脓的排出，大概都搁一些振奋的药，或者是补正气的药，你看枳实芍药散，用大麦粥；排脓散里搁鸡蛋黄。都是补正气，古人是这样想：正虚啊，不足以排脓，于是就用一种强壮亢奋药，辅佐其他的药物，使之达到排脓的目的。所以这个振奋或补正气的药，你不能重用，薏苡附子败酱散里头你看都看出来了，薏苡十分、附子二分、败酱五分。古人一两是四分，二分就是半两了，一次顿服，半两，三五一两五，就是合现在一钱五，就是一钱半。古时候一两合现在三钱。那么半两合现在一钱半。

薏苡附子败酱散这个方药的排脓作用，是薏苡仁和败酱这两个药的关系。薏苡仁有解凝排脓、利小便的作用，败酱也祛瘀、也排脓，那么这两个药就是都是比较寒性的排脓药。但是，要使脓达到排出，还得在扶正方面稍稍搁点亢奋补益的药才好，所以加点附子。

薏苡附子败酱散这个方药很常用了，它不但排脓，还祛湿痒，像一般皮肤病常用它。尤其是硬皮症，我不断用这个药，很好使。就是顶顽固的牛皮癣，这个方药也好使的。附子可不要重用啊！我用薏苡附子败酱散这个方药是药量较重，薏苡仁差不多用一两，败酱可以用五钱，附子一钱到二钱，对一般很顽固的皮肤病挺好使的。

那么在这个书上，薏苡附子败酱散它是用来排脓了。偏于虚而有脓可以用这个方子的。

**肠痈者，少腹肿痞，按之即痛如淋，小便自调，时时发热，自汗出，复恶寒，其脉迟紧者，脓未成，可下之，当有血。脉洪数者，脓已成，不可下也。大黄牡丹汤主之。**

**大黄牡丹汤方**

大黄四两　牡丹一两　桃仁五十个　瓜子半升　芒硝三合

上五味，以水六升，煮取一升，去滓，纳芒硝，再煎沸，顿服之，有脓当下，如无脓，当下血。

肠痈病，上边举了薏苡附子败酱散证，那是化脓之后而且有些虚衰的反应。那么在起始的时候，是不要排脓的，底下这段就是在起始。

"少腹肿痞"，少腹就是小腹了，有肿块，痞就是痞块。"按之即痛"，痞块那个地方，拿手一按就疼，就是现在说的阑尾炎那个情形，疼啊，往前阴牵引疼，就像淋疾似的，但是淋疾呢，小便是不利的。而此条为"小便自调"，与淋还是不一样的。痛的情况，拿手一按，引至于前阴那样子疼，就像是淋证那种疼，但是它是小便自调的。

"时时发热，自汗出"，说明是里热了，阳明病，发热汗出嘛，阳明病法多热，这是里热，所以发热而汗出，但是不像阳明病那个实热，它不到那个程度的，所以它有点"复恶寒"，这也是蕴脓反应的样子。

"其脉迟紧者，脓未成"，如果当时我们诊察脉迟而紧，紧是实象，说明里头还是实而没有完全化脓，和我们上面所说的（薏苡附子败酱散证）"腹皮急，按之濡，无痞块"还不一样。大黄牡丹汤有痞块。如果脉迟紧，这是脓未成，这是没有问题的。

"可下之"，就是用大黄牡丹汤。"当有血"，这个时候肯定有瘀血，那么下的当然也是瘀血。"脉洪数者，脓已成"，假设脉洪数，那肯定脓已经成了，不可下。

"大黄牡丹汤主之"指着"可下"。这个"不可下"、这个"脓已成"要活看。你们看大黄牡丹汤方后的说法就明白了，它说"有脓当下；如无脓，当下血"。可见大黄牡丹汤也排脓，它有冬瓜子，冬瓜子排脓。

"脓已成"、"脓未成"啊，只是没有完全化脓。比如说像上边薏苡附子败酱散那种情形，那万万"下"不得了。那么有一些是已经是有脓了，但是没全化脓的时候，吃大黄牡丹汤还是无害的，还可以的。脓已成，如果完全化脓的情形，那就是不可"下"了，你看这方后语就看出来了，它是有这层意思。

大黄牡丹汤这个方子也很常用了，桃仁、丹皮都是祛瘀的药；冬瓜子是最有作用于痈脓，它能够消肿排脓；大黄、芒硝就是消炎祛热了。这个方药并不只是治疮痈，我们祛瘀血的时候，假设要是特别里头有热，可以用它。其他脏器有炎症，疼得比较厉害也可以用大黄牡丹汤，我不断用它，像胆囊炎急性发作的时候，以及有关胰腺的一些病都可以用。不过我们用这个方剂的时候，如果病不单纯是一个方证的时候，你单纯用一个方证是不起什么作用的。比如说肠痈，有些胸胁满、呕恶等情况，就是恶心、要吐，你配合大柴胡汤就特别好使。只是用这个方剂（大黄牡丹汤），有效是可以有效，但不是太理想。而且结果也是一样的，你像我说的无论是胆囊炎，或者是胰腺上的其他一些毛病，因为部位的关系，发作的时候大概都现柴胡证的多。

所以，我每每都用大黄牡丹汤。这个方子很好使的。尤其急性胆囊炎，疼得相当凶啊。（用大黄牡丹汤）百发百中，你们可以试验。但要是变成慢性的（胆囊炎）就不行了，那就不是它（大黄牡丹汤的适应证）。我们现在所说的盲肠炎，用这个方子是相当稳当。这咱们在临床上屡试屡验，没有遇到不好的。


问曰：寸口脉浮微而涩，法当亡血，若汗出，设不汗者云何？

答曰：若身有疮，被刀斧所伤，亡血故也。

寸口脉，就指的是咱们现在所说的桡骨动脉，"浮微而涩"，涩脉我们讲了很多了，津液不足则脉微，古人说阳不足、阳气不足。血不足则脉涩。"寸口"，就是在表的津液、血液俱不足。根据这种脉，这是"法当亡血"，是应该有亡血的这种情况，或者"汗出"，汗出也丧失人的体液，也可以脉浮微而涩。

假设这个人不汗出，言外之意也没有其他亡血的情况，吐血、下血都没有，那这是怎么回事呢，怎么也有这种脉呢？

"答曰：若身有疮，被刀斧所伤，亡血故也。"外伤也能有这个情形，这个"疮"就指的"金疮"，就是刀斧所伤的那种疮。被刀斧所伤，这也是亡血的缘故了。就是这个意思。前面的亡血指的是一般的情况，就是吐血、下血等等，或者是汗出得多，可以有脉浮微而涩，假设没有这种情形，也不出汗，这时候病人有这个脉（脉浮微而涩）是什么道理呢？如果病人身上有刀伤或者斧伤，就是金刃所伤了，那么这也是亡血的一个结果，所以脉也现这个样子。

**病金疮，王不留行散主之。**

**王不留行散方**

**王不留行**十分（八月八日采） **蒴藋细叶**十分（七月七日采） **桑东南根白皮**十分（三月三日采） **甘草**十八分 **川椒**三分（除目及闭口，祛汗）

**黄芩**二分 **干姜**二分 **厚朴**二分 **芍药**二分

上九味，桑根皮以上三味烧灰存性，勿令灰过，各别杵筛，合治之为散，服方寸匕，小疮即粉之，大疮但服之。产后亦可服。如风寒，桑东根勿取之。前三物，皆阴干百日。

凡是病金疮，就是被刀斧所伤了，一般王不留行散最好使。这就是古人所说的一般用的刀伤药、红伤药，这是个通用方。

主药是王不留行，王不留行这个药能够化瘀定痛，在肝炎治疗上常用王不留行，也就利用它能够祛瘀血，也能够止痛，肝区疼常加王不留行就是这个道理，在外伤也是主药。

蒴藋细叶，就是蒴藋叶，细叶就是小叶。桑东南根皮就是桑根白皮，用东南这方面的，这是古人的一种看法，东南在八卦为巽位，能祛风，其实也不尽然，是桑白皮都能够行气祛风，都有这个作用。主用王不留行是为了行瘀定痛，蒴藋叶和桑根白皮也全是有行气祛瘀的作用，与王不留行放到一起就是行气祛瘀，但是都用的灰，灰反倒能止血。凡是祛瘀药要变成灰，不但有化瘀的作用，同时也有止血的作用。所以这三个药都是用的灰，后世的十灰散也这个意思，把祛瘀药煅成灰，原来的药性还存在，但是对于止血特别有效。

其他的药呢，都是佐理之品了，干姜、甘草、川椒温中，用黄芩、芍药祛热。凡是外伤，当时都要有些虚热，厚朴也是行气药。这都没有什么，对一般的刀伤药里头都是作为调理之用。

这个方药就是一般所说的刀伤药，小点的伤从外面上药就行，大伤非内服不可。"上九味，桑根皮以上三味，烧灰存性"，不但能够行气化瘀，而且能够止血。"勿令灰过"，不能把性都烧没有了。"个别杵筛，合治之为散，服方寸匕，"主要的作用就在这三味药上，其他的都是调理之品了。"小疮即粉之"，这个疮不是生疮的疮，都指的是金疮，小的外伤、刀斧之伤，外面上就行了。"大疮但服之"，外面也可以粉，内里也可以服，"产后亦可服"，没有什么问题的，别看有王不留行行血，它变成灰了，止血作用反倒加强了。如果风寒，说的是时令，"桑东根勿取之"，桑根白皮要到和风暖润的时候再取，指的是做药的时候（采药），"前三物皆阴干百日"，三个药不要炒，不要晒，阴干它们，唯独伤科的药都这讲究，不像咱们内科药。它这要求阴干百日，其实不这样子也行的，不是不行的。

底下还有两个方子，都是有方无证，可见都是通用方。

**排脓散方**

枳实十六枚　芍药六分　桔梗二分

上三味，杵为散，取鸡子黄一枚，以药散与鸡黄相等，揉和令相得，饮和服之，日一服。

**排脓汤方**

甘草二两　桔梗三两　生姜一两　大枣十枚

上四味，以水三升，煮取一升，温服五合，日再服。

排脓散方：枳实、芍药、桔梗，枳实芍药散前面讲过了，加上桔梗就叫排脓散，桔梗也是排脓、排痰。枳实芍药散行气，芍药也是血分药，枳实芍药散根本就能排脓，行气排脓这个作用，加上桔梗更有力了。

我们用这个方药的症候，假设这个人有腹痛，这个方药以行气为主，枳实芍药散治肚子痛，所以妇人腹中痛，依法当服枳实芍药散。那么吃了这个（枳实芍药散）腹痛还不好，肯定有瘀血，就要用下瘀血汤。

枳实芍药散加上桔梗，（书上没写症候，我们可以做出推测）有脓需要排脓，还有由于气滞而腹痛的这类情况。书上没有症候，没有症候大概都是通用方，一般的排脓，这个方子最平稳了，没有大热药大凉药，寒热都可以用。

还有一个排脓汤，排脓汤是由桔梗汤来的，桔梗汤治嗓子疼，在《伤寒论》少阴篇讲过了。桔梗汤是桔梗、甘草。桔梗汤再加上生姜、大枣，稍稍调节营卫。桔梗这个药本身就能排脓。排脓汤也是个通用的方子。一般的排脓都可以用，假设在上边咽喉有些肿痛，排脓汤就更合适了。

经方之术自有传承

这两个方剂（排脓散、排脓汤）没有证，也就是说为一般的通用方。不像薏苡附子败酱散，薏苡附子败酱散有附子，假设有热用此方（薏苡附子败酱散）还要慎重。这两个方子不是的，一般的排脓都可以通用。

我们根据症状进行辨证，根据方剂原来的主方（之适应症）参考者来用，是没什么大问题的。排脓散是在枳实芍药散的基础上加味，排脓汤是在桔梗汤的基础上进行加味。排脓汤、排脓散不只是为疮痈说的，凡是痈疮，如果有脓的时候都要排脓，所以这两个方子应用范围很广，凡是有脓需用排脓的方法，这两个方子最常用，药最平和了。附到这个地方。这一章主要论的是疮痈、金疮或者肠痈，最后是浸淫病。

**浸淫疮，从口流向四肢者，可治；从四肢流来入口者，不可治。**

**浸淫疮，黄连粉主之。**方未见

这一段就是略略说说浸淫病，浸淫病不算什么大病，但是这个病很不好治，近些年少见，我是生在乡间，乡间这个病很多，因为不洁净的关系，（乡间）卫生上是有问题的。尤其是小孩子，多少年不好，燎得啊满脸甚至身上都有，我们家乡叫黄水疮，净淌黄水，淌到哪，哪块就燎，这个就叫浸淫疮。

"从口流向四肢者，可治"，什么病都是如此，从里往外的病都好治；要是从四肢往里头来，从外往里不好治。这个病就是原来很小，越来越扩散。假设先从嘴的两侧，从嘴角两边越来越往外散，这类的比较好治，可治；如果从旁边起的，往嘴这里来，这是不可治，不是说不能治，能治但是不会很快好的。

"浸淫疮，黄连粉主之"，我们家乡也用这个方子治疗，把黄连做成粉子、细末，用香油调，也有用棉花籽油调，反正拿油调都行，为了拔干，黄连这个药苦燥，苦能够消炎解毒，所以黄连能解热毒；燥能够祛湿，就是去这个黄水。

　　这一章主要讲的还是肠痈、金疮和浸淫疮，金疮和浸淫疮都不是什么了不起的病，金疮是伤科的问题，一般用刀伤药，金疮这种病有轻重之分，治疗没有其他的法子。

# 跌蹶手指臂肿转筋阴狐疝
# 蛔虫病脉证治第十九

这一章很简单，有些病也不常见，病的种类很多，但是书上说的非常简单。"跌蹶"在《医宗金鉴》上给改成了"跌蹷"，这个蹷就是个跌扑，我看还是跌蹶对，它是指四肢的病，你看跌蹶，那就是脚病而不能够行路，跌就是指的是脚背，就是足的意思、脚的意思。

**师曰：病跌蹶，其人但能前，不能却，刺腨入两寸，此太阳经伤也。**

"病跌蹶，其人但能前，不能却"，这个人只能向前走，但不能往后退，"刺腨入两寸，此太阳经伤也"。腨（duan）指的是脚后跟，但是注家有的说是小腿肚子，这个在《医宗金鉴》上没注，他认为症候也不清楚，穴位也没有。腿肚子随便扎两寸，也不像话。总之这里头有错简，这个病也很少见。

这个病人能往前走，后头走不了，太阳经是在后头了，所以说太阳经伤，刺腨，是刺

脚后跟还是刺小腿肚子，大家说法不一。

就这么一段说跌蹶之病，这也是很少见的病。

**病人常以手指臂肿动，此人身体瞤瞤者，藜芦甘草汤主之。**

**藜芦甘草方** 未见

病人手指、臂肿而且还瞤动，臂，指着膀子，身体瞤动，身体也是瞤瞤而动，可以用藜芦甘草汤主之。这个也简略得很，病的形象是说了，这就与我们讲的"水气篇"四肢聂聂动差不多，那个像皮水，也身动瞤瞤。治疗呢，他随便举一个方子，可这个方子还没有，他说是藜芦甘草汤，所以这个也是千古疑案，有的书就是不理它，也不注它，这个也没法儿注，不知道藜芦甘草汤是什么方子。但据我们学过的方子呢？你像"水气篇"，我认为防己黄芪汤能治这个病，如果手指臂肿而身上也瞤瞤动，大概都是水气，这肯定是水气病，表虚有冲气，有水气就动。茯苓、黄芪这类药我认为治这病还挺好的。可是这儿是藜芦甘草汤，没有这个方子。

**转筋之为病，其人臂脚直，脉上下行，微弦，转筋入腹者，鸡屎白散主之。**

**鸡屎白散方**

**鸡屎白**

**上一味，为散，取方寸匕，以水六合，和，温服。**

"转筋"这个病大家经常遭遇，就是所说抽筋，抽得利害，"其人臂脚直"，上边抽，可以说是臂直。"臂脚直"这是两方面，"臂直、脚直"。当然，上肢抽的还真少见，全是底下抽。这大概还指着脚直，所以，"臂脚直"的臂，肯定是指着脚背的"背"，可是原文写的是肩臂的臂，也兴许这个字是有错误。

凡是抽筋脉都是弦，直上下行，脉上下行，有些弦。"转筋入腹者"，转筋它是一阵儿，厉害的时候也很长时间，甚至于挺疼的，但是过去就好了。这儿说的不是"过去就好的样子"而是转筋入腹者，从足入小腹，这是厉害了，如果这么样子剧甚不会自己就好回去的，可以用鸡屎白散主之。

经方之术自有传承

根据这一段，意思是这样，但是这种转筋咱们没遇着过，没遇着这么厉害的，那么是不是鸡屎白散有这个作用，也不敢说，因为没遇着过这个病，也没人试验这个药，大家只能做个参考。如果腿抽筋，上入少腹不去，有用鸡屎白散的机会，咱们可以这么体会。这个我也没经验，我看很多的病案也没有。因为这个病是很少见了。

这是又一种，就是所谓转筋病。转筋一般是不必治的，如果要是转筋趋入少腹，这是很厉害了，这需要治，用鸡屎白散。

**阴狐疝气者，偏有小大，时时上下，蜘蛛散主之。**

**蜘蛛散方**

蜘蛛十四枚(熬焦)　　桂枝半两

**上二味为散，取八分一匕，饮和服，日再服，蜜丸亦可。**

这个病是常见的。"阴狐疝气"就指着外肾，有时候来有时候没有，小孩子得这个病的很多，咱们叫气卵儿（卵，音，睾丸），有的时候拿手一摁它就上去了。"偏有大小，时时上下"，有时候上去，有时候下来，所以起名叫"阴狐疝"。

这个病很常见，但是蜘蛛散这个方子也是不常用的，蜘蛛这个药是有毒的，我当时也参考不少书，也问过人，大概古人吃的蜘蛛，都是屋里的这种蜘蛛，屋里有一种个小蜘蛛。有些乡下人出疹子，都吃这个东西，这种蜘蛛有些解毒、祛毒的作用。但是否能够治阴狐疝不敢说。

外边（屋外）那种蜘蛛有毒，吃它总要注意啊。这书上他没说，他说蜘蛛十四枚，把它熬焦了，用桂枝半两，这两味药做成面子，取八分匕，不到一匕。古人盛药的器皿叫做匕，一匕合现在一钱，八分匕不到一钱，饮和服，日再服，做丸子也可以，拿蜜把它做丸子也行的。

咱们用蜘蛛可要注意，蜘蛛有毒。有些医书上说蜘蛛吃不得。那么我问有些人，他们告诉我说不是那个蜘蛛，是屋里头的。（冯世纶插话：叫壁钱，它的窝像钱，里头有小蜘蛛，个头不大，就一点儿。必须活着吃，不用熬。农村屋子常年不扫，蜘蛛多得很，治治眼睛上火等病）叫壁钱啊，说蜘蛛不光治这个病（阴狐疝气），小孩出疹子，乡下人常一吃就是五个七个，这我也没试验，但有这么说的。不是外边那个大蜘蛛，那个东西是有毒的。

以上这几段，也都是各举一条，病，有些是常见的病。但是这方子挺怪奇的，比方转筋，鸡屎白给人吃也挺讨厌，是不是这东西就能治那个病，咱们只能做个参考。还有蜘蛛散，有人说这个东西可以吃的，但是治阴狐疝气病，也没人试验。这个病常见，咱们说小孩的气懒，有很多这种情况，有时下来，有时上去，那么现在都是用外科了。我一个叔伯孙子，他的两个肾子（阴睾）都没有，都在上头呢。儿童医院说，可以动手术。

问曰：病腹痛有虫，其脉何以别之？师曰：腹中痛，其脉当沉，若弦，反洪大，故有蛔虫。

蛔虫之为病，令人吐涎，心痛，发作有时。毒药不止，甘草粉蜜汤主之。

**甘草粉蜜汤方**

甘草二两　　粉一两　　蜜四两

上三味，以水三升，先煮甘草，取二升，去滓，纳粉蜜，搅令和，煎如薄粥，温服一升，差即止。

这章主要是对蛔虫的治疗。"腹中痛，其脉当沉，若弦，"

这个逗号点错了，应该是"当沉若弦"。

腹痛，有由于虫子的。脉有什么不同？"师曰：腹中痛，其脉当沉，若弦"，腹中痛，脉当沉或者弦。咱们讲小建中汤就是"其脉弦，法当腹中急痛"。这里的"当沉若弦"，或者是沉，或者是弦。"脉反洪大"，这种肚子痛大概是蛔虫闹的。腹痛有蛔虫，脉与一般的腹痛的脉不一样。一般的腹痛大概有寒的多，所以脉沉或者弦。如果脉洪大，这是有蛔虫。

"蛔虫之为病，令人吐涎，心痛发作有时，毒药不止，甘草粉蜜汤主之"，有蛔虫的病，令人吐涎，这是因为蛔虫的闹腾，人老往外吐唾沫，他里头不舒服，这也是有蛔虫的一个表现。"心痛"，指着心下，就是胃口。"发作有时"，蛔闹腾，他就疼；蛔不闹腾，疼就止，所以发作有时，不是老那么疼。"毒药不止"，用一般的毒药，治不好蛔虫这种痛，可以用甘草粉蜜汤主之。

这一段的意思，就是说是一般毒药不能够治的这种虫子，这种疼不止，可以用甘草粉蜜汤。甘草粉蜜汤治痛的力量相当好，甘草、粉蜜这种甜药都能缓痛，同时里头也有杀虫药，粉就指着铅粉，铅粉就是杀虫的。所以古人药虫子法儿也挺妙，用甜药，虫子也喜欢吃甜的，这是诱而杀之。甜药下去虫子会尽量吃，虫子把铅粉也都吃了，所以容易把虫子打下来。同时甘药也缓疼。这个药方子，不止能驱虫子，由于它也治胃疼、治"心疼"，"心痛"，指着心下，就是胃口。所以我们遇着胃无论是溃疡或者是胃炎疼痛的厉害，用这个药很好使。可这个粉你别搁，药虫子你用铅粉？（可不行，怕中毒啊）。我们把铅粉换成白芨，白芨跟那个王不留差不多，也是去瘀定痛，同时止血，假设胃溃疡的病，有潜血的情形更合适，就是用甘草、蜜加上白芨，很好使。溃疡的疼怎么的也不好，这个药用下去就好。

不过药的分量，我不是用（原方）这个分量，我用的比这个重一些，甘草一般我都用 24 克，也就是八钱，最高我用过一两，一两就 30 克了，一般 24 克大概就行；蜜我用得也多，我都用一两半；白芨我用 4 钱，就是 12 克，蜜可以用 45 克。制法跟（原著）这个相同，就把甘草和白芨先拿水煮了，煮后剩一杯，就是剩一茶杯的时候，把药渣滓就不要了，然后把蜜搁里头再煮，把水分靠一靠（编者按："靠一靠"？胡老的拟音为kaoyikao，似乎非"烤一烤"，意思为蒸发一下水分）就可以用了。

患者要是疼的厉害，我常让他一次都吃了，疼得不很厉害分两次吃。很顽固的胃疼，吃上都好，这个你们可以试验。可有一样儿，因为这个药大量用甘草，如果不疼了就不要再吃了。吃多了容易肿腿，甘草影响小便。利尿药里头大量用甘草的很少，五苓散、猪苓汤里都没甘草。所以我们用这个药的候，如果这人有些水肿的话，甘草的量不要太多了。不只是治蛔虫的疼，这个药对一般的胃疼也效果很好，这是我通过实践才这么说的。

蛔厥者，当吐蛔，今病者静而复时烦，此为脏寒。蛔上入膈，故烦。须臾复止，得食而呕，又烦者，蛔闻食臭出，其人常自吐蛔。蛔厥者，乌梅丸主之。

乌梅丸方

乌梅三百个　细辛六两　干姜十两　黄连一斤　当归四两　附子六两(炮)　川椒四两(祛汗)　桂枝六两　人参六两　黄柏六两

上十味，异捣筛，合治之，以苦酒渍乌梅一宿，去核蒸之，五升米下，饭熟，捣成泥，和药令相得，纳臼中，与蜜

经方之术自有传承

杵二千下，丸如梧子大，先食，饮服十丸，日三服，稍加至二十丸，禁生冷滑臭等食。

这条本来在《伤寒论》厥阴篇里头，这个人四肢逆冷，在《伤寒论》说里头有两种厥：蛔厥和脏厥。蛔厥冲着脏厥说的，脏厥躁无暂安时，那是个死症；蛔厥则否。那么蛔厥和脏厥的鉴别，主要是蛔厥当吐蛔虫。

"今病者静而复时烦"，蛔厥是安静的；脏厥是人躁无暂安时，就是人正不胜邪了，躁无暂安时，一点安静的时候也没有了，人躁扰得厉害，所以身上也冷，非死不可了。蛔厥，静，但有时候也烦，这什么道理呢？底下解释了，"此为脏寒"，这个脏指的是胃说的，指的是胃里有寒。

"蛔上入其膈"，胃里有寒，追蛔往上跑，蛔被寒所迫而上入膈，蛔一折腾人就烦，就受不了，所以"故烦"。蛔厥的烦与脏厥的烦是不同。

"须臾复止"，蛔跑到上边暖和了，在膈上就是人阳气所在之地，蛔虫也不闹了，所以人也不烦了。故"须臾复止"，一会就停止。这都与脏厥不一样的。

可别吃东西，"得食而呕，又烦者，蛔闻食臭出，其人常自吐蛔"，蛔就在上面呢，你一吃东西它就闹腾，蛔闻到食臭往外跑，往外跑你还不吐吗？一吐，连蛔带饭一起都吐出来了，所以"当自吐蛔"。他是解释这一段。

那么蛔厥呢，这是一个比较阴寒的证候了，所以他用乌梅丸。乌梅丸驱蛔虫也挺有意思的。那么我们不光是用乌梅丸，凡是这种苦药辣药搁一块并用的时候，常常祛蛔的，尤其是辣药，像吴茱萸这个药就是的，我们给人吃吴茱萸汤，常常会有蛔虫跑出来。

乌梅丸这个方子，主要用乌梅，乌梅作用有几样，第一样是酸敛。乌梅丸里头净用些大温性药，像细辛、干姜、川椒、附子，辛温太厉害，酸药尤以制这些辛散之药；另外，乌梅能够治痢疾，乌梅丸这个方子不光治蛔厥了，它也能治久痢。咱们现在治痢疾也常用乌梅，用其酸敛。乌梅量用的相当的重，又拿苦酒渍之一宿，酸收相当有力量，所以配合黄连、黄柏也足以治痢疾，治泻肚。辛、苦、酸并用，也是杀虫的好办法。虫子怕辣药、苦药、酸药，这些气味它受不了，所有也能够驱虫驱蛔，在《伤寒论》里有这个方子。

"禁生冷滑臭等食"。这是一般的禁忌了。乌梅丸这个方药，它治有蛔虫而四肢厥冷，四肢厥冷还是内里有寒，他也说了这是"脏寒"，是胃中有寒，所以四肢厥冷。并不是蛔虫能使之四肢厥冷。

这个确实要吐蛔，主要就是胃有寒，蛔在这里待不了。但这也有时代的关系，现在就是得（蛔厥）这个病也未必吐蛔，因为肚子没有蛔，就不能吐。所以对这个解释注家就不一样了，说这属于厥阴，厥阴是肝了，肝属木，木生虫子，这都是瞎说，并不是这个事儿啊，虫子不是现生的，总是里头就有的。如果胃再有寒，可以反映出这种情况。就是胃有寒，没有虫子也不会有这个（吐蛔）情形的。

所以乌梅丸这个方子治疗蛔厥，要有这种情况（蛔虫病）当然有效。就是没有蛔而四肢厥冷，有些阴寒证的状态，尤其下痢，当然可以用乌梅丸这个方子，不一定得有蛔。所以把乌梅丸放到"蛔虫病"章节，虽然这个方药是能够驱蛔的，但是引这段经文不怎么太贴切。

## 本章小结

这一章，主要是蛔虫这一段，尤其甘草粉蜜汤这个方剂还值得利用。其他的前面这几段没有什么大作用，我们在临床上只是做个参考，这个在《医宗金鉴》干脆就不注，他就说这里头有错简，没法注。

疮痈肠痈浸淫病、跌蹶手指臂肿转筋阴狐疝蛔虫病，这两章看起来问题都不多，前一章，以肠痈为主，对疮痈虽没有具体的治疗，但一般的情形也可以看出来。古人对外科、内科还要分的，当然不够全面。对疮痈的治疗是有脓排脓，没脓应该解毒消炎，他是这么一种法子，但这个书上并没提。他注重的还是在肠痈这一段。肠痈治疗在我们临床上应用还是没问题的。

最后，我们要特别提醒，古人也不是说的都对。你不能说北方绝对没疟疾，要是有疟疾怎么办？也得当疟疾来治。说南方多温热病，得不得伤寒啊？得伤寒也得根据伤寒治，张仲景这个书就这样子，在原则上他讲辨八纲六经，六经就是六个类型了，这都是古人通过实践观察的永远不变的自然规律。通过这个（八纲六经）呢，最后他讲到具体分析，具体事实具体分析，讲到方证上，一个方剂有一个方剂的适应证。咱们前面讲的甘草粉蜜汤也是一样，主要是治痛，治痛还是胃疼，要是下面疼就不能用，甘草粉蜜汤就没用。你不信你们试试，要是肚子疼吃甘草粉蜜汤就不行。这是什么道理，就是方剂的适应证。有这个证用这个方剂准好使，否则就无效。所以，这是对的，不能给固化起来，春天用什么药？夏天用什么药？这就不叫医了，这哪叫医啊？那医也太好学了。咱们平时有人说"冬不用石膏、夏不用麻黄"，那么，夏天得的伤寒表证，你怎么办啊？不用麻黄吗？一样用啊。冬天的石膏，我们也根本没断过，他得那个病（石膏证），你能不用石膏吗？所以。（冬不用石膏、夏不用麻黄）这都是错的。

所以，这东西错，大家看看也是这样子：不必信的就不要信，有些地方有可用的，也可以参考着看一看。就像咱们前面讲的也是，（仲景）他这个书不尽都是好的。像前面讲的鸡屎白这个药，说治转筋入腹，就是真遇到这个病，我们也不能开鸡屎白，药太难吃啊。像柏叶汤，用马通，就是马粪，好使的确是好使，有作用。但这东西给人开出来就是个问题，在卫生上太让人没法接受。我的确亲眼看到有医家用这个药，就是马粪，要是干的马粪，拿水把它泡泡，就拧这个汁子，那煎出来的味儿不是个味儿啊。有旁的药能代替的，不要用这类不卫生或味道太差的药。咱们研究古人的东西就这样子，古人有上述这些方药，也只是做个参考。有些不合理的，不合理就是不合理。不合理的，叫我看也不必给古人打掩护。错了就是错了，古人也不能说都对。

经方之术自有传承

# 妇人妊娠病脉证并治第二十

这一章是妇科，妇科和一般的内科所不同之点就是妇人的生殖问题，所以在产前产后以至于平时的经血不调，这是与男人不同的地方，其他没有什么不同，所以特殊问题这个书用这三章来讨论。

妊，妇人怀孕谓之妊；娠，怀孕身动者谓之娠，就是胎动，放到一起，妊娠就是怀孕，在这个阶段上发生的病，与男人是截然不同了，这一章主要讲这些问题。

**师曰：妇人得平脉，阴脉小弱，其人渴，不能食，无寒热，名妊娠，桂枝汤主之。**方见下利中。**于法六十日当有此证，设有医治逆者，却一月，加吐下者，则绝之。**

内里无病，所以脉平，平脉就是正常的脉。不过你要细按这个脉，"阳浮而阴弱"就是那个"阴"，"阴脉小弱"，按着脉里面稍细而弱，细则说明血虚，弱则津液虚，就是稍有津液不足之象，"其人渴"，津血虚，人多少渴一些。"不能食"，妇人妊娠首先反应的就是恶阻，就是恶心、吐，这个"不能食"没到恶阻那个高潮的时候，只是有点不能吃东西，也就说恶阻之渐了。那么没有外感，不但里面没病，外感也没有，所以"无寒热"，这类的情况是妊娠使然，说明有孕。从这一段来看有点病，"阴脉小弱，其人渴"，总是血液、津液不足，那么需要吃药（的话）只能吃桂枝汤，桂枝汤是极平和的药，能够调和营卫，养津液的这种药。桂枝汤不喝热稀粥是不发汗的，各家对这个桂枝汤不清楚，所以对这一段的注解桂枝汤恐怕是错误的，我认为不是（这样）的。"不能食"，桂枝汤也治干呕，鼻鸣、干呕者桂枝汤主之，气上冲啊！她有些虚多少带些气上冲。妊娠本来就没有病的，可以不用吃药，那么这个阴脉小弱呢，她是津液虚，怀孕之后，养胎需要血液，当时就显示出津液、血液不足，所以她渴，那么这个多少有些病，只能吃桂枝汤，调其营卫，滋其津液。桂枝汤这个药并不是大热大散，所以咱们讲《伤寒论》就知道了，桂枝汤加上芍药、饴糖就变成建中了。所以这个药是最平和不过了，不像后世对桂枝的认识，大热，这都是不对的。所以这一段注家给注得乱七八糟。

后面是指的恶阻说的，妊娠之后，不能吃东西，呕吐，"于法六十日，当有此证"，两个月上下的时候大概发生这个病。"设有医治逆者"，假设医不知其是妊娠，"却一月加吐下者，则绝之"。此后一月，就是九十天，三个月的时候，妇人这时候最容易流产，三个月的时候胎还不固，所以妇女在这个时候经常流产，假设这个时候加以吐下的治疗，没认出是妊娠，则绝之，绝之就是绝其胎，那就给治坏了，流产了。

所以桂枝汤最平稳，应用面最广，我们加上"术附"治疗关节疼，它也不发汗；加上"芍药"就治腹胀痛、腹满痛；更加"饴糖"，又起建中的作用，治腹痛、治虚寒，所以这个药不是大热药，就拿桂枝说也是的。

妇人宿有癥病，经断未及三月，而得漏下不止，胎动在脐上者，为癥痼害。妊娠六月动者，前三月经水利时，胎也。下血者，后断三月衃也。所以血不止者，其癥不去故也，当下其癥，桂枝茯苓丸主之。

经方之术自有传承

**桂枝茯苓丸方**

桂枝　茯苓　牡丹（去心）　芍药　桃仁（去皮尖，熬）各等分

上五味，末之，炼蜜和丸，如兔屎大，每日食前服一丸。不知，加至三丸。

"妇人宿有癥病，经断未及三月，而得漏下不止，胎动在脐上者，为癥痼害，妊娠六月动者"，到这是一段。这时候应该是个句号，不应该是逗号。

这个妇人平时有癥病，癥者就是痞块，就是瘀血痞块，癥瘕嘛，就是有瘀血痞块这么一个老病，平时就有。"经断未及三月"，后来经断，可是不到三个月，而得漏血不止。胎动在脐上者，病人感觉胎动在脐上，这绝不是胎啊，为癥痼害，这是癥痼这个病之为害。什么道理呢？妊娠六月动者，一般的怀孕的妇人胎动都在六个月，而且动也不在脐上，不会跑到脐上头动去，所以这是个倒装句。

这是说胎动在脐上，而且经断未及三月，这是癥痼造成的。一般的胎动都在六个月，而且动也不在脐上，所以肯定这是癥痼害，就是这样一句话，因此他搁个"妊娠六月动者"，这是前面的话，不是后面的。

这一段就是妇人平时有癥病，有癥痼的癥块，就是瘀血块，这个病一般妇女很多了。后来经断了，不到三个月，而得漏下不止，这时自己感觉胎动在脐上，而一般的胎动都在六个月，所以肯定不是有孕胎动，而是癥痼之为害。

那么至于是否怀孕，还要观察，这是底下说的。他说如果"前三月经水利时，胎也"，就是经未断之前三个月，这个时候经水利，这个利就是通调啊、正常、通畅，每个月经血来的准时、正常，那么后来经断三个月，这肯定是胎了。"下血者，后断三月，衃也"，那么要是以前三个月就下血，就是三个月前，

月经就不调，经常下血，那么后来经断三个月，肯定这不是胎，而是恶血块儿，是瘕，就是蓄积的恶血。她有癥痼啊，平时老下血，后来月经断了，血积累成痼块，成了瘕，肯定不是胎。——至于是胎不是胎，可以拿这个来考验。就是问问她，经断三个月以前，各个月的例假是否正常。如果每个月都正常，那么肯定这回她是有胎了；如果以前就没正常过，也常下血，肯定这是瘕而非胎。

无论她是已经有胎，但由于癥痼为害而下血；或者是无胎而下血。血所以不止者，为什么这次下血就老不止了呢？其癥不去故也，这是生理上的妙机，里头有恶血了，他要把恶血排除，那么这个排除不净，所以血下不止。那么这个没有旁的问题，当下其癥，所以我们一般的出血的症啊，很多都是有瘀血的，这一段就是说这个。癥去了自然就不下血了，你要是止血，有时候就不对了，是吧。他这里用桂枝茯苓丸主之。

这个桂枝茯苓丸呐，它去癥块的力量很好。在这我们可以与桃核承气汤呀来比较一下，这时为什么不用桃核承气汤啊，它其人不如狂，不合并阳明病，所以阳明病是多烦多躁，说胡话、谵语，那么其人如狂，有瘀血又有阳明病，这可以其人如狂，所以桃核承气汤啊、抵挡汤都是这样子，都有一种攻下的药。可是你看这些症候它没有，所以不用桃核承气汤，而用桂枝茯苓丸。

那么桂枝茯苓丸这个药呢，我们现在研究一下，这个桃仁、丹皮这两个药都是祛瘀的，祛瘀、祛痼块儿、祛瘀血块儿。那么桂枝、茯苓呢，治气冲心悸的，治气往上冲、心跳的，胎动在脐上者，这也是悸动，这个悸动就跟桂枝、茯苓有关系，一方面气冲，一方面它是悸动。那么这个芍药呢，在这个方剂里头它还是一个比较有补益性质的药，它滋养阴液，不过也能够祛瘀呀，同时它也治腹痛。所以这个方剂对于瘀血证，尤其是有这个癥瘕的这种瘀血的痞块，而（且伴有）气冲、心悸和腹痛的，用这个方子是非常好使的。因为这样子，所以我们对这个脑系血管病呀、心血管病呀，常用这个方子，这个道理呢就是有桂枝、茯苓，它治气冲、心悸。凡是（身体）上边的病啊，大概都是有气冲、心悸这个方面，尤其是心血管病，没有心悸的很少啰。同时它这个方子也止疼，因为它有芍药治拘急疼嘛。

那么这个方子和桃核承气汤我们在临床上都常用的，如果这个瘀血证它有可下的证候，比如少腹急结啦、其人如狂啦，当然用桃核承气汤了；那么如果这个瘀血证而不可下者，大概用这个方子（桂枝茯苓丸）机会多，尤其（伴）有这个气上冲啊、心跳啊，用这个方子机会更多了。所以我们这个心血管病、脑血管病，用它的机会都多，脑系疾病也是往上冲啊。所以我们研究这（《伤寒》、《金匮》）呀，无论是哪一条，像这节你看这个就认为桂枝茯苓丸只是治妇人癥瘕害的，把它能去癥瘕而止血的作用看成这么局限，这就不对了，当然是它能治这个病，那么其他的（疾病）如果有癥瘕啊，而且也有气上冲、心悸等等呢，都可以用。所以他这个书啊，哪一个方剂都是这样的，不是说在这一条，就是限制在这一个方面，不是的。这个方子应用的机会很多啦，我们最常用了。

如果现在我们用（桂枝茯苓丸）呢，常用汤剂、煎剂，用丸剂的时候不太多，那么就根据这个方子的分量，拿水煎就行，我们经常用啊，为了方便都是做煎剂了。做丸呢，当然也可以了，那没问题。这个癥瘕害啊，不是一付药、两付药就能够完全好的，所以做丸子还是对的。

**妇人怀娠六七月，脉弦发热，其胎愈胀，腹痛恶寒者，**

**少腹如扇，所以然者，子藏开故也，当以附子汤温其脏。**方
未见

后头注着方未见，其实这个方子就是《伤寒论》的附子汤。
妇人怀孕在六七月的时候，这个胎呀发展的大概都差不多了，
这个胎本来就胀，那么这一段是说她由于子藏，子藏就是指子
宫说的，虚而失收，所以子藏开，那么这个风寒客入，使之更
胀，所以他说的"其胎愈胀"。本来就应该胀，那么由于子藏
开，风寒之邪乘之，所以它更胀。

那么这种病啊，会出现腹痛恶寒，这个恶寒呐，不是表证
那个恶寒，它是指肚子说的，肚子不但疼而且怕冷，尤其小腹
如扇，就像拿着扇子对小腹搧风的那样子寒。为什么呢？子藏
开故也，这个就是子藏虚而失收，所以这个风容易进去，当以
附子汤温其藏。

这个附子汤就是《伤寒论》的附子汤，附子、芍药、人参、
茯苓、术。那么看看这个方子，腹痛有芍药；那么恶寒嘛，恶
寒的厉害，它有附子；参、苓、术健胃利尿去水了，所以这个
方子我认为就治这个病。之所以发热，是由于：它不是表证，
所以脉不浮而弦，是寒邪内侵造成内有郁热，它是这么一个发
热，不是一个纯表证，所以脉不浮而弦。

这个脉弦就是寒呐，寒邪，同时这个弦呢，也说明腹痛。
咱们讲建中汤"脉弦迟，法当腹痛"，这个弦也主寒，也主腹
痛、腹拘急。那么这个情形啊，古人认为是子藏开了，总而言
之，在子藏有虚而且有寒，这个是肯定的，所以用附子汤温其
脏，所以这肯定是《伤寒》的附子汤。

附子汤你看也治这个病，它有芍药、附子嘛，另外也加上
人参，那么这方子就是有心下痞硬，小便不利，腹疼，恶寒，
与这个（子藏开）讲得很相投。但是各家呢都没提出来这个问

题，就说方子没见，我觉得这个恐怕指的就是《伤寒论》里头的附子汤，你们可以看看《伤寒论》少阴篇。因为在伤寒论里头有这个方子，所以在《金匮》这里头有时候就不搁，这是一段。

这全是妊娠常见的证候，妇人腹痛、恶寒、少腹如扇，这个扇不是指那个形状，是如搧扇子那个风侵袭那样难受，所以他说子藏开。肚子胀得厉害，芍药治急痛嘛，也就治这个挛急。

**师曰：妇人有漏下者，有半产后因续下血都不绝者，有妊娠下血者，假令妊娠腹中痛，为胞阻，胶艾汤主之。**

**芎归胶艾汤方**—主加干姜一两。胡氏治妇人胞动，无干姜

**川芎　阿胶　甘草**各二两　**艾叶　当归**各三两　**芍药**四两
**干地黄**四两

上七味，以水五升，清酒三升，合煮，取三升，去滓，纳胶，令消尽，温服一升，日三服，不差更作。

妇人有漏下，漏下就是咱们说的崩漏了，就是子宫出血了，不过出血的厉害，古人叫做崩漏。"有半产后因续下血都不止者"，半产，就是流产了，那么流产它要下血，而且这个下血是继续的下，它不止。也有在怀孕的期间而下血者。妇人子宫下血有这么几个方面，一个是漏下，就是平时咱们说是经脉不调了，就是咱们说的崩漏之类的；也有半产后而继续下血的；也有妊娠下血，这个情形也常见，有很多容易流产的人在有孕之后多少还有见血，所以这个时候吃这个药都挺好使的。

"假令妊娠腹中痛，为胞阻"，这是接着妊娠下血说的，假令妊娠下血而腹中痛，虽然它没说下血，其实里头有下血了，这为胞阻。这个胞指的就是子藏，指的是子宫，这是子宫里头有瘀血而胞受阻，就是指胎受阻，所以他叫胞阻这个病名啦。

为什么会下血呢，还是有瘀血有关系。有瘀血，所以下血、腹中痛，那么这个名叫胞阻，用胶艾汤主之。

大家看看这个胶艾汤，就是四物汤（加味），你看看有芎藭、有当归、有芍药、有地黄，这不是四物汤嘛。在这个四物汤里头，加上阿胶、甘草、艾叶三个药。这个四物汤咱们都知道了，一般都是说它补血，其实不是的，它也是祛瘀，不过它是一个强壮性的祛瘀药，就是利于虚证，不利于实证。那么这几个药呢，也多少有些不同。

比如生地，它是寒性的强壮祛瘀药，与芍药都是属于微寒，所以这个利于虚热证，不利于虚寒证。当归和川芎都性温，是温性的强壮祛瘀药，这个温呢，利于虚寒，不利于虚热。

这几个药还各有不同，这个芍药在《本草》上说治血痹，痹者就是这个疼呀，咱们说关节疼为痹症，湿痹、风寒湿痹证，都是疼，这个是由于血而发生的痹症，所以芍药治腹挛痛嘛。那么这个地黄呢，虽然它也是个同芍药一样，也是偏于寒性的一个强壮祛瘀药，但是地黄这个药啊，能够解烦，他这个寒性比芍药寒的厉害，同时它有止血的作用，地黄与芍药是不同的，与当归、川芎就更不同了。

当归、川芎是不是一样呢？也不一样，如果是针对强壮、定痛的作用，那么当归比川芎强；如果是针对祛瘀散邪的性质，这个川芎胜于当归，川芎辛温啊。两者也有点儿不同。

那么这四个药搁在一起呢，治的是不寒不热（类型），它有温性药，也有寒性药，把它混合起来用。当然它们的量有大有小啰，芍药量比较大，它是四两，所以它治腹痛，前头有"妊娠腹中痛"，所以芍药量要大一点。另外呢，干地黄的量也大，咱们这个它没写分量，没写分量呢根据一般的用就是六两，那么根据情形在临床上。如果有脱血这么一种情况，那么这个药止血，还得加重剂量，所以干地黄还可以多用，这个它应该是六两，这本书上没注分量。

那么这个方剂是个止血药，可是净是些强壮性的祛瘀药，你看桃仁、丹皮都不用，那么这说明是一个虚证，就是有这个下血证，而有虚脱的样子，所以得赶紧止血，这是用强壮性的祛瘀止血的法子。这个药应用的机会也相当得多，一般的这个吐衄下血都可以用，但不是虚衰性的出血可不行，得是真正虚，那么需要来用一种强壮祛瘀止血的法子，这个法子最好使不过了，这个也常用的啊。

这是妇人在妊娠阶段常有的下血、腹中痛的病，一般都是由于自己不谨慎造成下血、腹痛、要流产，这个方子也很好使。这个方子常常配合这个参、苓、白术，就是四君子汤合用，治要流产，可以起安胎作用，也常用的，也挺好使。只要是见血，要止血安胎，那么我们用这个法子也行，要实在虚的厉害，可以加上四君子汤，就是参、苓、白术，这里头有甘草了。这个我也用过，不然我不这么说啊。就那个老范啊，他那第二个小丫头就是这个病，哎呀，她那个血出得很厉害，我就用这个方子合用四君子汤，吃完就好了，后来产那个小孩叫小阳子（拟音）。所以这个方都常用啊，一般的失血证，要是有虚脱的情形，就是脱血的情形，出血相当厉害，这个方子都可以用的。

**妇人怀娠，腹中□痛，当归芍药散主之。**

**当归芍药散方**

**当归**三两　　**芍药**一斤　　**川芎**半斤，一作三两　　**茯苓**四两　　**泽泻**半斤　　**白术**四两

**上六味，杵为散，取方寸匕，酒和，日三服。**

这个就是绞痛啊，绞就是急，就是急痛啊。"妇人怀妊，腹

中绞痛",这也是胞阻之类啦,由于这个不下血,所以它不用胶艾汤,用当归芍药散就可以了,主要就是治腹痛。

这个当归芍药散治腹痛相当好使,你们看看这个药物组成就知道了,他这个芍药量用的最大了,芍药是一斤,我们平时用比这个量稍少一些,用一斤也没问题的。当归三两,芍药一斤,茯苓四两,白术四两,泽泻半斤,川芎半斤、一作三两,一般还是三两对。那么这个方子呢,只是说腹中绞痛有点概括不了,我们看看这个方子里有很多利水的药啊,茯苓、白术、泽泻啊,可见它这个(症状)绝对有小便不利、头眩晕,茯苓、白术、泽泻这几个药都是入胃啊,胃要是有停水,头都要眩冒、要晕的,所以大概都是一个冒的时候多;另一个晕的原因是她贫血,因为里头大量补血啊,那么也就是上面那个"胞阻"之后。(当归芍药散证)主要的(症状)是腹中绞痛,那么另外有小便不利、头冒眩,用这个方子最好使了,这个方子我们也常用的。

咱们研究前头那个痰饮篇里头,说血虚者厥啊,不但厥,还手足痹,痹就是麻痹不仁的那个痹,所以这个当归芍药散,我们临床上治麻痹的时候也有可用的机会。你看我们治麻痹用那个黄芪桂枝五物汤,它主要是表虚,神经末梢按照西医说的就是发炎变质等等的吧,在中医来看就是表虚、病毒不去,所以用黄芪实表来治疗。那么如果更有血瘀、水毒的关系,我们可以合用当归芍药散也挺好的,这个我也都用过。所以我们治麻痹这种情况里头,当然有表虚的,得用黄芪;但也有由于血虚的,那么我们可以搁温性的当归、川芎这些药;那么也有由于停湿停水的,那么就得加减调理了,所以用方子就是这样的(根据病证而加减)。我(突然)想起来:其人血虚的不可用麻黄,咱们曾讲那一节不是有这个吗(编者按:水去呕止,其人形肿者，加杏仁主之。其证应纳麻黄，以其人遂痹，故不内之。若逆而内之者，必厥。所以然者，以其人血虚，麻黄发其阳故也。），应该纳麻黄而不纳，改搁杏仁，就是由于血虚造成的手脚痹。我想起那个来了，在这顺便提一提。那么其实这个方子（当归芍药散）最常用不过了，我们治肝炎也常用它，用它的道理在哪呢？就是和血祛瘀（编者按：听胡老的录音，似为"和"血祛瘀，而非"活"血祛瘀），它是个强壮性的祛瘀药，同时治挛痛，你看芍药大量用啊，不是只是治疗这个肚子里的挛痛，哪方面的拘挛它都治，比如胁下这种疼痛啊，都好使。同时它是强壮性的祛瘀啊，所以我们常常说它"和血"，祛瘀力量差，可是强壮作用挺好，凡是这个血证感觉虚衰，有些不足的情况，那么这个方子都常用。

胞阻分两个（类型），一个是下血、腹痛，当然要止血啦，用胶艾汤；另一个也是腹中痛，但不下血，不下血就不要止血了，所以用当归芍药散。这些都是妊娠里头常见的病。

这一章挺短的，讲得挺好，应有都有了。


**妊娠呕吐不止，干姜人参半夏丸主之。**
**干姜人参半夏丸方**
**干姜 人参各一两 半夏二两**
**上三味，末之，以生姜汁糊为丸，如梧子大，饮服十丸，日三服。**

这就是恶阻啦，我们看着的病人是各式各样的（表现），有的一开始就吐、恶心，（一段时间后）她自己慢慢就好过来了，这样的多，这样的就无需用药了。也有厉害的，这我也遇到过，那么就是一气儿从怀孕到临产，什么也不能吃，这种（病）非治不可。所以说"妊娠呕吐不止"，大概这都是胃虚有寒，有饮、有水，所以用干姜人参半夏丸主之。

那么后世这个说法就是（错得）了不得啦，有说半夏碍胎，又说产前远热，干姜也用不得。可这个药（干姜人参半夏丸）我常用，我用的还是汤剂，还不净是用丸剂，很好使，病就是这样一回事，对证了，立竿见影；不对证，那可不行！所以，真要有这个证，就可以用这个方子，尤其是这个丸药是最平稳不过的。方中有生姜汁，生姜更能止呕，可以加强止呕的力量。用丸药法更稳当，比吃汤药更稳妥。我在临床上常来不及给患者搞丸药，挺费事的，开汤药方子也可以。这个方子很好使。不是说妊娠一恶心呕吐就得吃这个药，不是的。（妊娠恶心）一般无病，在五六十天有这些反映，可以过些日子就过去了，这不治疗也可以的。而像这段说的，怀孕后，人一点饭都不能吃了，呕吐不止，而且也不是她自己能好的，那你非治不可，那么这只能是用这个半夏、干姜、人参，这个很好，这个方子好极了。

**妊娠小便难，饮食如故，当归贝母苦参丸主之。**

**当归贝母苦参丸方**男子加滑石半两

**当归　贝母　苦参**各四两

**上三味，末之，炼蜜丸如小豆大，饮服三丸，如至十丸。**

这个"小便难"可不是小便不利啊，这个小便难只是小便艰涩，或热、或痛，它是这么一个小便难。由于这个病不在里，所以饮食如故。这是什么呢？妇人怀胎常常有火，就是咱们说的泌尿系感染，是个慢性的，不是个急性的，所以他不用猪苓汤那种法子。

当归贝母苦参丸这个方子也是相当好使啊，慢性的泌尿系感染这个病，用这个方也很好使，很好使的。苦参这个药啊，消炎解热，那么在《本草经》说它呀，治小便余沥不尽，就是小便有一点撒一点，它不完，那么这么说明它是治咱们平时遇到的这种泌尿系感染。贝母这个药，咱不是说排痰、排脓吗，同时它也利小便，所以在这个本草上也有啊，说它治淋沥邪气。那么同时搁当归，为什么呢？因为妇人在妊娠的时候血虚，血虚它容易动热，你要多加小心，所以用当归补虚润燥，它也是一个补血润燥的这么一个法子。

那么这个方子大量用苦参，贝母、苦参在这里头占两个，当归只是一个。这是个慢性不是急性的，一时半刻它也好不了，所以这个方子都可用的。它也是用丸，也不用汤药，饮服三丸，加至十丸。妊娠妇女常有这个小便热，就是热辣辣的痛，始终不好，可以给她吃这个药，这个小便难不是小便不利啊，所以张仲景这个条文啊用字很有分寸了。

**妊娠有水气，身重，小便不利，洒淅恶寒，起即头眩，葵子茯苓散主之。**

**葵子茯苓散方**

**葵子**一斤　　**茯苓**三两

**上二味，杵为散，饮服方寸匕，日三服，小便利则愈。**

这个是小便不利。由于小便不利，外边停湿、停水，所以他说是有水气，水气就是浮肿啦，身子就重。洒淅而恶寒，这个像是风水似的，这个是在表啦、在外啦。起即头眩，这是里边有水，这是苓桂术甘汤证，《伤寒论》里头苓桂术甘汤那节，不是说"起即头眩"吗？

那么这个就是里也有水，外也有水。这个在妊娠也是常见的病，那么这种浮肿要是厉害的也可用这个药来治，这个药也相当的好。不过就算是不治疗，小孩生了以后，她的水肿也就下去，这个在临床上也经常见的。咱们要是门诊来个病人，你不能不给人家开方子，那么这个葵子茯苓散是最好不过了。

这个葵子是利尿，但是个强壮性的利尿药，它不伤人，所以大量用它，用一斤，稍稍搁点茯苓来利尿，它不能够伤津液。伤津液，就是亡血液嘛，在妊娠这个阶段啊，你得爱惜这个血液、津液啊，你不能让它大丧失，所以这个方子都好极了，大量用葵子和茯苓。它这个病也不是很了不起的病，虽然身上肿得是挺厉害的，脑袋一动呢就晕眩，这病人是挺痛苦了，你就给她吃这个，用这个方子，用汤剂也未为不可的，但是丸药是最好，它不是马上啊，丸药就是求缓治的，这是散，不是丸药，用散。

那么到这儿，大概就讲完了（底下恐怕是后人所附）。

这一节啊，头一段讲的是寻常有癥瘕，那么要是下血不止，有的是为胎，有的干脆就不是胎，怎样的辨别这个？桂枝茯苓丸那一段都有详细提。那么以下就是谈及的到六七月的时候啊，妇人的肚子胀得厉害，再腹痛、恶寒，那么说是子藏开，可以用附子汤，这都是经常见的病喽。

再就有妇人腹痛下血，这下血就说明芎归胶艾汤的应用面挺大的，它不是单独就讲这个妊娠下血，同时提到漏下啊、半产续下血不止啊，可见这胶艾汤全治，这些个病它全治，它特地提出漏下和半产漏下不止，都说明这个血液丧失得多，人是虚的，就是我刚才说这个有脱血的现象，血虚，所以他才用芎归胶艾汤，用四物汤的基础上加止血药，这种都相当好啊，这也是常见的病，在这个妊娠期间下血经常见着。那么另外呢，在妊娠期间就是不下血、肚子痛这种胞阻病也可以见着，他用这个当归芍药散。

那么另有胎火，有胎是随着这个体质的，不是人人都这样的，常常并发这种泌尿系感染，是个慢性的，用当归贝母苦参丸，这个方子妙不可言。那么再有呢就是这个水肿、水气病，这在妇科里常有。到这就讲完了，在这个妊娠这个阶段就这么几种病。那么底下这个，恐怕都是后人附的啦。

**妇人妊娠，宜常服当归散主之。**

**当归散方**

**当归　黄芩　芍药　川芎**各一斤　**白术**半斤

**上五味，杵为散，酒饮服方寸匕，日再服。妊娠常服即易产，胎无苦疾，产后百病悉主之。**

这个妊娠，没病不要吃药，说常当归散主之，没有什么道理，恐怕这是后人附的。不过这个方子还是挺稳的，他这是四物汤去了生地了，加点黄芩解烦祛热，加点白术健胃祛湿啦。这个方子等于是个安胎的药，要是没有病，你安哪路胎啊，反倒不好，所以我认为这个不是原文了。

你看看方剂后头说的也是，妊娠常服即易产，这个我有经验，就是当归芍药散这个药，我们是调经的，常吃这类的属于生化药了，它能够化瘀，能够强壮补血，它使临产容易，有这个道理。这个方子（当归散）也有当归、川芎这类药，当然也能起这作用，产时候易产，它老调理血液嘛。但说"产后百病悉主之"，这就不行了，产后百病都是用这个方子，这不是张仲景的口气，他不会这么说话的，所以这个方子，我肯定这是后人补的。

**妊娠养胎，白术散主之。**

**白术散方**见《外台》

**白术**四分　**川芎**四分　**蜀椒**三分(去汗)　**牡蛎**二分

上四味，杵为散，酒服一钱匕，日三服，夜一服。但苦痛，加芍药；心下毒痛，倍加川芎；心烦吐痛，不能食饮，加细辛一两，半夏大者二十枚，服之后更以醋浆水服之；若呕，以醋浆水服之复不解者，小麦汁服之；已后渴者，大麦粥服之。病虽愈，服之勿置。

这个也是跟上面一样。这个白术散不像上面那个方子（当归散）那么平稳，它这里头有蜀椒，这是个比较温性的药，一般说产前远热，也不应该用这么大的温性药，而且没有什么意思。搁牡蛎更没什么意思，她没有精神上不好的地方，咱们用牡蛎在伤寒论里头都是用在这个发惊啊、发惧啊，牡蛎收敛安神，你搁这里头安胎有什么用啊，所以这个方子啊，不如上边那个方子纯，更不要随便轻易用，不是说养胎用它就好。

这底下还有些服法，这个（你们）自己看一看吧，这个没什么大的用处。至于底下这节更不对了。

**妇人伤胎，怀身腹满，不得小便，从腰以下重，如有水气状，怀身七月，太阴当养不养，此心气实，当刺泻劳宫及关元，小便微利则愈。**见玉函

这更糟，这个在《医宗金鉴》里就说这是错误的，我看也是错误的，因为这话也费解，你看太阴当养不养，此心气实，这个话都是没法说（解释）的，而且劳宫、关元这些穴位啊，在有孕都扎不得的，扎了是要坠胎的。

所以这个也是后人搞的，不知道怎么回事，你们研究针灸的（可以更深入研究），这个穴能扎不？她有孕，不能扎呀。所以这个书啊，安胎以后这几节，都要不得，没有病不要安胎吃药，这是有钱人才有这个事啊。那么主要的（精华内容）放在前头的，讲得很好很好的。

# 妇人产后病脉证并治第二十一

问曰：新产妇人有三病，一者病痉，二者病郁冒，三者大便难，何谓也？师曰：新产血虚，多汗出，喜中风，故令病痉；亡血复汗，寒多，故令郁冒；亡津液，胃燥，故大便难。

这一段说是妇人的产后啊，常常的同时发生这三种病。一个就是痉，痉咱们讲过了，就是抽啊；第二个就是郁冒，郁冒就是昏冒；第三个就是大便难，就是大便硬。那么这三种病不是说一个一个发作，是同时发作的。在产后常有这种情况，郁冒和痉同时发作，我们拿现代话说就是近乎休克，人手脚也凉啦，人事不知，就是产后昏迷这种情况，这在我们家乡当时也有些救急法子，喝小孩子尿啊，这都是乡村那些搞法。

那么这三种病为什么同时发作、为什么产生这三种病，他故作一个问答，在底下解释了。说新产血虚啊，妇人新产之后，由于失血，所以她血虚。那么又由于虚而多汗，产妇是多汗，又多汗出，那么所谓阴阳俱虚啦，血也虚，津液也虚，这样子容易遭受风邪，而喜中风。那么津液、血液都虚，再遭受风邪，（就会产生）有一种邪热，之前《金匮》痉湿暍篇讲过，这最容易发生痉病啊。咱们说柔痉、刚痉也都是在感冒的情况之下发生的，尤其柔痉啊，由于津液虚容易发生痉，这是解释这个痉发生的道理。

"亡血复汗，寒多，故令郁冒"，这个昏冒是怎么发生的呢，本来就亡血而又复汗出多，那么这就是所谓正虚，正虚则邪凑之。寒多，寒多就是饮往上冲逆，这个寒指的是水说的。那么这个郁冒，比眩晕还甚啦，由于这个血液虚，拿现代话说就是脑贫血啊，一时这个人身体液丧失太多，由于血液、津液都丧失，那么这个时候里边再有些水气冲逆的话，这两方面合起来最容易发生贫血现象的郁冒、昏冒，现代西医说就是发作性的脑贫血，一时的血虚也容易发生这种情况，这郁冒发生的道理，在这个产后也容易发生的。

"亡津液，胃燥，故令大便难"，血液、津液俱有所亡失，那么胃中的水分也少啊，所以胃中燥，大便就要难，所以大便要干。

那么，在这他就解释这三种病在新产妇人（身上）容易发生的道理。

**产妇郁冒，其脉微弱，呕不能食，大便反坚，但头汗出。所以然者，血虚而厥，厥而必冒。冒家欲解，必大汗出。以血虚下厥，孤阳上出，故头汗出。所以产妇喜汗出者，亡阴血虚，阳气独盛，故当汗出，阴阳乃复。大便坚，呕不能食，小柴胡汤主之。** 方见呕吐中

这讲的是具体的证治啦，同时他解释郁冒发作的机理。本来是三种病同时发作，那么最重点还是在郁冒，虽然当时抽啊，或者大便难啊，但主要的（症状）还是这个郁冒。这个昏厥挺吓人的。其实这个病没有什么，如果护理好了，不吃药也能好的，它是个一时的现象。

产妇郁冒这个病，其脉微弱啊，微者，无阳气则脉微，无阳气就是没津液。古人把阴阳啊，尤其张仲景这个书，把血认为是阴分，叫做阴；津液属于气分，叫做阳。咱们讲桂枝汤不就讲过了嘛，太阳病，发热汗出者，他说是卫强营弱，欲救邪

风者，桂枝汤主之。这个

卫强营弱，这个营呢，就是指的阴，卫指的阳。卫指的脉外的气啦，这个气是什么，就是津液。那么这个地方也是一样的，他说产妇的郁冒根据前头的解释，她不但血虚，津液也虚，所以脉既微而且弱。咱们讲《伤寒论》阳浮而阴弱，阳浮者热自发，阴弱者汗自出，阴弱就是指脉里头这个血液。那么由于这个阴阳俱虚，所以脉微弱，这个"阴阳俱虚"与后世说法不一样，"阳"不是指着热说的，不是的啊，这个要注意，这个解释与后世医家是不一样的。

"产妇郁冒"是个贫血的现象，津液虚，脉应之微；血液、营气也不足，所以脉应之弱，故而"其脉微弱"。"不能食"，这个就是对照上边说的那个多寒哪，胃有饮，往上冲逆不能吃东西。"大便反坚"啊，胃虽然有饮气往上，但是肠子在胃以下还是干而无津液的。胃有停水大便不应该坚啊，但是他大便反坚，因为他是体液丧失太多，虽然胃里头有客气、有些饮气啦，但是主要（来说）在肠胃里头还是缺少正常的体液、水分，所以大便反倒坚。不像一般的情形，一般的呕逆、胃有水，大便不坚的，唯独这个不一样。

"但头汗出"，身上没有汗，就是脑袋出汗，说明什么呢？就是这点津液啊它往上亢。咱们《伤寒论》讲小柴胡汤时，说"上焦得通，津液得下，胃气因和"，那个津液啊整个亢于上，所以他结于上头，胸胁满也是这么个道理，但是在胃以下反倒没有津液，所以咱们应用小柴胡汤时，对于大便干燥，反倒能够通大便，本来小柴胡汤里边没有通大便的药，就是因为缓解上边啊，这种热结一去，津液这就下去了。所以这里他也但头汗出，最后还是用小柴胡汤来治疗了，有点解释柴胡汤的意思。

"所以然者"，那为什么郁冒有这些脉证呢，这是由于"血虚而厥"，主要是血虚，根据前头（所述）这个产后血虚嘛，她亡血多，血虚到一个相当程度，不达到于四末，手脚就凉而厥。"厥而必冒"，血虚到这么一个四肢血液不到的程度了，这个脑袋肯定就有贫血的现象了，所以在这个情形之下，他要眩冒，就是解释这个脑贫血啦，也解释这个脉微弱。

"冒家欲解，必大汗出"，所以这种冒啊要是欲解的话，一定要出大汗的，什么道理呢？他底下解释了，"以血虚下厥，孤阳上出"，这就是我刚才所说那个，古人把气分就是津液叫做阳；血液、营气叫做阴。这主要是血虚，就是阴虚啦，而不达四末而厥。孤阳，就像我们所谓太阳病发热汗出者，此谓营弱卫强，这个卫强就是孤阳，营血是虚，但是卫气往上亢，所以叫做孤阳，就是营卫不和了。

那么孤阳反而亢于上，所以他但头汗出，主要是解释但头汗出的道理，这是古人对这个病理的一种看法喽，是不是这样子，我们讲完后大家就可以讨论讨论。"所以产妇喜汗出者，亡阴血虚，阳气独盛，故当汗出"，他说"冒家欲解，必大汗出"，那么何以产妇喜汗出呢？底下解释了，亡阴血虚，也就是说血虚为亡阴，就是阴血少了，"阳气独盛"，脉外的阳气独盛，所以我们用桂枝汤调节营卫也是这么个道理。发汗这个办法啊，就是攻阳，让他出汗嘛。那么攻阳，阳不强了，他就救阴，就使阴阳能和了。这也是古人的看法，是不是对？咱们先不管，这篇的道理是古人的说法。他说是阴血虚于内，而阳气独盛于外，在生理这个方面啊，他应该汗出，汗出怎么样？能抑阳，他的阳气就少了，发汗攻阳嘛！水分，就是脉外的津液少了，"阴阳乃复"，外边的阳气由强变不强了，和弱阴才能调协。这是古人的看法。在治疗上的确有这些问题。凡是时发热汗出，或者发热汗出，古人都认为是阴阳不调。阴阳不调主要在卫。

"卫"过强不与"营"协调，那么，这时候，再发汗就好了。什么道理呢？还是攻这个阳啊。阳不那么强了，那就阴阳自和了。古人就这么个看法，在方剂上也有这个作用。但是，现在我们该怎样理解呢？那就另当别论了。这与调和营卫用桂枝汤是一个道理。用桂枝汤汗出则愈，事关营卫不谐，都是这种治法。这一节就是论这个道理：阴血虚于内，阳气盛于外，这得怎么办？应该汗出，使阳气平下来救阴，而阴阳才合。这是古人的一种看法，这是它解释郁冒所以喜汗出的道理。

至于全面的证候呢，你看柴胡证"大便坚，呕不能食"，郁冒，痉，大便难，同时发作，但是证候所现的是柴胡证。"大便坚"，在小柴胡汤证讲了，《伤寒论》里有，它治大便坚啊。阳明病，胃不和，但是反应在胸胁这一部分，胸胁满，呕不能食，这时候吃柴胡汤可以的，"上焦得通，津液得下，胃气因和"，那么症状是"大便坚，呕不能食"，那肯定是小柴胡汤的一个适应症，所以用小柴胡汤主之。这个地方不要认为小柴胡汤就治昏冒、大便硬、以至于痉，它得有这个证候，主要的是呕不能食，"呕而发热，小柴胡汤主之"，在《伤寒论》里（讲过）主要是柴胡证。

中医就是辨证，可是有些对辨证的解释有些问题。我们这一章里有很多这种问题，后面要讲了。咱们说产后风，是不是风啊？这是值得研究的，古人是这么看的。你看小孩子，有七日风，三日风，是不是"风"，现在证明肯定不是，现在的小孩子抽风的少得多了，因为医院卫生，不让他有感染。早先那孩子，病菌感染了，像我们家乡最糟糕了，用普通的剪子剪脐带，那差不多就要发生风，什么是风，就是感染。

这个地方我们研究中医值得注意，规律那是没错的，但是咱们这个治疗也未必就是祛风，所以有些人研究中医说不能这么讲，这么讲中医还有什么呢？中医在信誉方面就像有什么损失似的。我认为不是，中医有个精神，这个精神现代医学还没掌握，我们理论要是提高，对信誉不但不是不好，我认为反倒好。不过，现在大家还都是这么讲，你看后面讲到产后风了，都不是"风"了，哪是风啊？！现在产科窗户早给打开了，咱们家（老家的风俗）可不是，捂得严实，汗出得特别多，容易遭受外感，其实还是卫生的问题。这个咱们讲得多了。就是说古人的看法，这是规律，这一段也是，大便坚，呕不能食，小柴胡汤证。那你就用小柴胡汤，那小柴胡汤证指什么呢，什么也不是，可什么病要是小柴胡汤证，用小柴胡汤都可以治疗，不仅是治这个病，咱们在临床上很常见的。这个地方研究古人书，一方面，本意要把它弄清楚，然后还得有个理想有个思想，古人限于当时的科学水平，没法有个合适的解释，比如营卫失调，血管内外液体表示一个恒定的量，量不恒定了，就叫营卫失调了。这一点西医说得也很对，但是不是像古人的那种看法，还值得再研究。

**病解能食，七八日更发热者，此为胃实，大承气汤主之。**

**大承气汤方**方见痉病中

这跟着前面那个大便硬（的病症），吃小柴胡汤，也可以通大便，而且一切证候都可以好，可到七八天后，它又发热了。又发热，肯定是内实的问题了，它大便难，这个时候有用大承气汤的机会。它这个书（金匮要略）不像讲《伤寒论》，它这个（方证的）证候都不够全面，大承气汤在《伤寒论》反复讲，大承气汤有大承气汤证，不是说大便干就吃大承气汤，那不糟践人嘛。这节也是，虽然它提一个大承气汤，那么如果是胃实，是大承气汤证，用大承气汤，那是没问题的。而且这一段，也有用大承气汤的机会，除了大承气汤，有没有用别的方剂的机会呢？也有啊。所以这个书它叫《金匮要略》"要略"啊，它不那么详细。你像大柴胡汤、调胃承气汤、小承气汤，诸般这种祛内热通大便的药有的是，也就是说我们见到什么方证就用什么药就对了。不要认为产后妇人大便一干就得都吃大承气汤，那就糟了，这个地方要注意。

后世也有些犯病的地方，所以得有个主见。说这个妇科，产以前，要远热，少吃热药，热药能够使得流产；产后呢，多虚，要避寒。（那么，我们在产后）这个时候用大承气汤，产后是多虚，可是这虚是津液虚，更容易蕴热，而且治疗也还要辨证，该用大承气汤用大承气汤，也没错误的。现在可不是，有些大夫，见到大承气汤证他也不敢用，那就不对了。所以这个书也有它好的地方，把大承气汤搁到这个地方：本来是七八日更发热，这是胃家实的一个证候，未必是大承气汤，特意放个大承气汤，是告诉大家要辨证。不要用你的主观：产后就是虚，虚极就是寒，所以要远寒的，其实不是的，这个说法有毛病。


**产后腹中㽲痛，当归生姜羊肉汤主之，并治腹中寒疝，虚劳不足。**

### 当归生姜羊肉汤方 见寒疝中

"㽲痛"就是急痛，虚寒这个疼就是急痛，咱们讲虚劳篇，少腹里急，肌肉绷得挺紧，但是按着里头是空的。"㽲痛"也是急痛的意思，"当归生姜羊肉汤主之"。当归生姜羊肉汤，前面讲了，在寒疝宿食篇里，这是一个温补的药。羊肉、当归补虚，用生姜来散寒，所以也治"寒疝腹中痛"和"虚劳不足"。这就是产后多虚多寒，腹中㽲痛，有这么一种用当归生姜羊肉汤的机会。是不是遇着产后腹中疞痛就都要用这个方子？也不是的，那么底下还有好几个腹痛的，也是不同的治疗，我们在临床也是这样治。

**产后腹痛，烦满不得卧，枳实芍药散主之。**
**枳实芍药散方**

枳实（烧令黑，勿太过）　芍药等分

上二味，杵为散，服方寸匕，日三服。并主痈脓，以麦粥下之。

这个重要在"烦满"，烦者，多热之象；满，胀满了，这个胀满冲着底下的用药，不是实胀，是由于气滞而影响血痹，芍药这个药在《本草》上说治血痹，也就是由于气滞影响血液不通，这样一个腹痛啊，这在产后常见。人陷入什么样（状态）呢？烦而且满，胀是气胀，烦是有热了，所以，他用枳实芍药散，这个枳实芍药散的两个药，枳实是行气、消胀，芍药是治血痹、痛，临床上腹满痛者加芍药，也治一种腹急痛、腹挛痛、脚挛急，用芍药甘草汤，所以芍药可以缓挛急，所以日本在研究腹症，说芍药的腹症是腹急，挛急，这是对的，但是用这个方子也不是必须得有腹症，但是大量用芍药它是有这个腹症的，这是肯定的。但是其他证候也要（考虑），比如它有枳实，它是有胀，气滞，所以这个药它行气、祛血痹而治腹挛痛。

一般的产后妇女腹痛多是枳实芍药散；也有是瘀血的，咱们说这恶露不尽。这（所有类型）都有了，这些都是产后应该分清的。头一个他提出腹痛是虚寒，用的是当归生姜羊肉；那么第二个就是气滞血痹这类的腹痛。

**师曰：产妇腹痛，法当以枳实芍药散，假令不愈者，此**

为腹中有干血着脐下，宜下瘀血汤主之。亦主经水不利。

下瘀血汤方

大黄二两 桃仁二十枚 䗪虫二十枚（熬，去足）

上三味，末之，炼蜜合为四丸，以酒一升，煎一丸，取八合，顿服之。新血下如豚肝。

这个是瘀血。产后腹痛，多由于气滞、血不行，那就是行气、治血痹痛就可以了，用枳实芍药散。所以这条说，产后这个腹痛，依法应该用枳实芍药散。当然也有烦满不得卧的情况，那么像是气滞血痹这种情况，所以依法给吃枳实芍药散。"假令不愈者"，吃这个还不好，所以这不只是气滞的问题了，此为腹中有干血，着于脐下，脐下的部位，就咱们在《伤寒论》上经常说的"膀胱"，"热结膀胱"，那都是部位，与膀胱没关系（编者按：胡老此处所言，据我们的理解是：胡老学说把脏腑仅视为"部位"，而与脏腑"性能"无关），所以把桃仁承气汤证搁在太阳腑病，那是瞎闹。这搁在脐下了，你说与肚脐是什么关系啊，这是部位啊，干血着于脐下，和膀胱那部位是一样，就是我们平时说的血室这个部位。"宜下瘀血汤主之"，这赶紧得下瘀血。那么这个下瘀血汤也"主经水不利"，就是不是产后，妇人经血不利，腹痛，它也治。

那么这个方子，大黄、桃仁、䗪虫三味药所组成。䗪虫这个药，类似水蛭、虻虫，但是它在临床上有一个特殊作用是止疼，它性寒，䗪虫是寒性祛瘀药，也有烦满嘛，主要治陈故性的瘀血，比桃仁、丹皮所治的瘀血要顽固，所以只是用桃仁不行，必须要搁䗪虫，䗪虫对顽固瘀血颇像水蛭、虻虫，但它有止痛的作用，所以它搁䗪虫。当然它还有胀满，这个胀满属实，搁大黄，不搁枳实了。

它这三味，"末之，炼蜜合为四丸，以酒一升，煎一丸，取八合，顿服之，新血下如豚肝。""新血"两个字，恐怕错误。它前面说是干血，着于脐下，或者就是"干"字，再不然就应该是个"瘀"字，新血没什么道理，恐怕这是有错字。干血或瘀血都是对的，"如豚肝"还是干血，就像那猪肝似的，下来这个东西，那肯定还是干血。干血也是瘀血之类的，所以叫下瘀血汤。

以上三段，妇人产后腹痛的各方面都有了，有的属于虚寒的，有的属于气滞血痹的，有的血着于脐下这个部位而不去。那么底下呢，还是接着腹痛来说。

**产后七八日，无太阳证，少腹坚痛，此恶露不尽，不大便，烦躁发热，切脉微实，再倍发热，日晡时烦躁者，不食，食则谵语，至夜即愈，宜大承气汤主之。热在里，结在膀胱也。**

**大承气汤方**方见痉病中

"……再倍发热，"再倍发热后面搁个逗号没有道理，这应该是一句。

产后七八天的时候，没有表证，"无太阳证"，不是（所谓）产后受风的问题，"少腹坚痛"，这是瘀血的地方了，少腹这个地方按着硬而且痛得厉害，"此恶露不尽"，这（句话说得对）没有问题。妇人产后血液，恶露不是正常的血，只要去净就好了，这是恶露，去而没尽，集成一种坚块在少腹的地方，又坚又痛。

那么这个证候，什么样子呢？"不大便，烦躁发热"，切脉呢，比较实，"微实"不是又微又实，微微实，实得也不太厉害。"再倍发热"，但是发热有一个定时。它这是倒装句，应该是"日晡时烦躁者，再倍发热"，它在日晡所的时候，发热加倍。它这是倒装句，古人的文章这样的很多，不要被原来句子的句读给弄糊涂了。它本来就烦躁发热，到这个日晡所的时候，就是日将落，这是阳明病的一个证候，这个时候烦躁发热都加倍。"不食"，阳明篇讲得很多了，要是开始得阳明病，这里头有寒，又是有水了，中寒者不能食嘛，它里头有东西了也不能吃；真正是热，热实于里，它就大便干了，也不能食。这个不食，就是指后头这种，它里头有东西而吃不下去，一吃呢，就要说胡话，"食则谵语"，说胡话就是胃不和嘛。

"至夜即愈"，这个辨证辨得多好啊，至夜即愈说明什么问题啊，这不是恶露自己在那个地方搞成郁热了。这个瘀血证啊，你看热入血室，昼而安静，一到夜间如见鬼状，瘀血证，郁热都在夜间，白天好；阳明病不是这样的，阳明病日晡所厉害，到夜间反倒好了。所以它说至夜即愈，它指的是再倍发热这个情况，它一到夜间就好了。这说明什么，这就是辨证，主要的热是在里，并不在血实，这底下有解释，这干脆用大承气汤，不必搁其他的祛瘀药。什么道理呢，就是"热在里"，就由于里太热了，使得这恶露结而不行，"结在膀胱也"。它不是在膀胱这个部位先蕴热而结，它是由于里热，换言之由于阳明病，一吃大承气汤，阳明里热一解，这个血自行。这多好啊！"至夜即愈"不是废话，这就是辨证。要记得：瘀热这种情况都是夜间多，而在白天（病情则）挺好，所以这书要前后看，你看热入血室它是白天好，夜间厉害。

那这为什么用大承气汤呢？它是这么个道理：如果这恶露不尽在于恶露自为病，那我们用可下的（诸如）桃仁承气汤什么都行；不可下的用桂枝茯苓丸什么的也行啊，都可以祛恶露嘛。但是，它不是恶露自为病，纯粹受阳明里热的影响，导致恶露结而不行，这种情况用大承气汤就可以了。这个地方都挺好，辨证给人很多启示。

那么到这儿把腹痛讲完了。还有一种恶露不尽的腹痛，这在产后是最常见的。对于恶露不尽，他特意举了一个大承气汤证，由于里热造成的，其他的一般的情况没有，而是没说，所以这一段我认为非常精彩。不是一般的（情况）没有了，而是没多说啊。（说过的）像有个下瘀血汤等，其他学过的祛瘀药都有可用的机会了，有那个相应的证就行了。

**产后风，续之数十日不解，头微痛，恶寒，时时有热，心下闷，干呕汗出。虽久，阳旦证续在耳，可与阳旦汤。**即桂枝汤方，见下利中

最后他提到产后中风的问题了。"产后风"者，就是产后遭受外感，中风即中风邪，"续之数十日不解"，几十天不好。现在的症候呢，"头痛"，还有些恶寒，表还没解。"时时有热"，一阵一阵的，有时有热。"心下闷，干呕汗出"。虽然久，但根据证候看，还是桂枝汤续在罢了，说明还是用桂枝汤。

这个"阳旦证"，就是桂枝汤证。那后世又说桂枝汤加黄芩叫阳旦汤、桂枝汤加附子叫阴旦汤，这都瞎说。林亿他们说得对，（阳旦汤）就是桂枝汤。《医宗金鉴》他们都给改了，阳旦汤：桂枝加黄芩。

这个（条文所说的症状）没有桂枝汤加黄芩的情况。阳旦汤就是桂枝汤的一个别称。虽然久，还是阳旦证续在的情况，仍然可以用阳旦汤，就是可以吃桂枝汤。那么这个产后风，这个病也很多，桂枝汤证最多见。

我们研究伤寒论，用桂枝汤主要是津液虚，发热汗出丧失水分。产后得外感，现桂枝汤证最多，阳旦证最常见。不能因为几十日没好（就认为病已传变），所现的证候是桂枝汤，就还

用桂枝汤，没错的。

**产后中风发热，面正赤，喘而头痛，竹叶汤主之。**

**竹叶汤方**

**竹叶**—把　**葛根**三两　**防风**　**桔梗**　**桂枝**　**人参**　**甘草**各一两　**附子**一枚(炮)　**大枣**十五枚　**生姜**五两

上十味，以水一斗，煮取二升半，分温三服，温覆使汗出。颈项强，用大附子一枚，破之如豆大，煎药扬去沫。呕者，加半夏半升，洗。

这个方和证不相属，有点问题。上面说的是桂枝汤证，下面说的（病症）很像葛根汤证，这个方子（竹叶汤）也像是葛根汤，葛根、桂枝、甘草、大枣、生姜，把麻黄拿掉了，搁上防风了。防风也是发汗的。另外，他认为虚，加上人参了。尤其加上附子，没什么道理。附子一枚，炮，你们看看这个症候，没有阴寒的征候，发热、面正赤、喘而头痛，都是一个表实的证候啊。

所以，这个方子（竹叶汤）与上面的证啊，不相属，恐怕是有错误。根据对这个方子（竹叶汤）的分析，是以葛根汤为基础，加了些药，既加竹叶、桔梗，当然有咳嗽啊，或者咳痰比较困难，另外加人参，说明还有些胃虚啊、里虚啊，尤其加附子，起码得有脉沉微细、恶寒、四肢厥等症状，现在这些症候没有啊，那么，这种一般的产后中风用这些药是危险的，大家要注意。

产后中风，跟一般的治疗是一样的，桂枝汤证你用桂枝汤，根据其加减，随着症候的出入；那么，如果是麻黄汤证，当然大概是葛根汤证比较多，你就用葛根汤也没什么错误。如果除去这两者以外，要是牵扯到其他方剂，也有现柴胡证的，又有表证又有柴胡证，你就合用也可以啊，用柴胡桂枝汤，或者柴胡葛根汤都行。有些头痛的厉害，口舌干燥，可以加生石膏。就用一般（观其脉证，知犯何逆，随证治之）的治疗就行。

所以，这一段，我不敢照着本文说，不相符啊。恐怕这里面有错简。这个方子（竹叶汤）也不像仲景的方子，乱七八糟的，"喘而头痛"，喘，把麻黄去了搁防风，恐怕不行。（除麻黄之外，）旁的哪有治喘的？所以这段是有问题的。

这个加减更奇怪了。"温覆使汗出"，没有汗嘛。"颈项强，用大附子一枚，破之如豆大"，附子没有治颈项强之说，这肯定是后世搞的。"煎药扬去沫"，附子扬去沫的情况也很少。"呕者，加半夏"，这还是可以的。葛根汤对胃不很合适，如果人要是恶心啊，加半夏还是好的。"颈项强，用大附子"这是不成立的。所以，这段只是作为参考，这个方剂与正面的文章是不相符合的。这个书，错误是有的。

**妇人乳中虚，烦乱呕逆，安中益气，竹皮大丸主之。**
**竹皮大丸方**

生竹茹二分　石膏二分　桂枝一分　甘草七分　白薇一分

上五味，末之，枣肉和丸，弹子大，以饮服一丸，日三夜二服。有热者，倍白薇；烦喘者，加柏实一分。

"乳中虚"者，就是哺乳的阶段，就是在月子里头，在这个期间虚。那是要虚啊。"烦乱呕逆"，没有其他的症状，就是烦乱呕逆，治疗用竹皮大丸。竹皮大丸有安中益气的作用。呕逆，还是属于胃不和。所以，药有起安中的作用。虚而少气，所以，搁个"益气"。——那么，这个说法，很像竹叶石膏汤证。所以，这一段有用竹叶石膏汤的机会。其人羸瘦，呕而不能食，我们用竹叶石膏汤，在产后"乳中虚、烦乱呕逆"，有用竹叶石膏汤的机会。

那么，这个方子，最轻不过了，你们看一看用竹茹。这个方子主要是甘草啊，从分量上就可以看出来了，竹茹才二分，古人的二分按照古人的度量衡是半两。石膏二分也是半两，量都很小，"日三夜二服"，还分三次吃药。半两除以三，也就是现在说的五分，五分的竹茹、石膏治不了什么大病。所以，药轻得很。益气，就在于甘草，甘草这个药，不但能够安中、益气、缓急迫，也能够解热。这是指生甘草。用竹茹、石膏、白薇，白薇也能够解烦去热。竹茹与石膏、白薇，可以治烦乱。烦是热，热则心里面忙乱，就是烦燥、忙乱。竹茹不但同时能解热，还能下气。合于桂枝，桂枝治气上冲，也能治呕逆，竹茹合桂枝，也能够治疗呕逆。所以，烦乱呕逆，如果中虚少气，重用甘草。这个方子的意义，就是这个。但是这个方子的药量相当轻。所以，说的（治疗的症状）也很轻。妇人乳中虚，没有什么大问题，就是觉得心烦、心乱，有些呕逆。就是这么一个病。所以，这个就不用重剂，而用轻剂。桂枝的用量都相当小，治气冲，合竹茹，能够治呕逆。竹茹是解热下气这样的药。合于石膏、白薇则寒，可以治烦乱。大量用甘草，就是益气。方义是如此。这个方子就是病非常地轻，假设稍重一点，烦乱呕逆而不能吃，影响到人的形体了，也瘦，大概还是用竹叶石膏汤好。

这个（竹皮大丸）就是（病症）最轻了。后面的加减也不好，这个书上的加减都是后人搞的。"烦喘者，加柏实"，没什么道理，柏实治不了喘，治烦可以。所以，后面的加减都是后人搞的。

产后下利虚极，白头翁加甘草阿胶汤主之。

**白头翁加甘草阿胶汤方**

白头翁　甘草　阿胶各二两　秦皮　黄连　柏皮各三两

上六味，以水七升，煮取二升半，纳胶，令消尽，分温三服。

这个相当重要，产后本来就虚。又得一个虚人的病，下利啊尤其是这个痢疾，虚人得厉害，所以，产妇同时得这个病，那是虚到家了，虚极啊！得的是热利，应该用白头翁汤，由于她虚极了，所以要加阿胶和甘草。这个方子很好啊，不但是产后下利虚极，而且就是平时治痢疾，人虚得比较厉害，这个方子也可以用，这是补虚的。

甘草这个药，不要轻看它，我们讲栀子豉汤，若少气者，栀子甘草豉汤主之。热者伤气，感觉虚羸少气，甘药起这个作用的。

阿胶这个药啊，尤其这个下利，是一种血便，加阿胶最好了。不虚，也可以加阿胶。纯血便，你要用白头翁，可以加阿胶。要是虚，还可以加甘草。

这个地方挺好，对于产后病的各个方面照顾得挺全面的。

底下有两个附方。附方都是林亿他们校正《金匮要略》的时候从旁的书上找的。主要是千金和外台。他在《千金》里找了个三物黄芩汤。

**附方：**

《千金》三物黄芩汤　治妇人在草蓐，自发露得风，四肢苦烦热，头痛者，与小柴胡汤。头不痛，但烦者，此汤主之。

黄芩一两　苦参二两　干地黄四两

**上三味，以水八升，煮取二升，温服一升，多吐下虫。**

妇人由于血虚，最容易五心发烧，这也是常见的一种病，所以，找这么个方剂搁到这儿还是不错的。血虚有热，是手脚发烧。三物黄芩汤治这个病，有生地、苦参，生地用得量不大，还可以大量用。

"妇人在草蓐"，以前妇人临产的时候，都不铺席，有席也揭起来，搁上稻草，所以，容易感染。"自发露得风"，身上披盖不严，得了外邪了，风邪。"四肢苦烦热"，手脚心热。苦烦热，就是热得凶。如果同时再头痛，可以与小柴胡汤。发热头痛者，小柴胡汤主之，小柴胡汤治热而头痛还是相当好的。"头不痛，但烦者，此汤主之。"头不痛，光四肢苦烦热，那就用三物黄芩汤就行了。

三物黄芩汤就是黄芩、苦参、干地。古人的干地黄，就是现在的生地黄，古人说的生地，就是鲜生地，古人没有用熟地的。现在我们都搞成熟地了，那也是有问题的。我们曾谈过制药，药有些不应该那样制的。地黄要是泡多少日子啊，变黑了，就入肾了，那不是瞎扯嘛！地黄这个药，既能够有益于血证，就是血分，也有祛瘀作用，同时解热祛烦。黄芩、苦参这两个药都是苦寒解烦的药，所以，搁到一起，祛热解烦养阴。生地起强壮作用，强壮滋阴嘛。那么，吃了这个药，常常下虫子，这个在临床上我很有体会，苦参这个药有杀虫作用，这个药是大苦大辣。蜀椒也有杀虫作用，都有杀虫作用，所以，吃这个药"多吐下虫"，要是有蛔虫啊，就受不了了，常常吐出来或从大便下出。

这是林亿他们从《千金》里面找出的方剂，也补前面所讲不足了。前面没有讲到手足心烦热，这在产后是常见的。林亿他们还找了一个，也在《千金》。叫内补当归建中汤，其实即是当归建中汤。就是小建中汤加当归。

《千金》内补当归建中汤　治妇人产后虚羸不足，腹中刺痛不止，吸吸少气，或苦少腹中急摩痛，引腰背，不能食饮，产后一月，日得服四五剂为善。令人强壮，宜。

当归四两　桂枝三两　芍药六两　生姜三两　甘草二两　大枣十二枚

上六味，以水一斗，煮取三升，分温三服，一日令尽。若大虚，加饴糖六两，汤成纳之，于火上暖令饴消，若去血过多，崩伤内衄不止，加地黄六两，阿胶二两，合八味，汤成纳阿胶。若无当归，以川芎代之；若无生姜，以干姜代之。

此于桂枝加芍药汤或小建中汤加有补血作用的当归，故治疗该方证而有血虚证候者。

"或苦少腹中急摩痛"，这个"摩"字用不着吧。应该是"或苦少腹中急，痛引腰背"，或者是"或苦少腹中急痛，引腰背"，搁个"摩"字有什么用啊?! 反正知道这个意思就行了。就是少腹拘急而痛引腰背的意思。腹中刺痛不止，"少腹拘急疼痛而痛引腰背"是建中汤证，尤其是当归建中汤证。当归祛瘀定痛，是相当好的。

这个既有小建中汤证，腹中急痛嘛，如果再有血虚、血痹这种疼，加当归还是好的。这是一个方子，两种方法。头一个方子，就是桂枝加芍药汤加当归。桂枝加芍药汤，治桂枝证腹实满痛，加芍药嘛。如果有血证的问题，加当归。（本方）是根据这个来的。"上六味，以水一斗，煮取三升，分温三服，一日令尽。若大虚，加饴糖……"

一个方子，两个方法，前面没有饴糖，但如果这个人大虚，不但大虚而且有寒，就加饴糖。饴糖是温性的止痛药，并起强壮作用。

"……若大虚，加饴糖六两，汤成纳之，于火上暖令饴消，若去血过多，崩伤内衄不止，加地黄六两，阿胶二两，合八味，汤成纳阿胶。"就是上面的汤煎好了，把饴糖合到里面。"崩伤内衄不止"，就是子宫下血得多，可以加地黄、阿胶。"若无当归，以川芎代之；若无生姜，以干姜代之。"孙思邈这个方后加减，还都是合理的，不像后世的方后加减。

也就是说，如果是桂枝汤证的这种腹痛，加芍药，腹满痛。在产后腹中刺痛不休，可以加当归。如果虚寒更明显，要加饴糖。同时有下血不止，加生地、阿胶。

产后这个病啊，大概就这个样子，产后最遭遇的就是腹痛，所以，对于腹痛，是重点来讲。腹痛有几种，也有人素日虚多寒，就是当归生姜羊肉汤证。那（当归生姜羊肉汤）也是一个例子，当归建中汤也是治疗虚寒啊，搁饴糖嘛。当归生姜羊肉汤不过是举个例子而已。另外，气滞血痹类型的，也有真正瘀血类型的，干血着而不去。也有由于阳明病而使恶露不尽。

除此之外，就是产后风。产后容易感冒，这也很多见啊，在旧日产妇死于产后风的很多，就是给治坏了。治坏的主要原因，还是主观的，净给人补了，瞎补还补不死啊。你看，该用桂枝汤就用桂枝汤，该用葛根汤就用葛根汤。不是非得补，该祛邪还得祛邪嘛！所以，以前女同志生产的时候，因为产后风而送命的不少。这大概都是因为治坏得多。

再有，在乳中期间，有些小毛病，像烦乱呕逆不能吃，用小方子竹皮大丸就行，厉害了可以用竹叶石膏汤。

再有，产后再得痢疾，更虚了。按照一般治痢疾的方法，得多少有些变化。极虚了，你要想法搁点强壮药。也不要大补，你搁点阿胶、甘草就可以了。

所以，这些讲得很好，虽然很少，但在产后常见病，都有了。前面所讲的三种病（痉、郁冒、大便难），现在很少见了，以前很多见。我说：不治都可以好的。在我们乡间都不怎么治疗。妇人昏冒就是叫，喷喷凉水，（在乡间）糊里糊涂就治好了。这个病不要紧，是一时的现象。一时丧失血液多，得这个昏冒这种病，这是常有的。是一时的贫血，不是真正的贫血造成的昏冒。

# 妇人杂病脉证并治第二十二

**妇人中风，七八日续来寒热，发作有时，经水适断，此为热入血室，其血必结，故使如疟状，发作有时，小柴胡汤主之。**方见呕吐中

以下"热入血室"这几段都是《伤寒论》的。这也是妇人常遭遇的一种病，因为有例假的关系。"妇人中风七八日"，就是得的太阳中风证，这个病到了七八日，正是去表内传的时候，在表证的时候是发热恶寒，内传到少阳了，就是往来寒热，发作有时了。"续来寒热"，就是暗示往来寒热、发作有时。以前来的月经也适于此时而中断，当然在七八天以前就来了例假了，那么在这个病由表内传的这个时候，月经断了，这个肯定就是"热入血室"了。假若热入血室，经水适断，其血因热而结。就是内传的邪热，趁着经来之虚，而入血室，而经血呢，也因为热而结，所以才中断。那么才会发生以上证候，故使"如疟状，发作有时"，就是往来寒热，发作有时，不是以前的中风表证那样了。这是柴胡证。中医治病讲辨证，不论热入血室也好，其他的杂病也好，现柴胡证用小柴胡汤是没错的。往来寒热，发作有时是小柴胡的主要证候之一。这个时候虽然它是热入血室，少阳热结，血自然因热而结，因热去而已。

这一段主要就是太阳中风，在这个阶段里，她以前就来了例假了，到七八天的时候，按照一般这个病的常规，应该内传了，在这个时候可能发生少阳病的证候，原来的月经也适于此时而中断，这肯定是热入血室造成的，所以血也因蕴热而结，

证候还是少阳证，所以还是用小柴胡汤。

**妇人伤寒发热，经水适来，昼日明了，暮则谵语，如见鬼状者，此为热入血室，治之无犯胃气及上二焦，必自愈。**

"治之"这两个字在《伤寒论》上没有，这是衍文，不要。上面（条文）说是太阳中风，这个（条文）说太阳伤寒。无论中风也好，伤寒也好，都有热入血室这种情况。这个是开始得伤寒的时候，没有汗的这种太阳表证，这时经水适来。一方面得的太阳伤寒，另一方面这时候来了月经了。"昼日明了，暮则谵语"，谵语本来是阳明内实的一个证候。但是阳明证，它不是昼日明了。这个瘀血证啊，总是暮间厉害，所以白天很清醒，不说胡话，一到夜间，发生谵语，那么这个肯定是瘀热、瘀血的一种问题，所以这是"热入血室"，而并不是一开始就得了阳明病，不是的。这个病好好看一看，只是夜间谵语而已，没有其他的征候，而经水适来，也没有像上边那样中断。

常常地妇人得外感，由于经水适来，可是热入血室，也常常邪热随经排出而解，这也是可遇不可期的事情，这也就像因衄而解一个道理。假设经血也不中断，也没有其他证候，只是暮间说点胡话而已，这不要紧的，这个不要瞎治。"无犯胃气及上二焦"，不要妄行汗、下，这个病自己能好。这个在临床上我们常能遇到，有些病可以观察，热入血室多种多样，如果它来了，其人如狂，闹得非常凶，那就不要等待了；而这只是夜间说点胡话，经水照常，邪热肯定要因经而排泄，这时候不要瞎治。大夫治病也是，该用药用药，不该用药也不能随便用药。这又是一节。

**妇人中风，发热恶寒，经水适来，得七八日，热除脉**

迟，身凉和，胸胁满，如结胸状，谵语者，此为热入血室也，当刺期门，随其实而取之。

这一节，也是"经水适来"，这个经水适来为什么就要治疗啊（病非自己能好）？一看就明白了，虽然这个经水适来，并没中断，但是这个病不是那么简单了。虽然"热除脉迟，身凉和"，这是表已罢了，热全陷于里了，"胸胁满，如结胸状"，这是一个柴胡证，就是说这个病不只是热入血室，它有少阳证的反应了。而且这个"谵语"不是暮间谵语，白天也说胡话了。这与上边不同了，那么，这个肯定不治是不行了。这个治疗呢，只是用小柴胡汤是不行的，由于谵语烦乱，用柴胡剂配合桂枝茯苓丸这类，如果大便秘结，可以用大柴胡汤，否则用小柴胡汤也可以的。

它这里是用的针，"当刺期门"，期门穴，就是祛胸胁邪热的，用以祛少阳阳明之邪热。虽然是"热入血室"，反应所在之处在胸胁，所以刺期门，"随其实而取之"。上边（条文）的热整个到血室，人只是暮则谵语，若没有其他证候，经血正常，那是要好、自愈的一个形象；这个（条文）则不是了：一方面热入血室，一方面上面有这个情形：胸胁满，如结胸状，又谵语，有少阳并于阳明的样子。所以要随其实而取之，当然用别的方子治疗也可以，不刺期门也可以。这是第三段。

同是热入血室，头一个：用小柴胡汤也可以，现的柴胡汤证，血结了，血中断。第二个不要治疗，血既没结又没有其他的症状。第三段，虽然也经水适来，但证候很突出了，马上胸胁满，如结胸状，而发谵语，这个病不可轻视了，得赶紧治疗。当然刺期门也是个法子了，这个一般用大柴胡汤合桂枝茯苓丸是可以的。

阳明病，下血谵语者，此为热入血室，但头汗出，当刺期门，随其实而泻之，濈然汗出者愈。

这一段不应该搁这里，应在《伤寒论》阳明篇里。这个"热入血室"，不限制女人，男人也有，男人也有血室，不过女人血室在子宫，男人在小腹、膀胱部位，所以这一段并不是只是针对妇人说的，这是泛论。

"阳明病，下血谵语"，阳明病本来是胃不和则谵语，要是（出现）下血（症状），这是"热入血室"，是迫血妄行。虽然热入血室，但是热还上亢——"但头汗出"，身上不出汗，说明里不和，表也还有。它底下说刺期门，里和表也随着和了，也"随其实而泻之"了，这个也是用刺期门。刺期门这个法子，在《伤寒论》里也有，它是个少阳证，但少阳证不太全面，有的时候可以刺期门。那么这一段也是。"阳明病，下血谵语"，没有其他的证候，"但头汗出"，头汗出是少阳病有的一个证候，热不得旁达，从脑袋出，又不是整个阳明病。阳明病，法多汗，不是但头汗出。所以这个证候在柴胡证上，但又不那么明确，也没有明确的承气汤证，所以在这个时候常常刺期门，刺期门是祛少阳阳明之邪热，热去血也就自止了，这纯粹是热迫使血室之血妄行。

这一段不应该搁妇人杂病里头，这个不专指妇人说的。恐怕这书经过后人整理，张仲景的书当时是失散了，看到热入血室（的内容）都集中到一起了。那么这里头就有一些问题了，但是搁这也没有什么大问题，也没什么大关系。

上面这几段，全是说的热入血室。热入血室这种病，以妇人为多，男人比较少，尤其在表证期间更加少，因为妇人有月经的关系了。

妇人咽中如有炙脔，半夏厚朴汤主之。

半夏厚朴汤方《千金》作胸满，心下坚，咽中怗怗，如有炙肉，吐之不出，吞之不下。

半夏一升　厚朴三两　茯苓四两　生姜五两　干苏叶二两

上五味，以水七升，煮取四升，分温四服，日三夜一服。

"炙脔"，脔就是肉了，就像我们炒肉，有个肉片黏贴到嗓子上似的，吐也吐不出，咽也咽不下，就像有东西，古人就管这个叫做一种气结，也叫梅核气。

这个方子是由小半夏加茯苓汤为主的加减。当然，这也是水气，与水气有关系。既有水，也有气。所以，《千金》注得比较好。《千金》是这样说的，胸满，心下坚，咽中怗怗，如有炙肉，吐之不出，吞之不下。《千金》这个说法比较对头。它有厚朴的，所以准有"胸满"，胸腹都可以满，所以"心下坚"，心下也比较硬，"坚"是不一定有，"咽中如有炙脔"，心下这个地方当然也不宽快。所以我们对证候观察，《千金》说得比较详细。药里头有厚朴，既用半夏、茯苓、生姜，小半夏加茯苓，祛下气治饮，治呕嘛，饮逆而呕用小半夏加茯苓，前面讲过，用厚朴消胀行气，苏叶这个药是个行气的药，大家都知道。所以既有水，又有气。古人说气结，此之谓也，就是觉得气结滞，不但在嗓子，在胸、心下都觉得不痛快，临床上常遇见这个病，这个方子非常好使的，所以后世管它叫做大七气汤，也叫梅核气，这个方子常用的，既祛饮又健胃。

胃病有的时候胀满不欲食，我也常用这个半夏厚朴汤。半夏厚朴汤配合茯苓饮常用，因为它是胃虚停饮，停饮说明胃都是不好，不是大虚衰，而是胃气不怎么好才停饮，所以它这个半夏用的相当重，一升，一升就一小碗。半夏这个药下气逐饮治呕，合用茯苓生姜，小半夏加茯苓，我们前面讲痰饮篇，你们看一看里面有的。另外搁消胀行气的厚朴、苏子，既能够行气也能够祛饮。这个病究其因还是痰饮、气结这么两种因素造成的。

　　妇人脏躁，喜悲伤欲哭，象如神灵所作，数欠伸，甘麦大枣汤主之。

　　**甘麦大枣汤方**

　　甘草三两　　小麦一升　　大枣十枚

　　上三味，以水六升，煮取三升，温分三服。亦补脾气。

　　"脏躁"，指的心脏说的，你们看前面的"五脏风寒积聚"就有。你们看看这一大段讲心脏，心中风，"邪哭使魂魄不安者，血气少也；血气少者属于心，心气虚者，其人则畏，合目欲眠，梦远行而精神离散，魂魄妄行。阴气衰者为癫，阳气衰者为狂。"这一段正是说的这个，它是血少心气虚，其人不安，这个躁就是不安，就是不宁，指的心说的。"喜悲伤欲哭，象如神灵所作"，频繁打哈欠，这都是魂魄不安的一种反应。那么这类的病，在"五脏风寒积聚"，那就是由于血虚或血少心气虚，才发生这种病，这也就是癫的一种。

　　当然这个应该用补药，尤其要用甘缓，一般说甘以缓急。甘草、大枣、小麦，这都是甘性药，而缓其急迫，小麦是补心，补心气，所以这个"脏躁"指心脏，有人说是指子宫说的这是错的。这个药也常用，也挺有意思。妇人悲伤喜哭可以用这个药，小孩子夜间哭得特别厉害，有时候有的人用这个药也起作用。

　　不是虚证可不行，不是虚证吃这个药觉都睡不着。我有这个经验，我有次给人看病就给弄错了。她不虚，可这人精神失常，她当时也是好哭，我给她开的这个药，第二天，她就找我去了，说："你给我吃的什么药，我一宿没睡着。"然后我就赶紧换了方子，后来给她吃的桂枝茯苓丸，就对了，她还是实证。所以虚实还是很有关系的。所以脏躁，心脏虚而躁扰不宁，所以若是实证用这个方子就坏了，这个要注点意，（那次误诊误治案，患者）因为是个朋友的爱人，老觉得委屈，（因为当时特别忙，就根据经验）我就给开的这个（补虚的甘麦大枣汤），其实错了。

**妇人吐涎沫，医反下之，心下即痞，当先治其吐涎沫，小青龙汤主之；涎沫止，乃治痞，泻心汤主之。**

**小青龙汤方**见痰饮中

**泻心汤方**见惊悸中

这个地方，古人都是简文。吐涎沫就用小青龙汤，这个很成问题了，她这个吐涎沫，是指的小青龙汤证整个说的。"吐涎沫"，就是有痰饮了，小青龙汤当然是治痰饮的方子，但没有外邪，用小青龙还是不行的，这是"咳逆倚息，不得卧，而吐涎沫"这类的病，那么它是小青龙汤证。

这个大夫没用小青龙汤祛外邪、祛内饮，没这么治，"反下之"，那"心下即痞"，治错了，这时外邪还是没解。所以"当先治其吐涎沫"，吐涎沫也是一个简单的话，还是心下有水气、表不解的小青龙汤证，所以"小青龙汤主之"。小青龙汤证在这个书里和《伤寒论》里都讲得很多了，要是仅仅吐涎沫，就吃小青龙汤是不行的。小青龙汤证，不渴，所以嘴里多唾沫；吃了小青龙汤，渴了，口也干了，涎沫止了，那就是没有表证了，只是心下痞，就吃泻心汤就可以了，这个泻心汤指的三黄泻心汤说的。表里并病，如果里面需攻，当然要先解表。这个有表证，不是只是吐涎沫而已。咱们在肺痈（篇章）里面，有小青龙汤；泻心汤在惊悸（篇章）里面也有，有三黄泻心汤。所以，在这里面就注一注。

底下这一大段，是有问题的，咱们也讲一讲，这肯定不是张仲景写的，你们自己看看就知道了。

妇人之病，因虚、积冷、结气，为诸经水断绝，至有历年，血寒积结胞门。

寒伤经络，凝坚在上，呕吐涎唾，久成肺痈，形体损分。在中盘结，绕脐寒疝；或两胁疼痛，与脏相连；或结热中，痛在关元，脉数无疮，肌若鱼鳞。时着男子，非止女身。在下未多，经候不匀，令阴掣痛，少腹恶寒；或引腰脊，下根气街，气冲急痛，膝胫疼烦。奄忽眩冒，状如厥癫；或有忧惨，悲伤多嗔，此皆带下，非有鬼神。

久则羸瘦，脉虚多寒；三十六病，千变万端；审脉阴阳，虚实紧弦；行其针药，治危得安；其虽同病，脉各异源；子当辨记，勿谓不然。

"妇人之病，因虚，积冷，结气，为诸经水断绝，至有历年，血寒积结胞门"，这是一小段，妇人的病与男人的病不同，就在例假。经，就是月经。月经不利，主要的不外乎这么几个问题：一个虚，就是虚损；二是积冷，积冷者，那不是一时的受寒了；第三个是结气。这三种原因都能够使经水断绝。一闹就很多年，"至有历年"。"血寒积结胞门"，就是经脉不通了，这个血寒者凝了，积结于胞门，胞门就是指任脉说的，任脉属胞门，任脉病则病带下。

底下又分这么三段："寒伤经络，凝坚在上，呕吐涎唾，久成肺痈，形体损分"，这是一段。这净是四六句，不是张仲景的文章，而且内容也不是。这段说明什么呢？说明风寒伤经络了。"凝坚在上"，我们在肺痿肺痈那一章就可以知道了，瘀血凝坚在上指的就是肺；"呕吐涎唾"，那么久而成为肺痈，也有时候成肺痿，呕吐涎唾这说的是肺痿，那么久而也为肺痈；"形体损分"，这个人要消瘦，损、分就是消瘦。这一段说，上焦受风寒之邪，而为肺痿肺痈这类的病。

"在中盘结，绕脐寒疝；或两胁疼痛，与脏相连；或结热中，痛在关元。脉数无疮，肌若鱼鳞，时着男子，非止女身"。这又一段，寒盘结于中焦，"在中盘结"就是在中焦了，"绕脐寒疝"这指寒啊，或"两胁疼痛"这是指肝脾一类的病，"与脏相连"，这是说寒可以有这类病盘结于中焦；或者"热结于中"，也是指中焦，"痛在关元"，关元就是指少腹那个部位，这是指瘀血，这个热结指的瘀血说的，瘀热。"脉数"本来是有热，要是疮呢脉也数，这个脉数不是有疮就是有热，什么热呢？它是指的瘀热，是指瘀血。"肌若鱼鳞"，所以瘀血皮肤甲错。

"时着男子，非止女身"，这个是总结上面两段，风寒在上焦而为肺痿肺痈的病，或寒盘结于中焦而为寒疝、胁痛，与脏相连。热结在中，它不是脉数，不是有疮，那就是有瘀血了，身若鱼鳞了。这类病不光是女人有，上焦中焦所说两段，男子也有。这不是女人单独有的，所以"时着男子，非止女身"，它指上两节说的，底下就整个说的是女人啦。

"在下未多，经候不匀，令阴掣痛，少腹恶寒；或引腰脊，下根气街，气冲急痛，膝胫疼烦。奄忽眩冒，状如厥癫；或有忧惨，悲伤多嗔，此皆带下，非有鬼神。久则羸瘦，脉虚多寒；三十六病，千变万端；审脉阴阳，虚实紧弦；行其针药，治危得安；其虽同病，脉各异源；子当辨记，勿谓不然。"这个文章也不是太好，意思就更没什么意思了，它讲到经水不调了，"在下未多"就是经血有障碍而排出不多，意思是这样，所以经候也不匀，这能造成什么病呢，接着就是写病的情况，有的时候能"令阴掣痛，少腹恶寒"，有的是阴中痛或者少腹寒，或者引腰脊，"下根气街"，气街是个部位，疼痛也后引到腰脊也痛，气上冲而发"少腹急痛，膝胫疼烦"，就是腰腿膝胫下肢啊，这是说器质上的病，举了这些。那么另有精神方面的一些证候，"奄忽眩冒"，说的是昏冒，奄忽就是忽然的意思，"状如厥癫"形状像厥像癫，厥就是逆，骤然间发作的，癫就是癫狂；或者有时候忧，很凄惨，"悲伤多嗔"，无故悲伤恼怒，这一切都是精神方面的失常。"此皆带下，非有鬼神"，看这个样子像有鬼神的，这都是属于带下病。"带下"就是妇科病的意思，像这个下血不止叫带下，白带也叫带下，所以"任脉有病，则病带下"是《内经》上的话，妇科病都叫带下病，这不是有什么鬼神。

　　久而不愈，人越来越瘦，脉也虚，人也多寒。"三十六病"这个不可靠，这是古医书有这么个看法，但是现在净是病名，没有这个数了。妇科有三十六病变化万端啊，只要"审脉阴阳，虚实紧弦"，那么紧弦也代表不了一切，他就为了押韵，都是四六句，这不是张仲景的文章。"行其针药，治危得安"，这都是说空话啊，"其虽同病"，全是带下病，都是由于经水失调了，但是脉可不是一样的，证也不一样，得好好辨，不要以为说的是不对的。没什么意思，这一段话是后人附的。《医宗金鉴》把它搁头一段上去了，认为这是一个总纲，这是错的！这个文章肯定不是张仲景一个人写的，这段不像张仲景的文风，这一段看一看就可以了，意思没有什么大意思。而且这个经血失调，底下的治疗都不是他说的由于虚损、由于积冷、由于结气，都不是，底下你看看就知道了。

问曰：妇人年五十所，病下利数十日不止，暮即发热，少腹里急，腹满，手掌烦热，唇口干燥，何也？师曰：此病属带下。何以故？曾经半产，瘀血在少腹不去。何以知之？其证唇口干燥，故知之。当以温经汤主之。

**温经汤方**

吴茱萸三两　当归　芎䓖　芍药　人参　桂枝　阿胶　牡丹皮(去心)　生姜　甘草各二两　半夏半升　麦门冬(去心)一升

上十二味，以水一斗，煮取三升，分温三服。亦主妇人少腹寒，久不受胎；兼取崩中去血，或月水来过多，及至期不来。

"问曰：妇人年五十所，病下利数十日不止"，这个下利，《医宗金鉴》改得对，应该是"下血"，"利"应该是个"血"字，它不是下利数十日不解了，（如果是下利）那（就）不是带下（病）了。

"暮即发热，少腹里急，腹满，手掌烦热，唇口干燥，何也？师曰：此病属带下。何以故？曾经半产，瘀血在少腹不去。何以知之？其证唇口干燥，故知之。当以温经汤主之。"妇人五十，一般说地道就应该不通了，就是经应该断了，那么这个妇人呢，反而病下血数十日不止，这个临床上有的，在更年期有这种情形，尤其她这种病"暮即发热，少腹里急，腹满"。"暮即发热"，我们前面讲瘀血证都是夜间重，咱们讲那热入血室，昼日明了，夜则谵语，"暮即发热"，她一到夜间就发热，这热肯定是个瘀热，瘀血之热。"少腹里急，腹满"，瘀血证陷于少腹部位多见，少腹急结，桃仁承气汤、抵当汤全是少腹满，那么少腹里急，腹满，这都是瘀血证，在腹证里头有这情形，尤其在少腹。"手掌烦热，唇口干燥"，这是血虚，血虚生内热就是指的这个，血虚，津液也虚，所以五心烦热，唇口干燥，这是瘀血证的一个反应。

人年五十，应该没有例假了，那么现在这个妇人数十日（下血）不止，还有一系列的证候，这是什么道理呢？师说：此病属带下，这就叫带下病，下血不止也叫带下，白带也叫带下，为什么她有这个病呢？她曾经半产，瘀血在少腹不去，是这么一个原因造成的。那么怎么知道的呢？你看那个证候就知道了，"其证唇口干燥，故知之"，唇口干燥一方面是津虚血少，一方面也是瘀血证的反应，由这个症状知道瘀血不去，"当以温经汤主之"。

这个很好了，我们对于妇人调理月经，一般说用大攻下的很少。我们看看温经汤这个药，研究研究很有意思，温经汤的这个药它用吴茱萸汤去大枣加桂枝，那么这就是温中降逆的作用，生姜是降逆的，桂枝治气上冲也降逆。既用吴茱萸汤温中降逆，同时又用麦门冬汤，人参、半夏、甘草、生姜、麦门冬，麦门冬汤是滋阴润燥而健胃补虚的，也健胃。麦门冬这个药是甘寒补胃液、补胃阴，现在的人都爱用石斛，其实麦门冬这个药挺好的，所以在炙甘草汤中也用它，竹叶石膏汤、麦门冬汤都用它，都是津液枯燥。这个津液从哪来呢，从胃来，你得健胃，所以这个（温经汤）用吴茱萸汤合用麦门冬汤温胃补虚，总而言之从胃下手。这个道理在哪儿呀，胃是生化之本，气血之源，胃不恢复、不能生津，那么光祛瘀就不行。本来下血数十日不止了，所以祛瘀药都是强壮药，当归、川芎、芍药、阿胶、丹皮，仅仅这么几味药，这几种药是强壮祛瘀，而且有止血的作用，有阿胶嘛，但也的确祛瘀。这些药是生新祛瘀，无一不备。瘀血不去，新血不生，你光祛瘀不生血，她这个人就虚得不得了啊，唇口干燥，血虚津液虚，五心烦热。我们调理妇人月经（用温经汤），"温经"这两个字非常有意思，这个胃喜温不喜寒，所以以温经为主，那么她这个久久的瘀血你不能够大祛，微温能行，寒了血反倒凝了，所以我们调理月经病的方剂，这个温经汤加减合适是最好使的。

我们在临床上，有的时候现柴胡证，这很多见，比方说胸胁满，恶心呀，不愿吃东西，小柴胡汤证是常见的，我们就不要用这个大祛瘀药了，就（编者按：应是小柴胡汤，而不一定是温经汤）配上当归芍药散，非常好使，与这（编者按：这，是指温经汤？或指"调理月经病"说的）都差不多。你看补中益气汤啊，都有用的机会。所以后世用八珍汤，但用生地还是有妨碍的，它不是一个大味的止血的药，生地比较寒呀，它对胃有影响，所以一般不用它（生地）还是对的。后世用四物加四君就是八珍汤了。由于这个，变化来用药也可以的，但是生地不能用，更不能用熟地，（熟地）用来用去胃弄坏了，就不能吃东西了。光一个四君子汤，力量很薄弱。这个很好！吴茱萸汤合麦门冬汤既温中又养液，咱们（后世的说法）说是补胃阴，所以这个方子叫小温经汤，在调理妇人经脉的时候常有用的机会。但是胃必然得现这个证候，这个证候主要是人不愿意吃东西，恶心，用吴茱萸汤去大枣加桂枝嘛。那么在这个情形之下，芍药用的量不大了，如果肚子痛的厉害，配合当归芍药散比这个应该还强。所以有的时候现柴胡证，我们配合当归芍药散，与这个方子（编者按：温经汤？）都差不多。如果有头痛，呕吐或者头晕，加入吴茱萸也可以的，与这个方子就差不多了。

一般在调理月经在妇科用这个的机会最多最多的，这个方子的治疗它底下写得很清楚，"上十二味，以水一斗，煮取三升，分温三服。亦主妇人少腹寒，久不受胎；兼取崩中去血"，崩中它也能治，有瘀血它也能祛，"或月水来过多，及至期不来"。这就是调理的办法。

底下全是讲的妇人的月经的问题了。

带下，经水不利，少腹满痛，经一月再见者，土瓜根散主之。

**土瓜根散方** 阴癀肿亦主之

土瓜根　芍药　桂枝　䗪虫各三两

上四味，杵为散，酒服方寸匕，日三服。

调理月经也不是一概而论，我们方才说的是最一般（的情况），也有有热的，这个就是啊，"带下，经水不利，少腹满痛，经一月再见"，月经提前多有热，延后多有寒，一般还差不多，提前大概是有热的多。尤其满痛，"少腹满痛"，这是实证，（编者按：到此处，日本学者珍藏的《金匮》录音结束，此后只有中国录音音频）但它也不是大攻，你们看一看啊，他用土瓜根散主之。这个土瓜根和䗪虫全是一个寒性祛瘀药，它只是有热，用寒性祛瘀药。用桂枝芍药呢，既调营卫，也治腹满痛，桂枝加芍药汤治腹满痛，这桂枝、芍药两味药也治腹满痛。所以我们治病啊不要太主观了。当然，调经是以温经为主，这是一般的说法，但有些也是有热（不仅仅有寒），热得用寒性药，寒以祛热呀。但是这个还没有用攻法，如果经闭也可以攻。

寸口脉弦而大，弦则为减，大则为芤，减则为寒，芤则为虚，寒虚相搏，此名曰革，妇人则半产漏下，旋覆花汤主之。

**旋覆花汤方**

旋覆花三两　葱十四茎　新绛少许

上三味，以水三升，煮取一升，顿服之。

这是错的！

这（类症状）在虚劳篇里讲了，它后头还应该有"妇人的半产漏下、男人的亡血失精"这么一句，也不能用旋覆花汤。旋覆花汤是行气祛结的一种药，怎么能治漏下呢？所以旋覆花汤在这儿可不能用。以前讲肝着，旋覆花汤主之，没有方子，在这里儿才有旋覆花汤（具体方子），可见旋覆花汤应该治肝着，"欲人蹈其胸上"，那是气结啊。旋覆花汤是下气破结的一种药，旋覆花、葱、新绛全是，"漏下"不能再这行气破结啊，所以这是错了。它这里原本论的是脉，脉是革脉，革脉主什么呢？主妇人半产漏下、主男人亡血失精，它在虚劳篇里有这一段，又放在这里，搁这儿还用旋覆花汤，就不对头。（音频中断）妇人漏下，崩中漏下或半产下血都不止者，或者是妊娠下血，用芎归胶艾汤主之，没有用旋覆花汤的道理。这个可见是错了。

**妇人陷经，漏下黑不解，胶姜汤主之。**臣亿等校诸本无胶姜汤方，想是前妊娠中胶艾汤。

"妇人陷经，漏下黑不解"，这个也不像话，"黑不解"怎么讲呢，没法讲！"陷经，漏下"，"陷经"就是经血下陷而漏下不止，这也就是用芎归胶艾汤，这肯定的。大概这一段与上一段应该是一段，妇人的半产漏下、男人的亡血失精，妇人如果漏下不止者用胶艾汤主之，大概是这么一个情形。他搁个"黑不解"，黑不解是什么意思？注家说是血色黑不解，只能这么说。

崩漏下血不止，芎归胶艾汤都可以治，那么在这里胶艾汤还没有（提及），当然是指的芎归胶艾汤，这在妊娠篇说得很明白，看看前面所讲。"师曰：妇人有漏下者，有半产后因续下血都不绝者，有妊娠下血者"，那么这几种都可以用芎归胶艾汤。那么这不（主要的类型）都包括在内了嘛。漏下者就是陷经漏下，半产漏下、半产下血不止也治。

这两段（编者按：指上述两段条文）大概是一段，就是用芎归胶艾汤主之，这个"黑不解"，这也是怎么抄错了，这用词不是原样的，这个很明显地看出错误，旋覆花汤不能够治漏下。

**妇人少腹满如敦状，小便微难而不渴，生后者，此为水与血并结在血室也，大黄甘遂汤主之。**

**大黄甘遂汤方**

**大黄**四两　　**甘遂**二两　　**阿胶**二两

**上三味，以水三升，煮取一升，顿服之，其血当下。**

"敦（读音 dui）"是古人一个祭器，装食物的，"如敦状"，小腹就像扣了一个东西似的，像"敦"的那个样子，也就是祭器的样子。"满"，说明形状就像倒扣的碗似的，当然是没有碗那么大。少腹满，要是小便自利呢，那有血；要是小便不利，那是有水而不是有血。"少腹满如敦状"底下的辨证非常好，"小便微难而不渴"，"微难"不是说小便绝对的大不利，"微难"也多少有一点，但是不是整个停水，整个停水则水不行、气不化，人要渴的，它这是不渴。可是有些停水，也不致于如敦状小腹满的那个样子。如果"生后者"，要在平时还不敢说她里头有血，生产以后恐怕是里头有瘀血了。"此为水与血俱结在血室也"，那么产后恶露不尽，从"少腹满如敦状，小便微难而不渴"，有水是肯定的，也是还有血，为什么呢，因为她"生后者"，就是新产之后，在这个时候她有这种情况，肯定里头也有血，就是在血室里头它既有水又有血，用大黄甘遂汤主之。

她这个血还是少，不用其他的峻烈的祛瘀药物，搁点阿胶就非常好，祛瘀之中含有育阴之道。阿胶虽然也是血分药，配合大黄也能祛瘀，但是这个药（阿胶）主要还是有育阴的作用。甘遂主要是下水。

辨证主要在这两句话，一句是"小便微难"，真正小便一点没有那干脆都是水，又一句话在"生后者"，生以后而小便微难而不渴，那你要考虑到也有血。可是这个血究竟不太明确，也不是太厉害，所以搁了阿胶。

这些地方都很好，但是这个方子是不常用的，临床也很难遇到既有水又有血在血室里头，要遇到真正产后少腹满如敦状，小便不是绝对的不利，而是"微难"，微微的有一点儿不利，那么产后肯定既有恶露不尽又有水。这个地方辨证是非常细腻了。

**妇人经水不利下，抵当汤主之。**亦治男子膀胱满急有瘀血者。

**抵当汤方**

**水蛭**三十个（熬）　　**虻虫**三十枚（熬，去翅足）　　**桃仁**二十个（去皮尖）

**大黄**三两（酒浸）

**上四味，为末，以水五升，煮取三升，去滓，温服一升。**

"妇人经水不利下，抵当汤主之。"这个"不利下"，不是月经不调，这是经闭，经闭不利下，就是用其他的药也不下。这个临床上也常有，我们这两天临床上遇着一个精神病人，例假啊，就得吃抵挡汤才下。这个病人是樊老师介绍给我的，上周我给她吃了抵当汤，她下了挺大块子（的瘀血）很多很多，现在她这个精神大致是好了。（以前）她拿斧子砍人，在精神病院治疗很长时间，现在这个人挺好。我用其他的祛瘀药都不行，她例假就是不见，用抵当汤是真有力量，我就用这个方子，但是我还加芒硝了，因为她这个大便特别干，人也癫狂。

所以调经啊，温经汤以下这些方子都是调经的，漏下不止用胶艾汤，生产之后有水有血你该攻也得攻，结在血室用大黄甘遂汤；如果是经闭，那就不是一个调理例假的问题了，这得攻了，该用抵当汤的就用抵当汤。

抵当汤讲得很多了，水蛭、虻虫这类的祛瘀药，就是瘀血非常顽固陈久，那你非用这类药不能祛瘀，蛰虫跟这都差不多，这也说不出什么道理来，食血的虫子都能祛瘀，这在祛瘀药里头是（药效）最重的药了。

**妇人经水闭不利，脏坚癖不止，中有干血，下白物，矾石丸主之。**

**矾石丸方**

矾石三分（烧）　杏仁一分

**上二味，末之，炼蜜和丸枣核大，纳脏中，剧者再纳之。**

这都是小方了。妇人有干血在子宫，这个"脏"就是指子宫，而成坚块，"坚癖"，"癖"就是积聚，坚硬的积聚不去，"不止"是不去，那么"坚癖"是什么造成的呢，就是干血，子宫里头有干血而成了坚癖不去，那么就经闭不利而只下白物，"白物"就是白带，这就用矾石丸主之。

矾石丸就是矾石、杏仁两种药，这个方还是一个祛湿、祛白带的一个办法了，杏仁咱们也讲过也是一种祛水的药物。这是治标的一个办法，先祛白带，矾石丸也只能祛白带。

那干血呢，还得用其他的药来治，就是大黄䗪虫丸什么的都可用。

这个（矾石丸）是坐药，"上二味，末之，炼蜜和丸枣核大，纳脏中"，就是指子宫，"剧者再纳之"，轻的一次就好了，重的没好，再可以坐，这指的治白带说的。

**妇人六十二种风，及腹中血气刺痛，红蓝花酒主之。**

**红蓝花酒方**疑非仲景方

**红蓝花**一两

上一味，以酒一大升，煎减半，顿服一半。未止，再服。

六十二种风也是不可靠，跟那个"三十六病"一样。那么，主要的（症状）是腹中刺痛，腹中刺痛是血气痛，这个红蓝花就是咱们现在用的红花，起行瘀定痛的作用，把它做成药酒喝肯定起作用，这都是普通的常备的一个药物。

如果妇人的血气刺痛久久不愈，攻也攻不得，补也补不得，就用药酒的法子也是挺稳当的。

**妇人腹中诸疾痛，当归芍药散主之。**

**当归芍药散方**见前妊娠中

这跟我们前面讲的一样，与"吐涎沫，小青龙汤主之"一样，这都是简文。"妇人腹中诸疾痛"，原因多极了，全拿"当归芍药散"主之那就不对了。

既提到妇人，总是关于血液的问题，这个也像上面血气急痛是一样的，这有用当归芍药散的机会，不是说遇到一切的妇人腹中疾痛就要用当归芍药散，这不是的。

当归芍药散我们用它，一方面它有瘀血，拿现在的话说她有贫血的现象，肚子痛，发急痛；另外有小便不利或者有头晕，它有一些利尿药，里面有茯苓、术、泽泻，头眩晕，我们遇到这类的病，无论是女人还是男人，都可用当归芍药散。

**妇人腹中痛，小建中汤主之。**

**小建中汤方** 见前虚劳中

这跟上面一样也是简文，小建中汤前面讲过了，也反复讲过了当归芍药散，不是妇人腹中痛就用小建中汤，（小建中汤）它不关乎血气，虚寒类的腹中痛，腹中发挛痛、急痛，那当然可用小建中汤了，小建中汤也不限于女人，男人有这个病也可以用，这个都是简文，不足以为病。像这个"腹中诸疾痛，当归芍药散主之"，当然太简略了，可是我们只要根据以前讲过的东西（辨析），就不简略了。

**问曰：妇人病饮食如故，烦热不得卧，而反倚息者，何也？师曰：此名转胞不得溺也，以胞系了戾，故致此病。但利小便则愈，宜肾气丸主之。**

**肾气丸方**

干地黄八两　　薯蓣四两　　山茱萸四两

泽泻三两　　茯苓三两　　牡丹三两　　桂枝一两　　附子一两(炮)

上八味，末之，炼蜜和丸梧子大，酒下十五丸，加至二十五丸，日再服。

妇人有这么一种病，"饮食如故"，就是里无病，不是胃肠有什么病，可是"烦热不得卧，而反倚息者，何也？"烦热，不得平卧，而反倚息，咱们说短气都是里头停水了，这个倚息，它得倚靠着东西来呼吸，要不就气短得厉害，与小青龙汤里有个咳逆倚息不得卧一样，不过这里它不咳逆而只是短气。倚物而来呼吸就叫倚息，这是什么呢，这就是有停水，水里头不下行，停在上边压迫横膈膜，你躺也躺不下，越躺越往上压迫得更厉害。"师曰此名为转胞"，说这个是转胞病，胞指的是水胞膀胱。"不得溺也"，这是由于转胞，膀胱有些扭转而不得尿，尿不得由下排出，所以在上头。什么原因呢？"以胞系了戾"，胞系指的是输尿管，膀胱咱们说它只有下口没上口，其实看这个解剖书籍里头它有的，输尿管它进到膀胱。"了戾"就是转折，转折了、折叠了就叫了戾，"故致此病"。就是人虚衰，咱们说的肾下垂也常能够发生这种病，由于人的肌肉或组织平常都有紧张的力量，（如果）松弛了，输尿管曲曲转折，尿撒不下去了，所以肾脏也往下垂，压迫这个地方，所以它有这种病。

"但利小便则愈，肾气丸主之"，普通的利小便（方法）不行，得用肾气丸。肾气丸这个药净补药，主要是它能恢复机能、亢进机能，使输尿管弛纵的力量恢复，弛恢复了，水道通了，自然小便也就利了。肾气丸也是利小便的药，但是它起强壮作用，里头主要是附子的作用。所以八味肾气丸，你要把附子、桂枝拿掉，就不起这个作用了，一点不起这个作用了。附子这个药它能够振兴机能的沉衰。像妇人阴吹就是子宫下垂用八味肾气丸的机会也很多，它就是组织太松弛了，肾气丸它能够恢复这个机能，前面讲到，肾气丸也治少腹不仁嘛，肾气丸对下焦虚衰是起作用的，古人对肾气丸这个名字起得也好，是针对下焦沉衰的症候啊。阳痿不是补不得，也有真正是下焦虚衰沉衰的阳痿，用肾气丸也有治好的。

八味肾气丸如去掉桂附就叫六味地黄丸，就什么用也没有！就起不了（振兴机能沉衰）的作用了。咱们补肾还单就用这六味，后又出了个十味地黄丸（不屑）。


**蛇床子散方，温阴中坐药。**
**蛇床子散方**
**蛇床子仁**
**上一味，末之，以白粉少许，和令相得，如枣大，绵裹**

纳之，自然温。

底下这是个小方。蛇床子这个药有杀虫、解痒、祛恶疮等的作用，所以这个药杀菌。"温阴中坐药"，主要是妇人自己觉得子宫里头有寒，但也许生疮，也许湿痒，用蛇床子散这种坐药很好使。用这一味药，做成末和少许白粉纳阴中，白粉指的铅粉，铅粉也杀菌、拔干。总而言之它祛湿祛痒，有湿就寒，她自己感觉里头凉，纳之自然温。

**少阴脉滑而数者，阴中即生疮，阴中蚀疮烂者，狼牙汤洗之。**

**狼牙汤方**

狼牙三两

**上一味，以水四升，煮取半升，以绵缠箸如茧，浸汤沥阴中，日四遍。**

阴中生疮这种病妇科也常见，一般用狼牙汤洗，也有时候用下面这个法子，深的地方外面也洗不着，所以用绵缠，就像现在裹的棉花球，把狼牙草煮了，蘸着汁子洗。狼牙也是治疮疡的一种药，尤其对阴疮挺好使。

"缠箸"不好解释，就是拿棉花缠个球，就像蚕茧那么大，"浸汤沥阴中"，就是不是在外头，比较深。一天可以洗四遍，这都是一种外用药。

底下这个是个奇怪的病。

**胃气下泄，阴吹而正喧，此谷气之实也，膏发煎导之。**

**猪膏发煎方**方见黄疸中

这个病我遇着一个，还在我私人开业的时候，有个半大老太太，她阴吹厉害得很，坐着不敢动，一动那声音大得很，叫阴吹。这种病大概都谷气实，谷气实可是吃泄药不行，它不是实证，是一个虚证。

　　胃气下陷，这就是李东垣说的清阳下陷的样子，下陷呢它是大便不通，所以说是"此谷气之实也"，用膏发煎。

　　膏发煎前面（黄疸）讲过，用头发、猪膏（就是猪油），把头发放猪油里头，油开了头发就化了，化成灰了，这个东西是通大便的，古人治黄（黄疸）也有时候用。

大医精诚万世师表

# 附录　方剂索引

## 八　画

## 九　画

## 十　画

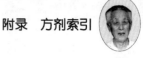